全国高职高专院校护理类专业核心教材

疾病学基础

（供护理专业用）

主　编　谭　丽

副主编　于　晶

编　者　（以姓氏笔画为序）

　　　　于　晶（山东医学高等专科学校）

　　　　王立娟（重庆市中医院）

　　　　吕　娇（山东医学高等专科学校）

　　　　何玉琴（重庆医药高等专科学校）

　　　　张腾腾（泰山护理职业学院）

　　　　林　可（重庆医科大学附属大学城医院）

　　　　赵　艳（重庆医药高等专科学校）

　　　　郭海龙（重庆医科大学附属第一医院第一分院）

　　　　曹东辉（漯河医学高等专科学校第一附属医院）

　　　　谭　丽（重庆医药高等专科学校）

中国健康传媒集团

中国医药科技出版社

内 容 提 要

　　本教材是"全国高职高专院校护理类专业核心教材"之一。教材立足于护理专业培养目标，注重岗位的实际需求，力求突出护理专业特色，以"必需、够用、实用"为基础，突出理论与实践结合、基础与临床结合，注重教材的实用性、应用性和服务性，紧密对接护理专业人才培养目标及执业资格考试大纲，实现知识点、创新点、执业点三点结合。本教材为书网融合教材，即纸质教材有机融合电子教材、教学配套资源（PPT、微课、视频、图片等）、题库系统、数字化教学服务（在线教学、在线作业、在线考试），使教学资源更加多样化、立体化。

　　本教材供全国高职高专院校护理专业教学使用，也可作为相关从业人员的参考用书。

图书在版编目（CIP）数据

疾病学基础/谭丽主编 . —北京：中国医药科技出版社，2022.7
全国高职高专院校护理类专业核心教材
ISBN 978 - 7 - 5214 - 3265 - 7

Ⅰ . ①疾…　Ⅱ . ①谭…　Ⅲ . ①疾病学 - 高等职业教育 - 教材　Ⅳ . ①R366

中国版本图书馆 CIP 数据核字（2022）第 102070 号

美术编辑　陈君杞
版式设计　友全图文

出版　**中国健康传媒集团** | 中国医药科技出版社
地址　北京市海淀区文慧园北路甲 22 号
邮编　100082
电话　发行：010 - 62227427　邮购：010 - 62236938
网址　www.cmstp.com
规格　889mm×1194mm $\frac{1}{16}$
印张　20
字数　600 千字
版次　2022 年 7 月第 1 版
印次　2022 年 7 月第 1 次印刷
印刷　三河市万龙印装有限公司
经销　全国各地新华书店
书号　ISBN 978 - 7 - 5214 - 3265 - 7
定价　65.00 元

获取新书信息、投稿、为图书纠错，请扫码联系我们。

　　为了贯彻党的十九大精神，落实国务院《国家职业教育改革实施方案》文件精神，将"落实立德树人根本任务，发展素质教育"的战略部署要求贯穿教材编写全过程，充分体现教材育人功能，深入推动教学教材改革，中国医药科技出版社在院校调研的基础上，于2020年启动"全国高职高专院校护理类、药学类专业核心教材"的编写工作。在教育部、国家药品监督管理局的领导和指导下，在本套教材建设指导委员会和评审委员会等专家的指导和顶层设计下，根据教育部《职业教育专业目录（2021年）》要求，中国医药科技出版社组织全国高职高专院校及其附属机构历时1年精心编撰，现该套教材即将付梓出版。

　　本套教材包括护理类专业教材共计32门，主要供全国高职高专院校护理、助产专业教学使用；药学类专业教材33门，主要供药学类、中药学类、药品与医疗器械类专业师生教学使用。其中，为适应教学改革需要，部分教材建设为活页式教材。本套教材定位清晰、特色鲜明，主要体现在以下几个方面。

1. 体现职业核心能力培养，落实立德树人

　　教材应将价值塑造、知识传授和能力培养三者融为一体，融入思想道德教育、文化知识教育、社会实践教育，落实思想政治工作贯穿教育教学全过程。通过优化模块，精选内容，着力培养学生职业核心能力，同时融入企业忠诚度、责任心、执行力、积极适应、主动学习、创新能力、沟通交流、团队合作能力等方面的理念，培养具有职业核心能力的高素质技能型人才。

2. 体现高职教育核心特点，明确教材定位

　　坚持"以就业为导向，以全面素质为基础，以能力为本位"的现代职业教育教学改革方向，体现高职教育的核心特点，根据《高等职业学校专业教学标准》要求，培养满足岗位需求、教学需求和社会需求的高素质技术技能型人才，同时做到有序衔接中职、高职、高职本科，对接产业体系，服务产业基础高级化、产业链现代化。

3. 体现核心课程核心内容，突出必需够用

　　教材编写应能促进职业教育教学的科学化、标准化、规范化，以满足经济社会发展、产业升级对职业人才培养的需求，做到科学规划教材标准体系、准确定位教材核心内容，精炼基础理论知识，内容适度；突出技术应用能力，体现岗位需求；紧密结合各类职业资格认证要求。

4. 体现数字资源核心价值，丰富教学资源

提倡校企"双元"合作开发教材，积极吸纳企业、行业人员加入编写团队，引入一些岗位微课或者视频，实现岗位情景再现；提升知识性内容数字资源的含金量，激发学生学习兴趣。免费配套的"医药大学堂"数字平台，可展现数字教材、教学课件、视频、动画及习题库等丰富多样、立体化的教学资源，帮助老师提升教学手段，促进师生互动，满足教学管理需要，为提高教育教学水平和质量提供支撑。

编写出版本套高质量教材，得到了全国知名专家的精心指导和各有关院校领导与编者的大力支持，在此一并表示衷心感谢。出版发行本套教材，希望得到广大师生的欢迎，对促进我国高等职业教育护理类和药学类相关专业教学改革和人才培养做出积极贡献。希望广大师生在教学中积极使用本套教材并提出宝贵意见，以便修订完善，共同打造精品教材。

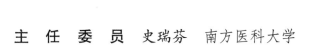

贾　强　山东药品食品职业学院

高璀乡　江苏医药职业学院

葛淑兰　山东医学高等专科学校

韩忠培　浙江药科职业大学

覃晓龙　遵义医药高等专科学校

委　　　员（以姓氏笔画为序）

王庭之　江苏医药职业学院

兰作平　重庆医药高等专科学校

司　毅　山东医学高等专科学校

朱扶蓉　福建卫生职业技术学院

刘　亮　遵义医药高等专科学校

刘林凤　山西药科职业学院

李　明　济南护理职业学院

李　媛　江苏食品药品职业技术学院

孙　萍　重庆三峡医药高等专科学校

何　雄　浙江药科职业大学

何文胜　福建生物工程职业技术学院

沈　伟　山东中医药高等专科学校

沈必成　楚雄医药高等专科学校

张　虹　长春医学高等专科学校

张奎升　山东药品食品职业学院

张钱友　长沙卫生职业学院

张雷红　广东食品药品职业学院

陈　亚　邢台医学高等专科学校

陈　刚　赣南卫生健康职业学院

罗　翀　湖南食品药品职业学院

郝晶晶　北京卫生职业学院

胡莉娟　杨凌职业技术学院

徐贤淑　辽宁医药职业学院

高立霞　山东医药技师学院

康　伟　天津生物工程职业技术学院

傅学红　益阳医学高等专科学校

全国高职高专院校护理类专业核心教材

评审委员会

数字化教材编委会

主　编　谭　丽
副主编　于　晶
编　者　（以姓氏笔画为序）
　　　　于　晶（山东医学高等专科学校）
　　　　王立娟（重庆市中医院）
　　　　吕　娇（山东医学高等专科学校）
　　　　何玉琴（重庆医药高等专科学校）
　　　　张腾腾（泰山护理职业学院）
　　　　林　可（重庆医科大学附属大学城医院）
　　　　赵　艳（重庆医药高等专科学校）
　　　　郭海龙（重庆医科大学附属第一医院第一分院）
　　　　曹东辉（漯河医学高等专科学校第一附属医院）
　　　　谭　丽（重庆医药高等专科学校）

前 言

疾病学基础是一门重要的医学基础学科，它运用现代医学的科学方法研究疾病的病因、发病机制以及患病机体的形态结构、机能和代谢等方面的改变，并探索其内在联系及结局，从而阐明疾病的本质。

本教材编写团队通过认真调研分析，针对护理职业岗位所需知识、能力、素质要求，对疾病学基础课程进行了深层次的思考和研究。教材立足于护理专业培养目标，注重岗位的实际需求，力求突出护理专业特色，重点突出以下几个特点：一是教材内容与专业人才培养目标紧密对接。在"必需、够用、实用"前提下，整合取舍教材内容，设置与专业紧密对接的案例分析、想一想、练一练等版块，突出理论与实践结合，基础与临床结合。二是教材内容与执业资格考试紧密对接。编写团队认真研读国家护士执业资格考试及全国卫生专业技术资格考试大纲，将考纲要求融入教材内容，使知识点、创新点、执业点三点结合，突出教材的实用性、应用性和服务性。三是教材内容及时反映临床新进展。现代医学及护理技术飞速发展，本教材紧跟临床新进展及学科前沿知识，融入较多在病理学等相关领域得到广泛应用的新理论、新技术，特别是分子生物学及细胞免疫，突出教材的科学性、先进性和启发性。

全书除绪论外共设 18 章，其中第一至十一章是病理学及病理生理学的总论部分，主要介绍疾病的基本病理变化和病理过程；第十二至十七章是病理学及病理生理学的各论部分，阐述各系统常见病、多发病的病因、发病机制、病理变化及发生发展规律；第十八章介绍常见传染病和寄生虫病的传播途径、发病机制和病理变化。

本教材的编写团队由具有丰富教学实践经验的一线教师、专业带头人、行业专家三类人员共同组建而成。团队本着"为教而编、为学而编"的思想，编写前认真研读护理专业人才培养方案、疾病学基础课程标准、国家护士执业资格考试及全国卫生专业技术资格考试大纲等，以对学生负责的态度和确保教材质量的高度责任感，认真完成了教材的编写。

由于编者水平所限，书中可能还存在不足，恳请广大教师、学生在使用时提出宝贵意见，以便再版时修订和完善。

编 者
2022 年 1 月

目 录

绪　论

一、疾病学基础的课程性质及内容

1. 疾病学基础的课程性质　疾病学基础是高职高专护理学专业一门重要的医学基础课程，是以病理学为主干，从机体的形态和机能改变的角度去阐明疾病的本质，从而为疾病的防治提供必要的理论基础。

2. 疾病学基础的地位和作用　疾病学基础是联系基础医学与临床医学之间的桥梁学科。它是以人体解剖学、生理学、生物化学等课程为基础，在掌握了正常人体形态结构、功能及代谢的基础上，进一步研究病理状态下的人体形态结构、功能及代谢改变，为后续专业课程中各类疾病的临床表现、护理诊断、治疗与预防奠定理论基础，在课程体系中起着承上启下的重要作用。

3. 疾病学基础的内容　本书的内容可分为两部分，第一部分是总论部分：其中第二至五章为病理解剖学的总论，主要介绍疾病的基本病理变化、发生发展规律，包括了细胞和组织的适应与损伤、再生与修复、局部血液循环障碍、炎症和肿瘤；第一章、第六至十一章是病理生理学的总论，主要从整体水平阐述疾病的发生机制及功能代谢变化，如发热、缺氧、水电解质代谢紊乱、休克等。第二部分是各论部分：为第十二至十八章，是在总论的基础之上分别阐述各系统常见病、多发病的病因、发病机制、病理变化及临床病理联系等。总论和各论之间有着密切联系。学习总论帮助我们认识疾病的普遍规律，而各论是阐述具体疾病的特殊性。学习时将普遍规律与特殊性密切结合，才能从本质上认识疾病，为进一步学习临床课程奠定理论基础。

二、病理学的研究方法

1. 尸体解剖（autopsy）　简称尸检，是对死者的遗体进行病理解剖，是病理学的主要研究方法之一。其意义在于：①明确诊断、查明死因，总结临床诊疗过程中的经验，提高诊疗水平；②为医疗事故鉴定提供依据；③及时发现和确诊新的疾病，如传染病、地方病、职业病等；④收集病理材料，为医学科学研究提供依据。

2. 活体组织检查（biopsy）　简称活检，是以局部切除、内镜钳取、穿刺针吸、刮除等方式从患者身上获取病变组织，经过固定、包埋、切片和染色等程序处理，进行病理诊断的方法。必要时还可在术中进行冷冻切片以助于快速诊断，以及免疫组化、电镜观察、组织培养等协助诊断。目前，活检是临床上最常用的病理诊断方法，对疾病的诊断有着不可替代的作用。

3. 细胞学（cytology）检查　指采集病变部位的细胞，涂片染色后进行诊断。目前，细胞采集途径主要包括直接在病变部位采集脱落细胞（如宫颈涂片诊断早期宫颈癌），在分泌物（如痰液、前列腺液、乳腺溢液）、体液（如胸腹腔积液、脑脊液）、大小便中采集细胞，以及通过细针穿刺病变部位（如乳腺、淋巴结、肝脏、甲状腺等）采集细胞。细胞学检查有操作简便、痛苦小等优点，但其诊断的可靠性不及活体组织检查。

4. 动物实验　指在适宜动物身上复制人类某些疾病，即建动物模型，以此对疾病的病因、病理变化及转归进行医学研究。但由于动物与人体之间存在的客观差异，动物实验只能为人体疾病研究提供参考，不能简单把动物实验结果直接应用于人体。

5. 组织和细胞培养 将某种组织或单细胞用适宜的培养基在体外培养，并通过其生存条件的改变，以观察其形态和功能代谢变化。例如在致癌因素作用下细胞如何发生恶变，哪些因素可以阻断其恶变或使其逆转等。这种研究方法具有周期短、见效快、外界条件易于控制等优点。但孤立的体外环境与复杂的体内环境存在很大差异，不能简单把体外研究结果与体内疾病过程等同看待。

三、病理学的发展简史

病理学的发展和临床各科的发展是分不开的。早在公元前700年，我国《黄帝内经》中就有阴阳、脏腑和经络之间发生失调产生疾病的阐述。18世纪中期，意大利学者Morgani将其一生解剖的700多例尸体所见的病变器官与临床症状全面联系，提出了器官病理学的概念，为病理学的发展奠定了基础。19世纪中叶，随着显微镜的发明和使用，德国病理学家Virchow借助显微镜观察病变组织及细胞，提出了细胞形态和功能的变化是疾病发生的基础，被称为组织病理学或细胞病理学，对医学科学的发展作出了巨大贡献。20世纪，电子显微镜、免疫组化和分子生物学等技术的运用，推动了病理学的迅速发展，使病理学出现了许多新的分支学科，如免疫病理学、分子病理学、遗传病理学等，从蛋白质、mRNA和DNA水平揭示疾病的病因、发病机制及转归，把对疾病的认识提高到了基因水平上来研究。而今，人工智能应用助推了数字病理学的形成与发展，使用者可以不依赖显微镜，而是直接在个人的计算机上进行数字化图像（whole slide image，WSI）的阅片、教学、科学研究、远程诊断及疑难病例的会诊。随着医学科学的发展，病理学还将向更深一步的微观世界进行探索。

四、疾病学基础的学习方法

疾病学基础是一门高度实践性的学科，学好疾病学基础需掌握病理学的常用观察方法（大体标本观、镜下观），理清病理解剖与病理生理、总论与各论、局部与整体、形态与功能、病理与临床之间的联系。同时要注意将理论与实践紧密结合，培养和提高案例分析的能力，为今后的专业课程学习和护理工作打下坚实的基础。

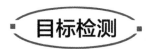

目标检测

1. 简述疾病学基础在护理学课程体系中的地位和作用。
2. 病理学的研究方法有哪些？

（谭　丽）

第一章　疾病概论

<table>
<tr><td rowspan="1">学习目标</td><td>

知识目标：

1. 掌握　健康、亚健康与疾病的概念；死亡、脑死亡的概念；疾病的病因、条件及诱因的概念和作用。

2. 熟悉　疾病发生、发展的一般规律和基本机制；脑死亡的判断标准、植物状态与脑死亡的区别。

3. 了解　传统死亡的概念及其各期特点。

技能目标：

牢固掌握疾病相关概念，能理解疾病的病因、条件、诱因之间的相互关系。

素质目标：

建立整体、全面、系统的疾病观。
</td></tr>
</table>

导学情景

情景描述： 患者，女，41岁。因劳动后呼吸困难2小时入院。患者年幼时曾因"风湿性心脏病二尖瓣狭窄"入院治疗。3年前在体力劳动时有头晕、心悸、气短，休息后好转。1周前因感冒上述症状加重。2小时前重体力劳动后出现呼吸困难、气促乏力，面色苍白，口唇发绀，以"风湿性心脏病二尖瓣狭窄、急性左心衰"收治入院。

情景分析： 患者有风湿性心脏病病史，3年前开始有心功能不全症状，1周前感冒后症状加重，2小时前因重体力劳动诱发呼吸困难等急性左心衰表现。作为护理工作者，应了解风湿性心脏病、心力衰竭发生发展过程，认识疾病的病因和心力衰竭发生的诱因，积极针对病因、诱因、病理生理变化综合护理。

讨论： 患者出现心力衰竭的病因和诱因是什么？

学前导语： 疾病发生的原因简称病因，能加强病因作用，促进疾病发生、发展的条件称为诱因。病因和条件既可独立存在也可相互转化。全面认识疾病的病因和条件、经过与转归对疾病的治疗和预防都起着重要的作用。

疾病（disease）是对应于健康的一种异常生命状态，至今尚无确切的定义。在疾病与健康之间还存在一种中间状态，称为亚健康状态。本章就疾病的相关概念、疾病发生的原因、基本机制及疾病发生的经过和转归等问题进行阐述。

第一节　健康、亚健康和疾病

一、健康 e 微课

传统观念认为"不生病"就是健康，这种观点是不全面的。世界卫生组织（World Health Organization，WHO）提出，健康不仅是没有疾病或病痛，而是躯体上、心理上以及社会适应上的一种完好状态。躯体上的完好状态是指躯体结构与功能、代谢的正常；心理上的完好状态是指情绪、心理、记忆、思维等处于正常状态，能愉快地工作和学习，能应对紧急的事件，能处理复杂的问题；社会适应上的完好状态是指行为与社会道德规范相吻合，能保持良好的人际关系，能在社会中承担合适的角色。

二、疾病

疾病是机体在病因作用下，自稳调节发生紊乱而出现的一种异常生命状态。在疾病过程中，机体存在功能、代谢和形态结构的变化，在躯体、心理和社会适应上可表现出一系列的临床症状和体征。值得注意的是，临床工作中也常遇到患者主观感觉有躯体不适的症状，如胸痛、呼吸困难、眩晕等，但临床检查却不能发现异常或只有不足以解释这些症状的微小异常，这种情况被称为医学上无法解释的躯体症状（medically unexplained physical symptom，MUPS）。正确认识和评估 MUPS，对改善患者躯体症状、减轻患者痛苦极为重要。

三、亚健康

亚健康是指介于健康与疾病之间的生理功能低下状态，主要表现形式如下。①躯体性亚健康状态：主要表现为疲乏无力，精神不振，反应低下等。②心理性亚健康状态：主要表现为烦躁易怒，失眠焦虑。③社会性亚健康状态：主要表现为社会适应性差，心理距离大，孤独感。亚健康可由多种原因引起，如过度疲劳、心理压力、不良生活习惯及环境污染等。

WHO 的一项调查结果显示，人群中健康者约占 5%，患疾病者约占 20%，亚健康状态者约占 75%。中年人是亚健康的高发人群。医护人员要充分认识亚健康的危害性，重视疾病预防，促使亚健康向健康转化。

？ 想一想 ━━━━━━━━

　　患者，男，39 岁。自觉疲乏无力，精神不振 2 个月。患者半年前换新工作，工作忙、压力大，经常加班到深夜。2 个月前自觉出现全身疲乏无力、精神不振，伴肌肉酸痛、食欲下降。曾到当地医院做全身体检，未发现阳性体征和检查结果。请问他现在身体处于何种状态？是否需要药物治疗？

答案解析

第二节　疾病发生的原因和条件

一、疾病发生的原因

疾病发生的原因简称病因，是引起疾病必不可少的、并决定疾病特异性的致病因素。病因种类繁多，根据来源可分为外源性和内源性两大类。

（一）外源性病因

1. 生物因素　是最常见的病因，主要包括各种病原微生物（如细菌、病毒、真菌、支原体、衣原体、立克次体）和寄生虫（如原虫、线虫、蠕虫）。这类病因引起机体一定部位的感染性疾病，其致病性主要取决于病原体侵入机体的数量、毒力、侵袭力以及机体本身的防御与抵抗力，双方力量的抗衡决定着疾病的发展。

2. 理化因素　主要包括机械力、高温、低温、噪声、电离辐射、强酸、强碱及毒物等，其致病性主要取决于病因作用的部位、强度及持续的时间。

物理因素的致病特点是：①往往是引发疾病但不影响疾病的发展；②潜伏期较短或无潜伏期；③对组织损伤无明显选择性，如刀割伤、子弹贯通伤可以发生在身体的任何部位。

化学因素的致病特点是：①很多毒物对机体的损伤有一定的部位选择性，如四氯化碳主要损伤肝细胞；②其致病作用与毒物的性质、剂量、作用部位和机体的功能状态有关。有些毒物即使剂量很小（如氰化物、有机磷农药），也可能导致严重的损害甚至死亡。长期摄入少量毒性物质，可以在体内积蓄引起慢性中毒。

3. 营养因素　机体正常的生命活动需要有充足、合理的营养物质来保障。主要包括营养素（糖、脂肪、蛋白质、维生素、无机盐等）、某些微量元素（如氟、硒、锌、碘等）以及纤维素。营养不足或营养过剩均会影响机体代谢和功能，从而导致疾病。如长期缺乏糖、蛋白质、脂肪可引起营养不良，但摄入过多则会导致肥胖和高脂血症；维生素 A 缺乏可引起夜盲症，而摄入过多维生素又可导致维生素中毒。

4. 精神、心理及社会因素　如长期紧张的学习和工作、不良社会关系、悲伤、愤怒、恐惧、焦虑等情绪反应，可引起精神障碍性疾病（如抑郁症等），也可通过精神、心理作用使机体结构、功能损伤及代谢紊乱从而导致或加重某些疾病的发生，如高血压、冠心病、消化道溃疡等都与精神心理因素密切相关。

（二）内源性病因

1. 遗传因素　遗传因素往往通过染色体畸变和基因突变引起疾病。遗传因素可直接引起疾病或使机体获得遗传易感性（即遗传因素决定的在相同环境下不同个体患病的风险）。染色体畸变主要表现为染色体数目和结构的改变，其中常染色体畸变可导致 Down's 综合征（先天愚型，21 – 三体综合征），性染色体畸变可引起两性畸形等。基因突变包括基因缺失、点突变、插入和融合等，可引起相应的分子病，如位于 X 染色体上的凝血因子Ⅷ基因突变可引起血友病。此外，高血压、精神分裂症、糖尿病等常常是多个基因变异的综合，这类疾病的发生在家族成员中有一定的遗传易感性，其发病常常是遗传因素与环境因素共同作用的结果。

2. 免疫因素　因免疫反应过强、免疫缺陷或自身免疫反应等免疫因素导致的疾病称免疫性疾病。如机体对某些药物（青霉素、磺胺类）、花粉或某些食物（鱼、虾、牛奶等）产生强烈的免疫反应，称为变态反应或超敏反应，表现为荨麻疹、支气管哮喘、过敏性休克等。有些个体对自身抗原产生免疫反应并引起自身组织的损伤，称为自身免疫性疾病，如类风湿关节炎、系统性红斑狼疮等。因免疫系统发育不全或遭受损害致免疫功能缺陷所引起的疾病称为免疫缺陷病。可以是先天性的，如先天性胸腺发育不全（DiGeorge 综合征），也可以是获得性的（如获得性免疫缺陷综合征）。机体免疫功能低下或缺陷时，常易发生感染和恶性肿瘤。

二、疾病发生的条件

疾病发生的条件是指那些能影响疾病发生发展的各种体内外因素，包括机体状况（年龄、性别、气温、营养状况等）、自然环境及社会因素。它们本身虽然不能引起疾病，但可以影响病因对机体的作用，促进或阻碍疾病的发生。如结核杆菌是结核病发生的病因，但对于具有良好的生活条件、充足的营养、进行适量体育锻炼的人群，一定量的结核杆菌入侵并不一定引起结核病。只有在过度劳累、营养不良、居住环境恶劣、精神忧郁等条件下，机体由于免疫功能低下才容易患病。

疾病发生的条件中能加强病因作用，促进疾病发生、发展的因素称为诱因。如肺部感染、妊娠、分娩、过快过量输液、心律失常等是心力衰竭的诱因，可致心功能不全者诱发心力衰竭；高蛋白饮食、上消化道出血也因加重肝脏负担易诱发肝性脑病。

病因与条件的划分不是绝对的，而是相对的，在疾病发生中可独立存在也可相互转化。并不是每一种疾病的发生都需要有条件的存在，如机械暴力、毒物中毒等并不需要条件的存在即可致病；同一因素，在某一疾病中是病因，而对另一疾病可能是条件。例如，营养不足本身是营养不良症的致病原因，但营养不足致机体抵抗力降低，也可作为某些疾病（如结核病）发生的重要条件。因此，重视对疾病的病因和条件的研究，对疾病的预防有重要意义。

对某些能促进疾病发生的因素，目前尚未明确其到底是该疾病的病因还是条件，这些因素被统称为危险因素，如吸烟、高脂血症、高血压、糖尿病等被认为是动脉粥样硬化的危险因素。

第三节　疾病发生的一般规律和基本机制

一、疾病发生的一般规律

（一）内稳态失衡

机体在不断变动的内外环境中能够维持各器官系统功能和代谢的正常活动，保持着内环境的相对平衡，这就是稳态。在稳态的调节中，反馈机制调节起着重要作用。例如甲状腺素（T_3、T_4）分泌过多时，可反馈性抑制下丘脑促甲状腺素释放激素（thyrotropin - releasing hormone，TRH）和垂体促甲状腺激素（thyroid stimulating hormone，TSH）的分泌，使甲状腺的分泌量降至正常水平。当反馈调节发生障碍时，自稳态就会发生紊乱而引起一系列异常变化。如遗传性甲状腺素合成酶缺陷使甲状腺素合成不足时，前述反馈机制就不能发挥作用，TSH 过度分泌就会使甲状腺实质细胞大量增生而导致甲状腺肿。

（二）损伤与抗损伤并存

在疾病的发生发展过程中，损伤与抗损伤作用常常同时存在，不断变化且贯穿始终。损伤反应包括初始病因作用于机体所引起的原发性损伤以及疾病过程中所产生的继发性损伤；而抗损伤反应则是机体针对损伤反应产生的防御反应和代偿反应。损害和抗损害反应之间力量的对比决定着疾病的发展方向和转归。应当注意的是，在损伤与抗损伤之间并无严格的界限。随着病情的发展和条件的改变，抗损伤反应可能转变为损伤反应。临床上对疾病的防治应尽量支持和加强抗损伤反应和消除或减轻损伤反应。

（三）因果交替转化

致病的原因（因）作用于机体后引起某些变化（果），这些变化又作为新的原因引起另一些新的变化（果）。这种由一些原因引起的后果在一定条件下转化为另一些变化的原因，这个过程称为因果交替转化。因果循环可使病情不断加重，称之为恶性循环（vicious circle）。如外伤致血管破裂出血使心排出量减少和动脉血压下降，反射性交感神经兴奋，微动脉、微静脉收缩，组织缺血、缺氧，微循环淤血使回心血量锐减，心排出量进一步减少，组织缺氧加重。临床上需要仔细观察，认真分析病情变化，采取及时有效的措施，针对疾病过程中的主导环节，积极终止恶性循环，促使疾病向有利于机体的良性循环方向发展。

（四）局部与整体相互影响

机体作为一个有机的整体，局部与整体关系密切。局部疾病可以通过神经－体液途径影响整体，而机体的全身功能状态又可以影响局部病变的发展，两者相互影响，相互促进。如细菌性肺炎可引起肺组织的充血、水肿局部表现，还可通过神经－体液途径引起发热、白细胞增多等全身性表现。发热及白细胞增多可增强机体的免疫功能，有利于消灭细菌，促进肺炎好转。反之，如果患有全身性疾病，机体抵抗力降低，某些局部组织容易受到细菌或其他病害的侵犯。正确认识局部与整体的相互关系，客观全面地分析疾病的发生发展，对提高疾病的诊断和治疗水平具有重要意义。

二、疾病发生发展的基本机制

不同的疾病有着不同的发病机制，但多数疾病都具有共同的发病机制参与。在各种错综复杂的机制中，神经机制、体液机制、细胞机制和分子水平的调节是所有疾病发生发展过程中存在的共同机制。

（一）神经机制

许多致病因素可以通过改变神经系统的功能而影响疾病的发生发展。有些致病因子直接损害神经系统，如乙型脑炎病毒具有高度嗜神经的特性，能直接破坏神经组织。另一些致病因子通过神经反射引起相应组织器官的功能和代谢变化，或通过抑制神经递质的合成、释放、分解，阻断神经递质与受体结合，使神经冲动的正常传递受阻而导致疾病。长期精神紧张、焦虑、恐惧等也可通过目前尚未完全明确的机制导致中枢神经系统功能紊乱，而导致消化性溃疡、原发性高血压、各种精神、神经性疾病等。

（二）体液机制

体液是维持机体内环境稳定的重要因素。许多致病因素可引起体液因子质或量的变化、体液调节障碍，最后造成内环境紊乱而致病，称为体液机制。体液性因子主要分为三种：①全身作用的体液因子，如组胺、激肽、去甲肾上腺素、前列腺素、激活的补体、活化的凝血因子、纤溶物质等；②局部作用的体液因子，如内皮素和神经肽等；③细胞因子，如白介素和肿瘤坏死因子等。它们通过内分泌、旁分泌和自分泌方式作用于靶细胞受体而发挥调节作用。神经机制和体液机制密切相关，往往同时发生，协同参与疾病过程，故常称神经－体液机制。如原发性高血压发病中的神经－体液机制，因精神、神经因素引起大脑皮质和下丘脑功能紊乱，使交感神经兴奋，去甲肾上腺素释放增加，导致全身小动脉收缩；肾小动脉收缩促进肾素释放，激活肾素－血管紧张素－醛固酮系统，使血压升高。

（三）细胞机制

致病因素作用于机体后，直接或间接作用于组织细胞，造成细胞功能、结构和代谢障碍，从而引起细胞自稳调节紊乱，称为细胞机制。有些病因（如创伤、烧伤）可直接损伤细胞而造成疾病。另一些因素则选择性地损伤细胞，如肝炎病毒侵入肝细胞，汞进入人体后可有选择地破坏肾小管上皮细胞。致病因素引起细胞的损伤除直接的破坏外，主要表现为细胞膜和细胞器的功能障碍。如细胞膜上负责离子转运的 Na^+，K^+－ATP 酶失调，可使细胞内外离子失衡，细胞内 Na^+ 大量积聚，细胞水肿甚至死亡；而线粒体功能障碍主要表现为氧化还原电位下降，各种酶系统受抑制，最终影响能量代谢。

（四）分子机制

各种病因无论通过何种途径引起疾病，在疾病过程中都会表现出不同形式的分子水平的异常变化，研究疾病时分子变化机制的科学称为分子病理学（molecular pathology）。所谓分子病（molecular disease）是指因遗传物质或基因（包括 DNA 和 RNA）的变异引起的以蛋白质异常为特征的疾病。主要包括：由酶缺失引起的分子病，如白化病；由血浆蛋白和细胞蛋白缺陷引起的分子病，如镰状细胞贫血；由细胞膜载体转运障碍引起的分子病，如遗传性红细胞增多症；由受体缺陷所致的分子病如家族性高胆固醇血症、重症肌无力等。

由于已知的分子病大部分由基因变异引起，因此出现了基因病（gene disease）的新概念。基因病是指基因本身突变、缺失或其表达调控障碍而引起的疾病。由一个致病基因引起的基因病称为单基因病，如多囊肾。由多个基因共同控制其表达的疾病称为多基因病。此时多个基因的作用可以相加、协同或相互抑制，如高血压病、糖尿病、精神病、肺癌、食管癌等。

👁 看一看

多基因病——原发性高血压

原发性高血压是世界上公认的多基因疾病。对原发性高血压的基因研究主要集中于肾素－血管紧张素系统、心钠素和钠泵等方面。已发现肾素基因可能与高血压的形成相关，血管紧张素原基因（AGT）、血管紧张素转化酶基因（ACE）、心钠素原基因（ANP）等基因突变可增加患高血压的风险。

第四节　疾病的经过与转归

一、疾病的经过

疾病是一个变化、发展的过程，一般分为四个阶段。

（一）潜伏期

潜伏期指病因作用于机体到出现最初症状前的阶段。此期患者无明显自觉症状，一般不易发现。不同疾病潜伏期长短不一，有潜伏期很短，有的甚至没有潜伏期（如创伤），而有的可长达数十年。正确认识疾病的潜伏期对疾病的防治有重要意义。

（二）前驱期

前驱期指从最初症状到出现该疾病典型症状之前的阶段。此期可出现一些非特异性症状，如头痛、乏力、食欲不振、全身不适等。仔细观察并尽早发现前驱症状，有利于疾病的早期诊断和治疗。

（三）症状明显期

症状明显期指疾病出现特征性临床表现的阶段。此期所出现的典型症状与体征常常作为诊断疾病的依据。此期患者病情大多严重，应积极治疗。

（四）转归期

转归期是疾病发展的最后阶段。主要取决于疾病过程中损伤与抗损伤反应的力量对比以及是否得到及时、恰当的治疗。

二、疾病的转归

疾病的转归主要有康复和死亡两种，主要取决于致病因素作用于机体后发生的损害与抗损害反应的力量对比。疾病过程中诊断和治疗是否及时与正确，对疾病的转归起着极为重要的作用。

（一）康复

根据康复的程度，分为完全康复（complete recovery）和不完全康复（incomplete recovery）两种。完全康复即痊愈，是指疾病时发生的各种损伤性变化完全消除，机体的功能、代谢活动完全恢复正常，形态结构得到充分的修复，一切症状、体征均先后消失，机体的自稳调节以及机体对外界环境的适应能力已恢复正常，劳动力完全恢复。完全康复是常见的也是最好的结局，有些感染性疾病痊愈以后，机体还能获得特异性的免疫力。不完全康复（incomplete recovery）是指疾病所致的损害性变化得到了控制，主要症状消失，机体通过代偿机制维持相对正常的生命活动，但体内仍存在着某些病理变化，有时留下后遗症。因外伤或其他疾病引起的各种伤残，如肢体截除、器官切除、肢体瘫痪等，也归入不完全康复的范畴。

（二）死亡

死亡（death）是个体生命活动的永远终止，是生命的必然规律。目前认为死亡是指机体作为一个整体的功能永久性停止，并以脑死亡（brain death）作为死亡的标志。脑死亡是指全脑（枕骨大孔以上，包括大脑半球、间脑和脑干各部分）功能的不可逆的永久性丧失。

练一练

死亡的标志是

A. 脑死亡　　　　　　　B. 反射消失　　　　　　　C. 脑电波零电位

D. 呼吸、心跳停止　　　E. 瞳孔散大

答案解析

1. 脑死亡的判断标准　①自主呼吸停止，被认为是临床脑死亡的首要指标；②不可逆昏迷和大脑无反应性；③脑干神经反射消失：包括瞳孔散大或固定，对光反射消失、角膜反射、视听反射、咳嗽反射、吞咽反射消失；④脑电波消失；⑤脑血液循环停止。在没有条件做脑血管造影、脑电图或使用人工呼吸机时，也可根据心跳、呼吸的永久性停止等指标来诊断脑死亡。

2. 确定脑死亡的意义　脑死亡一旦确立，就能精确地判断患者死亡时间，提供死亡的法律依据；它可以协助医务人员确定终止复苏抢救的界限，节省卫生资源，减轻家庭和社会的经济负担；也能为器官移植争取良好的时机和提供法律根据。

3. "植物状态"（vegetative state）　与脑死亡是不同的概念。植物状态是指大脑皮层功能严重受损导致脑认知功能完全丧失，无任何言语、意识、思维，但仍保持有自主呼吸。

护爱生命

临终关怀又称善终服务，是向善终老人及家属提供全面的医疗及护理。20 世纪 90 年代初期，我国临终关怀事业进入全面发展时期。进入 21 世纪以来，随着全球人口老龄化速度加快，各种慢性疾病逐年增加，临终关怀受到社会的广泛关注。在"健康中国"整体战略设计中，临终关怀服务是不可或缺的一部分。作为护理人员，为临终患者提供精心照料，尽最大努力减轻患者痛苦，提高生命质量，维护患者的尊严，使患者安宁、平静地度过人生最后旅程，是医疗护理工作中人道主义以及医学科学人文价值的重要体现。

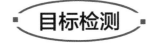

目标检测

答案解析

一、选择题

1. 关于健康的正确说法是

　　A. 精神上的良好状态　　　　　　　　　B. 不生病

　　C. 有自我保健意识　　　　　　　　　　D. 体格健全

　　E. 躯体上、心理上以及社会适应上的一种完好状态

2. 关于疾病的概念，正确的是

A. 疾病是机体对内环境的协调障碍

B. 机体不舒服

C. 疾病是不健康的生命活动过程

D. 在病因作用下，机体自稳调节紊乱而出现的一种异常生命状态

E. 疾病是在病因作用下，躯体上、心理上以及社会适应上的一种不良状态

3. 能引起疾病，并决定疾病特异性的因素称为

A. 疾病的诱因 　　　　B. 疾病的条件 　　　　C. 疾病的内因

D. 疾病的外因 　　　　E. 疾病的原因

4. 能加速或延缓疾病发生的因素为

A. 疾病的条件 　　　　B. 疾病的原因 　　　　C. 疾病的诱因

D. 疾病的外因 　　　　E. 疾病的危险因素

5. 能促进疾病发生发展的因素称为

A. 疾病的诱因 　　　　B. 疾病的条件 　　　　C. 疾病的内因

D. 疾病的危险因素 　　E. 疾病的原因

6. 疾病的发展方向取决于

A. 病因的数量与强度 　B. 存在的诱因 　　　　C. 损伤与抗损伤力量的对比

D. 机体的抵抗力 　　　E. 机体自稳调节的能力

7. 下列有关疾病条件的叙述，错误的是

A. 影响疾病发生发展的因素 　　　　B. 是疾病发生必不可少的因素

C. 某些条件可以促进疾病的发生 　　D. 某些条件可以延缓疾病的发生

E. 促进疾病发生发展的条件称为诱因

8. 下述不属于生物性致病因素的是

A. 细菌 　　　　　　　B. 病毒 　　　　　　　C. 氰化物

D. 立克次体 　　　　　E. 疟原虫

9. 青霉素引起过敏性休克，其致病因素属于

A. 先天性因素 　　　　B. 生物性因素 　　　　C. 理化性因素

D. 免疫性因 　　　　　E. 素营养性因素

10. CO中毒属于

A. 物理性致病因素 　　B. 化学性致病因素 　　C. 免疫性致病因素

D. 遗传性致病因素 　　E. 先天性致病因素

11. 以下不属完全康复范畴的是

A. 致疾病时发生的各种损伤性变化完全消除

B. 机体的功能、代谢活动完全恢复正常

C. 形态结构得到充分的修复

D. 一切症状、体征均消失

E. 主要症状消失，机体通过代偿机制维持正常生命活动

12. 死亡是指

A. 呼吸、心跳停止，各种反射消失

B. 各组织器官的生命活动终止

C. 机体作为一个整体的功能的永久性停止

　　D. 脑干以上中枢神经系统处于深度抑制状态

　　E. 重要生命器官发生不可逆损伤

13. 脑死亡的判断标准不包括

　　A. 瞳孔散大固定　　　　B. 心跳停止　　　　C. 自主呼吸停止

　　D. 脑电波消失　　　　　E. 脑血液循环完全停止

14. 全脑机能的永久性停止称为

　　A. 植物人状态　　　　　B. 濒死状态　　　　C. 生物学死亡

　　D. 临床死亡　　　　　　E. 脑死亡

二、综合问答题

试述损伤与抗损伤规律在发病学中的作用。

（谭　丽）

书网融合……

重点回顾　　　　　微课　　　　　习题

第二章　细胞和组织的适应、损伤与修复

学习目标

知识目标：

1. 掌握　变性的概念、类型及病理变化；坏死的概念、类型及结局；修复的概念及类型；肉芽组织的结构与功能。

2. 熟悉　适应的概念及类型；瘢痕组织及其作用；创伤愈合的类型；骨折愈合的基本过程。

3. 了解　损伤的原因；影响再生的分子机制；影响再生修复的因素。

技能目标：

能够辨别正常、变性和坏死的组织；对脂肪肝、心肌肥大、肠上皮化生等患者开展健康教育。

素质目标：

具有去除损伤因素，防病于未然的意识。

导学情景

情景描述：患者，男，69 岁。既往有高血压病，病史 30 年，因心肌梗死治疗无效死亡。尸检见：左、右冠状动脉粥样硬化，且以左冠状动脉前降支为重；左心室壁厚 1.5cm，有苍白色病灶；肾脏体积缩小，呈颗粒状。镜下见大片心肌细胞核溶解消失，胞质均质红染，病灶周围部分心肌细胞体积增大，染色变深，部分心肌细胞体积缩小，核周有褐色颗粒样物。肾入球小动脉管壁增厚、均质红染，管腔狭窄。

情景分析：死者有 30 年高血压病史，机体的血管、心脏及肾脏组织器官发生了一系列的变化。

讨论：请问死者的组织器官出现了哪些类型的适应和损伤表现？

学前导语：冠心病和高血压是老年人常见的心血管系统疾病，近几年来有年轻化趋势。这些疾病的发生发展是由于机体的器官、组织和细胞发生了一系列的病理性改变。主要有哪些改变呢？

当机体的细胞和组织受到各种内外环境变化的刺激时，会发生代谢、功能和形态的变化。当生理负荷增加或减少时，或遭遇轻度持续的病理性刺激时，细胞和组织会出现适应性变化；当病理性刺激的性质、强度和持续时间超过了细胞和组织的适应能力，就会出现损伤性变化。适应性变化和损伤性变化是大多数疾病过程中的基础性病理变化。最后机体对所出现的损伤进行修补和恢复。

第一节　细胞和组织的适应

当机体的内外环境发生改变时，细胞和组织会相应的改变自身的代谢、功能和结构加以调整的反应过程，即为适应。适应实质上是细胞生长和分化受到调整的结果，可以认为它们是介于正常与损伤之间的一种状态。细胞通过一系列适应性改变，在内外环境变化中达到代谢、功能和形态结构上新的平衡。一般而言，病因去除后，大多数适应性变化可逐步恢复正常。

适应的形态变化表现为萎缩、肥大、增生和化生（图2－1）。

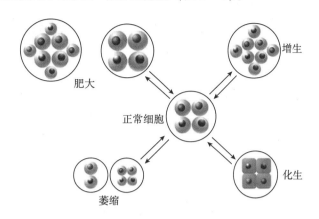

图2－1 适应的形态变化类型

一、萎缩 e 微课1

萎缩（atrophy）是指已发育正常的细胞、组织或器官的体积缩小。萎缩的细胞代谢和功能降低，功能性细胞器减少，以适应降低了的营养和血液供应。组织与器官的萎缩，除了实质细胞内物质丧失致体积缩小外，还可以伴有实质细胞数量的减少。组织器官的发育不全或未发育不属于萎缩范畴。

（一）萎缩的类型

萎缩分为生理性萎缩和病理性萎缩。

1. 生理性萎缩 机体的组织器官随着年龄的增长出现的萎缩，见于胸腺青春期萎缩和生殖系统中卵巢、子宫及睾丸的更年期后萎缩等。

2. 病理性萎缩 按发生的原因分为以下类型。

（1）营养不良性萎缩 分为：①全身营养不良性萎缩，全身组织器官因蛋白质摄入不足、消耗过多或血液供应不足引起，如慢性消耗性疾病（糖尿病、结核病及肿瘤等），萎缩首先发生在脂肪，其次是肌肉和内脏等组织器官。由于营养不良引起的全身肌肉萎缩，称为恶病质。②局部营养不良性萎缩，是局部组织器官因营养物质和氧供应不足引起的，如脑动脉粥样硬化后血管壁增厚、管腔变窄，脑组织长期供血不足引起脑萎缩（图2－2）。

（2）压迫性萎缩 因组织和器官长期受压造成组织和细胞缺氧缺血所致萎缩，如因尿路梗阻引起的肾盂积水，压迫周围肾组织，引起肾萎缩（图2－3）。肝淤血时，肝小叶中央静脉及其周围血窦淤血会引起邻近肝细胞受压出现萎缩。

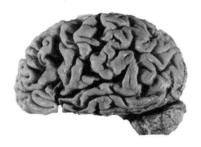

图2－2 局部营养不良性脑萎缩

局部脑沟加深加宽，脑回变窄

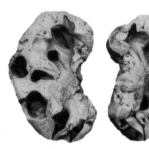

图2－3 肾压迫性萎缩

肾盂扩张，肾实质萎缩

（3）失用性萎缩 因组织和器官长期工作负荷减少和功能代谢降低所致，如四肢骨折患者因长期卧床，可引起患侧肢体肌肉萎缩；在外太空工作的宇航员因长期处于失重环境下，可引起肢体萎缩。

（4）神经性萎缩　因运动神经元或轴突损伤造成效应器萎缩，如小儿麻痹症患者因脊髓运动神经损伤出现肢体萎缩；肱骨骨折患者因桡神经损伤引起上肢深肌群萎缩及垂腕。

（5）内分泌性萎缩　由于内分泌腺功能降低引起靶器官细胞萎缩，如腺垂体功能低下时，可引起甲状腺、肾上腺、性腺等器官萎缩。此外，肿瘤细胞也会发生萎缩，如前列腺癌时，给予雌激素治疗，癌细胞发生萎缩。

（二）萎缩的病理变化

肉眼观：萎缩的组织和器官体积减小，重量减轻，颜色变深。如脑萎缩时，大脑体积缩小，重量减轻，脑回变窄，脑沟加深。

镜下观：萎缩的细胞体积缩小，在心肌细胞和肝细胞等萎缩细胞胞质内可出现脂褐素颗粒。脂褐素是细胞内未被彻底消化的、富含磷脂的膜包被的细胞器残体。

轻度病理性萎缩，去除病因后细胞有可能恢复正常，但持续性萎缩的细胞最终可死亡（凋亡）。

二、肥大 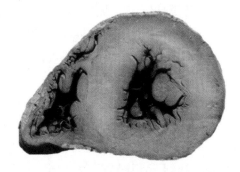微课2

肥大（hypertrophy）是由于功能增加，合成代谢旺盛，使细胞、组织或器官体积增大。组织与器官的肥大往往是由于实质细胞的体积增大所致，但也可伴有实质细胞数量的增多。

（一）肥大的类型

在性质上，肥大可分为生理性肥大与病理性肥大两种。在原因上，肥大若因器官和组织功能负荷过重所致，称为代偿性肥大；若因内分泌激素分泌过多作用于效应器所致，称为内分泌性肥大。

1. 生理性肥大

（1）代偿性肥大　如生理状态下，举重运动员由于需求旺盛、负荷增加所致上肢骨骼肌的增粗肥大。

（2）内分泌性肥大　妊娠期由于雌、孕激素及其受体作用，子宫平滑肌细胞肥大，同时伴细胞数量增多。

2. 病理性肥大

（1）代偿性肥大　高血压时心脏压力负荷增加，左室壁增厚，肉柱、乳头肌增粗出现向心性肥大（图2-4）；肾脏切除或一侧肾动脉闭塞失去肾功能时，对侧肾脏通过肥大来实现代偿。

图2-4　心脏向心性肥大
左心室壁增厚，肉柱、乳头肌增粗，左心腔缩小

（2）内分泌性肥大　甲状腺功能亢进时，甲状腺素分泌增多，引起甲状腺滤泡上皮细胞肥大；垂体嗜碱性细胞腺瘤分泌促肾上腺激素增多，导致肾上腺皮质细胞肥大。

（二）肥大的病理变化

肉眼观：肥大组织与器官体积均匀增大。

镜下观：肥大的细胞体积增大，细胞核肥大深染。

细胞肥大产生的功能代偿作用是有限的，当超过机体代偿能力时，便出现失代偿表现。如心肌过度肥大，当负荷超过一定极限时，加之肥大的心肌细胞血液供应不足便会出现心功能不全表现，此时称为失代偿。

三、增生

增生（hyperplasia）指细胞有丝分裂活跃导致组织或器官内细胞数目增多的现象，常引起组织或器

官的体积增大与功能活跃。增生多因细胞受到过多激素刺激及生长因子与受体过度表达所致，也与细胞凋亡被抑制有关。

（一）增生的类型

增生的类型与肥大相似，根据其性质可分为生理性增生和病理性增生。根据其原因可分为代偿性增生和内分泌性增生两种。

1. 生理性增生

（1）代偿性增生　如部分肝脏被切除后残存肝细胞出现的增生；久居高海拔地区者，机体红细胞数量代偿增多。

（2）内分泌性增生　如女性青春期和哺乳期乳腺上皮增生；月经周期时子宫内膜腺体的增生。

2. 病理性增生

（1）代偿性增生　在创伤愈合过程中，因受到损伤处增多的生长因子刺激，成纤维细胞和毛细血管内皮细胞会出现增生；在慢性炎症时组织细胞会增生，特别是皮肤和脏器被覆细胞的增生。

（2）内分泌性增生　病理性增生常由激素过多或生长因子过多引起。如雌激素增加，会引起乳腺增生症和子宫内膜增生症；雄激素代谢产物双氢睾酮可使男性前列腺腺体和间质纤维组织增生。

（二）增生的病理变化

肉眼观：增生的组织和器官体积弥漫性增大；或在组织器官中形成增生结节。

镜下观：增生时细胞数量增多，细胞和细胞核形态正常或稍增大。细胞增生可为弥漫性或局限性。

增生具有代偿、修复及防御等功能，但是增生过度会危害机体。如乳腺增生性纤维囊性变时，细胞增生过度会出现异型性，有可能发展为乳腺癌。大部分病理性增生，通常去除病因后增生停止。若细胞增生失去控制，有可能演变为肿瘤性增生。

四、化生

化生（metaplasia）是一种分化成熟的细胞类型被另一种分化成熟的细胞类型所取代的过程，一般只发生在同源细胞之间，即上皮组织之间或间叶组织之间。化生是由环境因素引起细胞某些基因活化，引起该处具有分裂增殖和多向分化能力的干细胞或结缔组织中的未分化间充质细胞发生转分化的结果。

（一）化生的类型

化生一般是由特异性较低的细胞类型取代特异性较高的细胞类型。上皮组织化生在原因消除后可恢复，但间叶组织化生大多是不可逆的。

1. 上皮组织化生

（1）鳞状上皮的化生　最为常见。如气管、支气管受到吸烟或慢性炎症刺激时，假复层纤毛柱状上皮被鳞状上皮取代发生化生；涎腺、胰腺、肝胆、肾盂和膀胱发生结石或缺乏维生素 A 时，被覆柱状上皮、立方上皮或尿路上皮都可化生为鳞状上皮。

（2）柱状上皮化生　较常见。如慢性胃炎时，胃黏膜上皮出现含有帕内特（Paneth）细胞或杯状细胞的肠黏膜上皮，称为肠上皮化生（肠化）（图 2-5）；慢性反流性食管炎时，食管下段鳞状上皮可化生为胃型或肠型的柱状上皮，称为 Barrett 食管。慢性子宫颈炎时，宫颈鳞状上皮被宫颈管黏膜柱状上皮取代，形成宫颈假性糜烂。

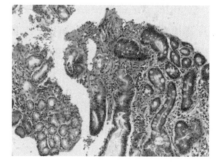

图 2-5　胃黏膜肠上皮化生（肠化）
胃黏膜腺体中出现呈空泡状的杯状细胞

2. 间叶组织化生 骨化性肌炎时，间叶组织中幼稚的成纤维细胞在损伤后，可转变为成骨细胞或成软骨细胞，称为骨或软骨化生，也可出现在肿瘤的间质。

（二）化生的意义

化生虽然是机体适应环境的表现，但在多数情况下对机体不利。如呼吸道黏膜发生鳞化后，虽然抵御外界刺激的能力增强，但因鳞状上皮表面不具有柱状上皮的纤毛结构，因此减弱了黏膜的自净能力更易导致感染和有害吸入物的长期作用。更为重要的是，如果引起化生的因素持续存在，细胞可能发生肿瘤性转化。如支气管鳞状上皮化生和胃黏膜肠上皮化生，分别与肺鳞状细胞癌和胃腺癌的发生有关；慢性反流性食管炎时柱状上皮化生是某些食管腺癌的组织学来源。因此，化生对机体弊大于利。

👁 **看一看**

脊髓灰质炎

脊髓灰质炎是由脊髓灰质炎病毒引起的急性传染病，主要累及儿童。脊髓灰质炎病毒为嗜神经病毒，主要侵犯中枢神经系统的运动神经元。当脊髓前角运动神经元损害后，不仅肢体会出现瘫痪，而且神经支配的肌肉失去了神经的调节会发生肢体萎缩，严重危害儿童健康。

预防脊髓灰质炎最有效的方法是脊髓灰质炎疫苗（也称为"糖丸"），其研发者是被大家亲切称为"糖丸爷爷"的顾方舟教授。在研发疫苗中，顾方舟教授突破重重困难，以身试药，最终他研制出了消灭脊髓灰质炎的疫苗，让中国成为了无脊髓灰质炎的国家，造福了万千儿童。

第二节 细胞和组织的损伤

当机体内外环境的改变超过细胞和组织的适应能力后，引起受损细胞及细胞间质发生物质代谢、组织化学、超微结构、肉眼和光镜可见的异常变化，称为损伤（injury）。

一、损伤的原因

引起细胞和组织损伤的原因，可归纳为以下几类。

（一）缺氧

缺氧是引起细胞和组织损伤的常见原因。细胞和组织内氧气及营养供给减少，引起细胞膜、线粒体及溶酶体损伤，严重缺氧常导致细胞死亡。

（二）生物因素

生物因素是细胞损伤的最常见原因，包括各种病原微生物，如细菌、病毒、支原体、螺旋体、真菌及寄生虫等。病原微生物侵入机体生长繁殖，不仅造成机械性损伤，诱发变态反应，而且释放内、外毒素等，损害细胞和组织的结构与功能。

（三）物理因素

当环境中物理因素超过机体耐受时，可致细胞损伤。例如高温、高辐射可致烫伤、中暑或辐射损伤，强大电流冲击可致电击伤，寒冷可致冻伤，机械力破坏可引起创伤及骨折等。

（四）化学因素

化学因素包括外源性物质和内源性物质，外源性如强酸、强碱、有机磷、氰化物、蛇毒、覃毒等；内源性物质如细胞坏死的分解产物及尿素、自由基等代谢产物，都可以引起细胞损伤。

（五）免疫因素

免疫反应缺陷或免疫反应过强都会引起组织损伤。

（六）其他因素

营养失衡、神经内分泌紊乱、营养缺陷、社会心理因素等也会导致组织出现损伤。

二、损伤的类型与病理变化

细胞和组织损伤程度轻重不一，表现形式不同。轻者消除病因后可恢复常态，称为可逆性损伤（reversible injury），重者则称为不可逆性损伤（坏死和凋亡）。

（一）可逆性损伤

细胞可逆性损伤的形态学上表现为变性（degeneration）。变性是细胞内或细胞间质内出现异常物质或正常物质异常增多的现象，常伴有细胞功能和代谢低下。去除病因后，大多数损伤可恢复正常。

1. 细胞水肿 细胞水肿（cellular selling）即细胞内水和钠离子过多积聚，常是细胞损伤中最早出现的改变，见于缺血、缺氧、感染及中毒时肝、肾、心等器官的实质细胞。由于细胞线粒体和内质网等细胞器肿胀，出现光镜下细胞质内红染细颗粒状物。若水钠进一步积聚，则细胞肿大明显，称为气球样变（图2-6），如病毒性肝炎。肉眼观受累器官体积肿大，边缘圆钝，被膜紧张，颜色变淡。

2. 脂肪变性 脂肪变性（fatty change）指非脂肪细胞的胞质中出现三酰甘油蓄积，多见于心、肝、肾等器官，主要与感染、酗酒、中毒、缺氧及营养不良等因素有关。光镜下，因脂肪被有机溶剂溶解，所以脂肪变性的细胞质内出现大小不等的脂滴空泡，大者可充满整个细胞而将胞核挤至一侧（图2-7）。电镜下，胞质内脂肪成分聚成有膜包绕的脂质小体。大体上，脂肪变性的器官体积增大，淡黄色，边缘圆钝，切面呈油腻感。

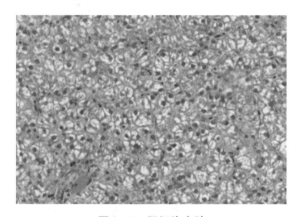

图2-6 肝细胞水肿

肝细胞明显肿胀，胞质淡染，部分肝细胞气球样变

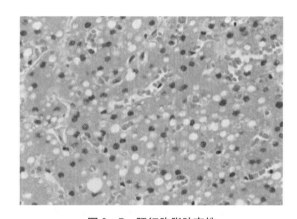

图2-7 肝细胞脂肪变性

肝细胞胞质内见大小不等的空泡，空泡将肝细胞核挤至一侧

肝细胞是脂肪代谢的重要场所，最常发生脂肪变。脂肪变在肝小叶内的分布与病因有关。如慢性肝淤血时，小叶中央区缺氧较重，脂肪变首先见于肝小叶中央区；磷中毒时常是小叶周边肝细胞受累为著，可能该区肝细胞对磷中毒更为敏感。肝脏显著弥漫性脂肪变称为脂肪肝，重度肝脂肪变可进展为肝坏死和肝硬化。脂肪肝最常见的原因是酗酒，其次是糖尿病、肥胖和营养过剩等。慢性酒精中毒也可导致心肌脂肪变，常累及左心室心内膜下及乳头肌部位。脂肪变心肌呈黄色，与未受累心肌相间，形成黄红色斑纹，称为虎斑心。

3. **玻璃样变** 玻璃样变（hyaline degeneration）又称透明变。指细胞内或间质中出现毛玻璃状、半透明的蛋白质蓄积，HE 染色呈红染、均质状。根据病变部位，玻璃样变可分为以下几种类型。

（1）细胞内玻璃样变 通常在细胞质内出现均质红染的圆形小体。多见于肾小管病和酒精性肝病。

（2）细小动脉壁玻璃样变 又称细小动脉硬化，多见于缓进型高血压，因血浆蛋白质渗入内膜，使细小动脉管壁增厚、变硬，管腔狭窄甚至闭塞，血压升高。在护理工作中应注意观察动脉的弹性情况（图 2-8）。

（3）纤维结缔组织玻璃样变 见于瘢痕组织、动脉粥样硬化的纤维斑块、萎缩的子宫和乳腺间质及各种坏死组织的机化等。常为纤维组织老化的表现。肉眼呈灰白色、半透明、质韧、缺乏弹性。镜下胶原蛋白交联、变性、融合，胶原纤维增粗变宽，血管和纤维细胞成分少有。

4. **淀粉样变** 淀粉样变（amyloidosis）是细胞间质内出现淀粉样蛋白质和黏多糖复合物的蓄积，因具有淀粉染色特点故称为淀粉样变。淀粉样物质主要沉积于细胞间质、小血管基膜下或沿网状纤维支架分布。HE 切片中呈粉红色均质状物，并显示淀粉样呈色反应。刚果红染色为橘红色，遇碘为棕褐色，再加稀硫酸便呈蓝色。

5. **黏液样变** 黏液样变（mucoid degeneration）指在细胞间质内黏多糖（糖胺聚糖、透明质酸等）和蛋白质的蓄积。镜下在疏松的间质内，见多突起的星芒状纤维细胞，分布在灰蓝色黏液基质中。

6. **病理性色素沉着** 病理情况下，有色物质异常增多积聚于细胞内外，称为病理性色素沉着（pathological pigmentation）。沉着的色素包括内源性色素（由体内合成如含铁血黄素、脂褐素、黑色素及胆红素等）和外源性色素（如炭尘、煤尘和文身色素等）。

（1）含铁血黄素（hemosiderin） 是巨噬细胞吞噬、降解红细胞中的血红蛋白而产生的代谢产物。镜下呈金黄色或棕褐色颗粒。含铁血黄素的存在，说明有红细胞的破坏和全身性或局限性含铁物质的沉积。左心衰竭时，患者肺内和痰中有吞噬含铁血黄素的巨噬细胞称为心衰细胞（图 2-9）。陈旧性出血和溶血性疾病时，细胞内或组织中可出现含铁血黄素沉积。

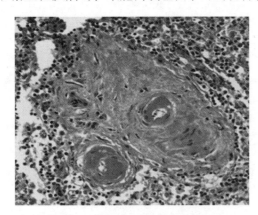

图 2-8 脾中央动脉玻璃样变性

血管内见均质、红染的半透明物质，

管壁增厚，管腔狭窄

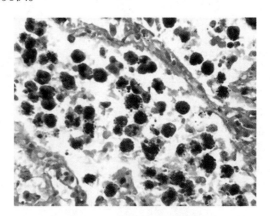

图 2-9 含铁血黄素沉积

慢性肺淤血时，肺泡腔内可见大量吞噬

含铁血黄素的巨噬细胞，为心衰细胞

（2）脂褐素（lipofuscin） 是细胞内自噬溶酶体中未被消化的细胞器残体，镜下呈黄褐色细颗粒状。在老年人和营养耗竭性患者中，萎缩的心肌细胞及肝细胞的胞质中出现大量脂褐素，又称为消耗性色素。当大多数细胞含有脂褐素时，常伴有器官萎缩。

（3）黑色素（melanin） 是黑色素细胞内的黑褐色颗粒，由酪氨酸氧化经左旋多巴聚合而生成。除黑色素细胞外，黑色素还聚集在皮肤基底部的角质细胞及真皮的巨噬细胞内。某些慢性炎症及色素痣、黑色素瘤、基底细胞癌时，黑色素可局限性增多。肾上腺皮质功能低下时，可出现全身性皮肤、黏膜的黑色素沉着。

（4）胆红素（bilirubin）　是血液中衰老红细胞被单核－巨噬细胞吞噬，血红蛋白分解为珠蛋白和血红素，其中血红素在酶的催化下变成不含铁的胆红素，经肝细胞代谢成为胆汁的有色成分。当血中胆红素增高时，患者出现皮肤黏膜黄染，称为黄疸。

练一练2-1

萎缩的肝细胞胞质内出现的黄褐色细颗粒状物可能是

A. 含铁血黄素　　　　　B. 黑色素　　　　　C. 脂褐素

D. 胆红素　　　　　　　E. 外源性色素

答案解析

7. 病理性钙化　病理性钙化（pathological calcification）指骨和牙齿之外的组织中有固态钙盐的沉积，沉积的钙盐主要是磷酸钙和碳酸钙。肉眼呈细小颗粒或团块，触之有沙砾感或硬石感。组织切片中，钙盐呈蓝色细颗粒状或聚集为片状。

病理性钙化的类型有两种。

（1）营养不良性钙化（dystrophic calcification）　指钙盐沉积于变性、坏死的组织或异物中，此时体内钙磷代谢正常。常见于结核病、血栓、瘢痕组织、动脉粥样硬化斑块及心脏瓣膜病变等（图2-10）。

（2）转移性钙化（metastatic calcification）　指由于全身钙磷代谢失调（高钙血症）导致钙盐沉积于正常组织内。主要见于甲状旁腺功能亢进、维生素D摄入过多、某些骨肿瘤及肾衰竭患者。

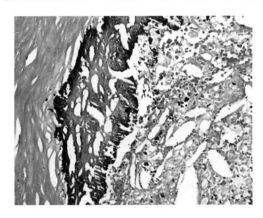

图2-10　动脉壁营养不良性钙化
动脉粥样硬化继发营养不良性钙化，血管壁见蓝色颗粒状钙盐沉积

（二）不可逆性损伤

当损伤严重或持续存在时，可引起细胞发生不可逆性损伤（irreversible injury），即细胞死亡。细胞死亡主要有两种类型：一是坏死，二是凋亡。

1. 坏死（necrosis）　是指活体内局部组织、细胞的死亡，同时伴代谢停止，功能丧失。

（1）坏死的病变　细胞核的变化是细胞坏死的主要形态学标志，主要有三种形式，表现为：①核固缩（pyknosis）：细胞核染色质DNA浓聚、皱缩；②核碎裂（karyorrhexis）：由于核膜破裂和核染色质崩解，细胞核发生碎裂；③核溶解（karyorrhexis）：在非特异性DNA酶和蛋白酶作用下，核DNA和核蛋白分解，核染色质变浅，甚至完全消失（图2-11）。

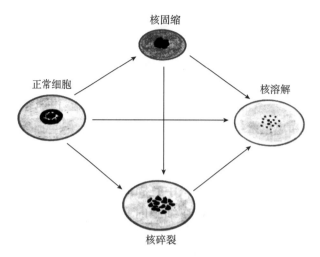

图 2-11　坏死时细胞核的变化

坏死时细胞膜通透性增加，细胞内具有组织特异性的酶被释放入血，造成血清中相应酶水平增高，可作为临床诊断某些细胞坏死的参考指标。如肝细胞坏死时血清谷草转氨酶、谷丙转氨酶升高；胰腺坏死时血清淀粉酶升高；心肌梗死后血清乳酸脱氢酶升高。

（2）坏死的类型　由于蛋白质变性或酶的分解作用所占地位的不同，坏死组织呈现不同的形态学变化，通常分为凝固性坏死、液化性坏死和纤维素样坏死三个基本类型。组织坏死后颜色苍白，失去光泽和弹性，正常感觉和运动功能丧失，无血管搏动，切割无新鲜血液流出，临床上称之失活组织。在对患者创伤部位的护理中，应认真观察伤口的生长情况，一旦发现失活组织必须及时切除。

1）凝固性坏死（coagulative necrosis）　指蛋白质变性凝固且溶酶体酶水解作用较弱时，坏死区域呈灰白色、干燥、质实状态。最常见，多见于心、肝、肾和脾等实质器官。肉眼观坏死区呈灰白色或黄白色，质硬，坏死区周围形成充血、出血带和炎症反应带，与健康组织分界清楚（图 2-12）；镜下观：见细胞微细结构消失，而组织结构轮廓尚存。

2）液化性坏死（liquefactive necrosis）　由于坏死组织中可凝固的蛋白质少，或坏死细胞自身及浸润的中性粒细胞等释放大量水解酶，或组织富含水分和磷脂，则细胞组织坏死后易发生溶解液化，称为液化性坏死。见于细菌或某些真菌感染引起的脓肿、脑组织缺血缺氧引起的脑软化，以及由肝细胞水肿发展而来的溶解性坏死等。镜下观坏死细胞完全被消化，局部组织快速被溶解。

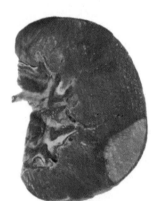

图 2-12　肾凝固性坏死
坏死灶呈灰黄色，质硬，
与健康组织分界清楚

3）纤维素样坏死（fibrinoid necrosis）　发生于结缔组织及小血管壁。病变部位形成细丝状、颗粒状或小条块状无结构物质，其与纤维素染色性质相似，故称为纤维素样坏死。常见于某些变态反应性疾病，如结节性多动脉炎、风湿病、新月体性肾小球肾炎以及急进型高血压等。

4）特殊类型的坏死

①干酪样坏死（caseous necrosis）：是坏死更为彻底的特殊类型的凝固性坏死，常见于结核病。因病灶中含脂质较多，坏死组织呈黄色，似干酪状，称为干酪样坏死。镜下为红染无结构颗粒状物，不见原有组织结构残影，甚至不见核碎屑。

②脂肪坏死（fat necrosis）：是一种特殊类型的液化性坏死。急性胰腺炎时，释放胰酶分解脂肪酸，乳房创伤时脂肪细胞破裂，可分别引起酶解性或创伤性脂肪坏死。脂肪坏死后，释出的脂肪酸和钙离子结合，形成灰白色钙皂。

③坏疽（gangrene）：指局部组织大块坏死并继发腐败菌的感染，坏疽分为三种类型。

A. 干性坏疽（dry gangrene）　多发生在动脉阻塞但静脉回流通畅的四肢末端，因水分蒸发较多，故坏死灶干燥皱缩呈黑色，与正常组织分界清楚，全身中毒症状轻（图 2－13）。

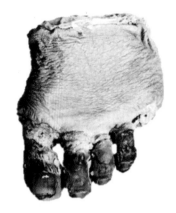

图 2－13　足干性坏疽
干性坏疽累及脚趾，呈黑色、干燥，与正常组织分界清楚

B. 湿性坏疽（moist gangrene）　多见于与外界相通的内脏（如肺、肠、子宫、阑尾及胆囊等），也可发生于动脉阻塞且静脉回流受阻的肢体。因坏死区水分较多，腐败菌易于繁殖，故组织肿胀呈蓝绿色，且与正常组织界限不清，全身中毒症状重。

C. 气性坏疽（gas gangrene）　也属湿性坏疽，多见于深达肌肉的开放性创伤，伴产气荚膜杆菌等厌氧菌感染时。除发生坏死外，还产生大量气体，使坏死组织呈蜂窝状，按之有捻发音。由于细菌毒素和坏死产物被大量吸收，病变发展迅速，全身中毒症状严重。在临床医疗工作中，对深部伤口的护理应特别小心，做好清创，防止气性坏疽的发生。

? 想一想

坏疽对患者的危害高，轻者需切除坏死的组织与器官，重者则可导致死亡，那如何进行护理呢？

答案解析

（3）坏死的结局

1）溶解吸收　坏死组织范围较小时，可被中性粒细胞释放的水解酶溶解液化，由淋巴管或小血管吸收；不能吸收的碎片，可由巨噬细胞吞噬消化。坏死灶小者可被完全吸收，坏死较大者液化后可形成囊腔。

2）分离排出　坏死组织范围较大时，不易被完全溶解吸收，表皮黏膜的坏死组织可被分离，形成组织缺损。发生在皮肤、黏膜表浅的组织缺损称为糜烂（erosion），较深的组织缺损称为溃疡（ulcer）。组织坏死后形成的只开口于皮肤黏膜表面的深在性盲管，称为窦道（sinus）。连接两个内脏器官或从内脏器官通向体表的通道样缺损，称为瘘管（fistula）。肺、肾等内脏坏死物液化后，可经支气管、输尿管等自然管道排出，局部残留的空腔称为空洞（cavity）。

3）机化与包裹　由肉芽组织长入并取代坏死组织、血栓、炎性渗出物、异物等的过程，称为机化（organization）。若坏死组织太大，肉芽组织难以完全长入，则由周围增生的肉芽组织将其包绕，称为包裹（encapsulation）。最后，肉芽组织逐渐成熟为瘢痕组织。

4）钙化　坏死后期钙盐沉积，引起营养不良性钙化。

♥ 护爱生命

南丁格尔是护理事业的创史人和现代护理的奠基人，1820 年生于意大利佛罗伦萨的英国上流社会家庭。战争期间，南丁格尔主动申请，自愿担任战地护士。她率领 38 名护士抵达前线，为战地医院服务。当时医疗条件差，战士们死亡率高达 42%，而大多数战士死亡的原因是枪弹伤后大块组织坏死继发腐败菌感染引起了气性坏疽，她竭尽全力排除各种困难，为伤员彻底清创，控制感染，认真护理。仅仅半年左右的时间，战士的死亡率就下降到2%。每个夜晚，南丁格尔都手执风灯巡视，被伤病员们亲切地称为"提灯女神"。

2. 凋亡（apoptosis） 是机体中单个细胞程序性细胞死亡（programmed cell death）。由体内外因素通过特定的基因及其产物的调控而导致的细胞主动性死亡方式，既可见于生理状态，又可见于病理状态。凋亡在生物胚胎发生发育、成熟细胞新旧交替、组织内正常细胞的稳定以及自身免疫病和肿瘤发生进展中，都发挥着不可替代的重要作用。凋亡在形态与生化特征上有别于坏死，见表2-1。

表2-1 凋亡与坏死的区别

病理特征	凋亡	坏死
机制	基因调控的程序化细胞死亡，主动进行（自杀性）	意外事故性细胞死亡，被动进行
诱因	生理性或轻微病理性刺激因子诱导发生	病理性刺激因子诱导发生，如严重缺氧、中毒、感染
死亡范围	发生于单个细胞	发生于多数细胞
形态特征	细胞固缩，核染色质边集，细胞膜及细胞器膜保持完整，形成凋亡小体	细胞肿胀，核染色质凝聚成块状，细胞膜及细胞器膜溶解破坏
周围反应	不引起炎症反应和修复再生，但凋亡小体可被巨噬细胞吞噬	引起炎症反应和修复再生

👁 看一看

细胞老化的特征

细胞老化是细胞随生物体年龄增长逐渐发生的代谢、功能和结构的退行性变化，是生物个体老化的基础。细胞老化具有以下特征：①普遍性：所有的细胞、组织、器官均有不同程度的老化改变。②进行性或不可逆性：老化现象随着时间的推移而进行性地发展。③内因性：由细胞内在基因决定的衰退。④有害性：老化时，细胞代谢、代偿及适应等多种功能低下，且缺乏恢复能力，会导致老年病的产生，机体其他疾病患病率和死亡率也会逐渐增加。

第三节 损伤的修复

致病因素造成局部细胞和组织损伤后，机体对所形成缺损进行修补恢复的过程，称为修复（repair），修复后可完全或部分恢复原有组织的结构与功能。修复过程可概括为两种不同形式：①通过损伤周围的同种细胞来修复，称为再生（regeneration）。如果完全恢复原有组织的结构与功能，则称为完全再生。②由纤维结缔组织增生替代来修复，称为纤维性修复，以后逐渐形成瘢痕，故也称瘢痕修复。多数情况下，由于有多种组织发生损伤，故上述两种修复过程常同时存在。医护人员应该正确使用这些术语，并与患者进行交流和开展医疗工作。

一、再生

再生分为生理性再生和病理性再生。生理性再生指机体的某些细胞、组织不断老化、消耗，由新生的同种细胞不断补充的生理过程，以保持原有的结构与功能。如皮肤表层的角化细胞脱落后，可由基底细胞不断地增生、分化予以补充；消化道被覆黏膜上皮1~2天就更新一次；子宫内膜周期性脱落，可由基底部细胞增生恢复；红细胞寿命平均为120天，需不断地从造血器官输出大量新生的细胞进行补充。病理性再生指在病理状态下细胞、组织缺损后发生的再生，即组织损伤后发生的再生修复过程。

（一）各种类型细胞的再生能力

各种类型的细胞及构成的组织具有不同的再生能力。不同种类的细胞，其细胞周期的时间长短不同，在单位时间内进入细胞周期进行增殖的细胞数均不相同，因此具有不同的再生能力。人体细胞按再生能力的强弱，可将其分为三类。

1. 不稳定细胞（labile cells）　又称持续分裂细胞，再生能力相当强。这类细胞一直不断地增殖，以替代衰亡或破坏的细胞，如呼吸道和消化道黏膜被覆细胞、表皮鳞状上皮细胞、男性及女性生殖器官管腔的被覆细胞、淋巴及造血细胞等。

2. 稳定细胞（stable cells）　又称静止细胞，这类细胞在生理情况下增殖现象不明显，当受到组织损伤的刺激后，表现出较强的再生能力，即潜在再生能力强。属于这类细胞的有各种腺体或腺样器官的实质细胞，如汗腺、皮脂腺、肝、胰、涎腺、内分泌腺和肾小管的上皮细胞等；还有成纤维细胞、软骨细胞、脂肪细胞和平滑肌细胞等间叶成分。

3. 永久性细胞（permanent cells）　又称非分裂细胞，这类细胞一旦遭受破坏则成为永久性缺失，包括神经细胞、骨骼肌细胞及心肌细胞。这些细胞损伤后几乎不能通过同种细胞再生修复，一般由肉芽组织增生取代，进行纤维性修复。

（二）各种组织再生的过程

1. 上皮组织的再生

（1）被覆上皮的再生　鳞状上皮出现缺损时，由损伤边缘或底部的基底层细胞迅速分裂增生，向缺损中心迁移，先形成单层上皮细胞，以后逐渐增生分化为鳞状上皮细胞。胃肠黏膜的柱状上皮缺损时，同样也由边缘邻近的基底层细胞分裂增生，新生的上皮细胞先为立方形，随后增高变为柱状细胞。

（2）腺上皮的再生　腺上皮缺损后，如果腺体的基底膜未被破坏，可由残存细胞分裂补充，完全恢复原有腺体结构。如果腺体结构（包括基底膜）完全被破坏，则难以再生，由纤维结缔组织完成修复，形成不完全再生。

2. 纤维组织的再生　主要由受损处的成纤维细胞分裂增生，逐渐分化成熟为纤维组织。成纤维细胞主要由静止状态的纤维细胞转变而来，也可由未分化的间叶细胞分化而来。当成纤维细胞停止分裂后，在细胞周围形成胶原纤维，并逐渐成熟成为纤维细胞。

3. 血管的再生

（1）毛细血管的再生　又称为血管形成，是以生芽（budding）方式进行的。首先在蛋白水解酶分解基底膜，该处内皮细胞分裂增生形成突起的幼芽，随着内皮细胞向前移动及后续细胞的增生而形成实心的细胞索，随后在血流冲击下出现管腔，形成新生的毛细血管，并彼此吻合构成毛细血管网。增生的内皮细胞分化成熟分泌Ⅳ型胶原、层粘连蛋白和纤维连接蛋白，构成基底膜。由于新生的毛细血管基底膜不完整，内皮细胞间隙较大，故血管通透性较高。新生的毛细血管进一步分化、改建为小动脉或小静脉等。

（2）大血管的修复　大血管离断后，需手术缝合，断端两侧内皮细胞可分裂增生，恢复原来的内膜结构。离断的肌层由纤维结缔组织增生连接，形成瘢痕修复。

4. 肌组织的再生　骨骼肌属于永久性细胞，再生能力极弱，其再生能力依肌膜是否存在及肌纤维是否完全断裂而有所不同。当损伤不太重且肌膜未被破坏时，仅部分肌原纤维出现坏死，残存部分肌细胞分裂、分化出肌原纤维，可以恢复正常横纹肌的结构；如果肌纤维及肌膜均被破坏，则不能再生，而靠纤维结缔组织修复，形成瘢痕愈合。平滑肌属于稳定细胞，有一定的分裂再生能力，在小动脉的再生中就有平滑肌细胞的再生，但是较大血管或断开的肠管经手术吻合后，断处的平滑肌主要是通过纤维性修复连接。心肌属于永久性细胞，再生能力极弱，损伤后一般都是瘢痕修复。

5. 神经组织的再生　神经细胞属于永久性细胞，一旦损伤后不能再生，可由神经胶质细胞修补，形成胶质瘢痕。神经纤维离断后，如果与其相连的神经细胞仍然存活，则可完全再生。若断离的两端相隔太远（≥2.5cm），或两端之间有瘢痕等组织阻隔，或因截肢失去断端，再生轴突不能到达远端，而与增生的结缔组织混杂卷曲成团，形成创伤性神经瘤，引起顽固性疼痛。

练一练2-2

下列组织再生能力最强的是

A. 神经细胞　　　　　　B. 鳞状上皮细胞　　　　　C. 平滑肌细胞

D. 心肌细胞　　　　　　E. 软骨细胞

答案解析

（三）细胞再生的影响因素

细胞的再生不仅受细胞外微环境的影响，还受各种化学因子的调控。过量的刺激因子或抑制因子的缺乏，会可导致细胞增生和肿瘤的失控性生长。

1. 再生相关的生长因子　包括：①表皮生长因子（EGF）可刺激多种上皮细胞、平滑肌细胞、成纤维细胞及胶质细胞的增生。②血管内皮生长因子（VEGF）可促进伤口愈合、胚胎发育、慢性炎症时血管的生成及肿瘤的血管生成。③血小板源性生长因子（PDGF）不仅可促进成纤维细胞、平滑肌细胞和单核细胞的增生，还能促进胶质细胞增生。④成纤维细胞生长因子（FGF）可刺激所有间叶细胞增生，特别是促进新生毛细血管内皮细胞的增生。⑤转化生长因子（TGF）与 EGF 有相同作用，还能促使成纤维活化，产生胶原，促进纤维化的发生。此外，如肿瘤坏死因子（TNF）和白细胞介素－1（IL－1）也具有生长因子的作用。

2. 抑素与接触抑制　组织可以产生一种抑素抑制本身的增殖。例如已分化的表皮细胞缺损时，抑素的分泌终止，基底细胞开始分裂增殖，直到增生分化的细胞达到足够数量或抑素达到足够的浓度为止。这时细胞停止生长，不致过度增生堆积起来。这种现象称为细胞生长的接触抑制（contact inhibition）。

3. 细胞外基质的作用　细胞外基质（extracellular matrix，ECM）在任何组织中都占有相当比例，其主要成分为弹力纤维、胶原纤维、黏附性糖蛋白、基质细胞蛋白、蛋白聚糖和透明质酸等，它的主要作用是将细胞连接在一起，除具有支撑和维持组织结构的功能外，对细胞的增生、分化、形态及生物学功能均起着重要的调节作用。

二、纤维性修复

组织结构的破坏，常发生在伴有坏死的炎症中，且具有慢性炎症的特征。此时，不能由同种细胞的再生来完成修复，而是由肉芽组织增生并填补组织缺损，以后肉芽组织逐渐演化为以胶原纤维为主的瘢痕组织，称为纤维性修复。

（一）肉芽组织

1. 肉芽组织的形态　肉芽组织（granulation tissue）由新生薄壁的毛细血管、增生的成纤维细胞及炎细胞浸润构成，肉眼观，呈鲜红色，颗粒状，柔软湿润，形似鲜嫩的肉芽而得名。镜下可见大量对着创面垂直生长的毛细血管，以小动脉为轴心，形成祥状弯曲的毛细血管网。新生毛细血管的内皮细胞核体积较大，向腔内突出，呈椭圆形。在毛细血管的周围有许多成纤维细胞，伴有多少不等的巨噬细胞、中性粒细胞及淋巴细胞等炎细胞的浸润（图2-14）。肉芽组织内无神经纤维，故无疼痛及触觉。

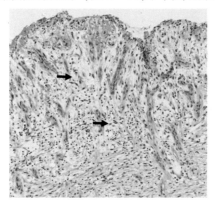

图2-14 肉芽组织

新生毛细血管（箭头）多垂直于创面生长，毛细血管间可见成纤维细胞和炎细胞浸润

2. 肉芽组织的作用及结局 肉芽组织在组织损伤修复过程中的重要作用如下：①抗感染保护创面；②填补创口及其他组织缺损；③机化或包裹坏死、血栓、炎性渗出物及其他异物。

肉芽组织在组织损伤后2~3天内即可出现，沿体表创口自下向上或从组织内坏死周围向中心生长推进，填补缺损或机化异物。随着时间的推移（1~2周），肉芽组织按其生长的先后顺序逐渐成熟。主要表现为：间质水分逐渐吸收减少；炎细胞数量减少并逐渐消失；部分毛细血管管腔闭塞且数目减少，根据正常功能的需要，少数毛细血管改建为小动脉和小静脉；成纤维细胞产生胶原纤维越来越多，同时成纤维细胞数量逐渐减少，胞核细长而深染，成为纤维细胞。随着时间的推移，胶原纤维数量更多，且发生玻璃样变性，毛细血管和细胞成分更少。至此，肉芽组织逐渐转化为老化的瘢痕组织。

3. 识别不健康的肉芽组织 在组织修复过程中，如果肉芽组织局部血液循环障碍或出现感染时，会影响肉芽组织的生长，称为不良肉芽。不健康的肉芽组织往往呈苍白色，水肿无弹性，表面颗粒不均，附有脓苔。因此，临床上，护理人员应对患者的创口仔细检查，识别不良肉芽，及时反馈并做出处理。

（二）瘢痕组织

1. 瘢痕组织的形态 瘢痕组织（scar tissue）是由肉芽组织经改建成熟所形成的纤维结缔组织。由大量平行或交错分布的胶原纤维束组成，常发生玻璃样变而呈均质性红染。纤维细胞数量减少，核细长而深染，组织内血管数量减少。肉眼观颜色苍白或灰白半透明，质硬韧并缺乏弹性。

2. 瘢痕组织的作用及对机体的影响

（1）瘢痕组织的形成对机体有利的方面 ①填补损伤的创口或其他缺损，保持组织器官完整性；②由于瘢痕组织内含大量胶原纤维，故抗拉力比肉芽组织强，可使组织器官保持坚固。

（2）瘢痕组织的形成对机体不利的方面 ①瘢痕性粘连：特别是在器官与器官之间或器官与体腔壁之间发生的纤维性粘连，会不同程度地影响器官功能。器官内损伤广泛常引起广泛纤维化，导致器官硬化。如胸膜炎时，胸膜局部与肺组织的纤维性黏连。②瘢痕收缩：特别是发生于重要器官和关节附近的瘢痕，常引起器官活动受限或关节挛缩，如十二指肠溃疡瘢痕可引起幽门梗阻。③瘢痕增生过度：又称为肥大性瘢痕，这种肥大性瘢痕突出于皮肤表面并向周围不规则地扩延，则称为瘢痕疙瘩（keloid），临床上常称为"蟹足肿"。

三、创伤愈合

创伤愈合（wound healing）是指机体遭受外力作用，组织出现离断或缺损后的修补恢复过程，包括各种组织的再生、肉芽组织增生及瘢痕形成的复杂组合。

（一）皮肤创伤愈合

1. 皮肤创伤愈合的基本过程 以皮肤手术切口为例，创伤愈合的基本过程如下。

（1）伤口的早期变化 伤口局部出现不同程度的组织坏死和血管破裂出血，数小时内出现炎症反应，表现为充血、浆液渗出及白细胞渗出，导致局部出现红肿。早期以中性粒细胞浸润为主，3天后转为以单核-巨噬细胞浸润为主。伤口中血凝块和渗出物充填伤口，有的凝块表面干燥形成痂皮，可发挥保护伤口的作用。

（2）伤口收缩 第2~3天后，边缘的皮肤及皮下组织向中心移动，伤口迅速缩小，直到14天左右停止。伤口收缩是由伤口边缘新生的肌成纤维细胞的牵拉所致，其目的在于缩小创面。

（3）肉芽组织增生和瘢痕形成 第3天开始从伤口底部及边缘长入肉芽组织取代血凝块并填平伤口。第5~6天起成纤维细胞开始产生胶原纤维，其后1周胶原纤维形成非常活跃，以后逐渐缓慢下来。随着胶原纤维不断增多，瘢痕开始形成，大约在伤后1个月瘢痕完全形成。

（4）表皮及其他组织再生 创伤发生24小时内，伤口边缘的表皮干细胞向伤口中心迁移，并增生、分化为鳞状上皮，覆盖在肉芽组织表面。如果长时间肉芽组织不能将伤口填平并形成瘢痕组织，则上皮再生将延缓；在另一种情况下，由于异物或感染等刺激导致肉芽组织过度生长（exuberant granulation），高出于皮肤表面，也会阻止表皮再生，因此临床需要将其切除。若伤口过大，直径超过20cm时，再生的表皮很难将伤口完全覆盖，往往需要植皮。

2. 创伤愈合的类型

（1）Ⅰ期愈合 见于组织缺损少、创缘整齐而细窄、无感染、创面经黏合或缝合后对合严密的伤口，如皮肤无菌手术的切口。在24~48小时内表皮再生可将伤口覆盖。在第3天肉芽组织可从伤口边缘长入并很快填满伤口。第5~7天伤口出现胶原纤维连接，此时切口可拆除手术缝线，达临床愈合标准，切口数月后形成一条白色线状瘢痕。

（2）Ⅱ期愈合 见于组织缺损较大、创缘不整齐、无法对合，或伴有感染的伤口。与Ⅰ期愈合比较区别大，表现如下：①伤口大，伤口收缩明显，从伤口底部及周缘长入多量的肉芽组织可将伤口填平。②由于坏死组织多，或由于感染，炎症反应明显。这类伤口的愈合首先控制感染，清除坏死组织后，开始再生。③愈合的时间较长，形成的瘢痕往往较大（图2-15）。

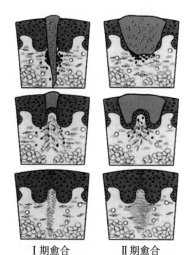

Ⅰ期愈合　　　　Ⅱ期愈合

图2-15　创伤愈合模式图

（二）骨折愈合

骨折（bone fracture）是指骨的完整性或连续性中断，通常分为外伤性骨折和病理性骨折。骨的再生能力很强，经过复位良好的单纯性外伤性骨折，数月内便可完全愈合，恢复正常的结构与功能。骨折愈合分为以下阶段（图2-16）：骨折断端血肿形成；血肿机化，纤维性骨痂形成；类骨组织和软骨组织演化，形成骨性骨痂；骨性骨痂进一步改建为成熟的板层骨、皮质骨和骨髓腔的正常关系恢复。

1. 血肿形成 骨组织和骨髓含有丰富的血管，在骨折的断端伴有大量出血而形成血肿，几个小时后血肿发生凝固。同时伴有轻度的炎症反应。

2. 纤维性骨痂形成 骨折后的2~3天，肉芽组织取代血肿开始机化，然后发生纤维化，形成纤维性骨痂，肉眼及X线检查可见骨折局部呈梭形肿胀。增生的肉芽组织及纤维组织1周后可进一步分化，形成透明软骨。

3. 骨性骨痂形成 在纤维性骨痂基础上，逐渐分化出骨母细胞，后者分泌基质和胶原，同时骨母细胞被埋于其中，变为骨细胞，形成类骨组织，再进一步出现钙盐沉积，类骨组织转变为编织骨。纤维性骨痂中的软骨组织经软骨化过程演变为骨组织，至此形成骨性骨痂。

4. 骨痂改建 骨性骨痂是临床愈合的标志，为适应骨活动时力学需要，编织骨需进一步改建为成熟的板层骨，皮质骨和髓腔的正常关系以及骨小梁正常的排列结构得到重新恢复。

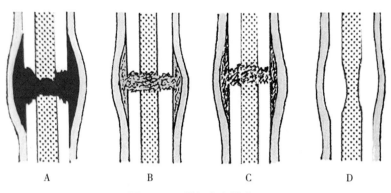

图2-16 骨折愈合模式图

A. 血肿形成；B. 纤维性骨痂形成；C. 骨性骨痂形成；D. 骨痂改建或再塑

（三）影响创伤愈合的因素

组织修复的方式是由损伤的程度、组织的再生能力、伤口坏死组织的范围以及有无感染等因素决定的。因此，医护人员在护理创伤愈合时应避免一些不利因素，防止再损伤、感染，从而促进组织再生。影响组织再生修复的因素包括全身因素及局部因素两方面。

1. 全身因素

（1）年龄 儿童和青少年的组织再生能力强，故愈合快。老年人则恰恰相反，组织再生力弱，愈合慢，可能与老年人的血管硬化，血液供应减少有关。

（2）营养 蛋白质、维生素C及微量元素锌等对组织的愈合起重要作用。当这些营养物质缺乏时，肉芽组织及胶原纤维形成不良，伤口愈合迟缓。因此，对创伤患者补充必要的营养物质，可促进伤口的愈合。

2. 局部因素

（1）感染与异物 感染是妨碍创伤愈合最重要的因素。许多细菌产生的毒素和酶，可引起组织坏死，溶解胶原纤维或基质，不仅加重局部组织的损伤，也妨碍创伤的愈合。伤口感染时，渗出物增多，会增加局部伤口的张力，往往使正在愈合的伤口或已缝合的伤口裂开，或导致感染扩散加重损伤。另外，坏死组织及其他异物，也妨碍愈合并促进感染。

（2）局部血液循环 局部血液循环不仅保证组织再生所需的营养和氧，而且对坏死物质的吸收及感染的控制也发挥重要作用。当局部血液供应良好时，再生修复较为理想。相反，当局部血液循环不良时，如下肢血管有动脉粥样硬化或静脉曲张等病变，则该处伤口愈合缓慢。

（3）神经支配 正常的神经支配对组织再生也有一定的作用。比如，由于神经损伤致使局部神经性营养不良，故麻风引起的溃疡不易愈合。自主神经损伤使局部血液供应减少，对再生的影响更为明显。

（4）电离辐射 能破坏细胞，损伤小血管，抑制组织的再生，影响创伤的愈合过程。

答案解析

目标检测

一、选择题

【A 型题】

1. 尿路梗阻时，因肾盂积水、肾实质长期受压所引起的萎缩称为

    A. 营养不良性萎缩　　　　B. 压迫性萎缩　　　　C. 失用性萎缩

    D. 去神经性萎缩　　　　E. 内分泌性萎缩

2. 高血压病时引起的左心室壁肥厚，心肌细胞肥大属于

    A. 生理性肥大　　　　B. 代偿性肥大　　　　C. 内分泌性增生

    D. 再生性增生　　　　E. 非典型增生

3. 支气管假复层纤毛柱状上皮变为鳞状上皮的过程是

    A. 变性　　　　B. 机化　　　　C. 增生

    D. 再生　　　　E. 化生

4. 下列病变不属于细胞和组织的适应性变化是

    A. 萎缩　　　　B. 肥大　　　　C. 再生

    D. 增生　　　　E. 化生

5. 气球样变是指

    A. 玻璃样变　　　　B. 脂肪变性大　　　　C. 严重的细胞水肿

    D. 液化性坏死　　　　E. 凝固性坏死

6. 判断坏死的主要形态学标志是

    A. 细胞膜的改变　　　　B. 细胞质的改变　　　　C. 细胞核的改变

    D. 细胞器的改变　　　　E. 细胞间质的改变

7. 干酪样坏死属于

    A. 结核病　　　　B. 梅毒　　　　C. 病毒性肝炎

    D. 乙脑　　　　E. 阿米巴病

8. 关于肉芽组织的描述，不正确的是

    A. 有大量增生的毛细血管

    B. 毛细血管垂直于创面生长

    C. 有大量增生的成纤维细胞

    D. 肉眼观呈鲜红色，颗粒状

    E. 触之明显疼痛

【B 型题】

（9 ~ 11 题共用备选答案）

A. 细胞水肿　　　　B. 脂肪变性　　　　C. 细动脉玻璃样变性

D. 病理性色素沉着　　　　E. 病理性钙化

9. 缓进型高血压病的主要病变特征是

10. 病毒性肝炎时，肝细胞可出现的改变是

11. 脂肪肝指肝细胞弥漫性地发生了

二、综合问答题

1. 什么是变性？变性的类型有哪些？

2. 坏死的类型及结局有哪些？

3. 什么是肉芽组织？肉芽组织的作用有哪些？

三、实例解析题

患者，男，69岁。长期吸烟。20年前因咳嗽、咳痰伴有喘息诊断为慢性支气管炎。近年来出现心悸、呼吸困难，下肢凹陷性水肿。1个月前因肺部严重感染合并心力衰竭经抢救无效死亡。尸检发现：各级支气管黏膜上皮细胞出现了变性和坏死，部分支气管黏膜上皮出现鳞状上皮，黏液腺体数量增多，且细胞体积增大。心脏重350g，右心室壁增厚，右心腔明显扩张。

问题：

1. 该患者支气管黏膜的病变是什么？

2. 该患者右心室发生了哪些适应性病变？

（吕　娇）

书网融合……

重点回顾　　　　　微课1　　　　　微课2　　　　　习题

第三章　局部血液循环障碍

📖 **导学情景**

情景描述：患者，女，50岁。因子宫内膜癌行手术治疗。术后卧床休息，一般情况良好。术后第8天，右小腿腓肠肌有压痛和轻度肿胀。医生考虑小腿静脉有血栓形成，嘱其安静卧床，暂缓活动。患者因疼痛和不能下床活动心情非常焦躁。

情景分析：该患者因子宫内膜癌进行了手术，术后卧床休息，形成了小腿静脉血栓，需安静卧床，暂缓活动。

讨论：该患者为什么会形成血栓？为何要嘱其安静卧床？

学前导语：血栓形成在临床上非常常见，应如何进行避免？血栓形成与栓塞、梗死之间有非常紧密的联系。医务工作者应积极与患者沟通，减轻患者焦虑，增加患者的依从性。

血液循环障碍可分为全身性和局部性，二者相互影响。全身血液循环障碍可使局部组织发生不同程度的变化，如左心衰竭可引起肺淤血，右心衰竭可引起肝淤血、下肢水肿等局部血液循环障碍的表现。局部血液循环障碍亦可影响全身血液循环，如冠状动脉血流障碍引起心肌缺血或梗死，可导致心力衰竭，继而出现全身血液循环障碍。全身血液循环障碍包括弥散性血管内凝血和休克，将分别在本书第十章和第十一章介绍，本章主要讲述局部血液循环障碍。局部血液循环障碍表现为：①局部循环血量的异常，包括充血、缺血；②局部血液性状和血管内容物的异常，包括血栓形成、栓塞和梗死；③血管壁通透性和完整性的改变，包括水肿和出血。

第一节　充血和淤血

充血（hyperemia）和淤血（congestion）都是指机体器官或局部组织的血管内血液含量增多的状态。

一、充血

由于动脉血流入过多导致局部组织或器官血管内血液含量增多，称为充血，又称动脉性充血。充血多是主动过程，一般发生快，消退也快。

（一）原因及类型

各种原因通过神经体液的作用，使血管舒张神经兴奋性增高或（和）血管收缩神经兴奋性降低，引起充血，充血可分为生理性和病理性。

1. 生理性充血　如情绪激动时的头面部充血，进食后的胃肠道充血，运动时的骨骼肌充血，妊娠时的子宫充血等。

2. 病理性充血　常见的有：①炎症性充血：炎症局部早期细动脉扩张、血流加速引起的充血。②减压后充血：局部组织或器官长期受压，当压力突然解除后，组织内的细动脉反射性扩张引起的充血，如快速大量抽腹水、突然解除止血绷带等，严重时可引起有效循环血量骤减，导致脑动脉供血不足而突发晕厥。③侧支性充血：某一动脉由于血栓形成、栓塞等原因使管腔闭塞，周围动脉吻合支（侧支）发生反射性扩张，侧支循环得以建立，使缺血组织重新得到血液供应。

（二）病理变化

充血的器官和组织外观颜色鲜红，温度升高，体积轻度增大，重量增加；镜下可见小动脉和毛细血管扩张，充满血液。

（三）影响和结局

充血是短暂的血管反应，原因消除后，局部血量恢复正常，多数情况下对机体有利，如人工充血（热疗、按摩等）治疗某些疾病。但在疾病基础上（如动脉粥样硬化、高血压、血管畸形等），因情绪激动等引起脑动脉充血，可导致血管破裂、出血等严重后果。

二、淤血

由于静脉血液回流受阻使局部组织或器官血管内血液含量增多，称为淤血，又称静脉性充血。淤血往往是被动的，通常为病理性，因而具有重要的临床病理意义。

（一）原因

1. 静脉受压　静脉受压使管腔狭窄或闭塞，血液回流受阻，导致相应部位淤血。如妊娠子宫压迫髂静脉引起的下肢淤血，肠套叠、肠扭转和肠疝时肠系膜静脉受压引起局部肠段淤血等。

2. 静脉阻塞　静脉血栓形成、栓塞、静脉炎等造成静脉管腔狭窄、闭塞，血液回流受阻而引起淤血。

3. 心力衰竭　当心脏泵血功能衰竭时，心输出量减少，心腔内血液滞留，压力升高，妨碍静脉回流，引起淤血。如左心衰竭时，肺静脉回流受阻，引起肺循环淤血；右心衰竭则可引起体循环淤血。

（二）病理变化

淤血的器官和组织颜色暗红，体积轻度增大，重量增加。当发生于体表时，由于微循环的灌流量减少，组织脱氧血红蛋白增多，局部皮肤、黏膜呈青紫色，称为发绀。镜下可见小静脉和毛细血管扩张，充满血液，血流缓慢或停滞。

（三）影响和结局

淤血对机体的影响取决于淤血发生的速度、程度、部位、范围、持续时间以及侧支循环情况等因素。淤血后果主要如下。①淤血性水肿：因毛细血管内流体静压升高及缺氧引起的微血管壁通透性增高，血浆液体成分漏出，引起组织液增多，如胸膜腔积液。②漏出性出血：当微血管壁通透性进一步增高或损伤时，可使红细胞漏出到血管外。③实质细胞病变：缺氧及营养不良可使其发生萎缩、变性、坏死等变化。④间质纤维组织增生：长期慢性淤血引起间质纤维组织增生而发生淤血性硬化。⑤侧支循环形成：长期淤血能使血管吻合支扩张，可一定程度代偿局部血液回流，但吻合支过度扩张，可因破裂出血而危及生命，如肝硬化时食管-静脉丛曲张，引起上消化道大出血。

（四）重要器官淤血

1. 慢性肺淤血 常见于慢性左心衰竭，肺静脉血液回流受阻，引起肺淤血。淤血的肺组织体积增大，重量增加，颜色暗红，切面有暗红色血性或淡红色泡沫状液体流出。镜下可见肺泡壁毛细血管高度扩张淤血，肺泡腔内可出现粉染水肿液、红细胞及心力衰竭细胞（图3-1）。肺泡腔内漏出的红细胞被巨噬细胞吞噬、其内血红蛋白在巨噬细胞体内降解为含铁血黄素，这种含有棕褐色含铁血黄素颗粒的巨噬细胞，常在左心衰竭时出现，故而得名心力衰竭细胞。肺长期淤血缺氧，引起肺泡壁纤维结缔组织增生，肺质地变硬，并伴有含铁血黄素的沉积，称为肺褐色硬化。

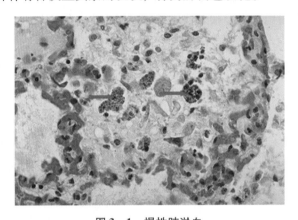

图3-1 慢性肺淤血

肺泡壁增厚，毛细血管充血扩张；肺泡腔内较多渗出液和心力衰竭细胞（箭头所示）

2. 慢性肝淤血 常见于慢性右心衰竭。肝静脉血液回流受阻，引起肝淤血。肉眼可见肝脏体积增大，重量增加，包膜紧张。切面呈现红（淤血区）黄（脂肪变性区）相间的花纹，形似中药槟榔，故称槟榔肝（图3-2）。镜下可见肝小叶中央静脉及其周围肝血窦扩张淤血，肝细胞因缺氧、受压而发生萎缩，甚至消失，小叶周边肝细胞发生脂肪变性。肝脏长期淤血缺氧，可引起纤维结缔组织增生，使肝质地变硬，称淤血性肝硬化。

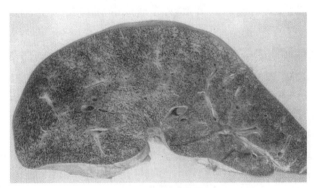

图3-2 槟榔肝

肝脏切面可见红（淤血）黄（脂肪变性）相间的花纹状，形似槟榔的外观

第二节　出　血

出血（hemorrhage）是指血液自心脏或血管腔逸出的现象。

一、出血的原因及类型

按有无疾病，出血可分为生理性出血（如正常月经期的子宫内膜出血）和病理性出血（如创伤或血管病变等引起的出血）。按发生部位，出血可分为内出血（血液逸入组织或体腔内）和外出血（血液流出体外）。按发生机制，出血可分为破裂性出血（心脏或血管壁破裂所致）和漏出性出血（微循环血管管壁通透性增高所致）。

二、出血的病理变化

出血可发生于体内任何部位。皮肤、黏膜、浆膜的少量出血在局部形成瘀点，较大的出血灶（直径1cm以上）则形成瘀斑；组织内局限性的大量出血形成血肿（如脑血肿、皮下血肿等）；血液积聚于体腔内者称体腔积血（如腹腔积血、心包积血等）。外出血亦因血液逸出部位不同而以多种形式呈现，如鼻出血、咯血、呕血、便血及血尿等。新鲜的出血灶呈红色，随后血红蛋白降解形成含铁血黄素而呈棕黄色。

三、出血的后果

出血对机体的影响取决于出血的类型、出血速度、出血量和出血部位。缓慢少量的出血，多可自行止血，慢性反复性出血可引起缺铁性贫血。破裂性出血如果出血过程迅速，在短时间内出血量达到循环血量的20%～25%时，即可发生失血性休克。重要器官的出血（如脑干出血），即使出血量不多，亦可危及生命。

第三节　血栓形成

在活体心血管内，血液发生凝固或有形成分凝集，形成固体质块的过程，称为血栓形成（thrombosis），所形成的固体质块称为血栓（thrombus）。

一、血栓形成的条件及机制

1. 心血管内膜的损伤　是血栓形成的最重要和最常见原因。内皮细胞具有一系列的防止血液在心血管内凝固的功能，而风湿性心内膜炎、动脉粥样硬化、心肌梗死等均可引起心血管内膜损伤。心血管内膜受损伤后，一方面，破坏了内皮细胞的屏障等抗凝作用，引起表面血小板黏集；另一方面，内皮下胶原纤维暴露，激活血小板和凝血因子Ⅻ，启动内源性凝血过程。同时，损伤的内皮细胞释放组织因子，激活凝血因子Ⅶ，启动外源性凝血过程。

2. 血流状态的改变　在正常流速和流向的血液内，红细胞和白细胞血流中轴（轴流），其外是血小板，最外围是血浆（边流），可以阻止血小板和内膜的接触。当血流缓慢或产生漩涡时轴流增宽，血小板易与内膜表面发生接触并黏附。同时血流状态改变可使局部凝血因子和凝血酶浓度增高。因此，静脉血栓比动脉血栓形成多4倍，而下肢静脉较上肢更易发生血栓。多见于心力衰竭、久病或术后卧床患者。

3. 血液凝固性增加 是指血液中血小板和凝血因子增多，或纤维蛋白溶解系统活性降低，导致血液比正常情况易于发生凝固的状态。常见于严重创伤、大面积烧伤、大手术或产后严重失血、广泛转移的恶性肿瘤等情况。

需要强调，在血栓形成过程中，上述三个条件往往是同时存在的，常以其中某一个条件为主，并且相互影响。

？ 想一想 ────────────────

血栓形成在临床上非常常见。在护理工作中，应如何避免和及时发现？

答案解析

二、血栓形成的过程及类型

无论心腔内或血管内的血栓，其形成过程都是从血小板黏附于内膜下裸露的胶原开始，所以血小板黏集是血栓形成的第一步。当持久性血小板融合团块形成后，血栓的继续发展及血栓的组成、形态、大小则取决于血栓发生的部位和局部血流速度等因素。

下图以静脉内延续性血栓形成为例演示血栓形成过程（图 3 - 3）。

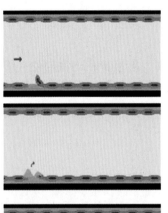

血管内皮细胞损伤，暴露出内皮下的胶原纤维

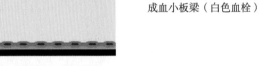

血小板聚集并黏附于内膜形成血小板梁（白色血栓）

血小板梁继续增多，其间大量的纤维蛋白形成，并网罗了大量的红细胞（混合血栓）

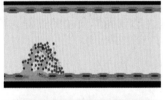

血栓继续增大，血管腔狭窄，后方血流形成涡流，加剧血栓形成

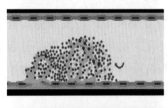

血栓阻塞血管腔，血流完全停滞，血液凝固形成红色的血凝块（红色血栓）

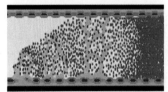

图 3 - 3 血栓形成过程示意图

血栓可分为以下几种类型。

1. 白色血栓 多发生于血流较快的部位，如心瓣膜、动脉等处，静脉的白色血栓并不独立存在，而是构成静脉延续性血栓的头部。白色血栓外观呈灰白色，表面粗糙，质硬，与心血管壁结合紧密，不易脱落。镜下观，白色血栓主要由血小板和少量纤维蛋白构成，又称为血小板血栓。

2. 混合血栓 随着白色血栓的体积进一步增大，其下游发生涡流，形成新的血小板黏集堆，如此反复，血小板融合团块不断向血管中央和下游延伸，形成珊瑚状的血小板小梁，小梁间充满由纤维蛋白交织而成的网，其间网罗大量的红细胞。这种由血小板小梁及小梁间红细胞层层交错，构成灰白色和红褐色相间的条纹状血栓，称为混合血栓，主要构成静脉延续性血栓的体部。

3. 红色血栓 混合血栓逐渐增大阻塞管腔，造成血流停滞，下游血液则发生凝固，形成暗红色的质块，称为红色血栓，构成静脉延续性血栓的尾部。新鲜的红色血栓湿润，呈暗红色，有一定的弹性；陈旧的红色血栓由于水分被吸收，变得干燥、易碎而失去弹性，易于脱落（可连同混合血栓）造成栓塞。

4. 透明血栓 透明血栓是一种发生于微循环血管内的血栓，由于体积小，仅在显微镜下才能观察到，又称微血栓。其成分主要为纤维蛋白，故又称纤维蛋白性血栓，见于弥散性血管内凝血。

三、血栓的结局

1. 软化、溶解、吸收 在纤维蛋白溶解酶和白细胞崩解后释放出的蛋白水解酶共同作用下，血栓发生溶解。小的血栓可被完全溶解吸收；较大的血栓则被部分溶解，在血流的冲击下脱落进入血流，形成血栓栓子，随血流运行，造成血栓栓塞。

2. 机化、再通 血栓形成后，肉芽组织从血管壁血栓附着处长入，逐步完全取代血栓，称为血栓机化。由于血栓水分被吸收，发生收缩，或部分溶解，使血栓内部或者血栓与血管壁之间出现裂隙，新生血管内皮细胞长入并被覆于裂隙表面，形成迷路状管腔，这种管腔虽然狭窄迂曲但可互相沟通，使血栓上下游的血流得以部分恢复，这种现象称为再通（图3-4）。

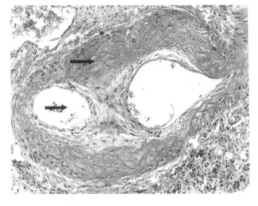

图3-4 机化与再通
蓝色箭头示机化，红色箭头示再通

3. 钙化 如果血栓未能被溶解吸收或完全机化时，钙盐可沉积在血栓内部，使血栓部分或全部钙化呈坚硬的质块，称为静脉石或动脉石。

四、血栓形成对机体的影响

血栓形成对破裂的血管起止血的作用，如胃、十二指肠慢性溃疡的底部和肺结核性空洞壁，其血管往往在病变侵蚀时已形成血栓，避免了大出血；炎症局部病灶小血管的血栓形成可阻止病原体向周围组织蔓延，有利于局限炎症。但在多数情况下，血栓形成对机体不利。

1. 阻塞血管 动脉血栓可引起局部组织和器官的缺血性坏死，静脉血栓可引起局部淤血、水肿、出血，甚至坏死。

2. 栓塞 血栓形成后可因下床活动，或者在血栓软化、碎裂过程中，血栓整体或部分脱落形成栓子，随血流运行可引起相应的血管阻塞，即血栓栓塞。

3. 心瓣膜病 心瓣膜血栓机化，可引起瓣膜增厚、变硬、缩短或粘连，造成瓣膜狭窄或关闭不全，引起慢性心瓣膜病。如风湿性心内膜炎和感染性心内膜炎时。

4. 出血 弥散性血管内凝血时，微循环内广泛性的微血栓形成，使凝血因子和血小板大量消耗，造成血液低凝状态，引起全身性广泛出血。

答案解析

✎ **练一练**

下列有关血栓的论述，错误的是

A. 静脉血栓多于动脉血栓

B. 下肢血栓多于上肢

C. 动脉瘤内血栓多为混合血栓

D. 静脉内血栓尾部多为红色血栓

E. 毛细血管内血栓多为白色血栓

第四节　栓　塞

在循环血液中出现不溶于血液的异常物质，随血流运行阻塞心、血管的现象称为栓塞（embolism）。阻塞血管的异常物质称为栓子（embolus）。栓子可以是固体、液体或气体，其中最常见的栓子是血栓栓子，其次是脂肪栓子、空气栓子、肿瘤细胞栓子、细菌栓子、寄生虫栓子和羊水栓子等。

一、栓子运行途径

除罕见情况外，栓子运行途径一般与血流方向一致（图3-5）。

1. 主动脉系统和左心的栓子 栓子随动脉血流运行，最终阻塞于口径与其相当的各器官的小动脉内，常见于脑、脾、肾及四肢等处。

2. 体循环静脉系统和右心的栓子 栓子随血流进入肺动脉主干及其分支，引起肺动脉栓塞。

3. 门静脉系统栓子 来自肠系膜静脉等门静脉系统的栓子，经门静脉进入肝脏，引起肝内门静脉分支的栓塞。

4. 交叉性栓塞 先天性房（室）间隔缺损者，栓子可通过缺损处，由压力高的一侧进入压力低的一侧。

5. 逆行性栓塞 下腔静脉内的栓子，在胸、腹腔内压骤增（如剧烈咳嗽、呕吐等）时，栓子可逆血流方向运行，栓塞于肝、肾或髂静脉等分支。

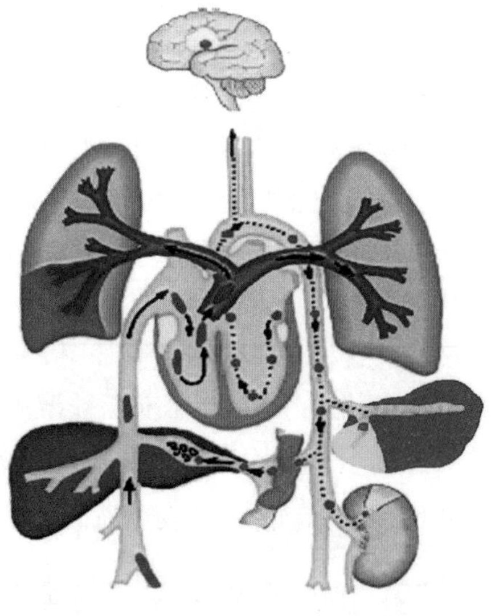

图3-5　栓子运行途径

二、栓塞的类型及对机体的影响 📱微课

（一）血栓栓塞

血栓形成后，血栓的部分或整体脱落引起的栓塞，称为血栓栓塞。血栓栓塞是栓塞最为常见的类型，常见于肺动脉及体循环动脉的栓塞。

1. 肺动脉栓塞 引起肺动脉栓塞的血栓栓子约95%以上来自下肢深部静脉，特别是腘静脉、股静脉和髂静脉，其余来自盆腔静脉或右心附壁血栓。肺动脉栓塞对机体的影响取决于栓子的大小、数量和原有肺循环状态：①较小的栓子，栓塞肺动脉小分支，一般不产生严重后果。因为肺有双重血液循环，肺动脉和支气管动脉之间有丰富的吻合支，支气管动脉的血流可以通过吻合支供应该区肺组织。但是，如果栓塞前已有严重肺淤血，侧支循环难以有效建立，代偿功能无效，则可引起出血性梗死。②较大的栓子，栓塞于肺动脉主干或大的分支，患者可突发呼吸困难、发绀、休克等症状，甚至因急性呼吸、循环衰竭而猝死（图3-6）。③栓子体积不大，数量多，则可广泛栓塞肺动脉分支，引起急性右心衰竭而发生猝死。

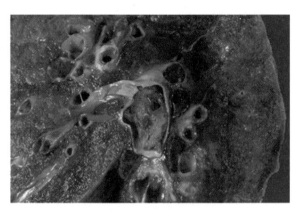

图3-6　肺动脉血栓栓塞
肺动脉主干内可见红色的血栓，完全阻塞了血管腔

2. 体循环动脉栓塞　血栓栓子绝大多数来自左心，如亚急性感染性心内膜炎时心瓣膜赘生物、二尖瓣狭窄时左心房附壁血栓、心肌梗死区心内膜的附壁血栓等；其次为大动脉的血栓，如动脉粥样硬化溃疡或动脉瘤内的附壁血栓等。这些血栓常栓塞于脑、肾、脾、肠及下肢等部位，栓塞的后果取决于栓子的大小，栓塞的部位以及局部侧支循环建立的情况。

👁 **看一看**

血栓栓塞性疾病的现状

随着人口的老龄化、人们生活方式及习惯的改变，血栓栓塞性疾病越来越成为全球性的重大健康问题，其涉及的范围主要包括两个方面。一是静脉血栓栓塞性疾病，即静脉血栓栓塞症（VTE），包括肺血栓栓塞症（PTE）和深静脉血栓形成（DVT）；二是动脉血栓栓塞性疾病，包括急性冠状动脉综合征（ACS）、心房颤动、动脉缺血发作、脑卒中等。

在各种栓塞性疾病中，肺栓塞尤为多见。其中，肺血栓栓塞症（PTE）是肺栓塞的最常见类型，其发病率仅次于冠心病及高血压。2018年中华医学会发布了《肺血栓栓塞症诊治与预防指南》，对肺栓塞的诊治提供了依据和指导。

（二）脂肪栓塞

循环血流中出现脂肪滴并阻塞血管称为脂肪栓塞。常见于长骨粉碎性骨折、脂肪组织严重挫伤及脂肪肝挤压伤等。脂肪滴从破裂的静脉入血，其中，直径大于$20\mu m$的脂肪栓子随静脉血流经右心进入肺动脉分支，引起肺小动脉和毛细血管栓塞；小于$20\mu m$的脂滴可通肺泡壁毛细血管进入体循环系统，引起脑、肾、皮肤和眼结膜等处的栓塞（图3-7）。

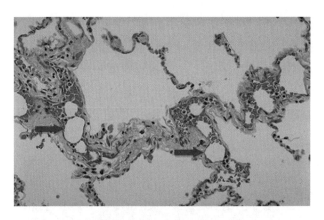

图 3-7 脂肪栓塞
肺泡壁毛细血管内可见较多的脂肪滴

（三）气体栓塞

气体栓塞是指大量气体进入血流，或原本溶解于血液中的气体迅速游离出来，形成气泡并阻塞于心血管腔。

1. 空气栓塞 多因静脉破裂，空气通过破裂口进入血流所致。常见于头颈手术、胸壁和肺创伤引起锁骨下静脉、颈静脉和胸腔内大静脉损伤时，空气可由于吸气时静脉腔内的负压而被吸入静脉腔；还可见于分娩或流产时，由于子宫强烈收缩，空气亦可被挤入破裂的子宫静脉窦。少量空气进入血流，可溶于血液，不引起严重后果。大量空气（>100ml）快速进入血液，随血流到达右心，因心脏搏动，空气和血液经搅拌，形成可压缩的泡沫血，阻塞于右心和肺动脉出口，造成严重的循环障碍，患者突发呼吸困难和发绀，导致猝死。

2. 氮气栓塞 是指人从高气压环境急速进入常压或低气压环境时，原已溶解于血液中的气体（主要是氮气）很快游离出来，形成气泡造成栓塞，又称为减压病。主要见于潜水员从深海迅速浮出水面或飞行员在机舱未密闭的情况下从地面快速升空时。血管内形成的气体栓塞若合并微血栓形成，则可引起局部缺血和梗死；若气体进入组织（主要为肌肉、肌腱、韧带等）内，则可引起相应局部症状（如关节和肌肉的疼痛）。

（四）羊水栓塞

羊水栓塞是分娩过程中一种罕见却严重的并发症，发生急骤，后果严重，死亡率高。在胎盘早剥、羊膜破裂，尤其又有胎儿阻塞产道时，由于子宫强烈收缩，子宫腔内压过高，羊水被挤入破裂的子宫静脉窦内。羊水随血流经下腔静脉、右心到达肺动脉，引起肺动脉分支及毛细血管的栓塞，还可引起过敏性休克和弥漫性血管内凝血。产妇在分娩过程中或分娩后突然出现呼吸困难、发绀、抽搐、休克甚至死亡。羊水栓塞的证据是在小动脉和毛细血管内发现羊水成分，如角化的鳞状上皮、胎毛、胎脂和胎粪等。

（五）其他栓塞

细菌、真菌团、寄生虫及其虫卵和其他异物亦可进入血液循环引起栓塞，导致疾病的蔓延。肿瘤细胞侵入局部静脉，形成肿瘤细胞栓子，引起肺、肝或其他器官小血管的栓塞，发生恶性肿瘤的血道转移。

第五节 梗 死

梗死（infarct）是指由于动脉血流中断，导致局部组织或器官的缺血性坏死。

一、梗死的原因和条件

任何引起血管管腔阻塞，导致局部组织血流中断和缺血，且不能有效建立侧支循环者均可引起梗死。

（一）梗死的原因

1. 血栓形成　是梗死的最常见原因，如冠状动脉和脑动脉粥样硬化合并血栓形成，可引起心肌梗死和脑梗死等。

2. 动脉栓塞　主要是血栓栓塞，偶见脂肪、羊水、肿瘤细胞和空气等造成的栓塞。

3. 血管受压闭塞　如肠套叠、肠扭转和嵌顿性肠疝时肠系膜静脉和肠系膜动脉先后受压引起肠梗死；卵巢囊腺瘤蒂扭转时静脉和动脉先后受压，引起肿瘤坏死。

4. 动脉痉挛　单纯动脉痉挛引起的梗死罕见，但在动脉已有病变的基础上，如动脉粥样硬化，此时若发生动脉持续性痉挛，则可导致管腔闭塞而引起梗死。

（二）梗死的条件

血管阻塞后梗死是否发生还与下列因素有关。

1. 侧支循环情况　某些器官，特别是肺和肝，具有双重血液供应，有丰富的吻合支，在一般情况下（除外已有严重淤血）不易发生梗死。有些器官动脉吻合支较少，如脑、肾、脾和下肢等，一旦血管阻塞，不易建立有效的侧支循环，容易发生梗死。

2. 组织、器官对缺血的耐受性　机体不同的组织、细胞对缺氧的耐受性不同，神经细胞对缺血、缺氧的耐受性最低（一般为 3～5 分钟），其次是心肌细胞（一般为 15～30 分钟），一旦血流中断容易发生梗死。骨骼肌、纤维结缔组织对缺血的耐受性较强，一般不易发生梗死。

二、梗死的类型及病理变化

梗死灶的形状取决于该器官的血管分布。脾、肾、肺等器官血管从脾门、肾门、肺门进入，呈树枝状逐级分支，其梗死灶呈锥形，切面为扇形（图 3 – 8），尖端指向血管阻塞部位，底部位于器官的表面。营养心肌的冠状动脉分支不规则，梗死灶为不规则形或地图状。肠系膜血管呈扇形分支，梗死肠管呈节段形。根据梗死灶内含血量的多少将梗死分为贫血性和出血性梗死。

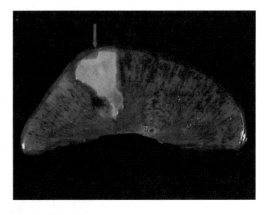

图 3 – 8　肾梗死

肾切面可见扇形梗死灶，灰白色，
边界清楚，尖端指向肾门，底部朝向包膜。

（一）贫血性梗死

贫血性梗死（anemic infarct）多发生于组织结构致密、侧支循环不丰富的实质器官，如肾、脾、心和脑。当动脉分支血流阻断时，由于梗死灶组织致密以及阻塞远端的血管压力降低，因而梗死区出血量少，故其外观呈灰白色的贫血状态，称贫血性梗死。

肉眼观，梗死灶呈灰白色或灰黄色，与周围正常组织分界清楚，梗死灶周围由于炎症反应使血管扩张、血管壁通透性增高，血液可漏出，形成围绕梗死灶的充血、出血带。在梗死的早期，梗死周围的充血、出血带为暗红色，数日后因红细胞被巨噬细胞吞噬，血红蛋白转变为含铁血黄素，故颜色变为黄褐色。晚期，病灶表面下陷，质地坚实，原已呈褐黄色的出血带亦消失。

镜下观，脾、肾、心的梗死呈凝固性坏死，脑梗死为液化性坏死，早期的梗死灶内尚可见核固缩、核碎裂和核溶解等变化，细胞胞质嗜伊红染色、均匀一致，组织结构轮廓尚存。晚期梗死灶组织轮廓消失，呈均质、红染、颗粒状，边缘有肉芽组织长入，最终被瘢痕组织所取代。

（二）出血性梗死

因梗死灶内有明显的出血，称出血性梗死（hemorrhagic infarct）。出血性梗死的发生除血流阻断这一基本原因外，还必须具备病变组织存在严重淤血、丰富的侧支循环及组织较为疏松等条件，常见于肺、肠。

1. 肺出血性梗死 肺有双重血液循环，一般不易发生梗死。这是因为肺有肺动脉和支气管动脉双重血液供应，两者之间有丰富的吻合支，因此肺动脉分支栓塞不会引起梗死。但是当已有肺淤血时，肺静脉压力增高，此时若肺动脉分支栓塞，单纯以支气管动脉的压力不足以克服肺静脉内的阻力，侧支循环难以建立，因而引起肺组织梗死（图3-9）。由于淤血和组织疏松以及梗死后血管壁损伤，导致梗死灶弥散性出血。

肺的出血性梗死常见于肺下叶，梗死灶呈锥形，尖端指向肺门，底部靠近胸膜面，胸膜可有纤维蛋白渗出。梗死灶质地变实，因出血而呈暗红色，略向表面隆起，后因红细胞崩解吸收颜色变浅，肉芽组织长入并逐渐机化而呈灰白色。镜下可见为凝固性坏死，坏死肺组织内充满红细胞。梗死灶边缘与正常肺组织交界处的肺组织可见充血、水肿以及出血。患者可出现胸痛、咳嗽、咯血、发热及白细胞总数升高等临床表现。

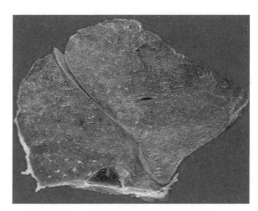

图3-9 肺梗死
红色箭头示锥形梗死灶，暗红色；
胸膜增厚，有纤维蛋白渗出

2. 肠出血性梗死 常发生于肠套叠、肠扭转、嵌顿性肠疝及肠系膜动脉栓塞等情况。病变多见于小肠，梗死灶呈节段性，颜色暗红，肠壁因淤血、水肿和出血而明显增厚，随后肠壁坏死，肠浆膜面可有纤维蛋白性、脓性渗出物覆盖（图3-10）。患者可出现剧烈腹痛、腹胀、呕吐、发热、外周血白细胞增高等临床表现。需要及时手术切除梗死肠管，否则危及生命。

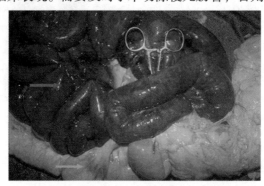

图3-10 肠梗死
肠梗死灶（红色箭头）暗红色，节段性，周围正常肠段颜色红润（蓝色箭头）

三、梗死的结局及对机体的影响

梗死对机体的影响决定于梗死发生的器官、梗死灶的大小和部位，以及有无细菌感染等。

肾有较强的代偿功能，因此肾梗死通常只引起肾区疼痛和血尿，但对肾功能影响不大；脾梗死时可出现左季肋区疼痛，因梗死区被膜常有纤维蛋白渗出，深呼吸时可有刺痛感；四肢的梗死，若继发腐败菌感染，可引起坏疽；肺梗死灶较小时无严重影响，可有胸痛和咯血，较大范围则可引起呼吸困难，有肺实变体征，重者可引起死亡；心肌梗死常病情危重，可并发心律失常、心力衰竭和心源性休克等；脑梗死视不同部位会出现相应症状，可引起偏瘫、昏迷甚至死亡。

护爱生命

脑梗死又称缺血性卒中，是由各种原因所致的局部脑组织区域血液供应障碍，导致脑组织缺血缺氧性病变坏死，进而产生临床上对应的神经功能缺失表现。脑梗死依据发病机制的不同分为脑血栓形成、脑栓塞和腔隙性脑梗死等主要类型。其中脑血栓形成是脑梗死最常见的类型，约占全部脑梗死的60%。由于脑动脉有一定程度的自我代偿功能，因而在长期脑动脉粥样硬化斑块形成中，并无明显的临床表现出现。但脑组织本身对缺血缺氧非常敏感，血流供应中断4~6分钟即可发生不可逆性损伤。本病的治疗原则是：争取超早期治疗，确定个体化和整体化治疗方案，以最大程度提高治疗效果和改善预后。

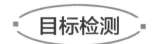

答案解析

一、选择题

【A 型题】

1. 槟榔肝的典型病变是

   A. 肝小叶结构破坏　　　　B. 肝细胞萎缩　　　　C. 肝细胞坏死

   D. 门静脉分支扩张淤血　　E. 肝血窦扩张淤血，肝细胞脂肪变性

2. 血栓形成的条件，不正确的是

   A. 血管内皮损伤　　　　　B. 新生血小板增多　　C. 涡流形成

   D. 纤维蛋白溶酶增加　　　E. 组织因子释放

3. 血栓头部一般属于

   A. 白色血栓　　　　　　　B. 红色血栓　　　　　C. 透明血栓

   D. 混合血栓　　　　　　　E. 延续性血栓

4. 活体内异常物体沿血流运行阻塞相应血管的过程称

   A. 梗塞　　　　　　　　　B. 栓塞　　　　　　　C. 梗死

   D. 栓子　　　　　　　　　E. 血栓形成

5. 脑动脉栓塞，其血栓栓子最可能来自

   A. 下肢静脉血栓　　　　　B. 盆腔静脉血栓　　　C. 左心房附壁血栓

   D. 肺动脉血栓　　　　　　E. 门静脉血栓

6. 引起梗死的最常见原因是

   A. 血管受压闭塞　　　　　B. 血栓形成　　　　　C. 动脉痉挛

   D. 淤血　　　　　　　　　E. 动脉内膜炎

7. 出血性梗死常发生于

   A. 肾、肠　　　　　　　　B. 脾、肺　　　　　　C. 肺、肠

   D. 心、肠　　　　　　　　E. 肾、心

【B型题】

(8～11题共用备选答案)

A. 梗死灶呈地图状　　　B. 梗死灶呈锥体形　　　C. 梗死灶呈节段状

D. 梗死灶发生液化　　　E. 梗死灶化脓

8. 肺梗死

9. 脑梗死

10. 心肌梗死

11. 肠梗死

二、综合问答题

1. 简述淤血发生的原因。

2. 简述血栓形成的条件。

3. 试述肺栓塞的原因和后果。

三、实例解析题

患者，男，50岁。车祸时发生右股骨粉碎性及开放性骨折。在送往医院途中，该患者出现面部发绀，呼吸困难，口吐白沫，抢救无效而死亡。

问题：

1. 患者的死亡原因是什么？

2. 试分析该患者疾病发展的经过。

(赵　艳)

书网融合……

　重点回顾　　　　　微课　　　　　习题

第四章 炎 症

PPT

导学情景

情景描述： 患者，女，24岁，医务工作者。右足趾跌伤化脓数天，畏寒、发热两日。入院前数天右足趾跌伤伴感染化脓，自行切开引流。入院前畏寒、发热，局部疼痛加剧，入院当日高热卧床，神志不清，急诊入院。体格检查：体温 39.5℃，脉搏 130 次/分，呼吸 40 次/分，血压 80/50mmHg。急性病容，神志模糊，心率快，心律齐，双肺有较多湿啰音，腹软，肝脾未扪及。全身皮肤有多数瘀斑，散在各处，右小腿下部发红肿胀，有压痛。实验室检查示白细胞 25.0×10^9/L。入院后使用大量激素、抗生素，输血，局部切开引流。入院后 12 小时血压下降，处于休克状态，经多方抢救无效，于入院后第 3 日死亡。

情景分析： 该患者自行处理，切开引流，没有进行正确的处理和护理。作为护理工作者，应了解化脓的发展过程和处理方式。

讨论： 死者患有什么疾病？如何发生、发展的？

学前导语： 作为医务工作者不应盲目地认为可自行处理病理状态，以致错过最佳的治疗时间和正确的处理措施。该患者如何从化脓发展到后期死亡的？

当各种损伤因子作用于机体，造成细胞、组织和器官的损伤时，机体局部和全身会发生一系列复杂反应，以局限和消灭损伤因子，清除和吸收坏死组织和细胞，修复损伤，这种复杂的以防御为主的反应称为炎症反应。如果没有炎症反应，机体将不能控制感染和修复损伤，不能在充满致炎因子的环境中生存。但是，在一定情况下，炎症也可造成对机体不同程度的危害。

第一节 炎症的概述

一、炎症的概念

炎症（inflammation）是指具有血管系统的活体组织对各种致炎因子的损害所发生的以防御为主的应答反应，其基本病理变化包括局部组织的变质、渗出和增生。患者常有红、肿、热、痛、功能障碍等局部表现，以及发热、外周血白细胞变化、单核－巨噬细胞系统增生等全身反应。临床上各系统的大多数疾病，如心肌炎、风湿病、肺炎、肝炎、阑尾炎、肾小球肾炎、肾盂肾炎、阴道炎、传染病等均属炎症性疾病。

二、炎症的原因

任何能引起组织损伤的因素都可以引起炎症。通常将能引起炎症的因素称为致炎因子，其种类繁多，可归纳为以下几类。

1. 生物因子　包括细菌、病毒、真菌、衣原体、立克次体、螺旋体、原虫和寄生虫等，是引起炎症最常见的原因。生物致炎因子引起的炎症称为感染（infection），其他因素引起的炎症则称为非感染性炎症。细菌及其所产生的外毒素和内毒素可以直接损伤组织细胞而致炎；病毒在被感染的细胞内复制导致细胞坏死而致炎；某些具有抗原性的病原体感染后通过诱发的变态反应而损伤组织，如寄生虫和结核杆菌。

2. 物理因子　如紫外线、高温、低温、机械损伤、电离辐射等，当作用机体达到一定强度或一定时间，可引起炎症。

3. 化学因子　包括外源性和内源性化学物质。外源性化学物质，如强酸、强碱和强氧化剂等；内源性化学物质，如坏死组织的分解产物、堆积于体内的代谢产物（尿素）等。当这些化学物质在体内达到一定浓度或剂量时，即可引起炎症。

4. 超敏反应　当机体免疫反应过度应答，即发生超敏反应时，可造成组织损伤而引起炎症，如风湿病、荨麻疹、急性肾炎等。

5. 组织坏死　各种原因引起的组织坏死都可成为致炎因子，引起坏死灶及其周边组织的炎症反应。

6. 异物　进入人体的异物，如木屑、金属碎屑、尘土颗粒和手术缝线等均可导致炎症。致炎因子的性质、强度和作用时长及机体的功能状态，尤其是免疫反应决定了其是否会导致炎症。同一致炎因子作用于不同的个体，是否反应及反应的程度各有差异，表明机体功能状态对炎症的发生发展十分重要。

👁 看一看

菌群失调

菌群失调（dysbacteriosis）是指机体某部位正常菌群中各菌种间的比例发生较大幅度变化而超出正常范围的状态，由此产生的病症，称为菌群失调症或菌群交替症。菌群失调的发生多见于使用抗生素和慢性消耗性疾病等。临床上长期大量应用广谱抗生素后，大多数敏感菌和正常菌群被抑制或杀灭，但耐药菌则获得生存优势而大量繁殖致病，如耐药金黄色葡萄球菌引起腹泻、败血症，对抗生素不敏感的白色念珠菌引起鹅口疮、阴道炎、肠道和肛门感染。调整菌群平衡最直接的方法就是补充益生菌，日常饮食中多食用一些含乳酸菌的酸奶、奶酪等；也可以在医生的指导下，服用可以补充双歧杆菌、枯草杆菌和乳酸菌的药物。

三、炎症介质

炎症过程的中心环节是血管反应，包括血管扩张、血管壁通透性增加和白细胞渗出。除了某些致炎因子可直接损伤血管内皮外，炎症反应主要是通过一系列化学因子的介导而实现。炎症介质（inflammatory mediator）是指参与并促使炎症发生、发展的生物活性物质，在炎症的发生发展过程中起重要作用。炎症介质可分为外源性和内源性两大类。外源性炎症介质来源于病原微生物，如细菌及其产物等。内源性炎症介质存在于机体内部，可进一步分为细胞源性和血浆源性两大类。

（1）细胞源性炎症介质　是指细胞（包括各种白细胞、血小板和某些组织的细胞等）在致炎因子刺激或损伤过程中所产生或释放的炎症介质。主要包括以下几种。①血管活性胺：如组胺（histamine）和5-羟色胺（serotonin, 5-HT）等。②白细胞产物：如氧自由基和溶酶体酶。③细胞因子：如白细胞介素（interleukin, IL）、肿瘤坏死因子（tumor necrosis factor, TNF）、干扰素（interferon, IFN）等。④花生四烯酸的代谢产物：如前列腺素（prostaglandin, PG）和白细胞三烯（leukotriene, LT）。⑤一氧化氮（NO）。

（2）血浆源性炎症介质　是指血浆内的凝血、补体和激肽三个系统，在致炎因子作用下，同时或先后被激活而形成的活性物质。主要包括以下物质。①凝血系统：被激活产生的纤维蛋白多肽，纤溶系统被激活产生的纤维蛋白降解产物（FDP）。②补体系统：被激活产生的补体（如C3a、C5a）。③激肽系统：被激活最终产生的缓激肽（bradykinin, BK）。

炎症介质的主要作用是促使血管扩张、增加血管壁通透性、趋化白细胞，有些炎症介质还可导致机体发热、疼痛、组织损伤等（表4-1）。

表4-1　主要炎症介质及其作用

主要炎症介质	作用
组胺，5-HT，BK，PG（PGI_2，PGE_2，PGD_2，PGF_{2a}），NO	扩张血管
组胺，BK，C3a和C5a，LTC_4、LTD_4、LTE_4、PAF LTB_4、C5a、细菌产物，IL-8，细胞因子	增加血管壁通透性趋化作用
IL-1，IL-2，$TNF\alpha$，PGE_2	发热
PGE_2，BK	疼痛
氧自由基，溶酶体酶，NO	组织损伤

第二节　炎症局部基本病理变化

在炎症的发生过程中，不论由何种原因引起，也不论发生在何种组织和器官，局部均可出现变质、渗出和增生三种基本病理变化，三者间互相联系、互相影响和互相转化，其中变质是损伤性过程，而渗出和增生是抗损伤和修复过程。

一、变质

变质（alteration）是指炎症局部组织发生的变性和坏死，并伴有不同程度的代谢障碍和功能异常。变质可由致炎因子直接作用引起，或由炎症过程中出现的局部血液循环障碍、免疫机制介导和炎症反应产物的间接作用引起，其轻重主要取决于致炎因子的性质、强度和机体的反应性等。

1. 形态变化　变质可发生于实质和间质。实质细胞发生的变质常表现为细胞水肿、脂肪变性、细胞凝固性坏死及液化性坏死等；间质细胞发生的变质常表现为黏液样变性、结缔组织玻璃样变性及纤维素样坏死等。

2. 代谢变化

（1）局部酸中毒　在炎症早期，由于血流加快，氧化增强，局部组织耗氧量增加，随后局部血液循环发生障碍，机体缺氧，酶系统功能受损，导致葡萄糖无氧酵解的酸性中间代谢产物（如乳酸、酮体、脂肪酸等）在局部堆积，使炎症灶内的H^+浓度增高，引起局部酸中毒。局部酸中毒可抑制病原微生物生长和促使血管壁通透性增加。

（2）组织内渗透压增高　炎症灶组织的蛋白质等物质分解代谢增强、酸性代谢产物堆积、盐类解离过程增强和组织坏死、崩解，致使炎症灶内的胶体渗透压和晶体渗透压均有不同程度的增高，为局部血液循环障碍和炎性渗出等提供了重要条件。

二、渗出

渗出（exudation）是指炎症时局部组织血管内的各种液体成分和细胞通过血管壁进入组织间隙、体腔、黏膜表面或体表的过程。渗出包括液体渗出和细胞渗出两个方面，液体渗出常先于细胞渗出，而液体渗出之前，炎症局部首先会出现一系列的血管反应。以血管反应为中心的渗出病变是炎症最具特征性的变化。

（一）血管反应

在致炎因子和炎症介质作用下，局部组织血管发生一系列变化（图4-1）。

1. 细动脉短暂收缩　在致炎因子的刺激下，通过炎症介质和神经反射，局部细动脉收缩，血流量减少，组织缺血。其持续时间短暂，常常只有几秒钟。

2. 血管扩张和血流加速　在细动脉短暂收缩之后，通过轴突反射和炎症介质引起细动脉和毛细血管扩张，大量微循环开放，血流速度加快，血流量增多，形成动脉性充血，因由炎症所致，故称为炎性充血，是机体局部发红和发热的原因。这个时期持续时间不等，有的可长达数小时。

3. 血流速度减慢　随着炎症的发展，由于炎症介质和局部酸中毒的作用，毛细血管和小静脉进一步扩张，微血管壁通透性升高，血浆渗出，导致血液浓缩、血液黏稠度增加，血流变慢，从而形成淤血状态，有利于白细胞边集和黏附并渗出到血管外。

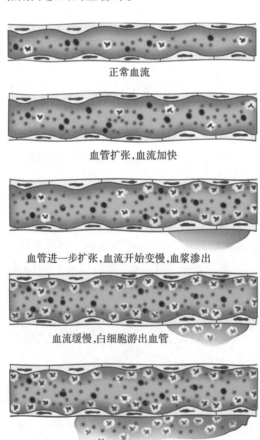

正常血流

血管扩张,血流加快

血管进一步扩张,血流开始变慢,血浆渗出

血流缓慢,白细胞游出血管

血流显著变慢,白细胞游出增多,红细胞漏出

图4-1　血流动力学变化模式图

（二）液体渗出

1. 液体渗出的分类 炎症时，因组织内胶体渗透压升高、毛细血管内流体静压升高和微血管壁通透性增加，血管中的液体成分通过细静脉和毛细血管壁到达血管外的过程称为液体渗出，所渗出的液体称为渗出液。非炎症原因所致的滤出液体则称漏出液，通常与水钠潴留、毛细血管内流体静压升高和血浆胶体渗透压降低等有关，常见于右心衰竭、严重营养不良、肝硬化、肾病等疾病。在临床工作中，正确鉴别渗出液和漏出液，对疾病的判断有重要意义，两者的鉴别见表4-2。

表4-2 渗出液与漏出液的鉴别

鉴别点	漏出液	渗出液
原因	非炎症	炎症
外观	清亮	略浑浊
蛋白质	<25g/L	>25g/L
比重	<1.018	>1.018
细胞数	$<0.5 \times 10^9/L$	$>0.5 \times 10^9/L$
（蛋白定性）Rivalta 试验	+	-
凝固性	易自凝	不自凝

渗出液聚积于组织间隙所导致的水肿称为炎性水肿；渗出液聚积于胸腔、腹腔、心包腔和关节腔等，称炎性积液。

2. 液体渗出对机体的影响 渗出液对机体的影响有以下两个方面。

（1）有利方面 ①稀释致炎因子和毒素，减轻有毒物质对局部组织损伤。②为局部组织细胞带来营养物质，同时带走炎症灶内代谢产物。③渗出液中含补体、抗体和溶菌素等，可消灭病原体和灭活毒素。④渗出液中纤维蛋白交织成网，既可阻止病原体扩散，又有利于白细胞在局部发挥吞噬消灭病原体的作用，后期还可以纤维蛋白网为支架以利于组织修复等。

（2）不利方面 ①渗出液过多，可因压迫或阻塞等对机体造成不良影响，如喉头水肿可引起窒息；心包积液可压迫心脏而影响心脏的舒缩功能；肺泡腔内的渗出液可影响换气功能等。②纤维蛋白渗出过多不能完全溶解吸收时，可发生机化，引起粘连，导致组织器官功能障碍，如纤维蛋白性心包膜炎导致心包粘连、缩窄，影响心脏的舒缩功能等。

（三）细胞渗出

白细胞渗出（leukocyte extravasation）是指炎症时血管内的各种白细胞通过血管壁游出到血管外的过程。渗出后的白细胞，称炎细胞。炎细胞聚集在炎症灶的现象，称炎细胞浸润。炎细胞浸润是炎症反应最重要的特征，为防御反应的主要表现。白细胞渗出是一种主动过程，经过白细胞边集、黏附、游出、在组织中游走等过程，最后在趋化因子的作用下到达炎症灶而发挥吞噬作用。

1. 边集 炎症发生时，由于血管扩张，血流速度减慢甚至停滞，导致轴流变宽，白细胞从轴流进入边流，该过程称为白细胞边集。边集的白细胞沿血管内皮细胞表面滚动，随后黏附在内皮细胞上。

2. 黏附 白细胞黏附于内皮细胞表面是白细胞游出的前提。白细胞黏附是通过内皮细胞与白细胞表面的黏附分子相互识别，且在炎症局部组织、内皮细胞、巨噬细胞等释放的化学趋化因子作用下改变白细胞黏附分子的构象和内皮细胞黏附分子表达增加，进而相互结合完成的。

3. 游出 白细胞穿过血管壁进入周围组织间隙的过程，称为白细胞游出。白细胞游出是一主动过程。黏附在内皮细胞连接处的白细胞以阿米巴样运动的方式，先伸出伪足，使部分胞体穿出，随后依次为核、细胞器及剩余的胞质穿出，在内皮细胞和基底膜之间短暂停留后，最终穿过基底膜到达血管外，从而完成整个游出过程（图4-2）。血液中的中性粒细胞、单核细胞、淋巴细胞、嗜酸性粒细胞及嗜碱性粒细胞均可主动游出，但红细胞无运动能力，当血管壁受损时可发生漏出而引起出血，属被动过程。

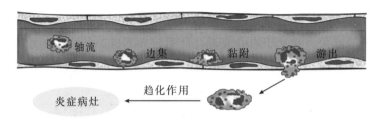

图4-2　急性炎症中性粒细胞的游出和聚集

炎症的不同阶段游出的白细胞种类有所不同。在急性炎症的早期（24小时内），中性粒细胞迅速对细胞因子发生反应，并与黏附分子结合，所以最先游出。24~48小时则以单核细胞浸润为主，其原因在于：①中性粒细胞寿命短，经过24~48小时后，中性粒细胞因凋亡坏死而消失，而单核细胞在组织中寿命长；②中性粒细胞停止游出后，单核细胞可继续游出；③炎症的不同阶段所激活的化学趋化因子不同，已证实中性粒细胞能释放单核细胞趋化因子，因此中性粒细胞游出后必然引起单核细胞游出。此外，致炎因子的不同，渗出的白细胞也不同，葡萄球菌和链球菌感染以中性粒细胞浸润为主，病毒感染以淋巴细胞浸润为主，一些寄生虫感染或过敏反应中则以嗜酸性粒细胞浸润为主。

4. 趋化作用　白细胞游出后，游出后的白细胞受某种化学刺激物影响，沿组织间隙向炎症病灶中心聚集，进行定向移动的现象，称为趋化作用（图4-3）。能诱导白细胞做定向游走的化学刺激物，称为趋化因子。趋化因子具有特异性，有些趋化因子只吸引中性粒细胞，而某些趋化因子则吸引单核细胞或嗜酸性粒细胞。几乎所有的白细胞都不同程度地受趋化因子的影响，但不同细胞对趋化因子的反应能力有所不同，粒细胞和单核细胞对趋化因子反应最敏感，而淋巴细胞对趋化因子反应较弱。

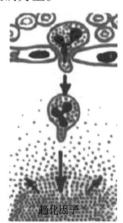

5. 吞噬作用　指炎症病灶内白细胞识别和黏着、吞入、杀灭及降解和消化病原体、组织崩解碎片或异物的过程，是防御反应的重要环节。具有吞噬作用的细胞称为吞噬细胞。机体的吞噬细胞分大吞噬细胞和小吞噬细胞，前者是外周血中的中性粒细胞，后者是血中的单核细胞和多种器官、组织中的巨噬细胞。吞噬过程包括3个阶段（图4-4）。

图4-3　趋化作用

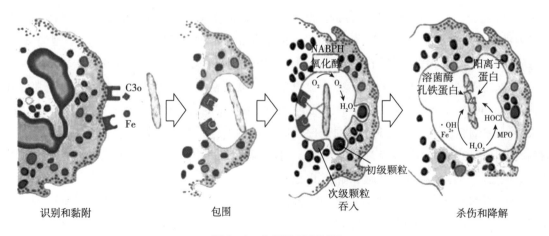

识别和黏附　　　　　包围　　　　　吞入　　　　　杀伤和降解

图4-4　白细胞吞噬过程

（1）识别和黏着　指吞噬细胞与病原体、组织碎片等被吞噬物体接触、黏着的过程。血清中有能增强吞噬细胞吞噬作用的蛋白质（抗体 IgG 的 Fc 段、补体 C3b 等），它们附着在被吞噬物体表面，可分别被白细胞的调理素受体（Fc 受体和补体 C3b 受体）识别，进而相互结合，黏附于吞噬细胞表面。

（2）吞入　被吞噬物黏附到吞噬细胞表面后，吞噬细胞伸出伪足，并不断延伸和相互融合，最终将其包围并吞入细胞内，形成吞噬体。吞噬体与初级溶酶体融合形成吞噬溶酶体，被吞噬物在吞噬溶酶体内被杀伤、降解。

（3）杀伤及降解　进入吞噬溶酶体的细菌可被依赖氧和不依赖氧的机制杀伤和降解。依赖氧是通过活性氧和活性氮来杀伤病原微生物的。

对微生物的杀伤还可以通过不依赖氧机制：①溶酶体内的细菌通透性增加蛋白，通过激活磷脂酶和降解细胞膜磷脂，使细菌外膜通透性增加；②溶菌酶通过水解细菌糖肽外衣而杀伤病原微生物；③嗜酸性粒细胞的主要碱性蛋白（MBP），对许多寄生虫具有细胞毒性；④防御素存在于白细胞颗粒中，通过对微生物细胞膜的损伤而杀伤病原微生物。

微生物被杀死后，在吞噬酶体内被酸性水解酶降解。通过吞噬细胞的杀伤作用，大多数病原微生物被杀伤，并可被溶酶体水解酶降解。但有些细菌（如结核杆菌），不易被杀灭，在白细胞内处于静止状态，仍具有生命力和繁殖力，一旦机体抵抗力下降，这些病原体又能繁殖，并可随吞噬细胞的游走而在体内播散。

炎细胞的种类、形态、功能和临床意义见表 4 - 3。

表 4 - 3　炎细胞的种类、形态、功能和临床意义

种类	形态	功能	临床意义
中性粒细胞	分叶核（2~5 个核叶），胞质中含有中性颗粒（溶酶体）	小吞噬细胞 较强的游走能力及吞噬能力 能释放炎症介质和内源性致热原	急性炎症早期，特别是化脓性炎症，后变为脓细胞
单核细胞及巨噬细胞	体大、胞质多，核呈肾形或椭圆形，胞质内有丰富的溶酶体	大吞噬细胞 较强的游走能力及吞噬能力 参与特异性免疫反应 能释放炎症介质和内源性致热原	急性炎症后期 慢性炎症和非化脓性炎症（伤寒、结核） 病毒性感染 原虫感染（阿米巴痢疾）
淋巴细胞	体积小，核圆形浓染，胞质极少	游走能力弱 T 淋巴细胞释放淋巴因子参与细胞免疫反应 B 淋巴细胞转化为浆细胞，产生抗体，参与体液免疫反应	慢性炎症 病毒感染
浆细胞	细胞呈长卵圆形，胞质丰富，略带嗜碱性，核圆而小，多偏于一侧，核旁常有空晕，染色质呈轮辐状排列	无游走能力，由渗出的 B 淋巴细胞转化而来 产生和释放抗体，参与体液免疫反应	慢性炎症
嗜酸性粒细胞	核分两叶，胞质内含粗大的嗜酸性红染颗粒（溶酶体）	能吞噬抗原抗体复合物	寄生虫感染 超敏反应性炎症
嗜碱性粒细胞	分叶状核，胞质内含有较粗大的嗜碱性异染颗粒	脱颗粒而释放活性物质	超敏反应性炎症
肥大细胞	呈圆形、卵圆形、三角形或不规则的四边形，胞核圆形	脱颗粒而释放活性物质	超敏反应性炎症

护爱生命

　　抗菌素耐药性本是一种自然现象，但由于抗菌药物在人类和动物中的过量和不恰当地使用，细菌对抗菌药物的耐药性越来越强，一些常见的病原体已经变成所谓的"超级细菌"，如耐多药肺炎链球菌、耐甲氧西林金黄色葡萄球菌。目前医护人员对抗菌药物的了解还有待进一步提高。包括具备系统的科学知识和较高的科学素养，严格按照科学知识指导治疗；能够自觉地、本能地完全按照科学所推衍的原则去做等等。保证医疗卫生安全不仅仅是医疗卫生系统的职责，医疗卫生问题是人民日常生活中的基本问题，涉及广泛，需要社会各个阶层参与监管。

三、增生

　　增生（proliferation）是指在致炎因子、组织崩解产物、炎症介质等的作用下，炎症局部的细胞分裂增加。增生的细胞包括实质细胞和间质细胞。实质细胞的增生，如慢性肝炎中的肝细胞增生、宫颈息肉的宫颈黏膜上皮细胞和间质细胞的增生。间质细胞的增生包括巨噬细胞、淋巴细胞、成纤维细胞和血管内皮细胞的增生。炎症增生是一种重要的防御反应，具有限制炎症的扩散、修复受损组织的作用。例如在炎症初期，增生的巨噬细胞有助于吞噬病原体和清除组织崩解产物；在炎症后期，增生的成纤维细胞和血管内皮细胞形成肉芽组织，有利于炎症局限化，最后形成瘢痕组织而修复。但过度的组织增生又对机体不利，若纤维组织过度增生，则可破坏原有组织、器官的结构，对机体产生不利影响，引起器官功能障碍，如肝炎后肝硬化。

第三节　炎症的局部表现和全身反应

一、局部表现 📱微课

以体表的急性炎症最为显著，常表现为红、肿、热、痛和功能障碍。

1. 红　炎症局部组织呈红色。炎症初期，由于血管充血，局部血液中氧合血红蛋白增多，而呈鲜红色；随着炎症的发展，血流速度缓慢，血液淤滞，还原血红蛋白增多而呈暗红色。

2. 肿　炎症局部组织肿胀。急性炎症由液体渗出、炎性水肿所致；慢性炎症主要由局部组织细胞增生所致。

3. 热　炎症局部温度升高。是由于动脉性充血，炎症灶的血流量增多和血流速度加快，局部组织代谢增强导致产热增多所致。

4. 痛　炎症局部出现疼痛。主要因素有：①炎症介质（如 PG、5－HT、BK）是引起疼痛的首要原因。②炎症灶内 K^+、H^+ 浓度升高，刺激神经末梢引起疼痛。③炎症局部渗出液造成的肿胀，导致组织或被膜的张力增加，压迫或牵拉神经末梢引起疼痛。

5. 功能障碍　致炎因子的直接损伤和组织细胞的变性坏死、代谢异常以及渗出物造成的压迫阻塞、组织过度增生等都能导致局部组织和器官的功能障碍。如病毒性肝炎由于肝细胞的变性、坏死，使肝脏的合成、分泌和解毒等功能发生障碍；局部肿胀和疼痛，也可引起功能障碍，如发生在肢体的炎症，使其活动受限等。

二、全身反应

机体是一个有机的统一体，虽然炎症发生在局部，但其局部病变往往影响到整体。当炎症局部的病变比较严重，特别是病原微生物在体内蔓延扩散时，常出现一系列的全身性反应。

1. 发热　发热是炎症最重要的全身反应之一，也是内源性和外源性致热原共同作用的结果。外源性致热原可刺激内源性致热原如白细胞介素－1（IL－1）和肿瘤坏死因子（TNF）等作用于下丘脑的体温调节中枢，使体温调节中枢的调定点上移而引起发热。一定程度的体温升高可增强单核－巨噬细胞系统的吞噬功能，促进抗体形成，增强肝的解毒功能，从而提高机体的防御能力。体温过高或长期发热，会影响机体的代谢过程，引起多系统功能紊乱。如果炎症十分严重，体温反而不升高，说明机体反应性差，抵抗力低下，是预后不良的征兆。

2. 白细胞变化　炎症发生时，外周血液中白细胞计数常升高，白细胞增多具有重要的防御意义，也是炎症反应的常见表现，特别是细菌感染所引起的炎症。但不同致炎因子导致的不同类型、不同阶段的炎症，增多的白细胞种类也不同，一般急性炎症、化脓性炎症和炎症早期，以中性粒细胞增多为主；寄生虫感染和超敏反应性炎症以嗜酸性粒细胞增多为主；肉芽肿性炎症以巨噬细胞增多为主；一些病毒感染以淋巴细胞增多为主。因此，在临床上，及时检查患者血液中的白细胞计数和分类，对炎症的诊断及对病情、病程和病原体种类的判断具有重要意义。

某些情况下，如伤寒杆菌、立克次体等感染，或感染严重、机体抵抗力差时，外周血液中白细胞总数可不升高而反而降低。

严重的全身感染，特别是发生败血症时，可引起全身血管扩张、血浆外渗、有效血循环量减少和心脏功能下降而出现休克。如果有凝血系统的激活可引起弥散性血管内凝血（DIC）。

3. 单核－巨噬细胞系统增生　炎症灶中的病原微生物及组织崩解产物，经淋巴管到达局部淋巴结或经血流到达全身单核－巨噬细胞系统，可引起巨噬细胞增生、功能增强，有利于吞噬、消化病原体和组织崩解产物等。临床表现为局部淋巴结、肝、脾大，是炎症防御反应的一种表现。

4. 实质器官损伤　由于受病原微生物及其毒素的作用或局部血液循环障碍和发热等，心、肝、肾等实质细胞常发生不同程度的变性、坏死，并可伴代谢异常和功能障碍，如病毒性心肌炎可以影响心脏功能，细菌性脑膜炎的脓性渗出物可以引起颅内压增高，甚至形成脑疝而威胁患者生命。

第四节　炎症的类型

一、炎症的临床类型

根据炎症的持续时间分类如下。

1. 超急性炎症（super acute inflammation）　起病急骤，呈暴发式经过，发展迅速，病程短暂（数小时至数天），短期内即可引起组织器官的严重损害，甚至导致机体死亡。常见于超敏反应所导致的炎症，如器官移植后的排斥反应。

2. 急性炎症（acute inflammation）　起病较急，发展快，症状明显，病程较短（数天到一个月）。局部病变常以变质、渗出为主，除少数疾病（伤寒、急性肾小球肾炎等）外，增生轻微，局部以中性粒细胞浸润为主，如能及时、恰当治疗，常可较快治愈；若处理不当或机体抵抗力低下，则迅速恶化或迁延为慢性炎症。

3. 慢性炎症（chronic inflammation） 起病缓，发展慢，症状不明显，病程较长（数月至数年）。慢性炎症可由急性炎症迁延而来，也可直接呈慢性经过。局部病变以增生改变为主，变质和渗出较轻，组织中见较多淋巴细胞、巨噬细胞和浆细胞浸润。当机体抵抗力低下或病原体致病性增强时，可在慢性炎症的基础上出现急性炎症的典型表现，称为慢性炎症急性发作。

4. 亚急性炎症（subacute inflammation） 介于急性和慢性炎症之间，持续一月至数月。临床上较少见，可能与致炎因子的类型有关，如亚急性感染性心内膜炎，多由毒力较弱的溶血性链球菌引起；或由急性炎症迁延而来，如亚急性重型肝炎。

二、炎症的病理类型

根据炎症的基本病变性质进行分类，分为变质性炎、渗出性炎和增生性炎。

（一）变质性炎症

变质性炎症（alterative inflammation）局部病变以组织、细胞的变性、坏死为主，而渗出和增生比较轻微，多见于急性炎症。变质性炎症常见于肝、肾、心和脑等实质性器官，由重症感染、中毒及变态反应所致，如急性重型病毒性肝炎，肝细胞大片坏死，出现严重的肝功能障碍；流行性乙型脑炎，神经细胞的变性、坏死，造成严重的中枢神经系统功能障碍，临床上患者出现相应的症状和体征。

（二）渗出性炎症

渗出性炎症（exudative inflammation）的炎症局部以渗出病变为主，伴一定程度的组织细胞的变性、坏死，而增生较轻微，多为急性炎症。根据渗出物的主要成分和病变特点，一般将渗出性炎分为浆液性炎症、纤维素性炎症、化脓性炎症、出血性炎症和卡他性炎症等类型。

1. 浆液性炎症（serous inflammation） 是指以大量浆液渗出为主的炎症。渗出液以血浆成分为主，含有3%~5%的蛋白质（主要是相对分子质量的清蛋白），混有少量中性粒细胞和纤维蛋白。常发生于皮肤、黏膜、浆膜、滑膜和疏松结缔组织，多由高温及生物毒素（细菌毒素、蛇毒等）引起，如皮肤的浆液性渗出物积聚在表皮内和表皮下可形成水疱，例如Ⅱ度烧伤引起的皮下水疱形成（图4-5）；浆液性渗出物弥漫浸润疏松结缔组织，局部可出现炎性水肿，如脚扭伤引起的局部炎性水肿。浆液性炎一般呈急性或亚急性经过，一般较轻，易于消退。浆液性渗出物过多也有不利影响，甚至导致严重后果。如喉头浆液性炎造成的喉头水肿可引起窒息；胸膜和心包腔大量浆液渗出可影响心、肺功能。

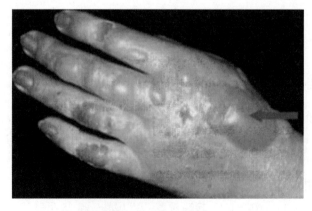

图4-5 皮肤Ⅱ度烧伤水疱

2. 纤维素性炎症（fibrinous inflammation） 是以纤维蛋白原渗出为主并在炎症灶内形成纤维蛋白（即纤维素）为特征的炎症。纤维蛋白原的大量渗出，提示血管壁损伤较重，通透性明显升高。大量纤维蛋白原渗出到血管外，转化为纤维素，故称纤维性炎，渗出的纤维蛋白原在凝血酶的作用下转化为纤维蛋白，其交织成网，网中有数量不等的中性粒细胞及坏死组织的碎屑。常见的纤维素性炎是由某些细菌毒素（如白喉杆菌、痢疾杆菌和肺炎双球菌的毒素）或多种内源性、外源性毒物（如尿毒症时的尿素和汞）所引起。常发生于黏膜（咽、喉、气管、肠）、浆膜（胸膜、腹膜和心包膜）和肺。

根据致炎因子和发生部位的不同，病理变化也不同。①发生于黏膜的纤维素性炎：渗出纤维蛋白、中性粒细胞、坏死的黏膜组织和病原菌等混合在一起，形成一层灰白色膜状物，覆盖在病灶表面，称假膜。这种发生于黏膜的纤维素性炎，又称假膜性炎，如白喉（图4-6）、细菌性痢疾等。对于白喉的假膜性炎，由于咽喉部黏膜与深部组织结合较牢固，故咽喉部的假膜不易脱落；而气管黏膜与其下组织结合较疏松，故气管的假膜较易脱落，可导致窒息。②发生于心包的纤维素性炎：如果心包脏、壁层之间有大量纤维蛋白渗出时，附着在心包脏、壁层上的纤维蛋白因心脏的舒缩而反复受到挤压和牵拉，形成无数绒毛状物覆盖于心脏的表面，故有"绒毛心"之称（图4-7）。少量纤维蛋白渗出，可溶解吸收；大量纤维蛋白渗出常因不能完全溶解吸收而机化，导致组织器官粘连。③发生于肺的纤维素性炎：主要见于由肺炎球菌引起的大叶性肺炎，渗出的纤维蛋白在肺泡腔内相互交织成网，导致肺组织发生实变。

纤维素性炎多呈急性经过。渗出的中性粒细胞释放的蛋白溶解酶可将渗出的纤维蛋白水解，然后被机体吸收或排出。如果纤维蛋白渗出较多，蛋白溶解酶相对较少或抗胰蛋白酶较多时，纤维蛋白不能被完全溶解、吸收而发生机化，可导致相应的改变，如心包粘连、肺肉质变等，而影响病变器官的功能。

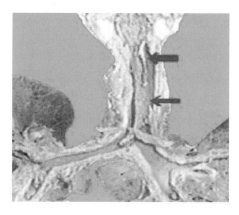

图4-6 气管白喉（肉眼观）

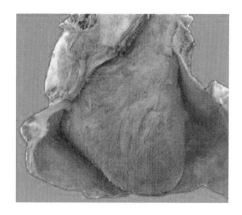

图4-7 纤维素性心包炎

3. 化脓性炎症（suppurative or purulent inflammation） 是以大量中性粒细胞渗出为主，并伴有不同程度的组织坏死和脓液形成为特征的炎症，多由化脓菌（葡萄球菌、链球菌、大肠埃希菌、脑膜炎双球菌、铜绿假单胞菌等）感染引起，也可由坏死组织继发感染所致。化脓是指化脓性炎症灶内，坏死组织被中性粒细胞或组织崩解产物释放的蛋白溶解酶溶解液化的过程。脓细胞是指变性、坏死的中性粒细胞。脓液是指化脓过程中所形成的浑浊液体，稠厚或稀薄，呈灰黄、黄白或黄绿色，主要成分为大量的脓细胞、液化的坏死组织和少量的渗出液，常含有致病菌。致病菌不同，其脓液性状也不同。葡萄球菌感染的脓液较浓稠，呈淡黄色，有腥臭味；链球菌感染的脓液较稀薄，呈淡红色，有甜梅味；大肠埃希菌感染的脓液较浓稠，呈乳白色，有粪臭味；铜绿假单胞菌感染的脓液较浓稠，呈黄绿色，有腥臭味。化脓性炎根据病变特点不同，可分为3种类型。

（1）脓肿（abscess）　为器官或组织内的局限性化脓性炎症，主要的病变特征是局部组织发生坏死、溶解，形成充满脓液的腔。脓肿常发生于皮下和内脏，如肾脓肿（图4-8）、肝脓肿、肺脓肿等，主要由金黄色葡萄球菌引起，这些细菌可产生毒素使局部组织坏死，继而大量中性粒细胞浸润，之后中性粒细胞坏死形成脓细胞，并释放蛋白溶解酶使坏死组织液化形成含有脓液的空腔。金黄色葡萄球菌产生的凝固酶能使渗出的纤维蛋白原转化为纤维蛋白，因而局限病变。在脓肿早期，脓肿周围有充血、水肿和大量中性粒细胞浸润；经过一段时间后，脓肿周围形成肉芽组织，即脓肿壁（脓肿膜），其具有吸收脓液，限制炎症扩散的作用。小脓肿可以吸收消散。较大脓肿由于脓液过多，吸收困难，常需要切开排脓或穿刺抽脓，脓腔局部常由肉芽组织修复，最后形成瘢痕。

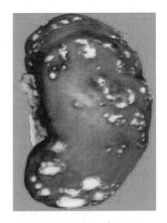

图4-8　肾多发性脓肿

皮肤脓肿常由疖、痈发展而来。疖是单个毛囊及其周围皮脂腺、汗腺的脓肿。痈是相邻的多个毛囊及其周围皮脂腺、汗腺的脓肿，在皮下和筋膜组织中形成多个相互沟通的脓肿。皮肤脓肿触诊时有波动感，穿刺可抽出脓液，必须及时切开排脓。

皮肤或黏膜的化脓性炎症，由于皮肤或黏膜坏死、脱落可形成局部缺损，浅的称糜烂，深的称溃疡。

深部脓肿如果向体表、体腔或自然管道穿破，可形成病理性管道，只有一个开口的称窦道；若脓肿一端向体表穿破，另一端向自然管道（消化道、呼吸道等）穿破，形成两个或两个以上开口的病理性管道，称为瘘管。例如：肛门周围组织的脓肿，可向皮肤穿破，形成窦道；也可在向皮肤穿破的同时，另一端穿破至直肠，形成肛瘘。窦道和瘘管不断排出脓性渗出物，可经久不愈。

👁 看一看

肛瘘的护理

肛瘘的护理包括以下内容：①心理护理：肠瘘病情复杂、病程长，患者承受着身心痛苦，易有焦虑、紧张等不良情绪，护理人员应及时与患者沟通，关心体贴患者，增加患者战胜疾病信心，使其积极配合治疗。②营养支持护理：对于需行营养支持治疗的肠瘘患者，首选肠内营养支持，严格无菌操作，营养液要新鲜，现配现用，防高渗或低渗引起不适。③皮肤护理：应及时清除漏出的肠液，保持瘘口周围皮肤清洁、干燥，避免瘘液外溢侵蚀周围的皮肤。保持瘘口引流管通畅，瘘口周围的皮肤每天及时更换渗湿敷料。④并发症护理：应严密观察患者生命体征的变化、腹部体征的变化等情况。注意患者是否存在发热、腹部疼痛、切口疼痛、腹膜刺激征等症状，警惕术后切口感染、腹腔感染和二次瘘的发生。⑤引流管护理：妥善固定引流管，定时挤压引流管，以免引流管堵塞。观察引流液的性质和量。

（2）蜂窝织炎（cellulitis）　是指发生于疏松结缔组织的弥漫性化脓性炎。常见于皮下和黏膜下组织，以及肌肉和阑尾等处。主要由溶血性链球菌引起，细菌分泌透明质酸酶和链激酶，分别降解结缔组织基质中的透明质酸和溶解渗出的纤维蛋白，细菌易于通过组织间隙和淋巴管扩散，因而炎症不易被局限，与周围组织分界不清。炎症灶的组织水肿明显，大量中性粒细胞呈弥漫浸润（图4-9）。

（3）表面化脓（surface suppuration）和积脓（empyema）是指发生在浆膜和黏膜表面的化脓性炎症，其特点是中性粒细胞

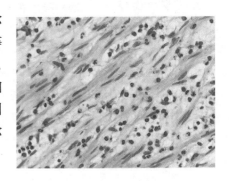

图4-9　蜂窝织炎性阑尾炎

主要向表面渗出，深部组织没有明显的炎症反应，也不发生组织坏死，如化脓性胆囊炎、化脓性输卵管炎、化脓性尿道炎等，脓液可通过相应的管道排出体外。若脓液不能排出或排出不畅，则在胆囊、输卵管腔、浆膜腔、蓄积，称积脓，如胆囊积脓、输卵管积脓等。

4. 出血性炎症（hemorrhagic inflammation） 即渗出物中含有大量红细胞的炎症。主要是由于血管壁严重损伤，红细胞漏出所致。常由毒性较强的病原体引起，多见于流行性出血热（汉坦病毒）、鼠疫（鼠疫耶尔森菌）、炭疽（炭疽杆菌）、钩端螺旋体病（钩端螺旋体）等疾病。出血性炎常和其他类型炎症混合出现，如浆液性出血炎或纤维素性出血性炎等。

5. 卡他性炎症（catarrhal inflammation） 是发生于黏膜组织的一种渗出性炎症。"catarrh"是希腊语，意为"向下流"，其特点是黏膜上皮细胞及腺体分泌增强，致使黏膜表面出现混有大量黏液的渗出液顺着黏膜向下流。根据渗出物性质不同，卡他性炎又可分为浆液性卡他性炎、黏液性卡他性炎和脓性卡他性炎。

以上各型炎症可单独发生，亦可合并存在，如浆液性纤维素性炎、纤维素性化脓性炎等。而且，在炎症的发展过程中，一种炎症类型可以转变成另一种炎症类型，如浆液性炎可以转变成纤维素性炎或化脓性炎。

（三）增生性炎症

增生性炎症是以局部实质细胞和间质细胞等增生为主要改变，并伴有不同程度的变质和渗出的炎症，多为慢性炎症，少数急性炎症也可为增生性炎症，如伤寒、急性肾小球肾炎等。慢性炎症常见于如下情况：①病原微生物持续存在很难清除。②长期暴露于内源性或外源性毒性因子的生活环境。③对自身组织产生免疫反应等。慢性炎症常按病变特征分为一般慢性炎症、肉芽肿性炎、炎性息肉和炎性假瘤。

1. 一般增生性炎症 常见于致炎因子刺激较轻、持续时间较长，机体抵抗力较强的情况下，增生的细胞主要有成纤维细胞和血管内皮细胞，可伴有被覆上皮细胞、腺上皮细胞及其他实质细胞的增生，同时可见较多巨噬细胞、淋巴细胞、浆细胞等慢性炎细胞浸润，如慢性支气管炎、慢性胆囊炎等。

2. 肉芽肿性炎（granulomatous inflammation） 以巨噬细胞及其演变而来的细胞增生为主，形成境界较清楚的结节状病灶的炎症。巨噬细胞演变的细胞包括上皮样细胞和多核巨细胞。所形成的结节状病灶称炎性肉芽肿，直径一般为 0.5 ~ 2.0mm。不同致病因子引起的肉芽肿往往形态不同，常可根据肉芽肿形态特点做出病因诊断。炎性肉芽肿根据引起的原因不同，可进一步分为感染性肉芽肿和异物肉芽肿。

（1）感染性肉芽肿 由病原微生物感染引起，最常见的病原微生物是结核分枝杆菌，其次为麻风杆菌、梅毒螺旋体、真菌、支原体等。病原体不同，所引起的肉芽肿的形态学特征也各不相同，因此具有病理诊断意义，如结核病的结核结节（图 4 - 10A），典型的结核结节中央为干酪样坏死，周围是巨噬细胞演化而来的上皮样细胞和朗格汉斯巨细胞，外层由浸润的淋巴细胞、增生的成纤维细胞和胶原纤维围成。

（2）异物肉芽肿 由异物在组织中长期刺激所引起，常见的异物有手术缝线、滑石粉、木刺、粉尘、寄生虫及其虫卵等。不同异物导致的肉芽肿其成分基本相同，除异物本身外，可见到异物多核巨细胞、成纤维细胞、淋巴细胞等（图 4 - 10B）。

3. 炎性息肉（inflammatory polyp） 发生于黏膜的慢性炎症，局部组织受致炎因子的长期刺激而向黏膜表面增生形成有蒂的息肉状肿物，如宫颈息肉、鼻息肉、肠息肉等。息肉体积从数毫米至数厘米不等。镜下观，以黏膜上皮细胞、腺体及肉芽组织增生为主，伴数量不等的淋巴细胞、浆细胞等慢性炎细胞浸润（图 4 - 11）。

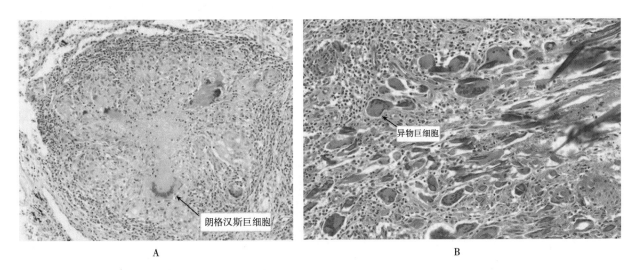

图 4 - 10 结核性肉芽肿（肺）与异物肉芽肿（心肌）（镜下观）

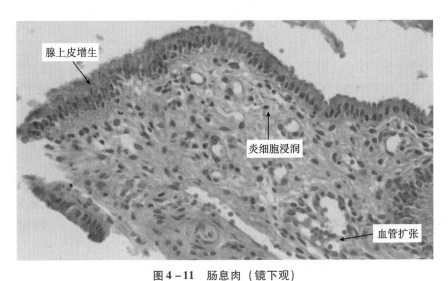

图 4 - 11 肠息肉（镜下观）

箭头所指分别为腺上皮增生、炎细胞浸润和毛细血管扩张

4. 炎性假瘤（inflammatory pseudotumor） 由于致炎因子的长期作用，组织炎性增生形成境界较清楚的瘤样肿块，通过 X 线检查和肉眼观，其外形均似肿瘤，多发生于眼眶和肺（图 4 - 12），应注意与真性肿瘤鉴别。炎性假瘤主要由肉芽组织、炎细胞、增生的实质细胞及纤维组织构成。

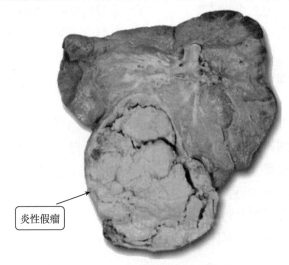

图 4 - 12 肺的炎性假瘤（肉眼观）

第五节 炎症的结局

炎症的发生、发展过程，受致炎因子的性质和数量、持续时间、机体的免疫状态和防御功能以及防治条件等因素的影响。

1. 痊愈 大多数炎症，在机体抵抗力较强、治疗及时、去除致炎因子等情况下，渗出物和组织崩解产物能及时被溶解、吸收，或经过自然管道排出，组织缺损由周围组织细胞再生修复。如损伤范围小，则能完全康复；若损伤的范围较大，组织细胞的再生能力较差，则主要由增生的肉芽组织参与修复，最后形成瘢痕。

2. 迁延不愈 由于机体抵抗力低下或治疗不及时、不彻底，致炎因子短期未去除，急性炎症转为慢性炎症。若机体抵抗力增强，致炎因子被去除，慢性炎症也可以痊愈；当机体抵抗力降低，或病原微生物数量增多或毒力增强时，慢性炎症可出现急性炎症的典型改变，称为慢性炎症急性发作。

3. 蔓延扩散 由于病原微生物毒力强、数量多或机体抵抗力低下、治疗不及时等，病原微生物可不断生长繁殖并沿着组织间隙或自然管道、淋巴管、血管播散，导致炎症范围扩大，病情加重。

（1）局部蔓延 炎症灶中生长繁殖的病原微生物沿着组织间隙或自然管道向周围组织器官蔓延扩散，导致炎症加重。如肾结核时，干酪样坏死物质中的结核分枝杆菌随尿液输送，导致输尿管结核、膀胱结核等。

（2）淋巴道扩散 炎症灶中的病原微生物可随组织液的回流进入淋巴管内并随淋巴液扩散，引起淋巴管炎及淋巴结炎，如上肢的皮肤感染，可导致同侧上肢淋巴管炎和腋窝淋巴结肿大。感染严重时，病原微生物还可通过淋巴循环入血，最终导致血道蔓延。

（3）血道扩散 炎症灶中的病原微生物或其毒素侵入血液并扩散到全身。①菌血症（bacteremia）：细菌由炎症灶侵入血液，无全身中毒症状，在血液中可检测出细菌，如流行性脑脊髓膜炎早期，细菌经呼吸道传播从肺部血管入血。②毒血症（toxemia）：细菌未侵入血液，仅其毒素或毒性产物被吸收入血，引起寒战、高热、头晕、头痛、嗜睡、昏迷甚至中毒性休克等一系列全身中毒症状，可伴有心、肝、肾等脏器实质细胞的变性或坏死，如细菌性痢疾时，痢疾杆菌产生的毒素被大量吸收入血，引起循环功能衰竭而致中毒性痢疾。③败血症（septicemia）：细菌由炎症灶侵入血液并大量生长繁殖、产生毒素，引起全身中毒症状和相应的病理变化。败血症除了有毒血症的临床表现外，常出现皮肤、黏膜的多发性出血点，脾、淋巴结增大，甚至多器官损害等，且血液中常可培养出病原菌。④脓毒败血症（pyemia）：是败血症的特殊类型，由化脓菌引起。化脓菌从炎症灶侵入血液，随血流到达全身多处组织、器官（肺、肝、肾、脑等），阻塞相应的血管导致栓塞性脓肿或转移性脓肿形成。形成的脓肿一般较小，分布均匀，如皮肤金黄色葡萄球菌感染所致的肾脓肿。

◉ **看一看**

感染性休克

感染性休克（infectious shock）见于各种微生物引起的败血症（故又称败血症休克，septic shock），特别是革兰阴性细菌的感染，由内毒素引起的休克（内毒素性休克，endotoxic shock）。感染灶中的微生物及其毒素、胞壁产物等侵入血液循环，激活宿主的各种细胞和体液系统，产生细胞因子和内源性介质，作用于机体各种器官、系统，影响其灌注，导致组织细胞缺血缺氧、代谢紊乱、功能障碍，甚至多器官功能衰竭。

? 想一想

为了避免炎症的扩散，应如何进行护理？

答案解析

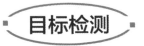 目标检测

答案解析

一、选择题

【A 型题】

1. 炎症最常见的病因是
   A. 生物因子　　　　　　B. 物理因子　　　　　　C. 化学因子
   D. 免疫反应　　　　　　E. 异物

2. 炎症反应的本质是
   A. 血管对致炎因子的反应
   B. 炎细胞对致炎因子的反应
   C. 以机体防御为主的反应
   D. 机体对损伤的修复
   E. 以损伤为主的反应

3. 下列不是炎症局部表现的是
   A. 红　　　　　　　　　B. 肿　　　　　　　　　C. 冷
   D. 痛　　　　　　　　　E. 功能障碍

4. 炎症局部基本病变是
   A. 变质、渗出、增生　　　　　　　　　　　B. 变质、渗出、再生
   C. 变性、渗出、坏死　　　　　　　　　　　D. 变质、漏出、再生
   E. 变性、渗出、增生

5. 以变质为主的炎症其实质细胞的主要变化是
   A. 增生和再生　　　　　B. 萎缩和变性　　　　　C. 变性和坏死
   D. 增生和变性　　　　　E. 坏死和萎缩

6. 炎症时血液中白细胞出现在组织间隙的现象是
   A. 白细胞附壁　　　　　B. 炎细胞浸润　　　　　C. 白细胞游出
   D. 白细胞渗出　　　　　E. 白细胞浸润

7. 化脓性炎症局部主要见到
   A. 中性粒细胞　　　　　　　　　　　　　　B. 淋巴细胞
   C. 单核细胞　　　　　　　　　　　　　　　D. 肥大细胞
   E. 嗜酸性粒细胞

8. 病毒感染的病灶内最常见的炎细胞是
   A. 中性粒细胞　　　　　　　　　　　　　　B. 嗜酸性粒细胞
   C. 淋巴细胞　　　　　　　　　　　　　　　D. 浆细胞

E. 肥大细胞

9. 下列部位形成的假膜性炎对人的危害性最大的是

    A. 咽喉   B. 气管   C. 结肠

    D. 胸腔   E. 心包腔

10. 脓细胞是指

    A. 脓液中所有细胞   B. 炎症灶中的白细胞

    C. 吞噬化脓菌的细胞   D. 变性、坏死的实质细胞

    E. 变性、坏死的中性粒细胞

11. 肉芽肿性炎以（   ）细胞成分增生为主

    A. 成纤维细胞   B. 血管内皮细胞

    C. 上皮细胞   D. 巨噬细胞

    E. 中性粒细胞

12. 细菌进入血液中大量繁殖，引起全身中毒症状称为

    A. 毒血症   B. 菌血症

    C. 败血症   D. 病毒血症

    E. 脓毒败血症

13. 炎症时血液中白细胞的变化一般表现为

    A. 升高   B. 降低   C. 不定

    D. 不变   E. 以上均不对

14. 蜂窝织炎属于

    A. 出血性炎   B. 卡他性炎   C. 浆液性炎

    D. 纤维素性炎   E. 化脓性炎

【B 型题】

（15～18 题共用备选答案）

A. 变质性炎   B. 浆液性炎   C. 纤维素性炎

D. 脓肿   E. 蜂窝织炎

15. 溶血性链球菌感染常为

16. 白喉和细菌性痢疾为

17. 感冒早期鼻黏膜炎症为

18. 大叶性肺炎病变为

二、综合问答题

炎症局部临床表现和全身反应有哪些？

三、实例解析题

患儿，男，8 岁。两日前面部生一疮疖，局部红、肿、痛，常去挤压，现出现寒战、高热，头痛、呕吐入院。查体：T 40℃，P 140 次/分，R 35 次/分，神志不清，右面部有一 2cm×2cm 的红肿区，有波动感。白细胞总数为 16×10^9/L，中性粒细胞 0.86，血培养查见金黄色葡萄球菌。治疗无效入院后 3 日死亡。尸检发现：面部肿胀区切开有黄色黏稠脓液。大脑肿胀，右脑可见一 3cm×4cm×4cm 的脓肿。

问题：

1. 该患者的病理诊断是什么？

2. 试述该病发生、发展过程。

（何玉琴）

书网融合……

重点回顾　　　　微课　　　　习题

第五章　肿　瘤

知识目标：

1. 掌握　肿瘤的大体形态和组织结构特征、肿瘤的分化、肿瘤的异型性、癌、肉瘤、癌前病变、异型增生、上皮内瘤变、原位癌的概念；肿瘤的生长方式和转移途径；良恶性肿瘤的特征和区别；肿瘤对机体的影响。

2. 熟悉　常见肿瘤的形态学特点和生物学行为，肿瘤的分级和分期，癌和肉瘤的区别。

3. 了解　肿瘤的病因及发病机制；肿瘤的防护原则。

技能目标：

能根据肿瘤的大体特征和生长方式，从临床的角度判断肿瘤的良恶性，能根据镜下病理形态诊断常见良恶性肿瘤。

素质目标：

具有严谨科学的学习态度。

导学情景

情景描述：患者，女，62 岁。无意间发现左乳肿物 10 天，专科查体见左乳 9 点钟方向距乳头 0.5cm 处可触及椭圆形肿物，约鹌鹑蛋大小，边界欠清，活动度差，质韧，无压痛，乳头内陷。乳腺彩超提示左乳 9 点钟方向距乳头约 1cm 处腺体层探及一低回声占位，左侧腋窝淋巴结肿大。手术切除肿物为灰白色不规则肿块，呈放射状，质硬脆，与周围乳腺组织分界不清。肿物病理检查镜下见肿瘤细胞呈上皮样形态，主要呈巢团状、管状、条索状生长，细胞异型性较大，核浆比较高，核分裂多见。

情景分析：老年女性，无意间发现乳腺无疼痛性肿物，活动度差，边界不清，同时出现左侧腋窝淋巴结肿大。作为护理人员，我们能通过对细胞形态的描述从病理的角度判断肿瘤的良恶性及具体的肿瘤类型。

讨论：1. 通过临床特征初步判断乳房肿块的性质可能是什么？通过何种方式确诊？

2. 病理诊断及诊断依据分别是什么？

3. 如何护理？

学前导语：作为一名医务人员，我们应了解肿瘤的发生和发展，掌握良恶性肿瘤的临床特征和病理特征，以便更好地指导患者配合治疗及预防。

肿瘤（tumor）可发生于任何人群、任何年龄，是当前危害人类健康的常见病、多发病之一。肿瘤分为良性肿瘤和恶性肿瘤。恶性肿瘤死亡率高，随着年龄的增加，上皮组织恶性肿瘤的发病率逐渐升高，尤其是 40 岁以上的人群，部分恶性肿瘤好发于儿童和青年人。我国常见的恶性肿瘤主要有肺癌、胃癌、肝癌、食管癌、结直肠癌、胰腺癌、乳腺癌、脑肿瘤、白血病、淋巴瘤、胆囊癌、鼻咽癌、膀胱癌、子宫颈癌等。恶性肿瘤严重威胁人类的生命，给患者身体、心理和经济都带来了极大负担，因此肿瘤的预防、诊断和治疗成为了医学研究的重要部分。近年来，肿瘤的防治工作虽然取得显著成绩，

但彻底治愈肿瘤仍是当代生物医学领域的重大研究方向。本章节主要介绍关于肿瘤的基本知识，包括肿瘤的病因和发病机制、肿瘤的形态和分类、肿瘤的生长方式及生物学行为等。

PPT

第一节 肿瘤的概念

肿瘤是机体在各种致瘤因素的长期、共同作用下，局部组织细胞在基因水平上失去对其生长的正常调控，导致其克隆性异常增殖所形成的新生物。这种新生物常表现为局部肿块。导致肿瘤形成的细胞增殖称为肿瘤性增殖（neoplastic proliferation）。

肿瘤性增殖具有以下特点：肿瘤性增殖一般是克隆性的；肿瘤细胞不同程度地丧失了分化成熟的能力，其形态、代谢及功能均有异常；肿瘤细胞失调控性生长，具有相对自主性，即使致瘤因素去除，肿瘤仍能生长；无论良恶性肿瘤，对机体均有害。

与肿瘤性增殖相对的概念是非肿瘤性增殖（non-neoplastic proliferation）。非肿瘤性增殖具有以下特点：非肿瘤性增殖一般是多克隆性的；增生过程受控制，增生的组织细胞分化成熟；形态、代谢和功能与原组织细胞基本一致。生理性增生、炎性增生、修复性增生等属于非肿瘤性增殖。

第二节 肿瘤的特征

PPT

一、肿瘤的大体形态特征

1. 形状 肿瘤的形状多种多样，与其发生部位、组织来源、生长方式及良恶性有关。发生在皮肤、黏膜表面的肿瘤，呈息肉状、乳头状、绒毛状、菜花状、蕈伞状、弥漫性肥厚、隆起状和溃疡状等。生长在深部组织的肿瘤，呈结节状、分叶状或囊状等。恶性肿瘤一般呈浸润性生长，呈蟹足状或放射状，根据肿瘤的形状及生长方式，可以初步判断肿瘤的良、恶性（图5-1）。

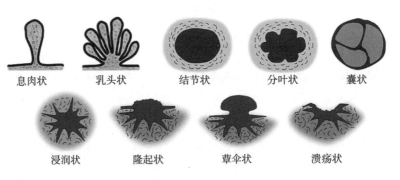

息肉状　　乳头状　　结节状　　分叶状　　囊状

浸润状　　隆起状　　蕈伞状　　溃疡状

图5-1 肿瘤的外形及生长方式模式图

2. 大小 肿瘤的大小不一，相差很大，极小者只能在显微镜下发现，如甲状腺微小乳头状癌、原位癌等。大者可达数十厘米，如脂肪瘤、子宫平滑肌瘤、卵巢的囊腺瘤等。肿瘤的大小与肿瘤的性质、生长部位和生长时间等有关，恶性肿瘤生长速度快。生长在空间充裕的体表或体腔的肿瘤可以长得很大，生长在颅腔、椎管等狭小空间内的肿瘤，生长空间受限，体积较小。

3. 数目 无论良性肿瘤还是恶性肿瘤，既可单发，也可多发，可发生在机体的同一个部位或不同部位。如结肠多发性息肉、子宫多发性平滑肌瘤则为发生在同一部位的多发性肿瘤，神经纤维瘤病、脂肪瘤病则为发生在机体不同部位的同一类型的肿瘤。

4. 颜色 肿瘤的颜色主要由肿瘤的来源组织、细胞、细胞产物及继发改变决定，如脂肪瘤呈黄色，血管瘤呈红色，黑色素瘤呈黑色等。当肿瘤组织发生变性、坏死、出血及感染等继发改变时，则可以出现多种颜色的混杂。

5. 质地　肿瘤的质地与其组织来源有关，如脂肪瘤质地软，骨瘤质地硬；还和肿瘤实质与间质的比例及继发改变有关，实质多而间质少的肿瘤质地较软，如结直肠腺瘤，反之质地较硬，如乳腺的纤维腺瘤；肿瘤组织发生变性、坏死、囊性变时质地较软，出现钙化和骨化时质地较硬。

6. 与周围组织的界限　良性肿瘤一般有包膜，和周围组织分界较清。恶性肿瘤呈浸润性生长，一般没有包膜，或呈推挤式生长形成假包膜，一般和周围组织分界不清。

二、肿瘤的组织结构特征

肿瘤的组织成分主要分为实质和间质。

1. 肿瘤的实质　肿瘤的实质是肿瘤的主要成分，由肿瘤细胞构成。肿瘤的实质可以反映肿瘤的组织来源、性质及生物学行为。不同组织来源的肿瘤，实质的形态可以多样化，但一般都保留有其来源组织的一些特点。多数肿瘤的实质由一种成分构成，如结直肠腺癌、子宫平滑肌瘤等。部分肿瘤的实质由两种或多种成分组成，如乳腺纤维腺瘤的实质则由纤维和导管上皮两种成分组成，涎腺来源的多形性腺瘤的实质则可由上皮、肌上皮、软骨及骨等多种成分构成。

2. 肿瘤的间质　肿瘤的间质由结缔组织、血管、淋巴管等成分组成，起着支持和营养肿瘤实质及参与肿瘤免疫反应等作用，间质内血管丰富的肿瘤通常生长较快。此外，由肿瘤间质构成的微环境对肿瘤的生长、分化和迁移有重要作用。间质成分主要为纤维母细胞和肌纤维母细胞的肿瘤中，肿瘤组织容易变形、僵硬、狭窄和粘连，其可能对肿瘤的生长和迁移起限制作用。肿瘤间质属于肿瘤的非特异成分，通常不能通过其判断肿瘤的类型和分化方向，但有时对肿瘤的诊断有提示作用。

三、肿瘤的分化和异型性

肿瘤的分化（differentiation）是指肿瘤的形态及功能与其来源的正常组织的相似程度。肿瘤与来源的正常组织相似程度越高，成熟度越高，其分化越好，反之则越差。分化程度极差，分化方向无法判断的肿瘤称为未分化（undifferentiation）肿瘤，未分化肿瘤恶性程度高，往往从形态学难以判断其组织学类型，常常需要借助免疫组织化学染色或基因检测等方法协助诊断。

肿瘤的异型性（atypia）是指肿瘤组织在组织结构和细胞形态上与其起源组织的不同程度的差异性。肿瘤异型性的大小反映了肿瘤组织的分化程度，肿瘤异型性越小，与其来源组织相似程度越高，提示其分化程度越高，恶性程度越低，对机体的影响越小。反之，肿瘤异型性越大，与其来源组织相似程度越低，提示细胞分化程度越低、恶性程度越高，对机体影响越大。肿瘤的异型性是区分肿瘤良、恶性的最根本的特征。

显著的异型性称间变（anaplasia），具有间变特征的肿瘤称为间变性肿瘤（anaplasia tumor），间变性肿瘤的肿瘤细胞形态及大小差异大，具有明显多形性，多为高度恶性肿瘤。

1. 结构的异型性　肿瘤组织结构的异型性是指肿瘤组织在空间排列方式上与其来源的正常组织的差异性。良性肿瘤可以有不同程度的结构异型性，但细胞形态一般与来源组织相似，如子宫的平滑肌瘤；恶性肿瘤的结构异型性显著，往往失去正常的空间排列结构、层次、极向，如子宫内膜样腺癌中，正常间质成分减少或消失（图5-2）。

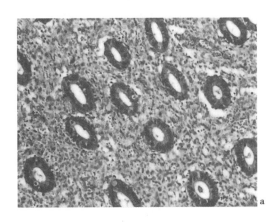
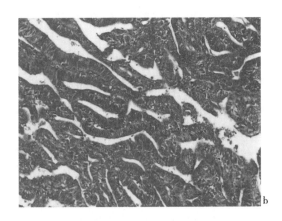

a. 正常子宫内膜 b. 子宫内膜样腺癌，间质消失

图 5-2 正常子宫内膜和子宫内膜样腺瘤

2. 细胞的异型性 肿瘤的细胞异型性表现形式多样，主要包括以下几点。

（1）细胞形态的异型性 肿瘤细胞的大小不一，形态各异，有的体积很大，如瘤巨细胞；有的体积很小，如比较原始的肾母细胞瘤的肿瘤细胞等。

（2）细胞核的异型性 不同的肿瘤，其肿瘤细胞核的大小、形状及染色质分布会出现不同的差异，主要表现为细胞核体积增大，细胞核与细胞质比例增高，出现双核、多核、巨核、畸形核等；核仁明显、体积增大、数目增多；核内 DNA 增多，核染色加深，核染色质呈粗颗粒状，分布不均，堆积于核膜下，核膜增厚；核分裂象增多，表现为不对称、顿挫性或多极性核分裂等病理性核分裂象（图 5-3）。

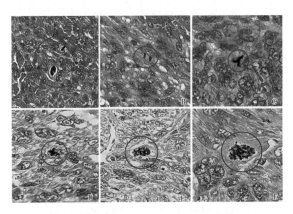

图 5-3 各种形态的病理性核分裂象

（3）细胞质的异型性 表现为细胞质的体积增多或减少，细胞质可以嗜酸性、嗜中性及嗜碱性。恶性肿瘤由于细胞质内核蛋白体增多，细胞质常常嗜碱性。胞内还可因肿瘤细胞产生的异常物质，包括蛋白质、黏液、脂质、糖原和色素等而具有不同的组织学特点，并可通过特殊染色、免疫组织化学染色等方法检测，从而进一步研究肿瘤的形态学特征。

四、肿瘤的生物学特征

（一）肿瘤的生长

1. 肿瘤的生长方式 肿瘤的生长方式主要表现为膨胀性生长、外生性生长和浸润性生长。

（1）膨胀性生长 是多数良性肿瘤的生长方式，肿瘤生长缓慢。随着肿瘤的增大，不断推挤周围正常组织，挤压而不侵犯，可形成完整包膜或假包膜，与周围组织分界清晰，易推动，以此种方式生长的肿瘤一般呈结节状，手术易切除，切除后不易复发，对周围的器官、组织主要是挤压或阻塞的作用。

（2）外生性生长　指发生在体表、体腔（胸腔、腹腔、盆腔）表面或管道器官（如消化道、泌尿生殖道）表面的肿瘤，可以形成向表面突起的乳头状、息肉状、菜花状的肿物。良、恶性肿瘤均可呈外生性生长。恶性肿瘤不但向表面生长，其基底部还向深部组织浸润性生长。恶性肿瘤生长迅速，供血不足，表面容易发生坏死脱落而形成底部高低不平、边缘隆起的溃疡。

（3）浸润性生长　浸润性生长为大多数恶性肿瘤的生长方式。肿瘤细胞往往呈蟹足状或放射状浸润并破坏周围正常组织，肿瘤缺乏包膜或形成不完整包膜、假包膜，与周围正常组织分界不清，粘连紧密，肿瘤固定不活动或活动度小，手术难以完全清除，术后易复发，这是区分良、恶性肿瘤非常重要的形态学特征。值得注意的是个别良性肿瘤也可呈浸润性生长，如血管瘤。

2. 肿瘤的生长特点　一般而言，良性肿瘤生长速度缓慢，恶性肿瘤生长速度较快，如良性肿瘤在短期内迅速长大，则预示恶性转变的可能。肿瘤的生长速度受多种因素的影响，包括肿瘤细胞的倍增时间、生长分数及肿瘤细胞的生成与死亡的比率等。其中生长分数和肿瘤细胞的生成与死亡的比率起重要作用。生长分数主要指处于增殖状态的肿瘤细胞的比例，肿瘤细胞每次分裂繁殖都要经历 G_1、S、G_2、M 四个阶段，即一个细胞周期。生长分数越高，肿瘤生长越快，一般生长分数高的肿瘤对化疗比较敏感。由于肿瘤细胞生长和死亡的比率很大程度上决定了肿瘤持续生长的速度，因此促进肿瘤细胞凋亡及抑制肿瘤细胞增殖成为了肿瘤治疗的重点研究方向。

3. 肿瘤血管生成　肿瘤血管的形成是肿瘤生长的前提之一。肿瘤细胞和肿瘤间质内的炎性细胞（尤其是巨噬细胞）能产生血管内皮生长因子（VEGF）和碱性成纤维细胞生长因子（b－FGF）等血管生成因子，诱导血管生成。血管的生成既能为肿瘤生长提供营养，又能为肿瘤转移提供条件。近年来的研究显示，肿瘤细胞自身可以形成不依赖于血管生成的肿瘤微循环，此种微环境是类似血管、具有基底膜的小管状结构，可与血管交通，称为"血管生成拟态"。抗血管生成或"抗血管生成拟态"也是目前肿瘤治疗的重要方面。

4. 肿瘤的演进和异质性　恶性肿瘤在生长过程中，生长速度、浸润能力及发生远处转移的能力等这些侵袭性增加的现象称为肿瘤的演进（progression）。肿瘤的异质性（heterogeneity）是指同一类型的肿瘤或者同一肿瘤不同的区域出现不同形态和结构功能的肿瘤细胞群，多由一个肿瘤细胞克隆来源的具不同特征的子细胞亚群组成。肿瘤的演进与其获得的越来越大的异质性有关。恶性肿瘤是由发生恶性转化的细胞单克隆性增生而来，经过多代分裂增殖的子代细胞，因其在生长过程中发生了不同的基因改变和分子改变，从而形成了在侵袭能力、生长速度、对生长信号的反应、对放化疗敏感性等方面有差异的肿瘤细胞亚群，这种肿瘤细胞亚群不再是由一样的细胞组成，而是具有各自特征的"亚克隆"。

（二）肿瘤的扩散 📱微课

良性肿瘤一般在原发部位生长增大，极少发生转移，而恶性肿瘤不仅可以在原发部位浸润性生长，还可以发生邻近组织和器官的侵犯及远处组织器官的扩散。这也是恶性肿瘤最重要的特征。恶性肿瘤的扩散方式包括直接蔓延、淋巴道转移、血道转移及种植性转移等。

1. 直接蔓延（direct spreading）　随着肿瘤的不断长大，肿瘤细胞通过组织间隙、淋巴管、血管或神经束衣浸润并破坏邻近正常的组织器官，并继续生长，称为直接蔓延。如周围型肺癌侵犯胸壁、膀胱癌直接蔓延侵犯前列腺等。

2. 转移（metastasis）　恶性肿瘤细胞通过淋巴管、血管及体腔，迁徙到远离原发部位的区域继续生长，并形成和原发部位同种类型的肿瘤，这个过程叫转移。恶性肿瘤可以发生原发部位器官内的转移。转移部位形成的肿瘤叫转移性肿瘤或继发性肿瘤，原发部位的肿瘤叫原发肿瘤。良性肿瘤一般不发生转移，转移是恶性肿瘤的特点，但恶性肿瘤不一定都会发生转移，如皮肤的基底细胞癌，则极少发生转移。常见的恶性肿瘤的转移途径有以下几种。

（1）淋巴道转移（lymphatic metastasis）　是上皮源性恶性肿瘤（癌）的常见转移方式。肿瘤细胞通过侵入淋巴管，随淋巴液到达局部淋巴结，肿瘤细胞先在淋巴结边缘窦聚集，逐渐累及整个淋巴结，当肿瘤侵透淋巴结被膜时，可引起周围淋巴结融合成团，并且可以通过淋巴结循环转移到下一站淋巴结，最后通过胸导管入血，继发血道转移。被肿瘤侵犯的淋巴结往往体积增大，质地较硬，切面呈灰白色。接收原发肿瘤经淋巴管通道转移的第一个或第一组淋巴结称为前哨淋巴结（sentinel lymph nodes），如乳腺癌的前哨淋巴结，右半结肠的结肠旁淋巴结等。如果前哨淋巴结没有癌转移，其他淋巴结转移的可能性则较小，有时肿瘤也可发生跳跃式转移或逆行转移。乳腺癌常常通过淋巴道转移至同侧腋窝淋巴结，形成淋巴结转移性癌，胃肠道癌及肺癌常发生左锁骨上淋巴结（Virchow 淋巴结）的转移，鼻咽癌常发生颈部淋巴结的转移等。

（2）血道转移（hematogenous metastasis）　是肉瘤的常见转移途径，上皮源性的恶性肿瘤也可经此途径转移。瘤细胞侵入血管后，通过血流到达远离原发部位的区域继续生长，形成转移瘤。由于静脉壁薄，管内压力低，故瘤细胞多经静脉入血，少数肿瘤细胞也可经淋巴管入血。经血道的转移瘤的发生部位常常与血流方向有关（图 5 - 4），侵入体循环静脉的肿瘤细胞途经右侧心脏常在肺内形成转移瘤，例如骨肉瘤的肺转移等。侵入门静脉系统的肿瘤细胞往往形成肝内转移瘤，例如胃癌、结直肠癌易发生肝脏转移等。因此，恶性肿瘤通过血道转移最常累及的部位是肺和肝。而原发于肺的恶性肿瘤和肺内转移瘤则可通过侵入肺静脉，途经左心随血流到达全身各个器官，常转移至肾、肾上腺、脑、骨等器官。此外，侵入胸、腰、骨盆静脉的恶性肿瘤细胞也

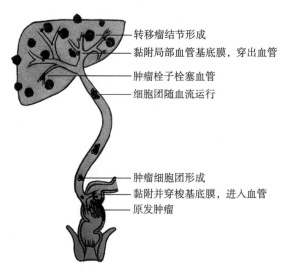

转移瘤结节形成
黏附局部血管基底膜，穿出血管
肿瘤栓子栓塞血管
细胞团随血流运行

肿瘤细胞团形成
黏附并穿梭基底膜，进入血管
原发肿瘤

图 5 - 4　恶性肿瘤血道转移模式图

可以经吻合支到达脊椎静脉丛，形成椎骨及中枢神经系统的转移，前列腺癌常通过此种途径发生椎骨转移。转移瘤的特点包括边界清楚，常多发，散在分布，多接近器官表面，一般体积比原发部位小，位于器官表面的转移性肿瘤，由于瘤结节中央发生坏死、脱落而凹陷，可形成所谓的"癌脐"。

（3）种植性转移　发生于体腔内器官的恶性肿瘤侵及器官表面时，肿瘤细胞脱落，像播种一样播散到体腔内其他器官表面，形成多个转移瘤，这种方式称为种植性转移。如胃的印戒细胞癌可以种植大网膜、腹膜、盆腔器官及卵巢等。这种特殊类型的肿瘤转移到卵巢则称为 Krukenberg 瘤，通常为双侧卵巢。Krukenberg 瘤除了通过种植性转移，也可以通过血道和淋巴道转移形成。

✖ 练一练5-1

骨肉瘤主要转移途径是

A. 消化道转移　　　　　B. 淋巴道转移　　　　　C. 跳跃性转移

D. 种植性转移　　　　　E. 血道转移

答案解析

护爱生命

目前，恶性肿瘤已成为威胁身体健康及生命安全的重要公共卫生问题之一。据国家癌症中心 2015 年中国恶性肿瘤的统计数据表明，2015 年全国新发恶性肿瘤病例数约为 392.9 万例，发病率为 285.83/10 万，死亡人数约为 233.8 万例，死亡率为 170.05/10 万，其中男性新发病人数约为 215.1 万例，发病率为 305.47/10 万，男性死亡人数约为 148.0 万例，死亡率为 210.1/10 万；女性新发病人数约为 177.8 万例，发病率为 265.21/10 万，女性死亡人数约为 85.8 万例，死亡率为 128/10 万；城市地区新发恶性肿瘤病例数约为 235.2 万例，发病率为 304.96/10 万，死亡人数约为 133.1 万例，占全国死亡例数的 56.93%；农村地区新发病例数约为 157.7 万例，发病率为 261.40/10 万，死亡人数约为 100.6 万例，占全国死亡例数的 43.07%。恶性肿瘤随着年龄的增加发病率逐渐上升，到 80 岁年龄组达到发病高峰。按发病人数的多少排序，发病前 10 位的恶性肿瘤依次为肺癌、胃癌、结直肠癌、肝癌、乳腺癌、食管癌、甲状腺癌、子宫颈癌、脑瘤、胰腺癌。因此，面对如此严峻的恶性肿瘤发病形势，我们应该扩大早癌筛查的范围，真正做到早发现、早诊断、早治疗。

PPT

第三节 肿瘤的分级和分期

肿瘤的分级和分期一般应用于恶性肿瘤，主要用于评估肿瘤的进展情况，是制定肿瘤治疗方案和评估预后的重要依据和指标。通常用"5 年生存率"和"10 年生存率"等指标来判断肿瘤的恶性行为和对治疗的反应。一般分级分期越高，生存率越低。

一、肿瘤的分级

恶性肿瘤的分级依据包括肿瘤细胞的分化程度、异型性和核分裂象数目。多采用三级分类法：Ⅰ级为高分化，分化好，低度恶性；Ⅱ级为中分化，分化中等，中度恶性；Ⅲ级为低分化，分化差，高度恶性，如结直肠腺癌、子宫内膜样腺癌均是采取三级分类法。少数肿瘤采用两级分类法，即低级别和高级别，低级别分化好，高级别分化差，如卵巢的浆液性癌、膀胱的尿路上皮癌则是采取二级分类法等。

二、肿瘤的分期

肿瘤的分期（stage）是指恶性肿瘤的生长范围和扩散范围。扩散的范围包括肿瘤原发器官内的转移和远处器官的转移。肿瘤体积越大、生长范围和播散范围越大，分期越高，患者预后越差。因此，肿瘤分期主要根据原发肿瘤大小、浸润深度和范围、邻近器官受累情况、远处器官及淋巴结转移情况来分期。

目前，国际上广泛使用的肿瘤分期方法是国际抗癌协会制定的 TNM 分期法。

T 指肿瘤原发灶的情况，随着肿瘤体积的增大和邻近组织器官的受累情况的增加，依次表示为 $T_1 \sim T_4$。Tis 指原位癌，T_0 指没有原发肿瘤的证据；N 指淋巴结转移，N_0 表示无淋巴结转移，淋巴结转移的程度和范围用 $N_1 \sim N_3$ 来表示。M 指远处转移，M_0 表示无远处转移，M_1 表示有远处转移。

第四节 肿瘤对机体的影响

PPT

肿瘤良恶性不同，对机体的影响不同。一般而言，良性肿瘤对机体的影响较小，恶性肿瘤对机体的影响大。

一、良性肿瘤对机体的影响

良性肿瘤对机体的影响主要取决于肿瘤的发生部位和继发改变。良性肿瘤分化较成熟，生长缓慢，不浸润，不转移，生长局限。一般对机体影响较小，主要表现为局部压迫和阻塞症状。如发生在颅内的良性肿瘤，可压迫周围脑组织，引起颅内压升高及相应的神经系统症状，结直肠的平滑肌瘤可引起肠腔狭窄、梗阻或肠套叠等。良性肿瘤有时也可以继发感染和出血，如卵巢的成熟型囊性畸胎瘤发生蒂部扭转时可出现出血、坏死，继而出现腹腔内的感染。另外，内分泌腺来源的良性肿瘤可因产生过多的激素而出现相应的临床症状，如肾上腺髓质的良性嗜铬细胞瘤，可分泌去甲肾上腺素，引起血压升高；胰岛细胞瘤可因分泌过多的胰岛素引起阵发性低血压；发生在垂体的生长激素腺瘤可因分泌过量的生长激素而表现为巨人症或肢端肥大症等。

二、恶性肿瘤对机体的影响

恶性肿瘤分化不成熟，生长速度快，容易侵犯及破坏邻近组织及器官，并发生远处转移，对机体的影响和危害较大，恶性肿瘤对人体最大的危害是死亡。

恶性肿瘤对机体的影响表现在以下几个方面。

1. 局部压迫和阻塞症状　大部分恶性肿瘤均可出现，如食管癌引起的吞咽困难等。

2. 破坏器官形态及功能　恶性肿瘤呈浸润性生长，在生长过程中，常破坏器官的组织形态和结构，引起功能障碍，如骨肉瘤破坏骨组织，引起病理性骨折；晚期肝癌可广泛破坏肝组织，导致肝功能障碍。

3. 并发症　主要包括溃疡、出血、感染、发热及疼痛等。肿瘤生长速度快，常因缺血缺氧而发生坏死、溃疡及感染，如发生在皮肤的恶性黑色素瘤表面破溃；恶性肿瘤破坏血管，可引起出血，如子宫内膜癌引起阴道流血；肿瘤侵犯神经，可引起顽固性疼痛，如鼻咽癌侵犯三叉神经，引起头痛等。少数肿瘤代谢产物、坏死分解产物或继发感染的毒性产物，可引起机体发热，通常为低热。

4. 恶病质　恶病质（cachexia）是指一种机体出现严重消瘦、贫血、无力、全身衰竭的状态，多见于晚期恶性肿瘤患者，常常因为全身多器官衰竭而死亡。恶病质的发生可能是由肿瘤本身或机体反应产生的细胞因子等作用的结果。

5. 副肿瘤综合征　副肿瘤综合征（paraneoplastic syndrome）广义讲是指不能用原发肿瘤直接侵犯和转移来解释的一些病变和临床症状，而是由肿瘤的产物及异常免疫反应等原因间接引起，可表现为神经、肌肉、消化、内分泌及骨关节的异常等，这些病变和临床症状不是由原发肿瘤或转移瘤直接引起。副肿瘤综合征主要见于肺小细胞癌、乳腺癌及淋巴瘤等恶性肿瘤。副肿瘤综合征出现明显的临床症状可以发生在原发肿瘤发现之前、之后或同时发生。异位内分泌综合征是指一些非内分泌腺肿瘤产生和分泌激素或激素样物质［如促肾上腺皮质激素（ACTH）、甲状旁腺素（PTH）、生长激素（GH）（GH）等］引起内分泌功能紊乱，而出现一系列临床表现。此类肿瘤多为恶性，如肺癌、肝癌等。异位内分泌综合征属于副肿瘤综合征。需要注意的是由内分泌腺肿瘤分泌产生的原固有激素引起的临床症状不属于副肿瘤综合征。

第五节　良性肿瘤与恶性肿瘤的区别

PPT

大部分肿瘤可以区分出良性和恶性。良性肿瘤对人体的危害小，治疗效果好，易于根除。恶性肿瘤对人体的危害大，治疗效果欠佳，容易复发和发生远处转移，难于根治，因此，区分肿瘤的良恶性具有重要临床意义。以下主要从肿瘤的分化程度、核分裂象的有无、生长速度、生长方式、继发改变、是否发生转移、是否复发及对机体的影响加以区分（表 5–1）。

表 5–1　良性肿瘤与恶性肿瘤的区别

	良性肿瘤	恶性肿瘤
分化程度	异型性小，分化程度高，与来源组织相似度高	异型性大，不同程度分化障碍或未分化，与来源组织的相似度低，差异大
核分裂象	无或少见病理性核分裂象	多见病理性核分裂象
生长速度	缓慢	较快
生长方式	多呈膨胀性或外生性生长，与周围组织分界较清	多呈浸润性或外生性生长，与周围组织分界不清
继发改变	无或少见	多见，常发生出血、坏死、感染、溃疡等
转移	不转移或个别转移	常见转移
复发	无或少见复发	手术切除后容易复发
对机体影响	影响小，主要为局部压迫或阻塞	影响大，除局部压迫、阻塞外，还可破坏原发部位和转移部位组织，引起出血、坏死及感染、恶病质、副肿瘤综合征等，严重者可引起死亡

部分肿瘤不能明确区分出良性和恶性，需要通过形态学特征来判断其复发转移的风险及预后。因此，除了典型的良性肿瘤和恶性肿瘤，还有其生物学行为介于良恶性之间的肿瘤，称为交界性肿瘤（borderline tumor），如卵巢的交界性浆液性肿瘤、交界性黏液性肿瘤、交界性子宫内膜样的肿瘤等，有些交界性肿瘤可以发展为恶性肿瘤。此外，还存在一些恶性潜能目前难以确定的肿瘤，有待未来长时间的研究和临床病例随访，如甲状腺的恶性潜能未定的滤泡性肿瘤等。

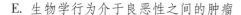

练一练5-2

交界性肿瘤是指

A. 混合性肿瘤　　　　　　　B. 癌前病变

C. 分化好的恶性肿瘤　　　　D. 良性肿瘤恶变

答案解析

E. 生物学行为介于良恶性之间的肿瘤

PPT

第六节　肿瘤的命名和分类

人体各个器官及组织均可发生肿瘤，且肿瘤的种类繁多，因此对肿瘤的命名和分类不仅对病理诊断至关重要，也是临床规范治疗和预后评估的先决条件。一般能从肿瘤的名字反映出肿瘤的来源和性质。

一、肿瘤的命名

肿瘤的命名基本原则：一般根据组织或细胞学类型及生物学行为来命名。

1. 良性肿瘤的命名　一般命名原则是在组织或细胞学类型后面加一个"瘤"字。如平滑肌瘤、脂肪瘤、血管瘤、骨瘤等，平滑肌、脂肪、血管和骨反映了肿瘤的组织学来源，而"瘤"字则反映了肿瘤的性质是良性的。还有少部分良性肿瘤结合形态学特征来命名，如内翻性乳头状瘤、乳头状囊腺瘤、嗜酸性细胞瘤等。

2. 恶性的肿瘤命名 一般命名原则是据不同的组织或细胞学类型后面加"癌"或"肉瘤"。

（1）来源于上皮组织的恶性肿瘤统称为癌（carcinoma）。癌显示了上皮分化的特点。命名方式则是在上皮后加一个"癌"字，如鳞状上皮来源的恶性肿瘤叫鳞状细胞癌，腺上皮来源的恶性肿瘤叫腺癌。同时具有腺上皮和鳞状上皮分化的癌叫腺鳞癌。部分缺乏明确上皮分化特征，但是形态及免疫表型确定为癌的称为未分化癌（undifferentiated carcinoma）。还有少数结合形态学特征来命名的癌，如内翻性乳头状癌、乳头状囊腺癌、透明细胞癌等。

（2）来源于间叶组织的恶性肿瘤统称为肉瘤（sarcoma）。肉瘤显示了某种间叶组织分化的特点。命名方式则是在间叶来源的组织后加"肉瘤"二字，如脂肪肉瘤、血管肉瘤、骨肉瘤、纤维肉瘤、平滑肌肉瘤、横纹肌肉瘤等。

（3）同时具有癌和肉瘤两种成分的恶性肿瘤称为癌肉瘤（carcinosarcoma）。大量研究表明，真正的癌肉瘤很少见，多数是肉瘤样癌，肉瘤样癌的本质是来源于上皮组织的恶性肿瘤部分发生了间叶表型转化。

3. 特殊肿瘤的命名 除此之外，还有一些肿瘤的命名已约定俗成，没有命名规律，不按上述原则命名。

（1）以"⋯母细胞瘤"命名 肿瘤的形态与某些细胞或组织发育过程中的幼稚细胞相似，这类肿瘤可以是良性的，也可以是恶性的，还有交界性或生物学行为不确定的。如骨母细胞瘤、脂肪母细胞瘤等则为良性的；髓母细胞瘤、肾母细胞瘤、视网膜母细胞瘤、骨母细胞瘤等则为恶性的；炎性肌纤维母细胞性肿瘤则为交界性肿瘤等。

（2）以"⋯病"命名 虽然叫"病"，但有些肿瘤却是恶性的，例如白血病、蕈样霉菌病等。

（3）以"⋯瘤"命名 虽然也叫"瘤"，但部分却是恶性肿瘤，如精原细胞瘤、卵黄囊瘤、黑色素瘤、无性细胞瘤、淋巴瘤、上皮样血管内皮细胞瘤等。

（4）以"恶性⋯瘤"命名 如恶性畸胎瘤、恶性周围神经鞘膜瘤、恶性颗粒细胞瘤等。

（5）以"人名"命名 如霍奇金（Hodgkin）淋巴瘤、尤因（Ewing）肉瘤等。

（6）以"⋯瘤病"命名 如神经纤维瘤病、脂肪瘤病、结直肠家族性腺瘤性息肉病等，主要指肿瘤多发性的状态。

（7）畸胎瘤 多发生于性腺，一般含有两个及以上胚层的成分，分为成熟性畸胎瘤和不成熟性畸胎瘤。

值得注意的是有些病名虽然冠以"瘤"字，但并不是真正的肿瘤，如动脉瘤等；有些虽然没有冠以"瘤"字，却属于肿瘤的范畴，如结节性筋膜炎、动脉瘤样骨囊肿等。

二、肿瘤的分类

肿瘤的分类主要依据肿瘤的组织形态、细胞形态、生物学行为、临床病理特征及预后情况。目前广泛使用的肿瘤分类是世界卫生组织（World Health Organization，WHO）对肿瘤的分类（表 5-2）。

表 5-2　常见肿瘤的分类及举例

组织来源	良性肿瘤	恶性肿瘤
1. 上皮组织		
鳞状细胞	鳞状细胞乳头状瘤	鳞状细胞癌
基底细胞		基底细胞癌
移行细胞（尿路上皮）	尿路上皮乳头状瘤	尿路上皮癌
腺上皮细胞	腺瘤	腺癌
	囊腺瘤	囊腺癌
	乳头状瘤	乳头状癌

组织来源	良性肿瘤	恶性肿瘤
2. 间叶组织		
纤维组织	纤维瘤	纤维肉瘤
脂肪组织	脂肪瘤	脂肪肉瘤
平滑肌组织	平滑肌瘤	平滑肌肉瘤
横纹肌组织	横纹肌瘤	横纹肌肉瘤
血管组织	血管瘤	血管肉瘤
淋巴管组织	淋巴管瘤	淋巴管肉瘤
骨组织	骨瘤	骨肉瘤
软骨组织	软骨瘤	软骨肉瘤
3. 淋巴造血组织		
淋巴组织		淋巴瘤
造血组织		白血病
4. 神经组织		
胶质细胞		星型细胞瘤（WHO Ⅲ级）
		胶质母细胞瘤
神经细胞	神经节细胞瘤	神经母细胞瘤
神经鞘细胞	神经鞘瘤	恶性外周神经鞘膜瘤
脑脊膜	脑膜瘤	恶性（间变）脑膜瘤
5. 其他肿瘤		
间皮	多囊性间皮瘤	恶性间皮瘤
双向（上皮和间叶）分化		滑膜肉瘤
黑色素细胞	黑色素细胞痣	恶性黑色素瘤
胎盘滋养叶细胞	完全性水泡状胎块（葡萄胎）	绒毛膜上皮癌
	部分性水泡状胎块（葡萄胎）	Sertoli - Leydig 细胞瘤（低分化）
性索 - 间质肿瘤	卵泡膜细胞瘤	精原细胞瘤
生殖细胞		无性细胞瘤
		胚胎性癌
性腺或胚胎残余中的全能细胞	成熟性畸胎瘤	非成熟性畸胎瘤

为了方便对疾病的管理和分析，需要对疾病进行编码。因此，在 WHO 国际疾病分类（International Classification of Disease，ICD）的肿瘤学部分（ICD - O）对每一种肿瘤性疾病进行了编码，如结直肠腺瘤的完整编码为 8140/0，结直肠腺癌的完整编码为 8140/3。

肿瘤的分类除了依据组织学形态、临床特点、影像及超声特点，还需要借助特殊检测方法，检测细胞表面及细胞内部的一些特定分子改变及细胞遗传学改变、分子遗传学改变等，如特殊染色、免疫组织化学染色及分子检测方法等。利用免疫组织化学方法可以检测上皮细胞内的各种角蛋白（cytokeratin，CK）、检测肌肉组织内的结蛋白（desmin）、淋巴细胞表面各种抗原等。利用分子检测手段可以检测部分肿瘤的细胞遗传学改变，如肺癌中的 del(3)(p14 -23)，滑膜肉瘤中的 t(X；18)(p11；q11)，星形细胞瘤中的 del(9)(p13 -24)，肾母细胞瘤中的 del(11)(p13) 等。

第七节　癌前病变（或疾病）、异型增生和原位癌

PPT

恶性肿瘤的发生是一个逐渐演进的过程，癌的形成要经过癌前疾病（或病变）、异型增生、原位癌及浸润癌，这个过程可能需要很长的时间，但并非是所有癌都必须要经历的过程，其对研究肿瘤的发生发展和早诊早治有重大意义。

一、癌前病变（或疾病）

某些疾病（或病变）虽然本身不是癌，但具有发展为癌的潜能，如其长期存在会增加患者发生相应癌的风险，这些疾病称为癌前疾病（precancerous disease），这些病变称为癌前病变（precancerous lesion）。癌前疾病（或病变）不一定都会发展为癌。癌前疾病（或病变）分为获得性和遗传性两类。获得性癌前疾病（或病变）可能和某些生活习惯、感染或慢性炎症性疾病有关。遗传性是指患者可能有某种特定的染色体或基因的改变，使其患有某种肿瘤的概率增加，也称遗传肿瘤综合征（inherited cancer syndrome）。常见的癌前病变（或疾病）有以下几种。

1. 慢性萎缩性胃炎与胃溃疡　近年来研究发现，和幽门螺杆菌（helicobacter pylori，Hp）感染相关的胃炎与胃黏膜相关的 B 细胞淋巴瘤有关；胃萎缩性胃炎伴肠上皮化生和胃癌的发生有一定关系；胃慢性溃疡也可引起癌变，癌变率约为 1%。

2. 结直肠腺瘤　较常见，可单发，也可多发，分为管状腺瘤、管状绒毛状腺瘤、绒毛状腺瘤等，绒毛状腺瘤和管状绒毛状腺瘤发生癌变的概率更高，家族性腺瘤性息肉病几乎都会进展为癌。

3. 溃疡性结肠炎　属于炎症性肠病的一种，溃疡长期反复刺激，黏膜可发生不典型增生或异型增生，继而进展为结肠腺癌。

4. 乳腺导管上皮非典型增生　常见于 40 岁左右女性，其发生浸润性乳腺癌的风险度是正常女性的 4～5 倍。

5. 皮肤慢性溃疡　慢性炎症长期反复刺激、修复，可引起鳞状上皮的不典型增生或异型增生，最终恶性变为鳞状细胞癌。

6. 黏膜白斑　主要病理改变为鳞状上皮增生伴表皮角化过度及角化不全，并可发生异型增生，最后发展为鳞状细胞癌。此病好发于口腔及外阴等处，肉眼观呈白色斑块，就是所谓的"白斑"。

7. 肝硬化　主要包括由乙型和丙型病毒性肝炎感染所致的肝硬化，以及其他脂肪肝及酒精性肝病引起的肝硬化，多见老年人，最后可能发展为肝细胞肝癌。

二、异型增生和原位癌

异型增生（dysplasia）是指增生的上皮细胞及结构均具有异型性，多数形容和肿瘤相关的非典型增生，致病因素去除后，部分异型增生可以逆转，不一定都会发展为癌。异型增生根据病变累及范围可分轻、中、重三级：异型增生累及上皮全层下 1/3 为轻度，累及上皮全层下 2/3 为中度，累及上皮全层的 2/3 以上为重度。非典型增生（atypical hyperplasia）既可见于和肿瘤相关的病变，也见于因炎症、修复引起的改变，多用于描述上皮的病变。学术界一般用异型增生描述和肿瘤性病变相关的不典型增生。

原位癌（carcinoma in situ，CIS）通常用于上皮的病变，是指异型增生的细胞在形态和生物学特性上和癌细胞相同，累及上皮全层，但未突破基底膜向下浸润的肿瘤性病变，也称为上皮内癌（intraepithelial carcinoma）。原位癌常见于被覆鳞状上皮的部位，如皮肤、食管、宫颈、外阴等；也可见于被覆移行上皮的膀胱；乳腺也可以发生导管原位癌。原位癌是一种早期癌，及早发现，可手术切除，降低其发展为浸润癌的风险。

目前，较多使用上皮内瘤变（intraepithelial neoplasia）描述上皮的异型增生和原位癌，即采用两级分类法，低级别上皮内瘤变（包括轻度异型增生和中度异型增生）和高级别上皮内瘤变（重度异型增生），胃肠道多使用此种分类法。WHO 新分类中子宫颈上皮内瘤变（cervical intraepithelial neoplasia，CIN）则使用低级别上皮内病变和高级别上皮内病变。引入这一概念的目的是因为重度异型增生和原位癌在病理诊断上难以区分，临床治疗方式基本一样。

第八节　肿瘤的病因及发病机制

PPT

一、肿瘤的病因

肿瘤的形成和发展是一个多步骤动态发展的过程，肿瘤的病因复杂，有的肿瘤致瘤因素比较明确，有的不明确。可导致恶性肿瘤发生的物质统称为致癌物（carcinogen）。本身无致癌性，可增加致癌物的致癌性的物质称为促癌物（promoter），促癌物起促发作用。恶性肿瘤的发生常常需要经过启动和促发两个阶段。

（一）外部环境致瘤因素

外部环境致瘤因素主要包括化学致瘤因素、物理致瘤因素和生物致瘤因素，这些因素单独长期作用于机体可能诱发癌变。

1. 化学致瘤因素　主要分为直接化学致瘤因素和间接化学致瘤因素。

（1）直接化学致瘤因素　较少见，一般作用弱，致瘤时间较长。

1）烷化剂与酰化剂：有些烷化剂应用于临床，如环磷酰胺，在临床上主要用于抗肿瘤治疗和抗免疫治疗，长时间使用可能诱发粒细胞白血病等恶性肿瘤，这类药应慎用。

2）其他直接化学致瘤因素：金属元素镍、铬、镉等有致癌作用，其致癌性可能与其二价阳离子、DNA 反应有关，如炼铬工人的肺癌发病率明显升高。一些有机物及非金属也有致瘤作用，如苯可致白血病等。

（2）间接化学致瘤因素

1）多环芳烃类：主要存在于煤焦油、石油、烟草烟雾、烟熏和烧烤类的食品等物质中，主要的致癌物是 3,4 - 苯并芘、1,2,5,6 - 双苯并蒽等。近年来肺癌的发生率日益增加，与吸烟、大气环境污染密切相关，某些地方的胃癌发生率高与食用烟熏和烧烤类食品有关。

2）芳香胺类：如乙萘胺、联苯胺、氨基偶氮染料等。印染厂工人和橡胶工人膀胱癌的发病率较高与长期接触乙萘胺、联苯胺、4 - 氨基联苯等有关，食品工业中曾食用过的氨基偶氮染料（奶黄油和猩红）可以致肝细胞肝癌。

3）亚硝胺类：存在于肉类食品的保存剂和着色剂中，也可由细菌分解产生，广泛存在于腌菜和变质食品中。我国河南省林县的食管癌发病率高和当地食物中亚硝酸盐的含量高有关。

4）真菌毒素：主要存在于霉变食品中，霉变的花生、玉米及谷类含量最多。黄曲霉素种类较多，以黄曲霉素 B_1 致癌性最强，可诱发肝细胞肝癌。

2. 物理致瘤因素

（1）电离辐射　包括 X 射线、γ 射线以及粒子形式的辐射如 β 粒子等。长期接触射线可引起皮肤癌、白血病等恶性肿瘤。辐射还可使染色体异常，如断裂、转位及点突变等，导致癌基因激活或者抑癌基因失活。

（2）紫外线照射　过量的紫外线照射可引起皮肤的恶性肿瘤，大量的紫外线可以破坏 DNA 的结构。如皮肤的基底细胞癌、鳞状细胞癌及恶性黑色素瘤等。

3. 生物致瘤因素

（1）病毒　人类某些肿瘤的发生与病毒感染有关，病毒感染主要分为 DNA 病毒感染和 RNA 病毒感染。DNA 致瘤病毒感染宿主细胞后，如其整合到宿主细胞 DNA 中，将引起细胞异常转化。常见的

DNA 致瘤病毒包括 Epstein – Barr（EB）病毒、乙型肝炎病毒、丙型肝炎病毒、人类乳头瘤病毒（human papilloma virus，HPV）等。EB 病毒与鼻咽癌、Burkitt 淋巴瘤及多种淋巴瘤的发生相关；乙型肝炎病毒及丙型肝炎病毒均和肝细胞癌的发生密切相关；人乳头瘤病毒（HPV）可导致肛周生殖区域的鳞状细胞癌及子宫颈癌等。RNA 致瘤病毒属于逆转录病毒，分为急性转化病毒和慢性转化病毒，急性转化病毒含有癌基因，如 v – src、v – abl、v – myb 等，病毒感染宿主细胞后，以病毒 RNA 为模板在逆转录酶的催化下合成 DNA，然后整合到宿主 DNA 中表达并发生细胞转化；慢性转化病毒不含有癌基因，但却含有活性很强的启动子和增强子，反转录后插入到宿主细胞 DNA 原癌基因附近，激活或引起原癌基因过度表达，从而细胞异常转化。常见的 RNA 病毒是人类 T 细胞白血病/淋巴瘤病毒 I，其与"成人 T 细胞白血病/淋巴瘤"有关，主要发生于日本及加勒比海地区。

（2）细菌　幽门螺杆菌（H. pylori，Hp）为革兰阴性杆菌，Hp 的感染与胃癌及胃黏膜相关淋巴组织结外边缘区淋巴瘤相关。

（3）寄生虫　如少数结肠腺癌可能与日本血吸虫感染有关，华支睾吸虫可导致胆管癌等。

（二）内部致瘤因素

1. 遗传因素　患者由于某些特定的染色体及基因异常，使其患某些肿瘤的概率比一般人群大，称为遗传性或家族性肿瘤综合征。

（1）常染色体显性遗传的遗传性肿瘤综合征　如视网膜母细胞瘤，主要遗传了亲代的一个异常 Rb 等位基因。一些癌前疾病也可以常染色体显性遗传的方式出现，如结肠家族性腺瘤性息肉病、神经纤维瘤病等，他们虽不是恶性肿瘤，但恶变率很高。

（2）常染色体隐性遗传的遗传性肿瘤综合征　如 Bloom 综合征患者易发生白血病等恶性肿瘤，着色性干皮病患者经紫外线照射后易患皮肤癌，毛细血管扩张性共济失调症患者易患白血病和淋巴瘤、Fanconi 贫血易患白血病等。以上遗传综合征均和 DNA 修复基因异常有关。Li – Fraumeni 综合征患者易患乳腺癌、白血病、肉瘤、脑肿瘤等。

一些肿瘤有家族聚集及遗传倾向，如乳腺癌、胃肠道癌、肾母细胞瘤等。遗传因素和环境因素共同作用促进了肿瘤的发生。

2. 免疫因素　在免疫缺陷病患者和接受免疫抑制治疗的患者中，恶性肿瘤的发病率明显增加。

3. 内分泌因素　某些肿瘤的发生和发展与机体内分泌紊乱有关，如乳腺癌、子宫内膜癌的发生与机体内雌激素的水平过高有关。此外，部分恶性肿瘤的扩散和转移也与激素有关，如肾上腺皮质激素可抑制某些造血系统肿瘤，垂体前叶激素可促进肿瘤的生长和转移等。

4. 性别和年龄因素　生殖器官肿瘤、乳腺癌、胆囊癌、甲状腺癌等肿瘤女性比男性好发，肺癌、肝癌、胃癌和结肠癌则是男性发病率高于女性。年龄在肿瘤的发生中也有一定影响，不同年龄段好发的肿瘤有一定差异。肾母细胞瘤、髓母细胞瘤及神经母细胞瘤等多见于儿童，大部分癌以老年人居多。

5. 种族和地域因素　可能与地理环境、生活及饮食习惯、遗传等多因素相关。

二、肿瘤的发病机制

肿瘤的发病机制复杂，也是人类一直以来热衷研究的世界难题。肿瘤本质上是基因病。近年来随着分子生物学的快速发展，肿瘤发生的分子基础取得了很大的进展，主要涉及原癌基因、肿瘤抑制基因、凋亡调节基因和 DNA 修复及端粒和端粒酶等。

1. 原癌基因的激活　原癌基因是指在正常细胞中以非激活的形式存在，具有潜在使细胞发生恶性转化能力的基因，其正常情况下编码的产物是促进细胞生长增殖的重要蛋白质，如生长因子、信号转导蛋白质及转录因子等。原癌基因转变为细胞癌基因的过程称为原癌基因的激活。常见的激活方式有点突变、染色体重排、基因扩增，其他机制还包括肿瘤细胞的自分泌、染色体数目异常等。

2. 抑癌基因功能失活 肿瘤抑制基因在细胞生长和增殖过程中起着重要作用，主要起抑制细胞生长的作用。常见的肿瘤抑制基因有 Rb 基因和 p53 基因。Rb 基因的纯合性缺失见于所有的视网膜母细胞瘤及部分肺癌、乳腺癌、骨肉瘤、膀胱癌等肿瘤。且超过 50% 的肿瘤有 p53 基因的突变，尤其是结肠癌、肺癌、乳腺癌、胰腺癌中突变更为多见。其他少见肿瘤抑制基因还包括 NFI 基因（Ⅰ型神经纤维瘤病）、APC 基因（大肠癌）、INK4A 基因、VHL 基因（VHL 综合征相关的透明细胞肾细胞癌）等。

3. 凋亡调节基因 调节细胞凋亡的基因在肿瘤的发生过程中起着重要作用，且受复杂的分子机制调控。如促凋亡分子 Bax 蛋白可以促进凋亡，抗凋亡分子 Bcl–XL 可以抑制凋亡等。

4. DNA 修复功能异常 DNA 修复功能异常时，外源性或自身引起的 DNA 损伤不能及时被修复，则可能在肿瘤的发生过程中起作用。如着色性干皮病，属于遗传性 DNA 修复基因异常。

5. 端粒和端粒酶 端粒是位于染色体末端的 DNA 重复序列，随着细胞的复制而缩短，大部分体细胞没有端粒酶的修复，只能复制约 50 次后发生死亡。多数恶性肿瘤细胞具端粒酶活性，端粒不会缩短，从而能无限的增殖。

6. 其他分子机制 近年来研究发现，肿瘤的分子机制还包括肿瘤的微环境、肿瘤细胞免疫监视的逃避、肿瘤浸润和转移能力的获得、血管的持续生成等在肿瘤的发生发展过程中起了重要作用。

总之，恶性肿瘤的发生发展是一个多因素、长时间作用的多阶段过程。

👁 **看一看**

肿瘤微环境

肿瘤微环境（tumor microenvironment，TME）是指由肿瘤诱导机体产生的慢性炎症细胞与肿瘤本身的间质细胞（成纤维细胞、纤维细胞、内皮细胞和细胞外间质等）共同构成的肿瘤生长环境。近年来肿瘤微环境成为了肿瘤研究的重点之一。肿瘤微环境是肿瘤细胞生长的土壤，肿瘤微环境为肿瘤的生长提供营养物质和生活空间，为肿瘤的转移提供途径。肿瘤微环境和肿瘤细胞相互依存，肿瘤细胞可以释放细胞外信号作用于肿瘤微环境使其发生免疫耐受；肿瘤微环境具有促进肿瘤生长的作用，包括释放各种生长因子、蛋白酶降解粘附分子、促进血管生成、通过上皮间质转换机制促进肿瘤浸润和转移及形成免疫抑制等作用。

PPT

第九节 肿瘤的防治原则

肿瘤主要采取三级预防的原则。一级预防指病因预防，消除致癌的各种病因，提高机体免疫力；二级预防主要以早发现、早诊断、早治疗的预防原则为主，积极宣传和推广常见癌症高发人群的筛查及早诊早治技术，提高早诊早治的比例，以期提高患者的生存率。如近年来开展较好的乳腺癌和宫颈癌筛查、早期胃癌筛查等，都取得了一定的成效。三级预防指康复预防，对恶性肿瘤患者进行康复治疗以减少并发症，以期提高患者的生存质量。

肿瘤的治疗根据患者的身体状况、肿瘤的病理类型、临床分期等，制定规范合理的治疗方案，同时关注患者的心理情况，以期最大限度地提高患者的生存率和生活质量。

PPT

第十节　常见肿瘤的类型

一、上皮组织肿瘤

（一）上皮组织良性肿瘤

1. 乳头状瘤（papilloma）　　多见于鳞状上皮、尿路上皮被覆部位，如皮肤、口腔、咽喉、食管的鳞状上皮乳头状瘤，尿道的尿路上皮乳头状瘤等。发生于宫颈、外阴及肛周的鳞状上皮乳头状瘤多数和 HPV 病毒感染有关，少数可恶变为鳞状细胞癌。也可见于腺上皮，如乳腺导管内乳头状瘤、肺的乳头状腺瘤等。其可呈外生性或突向腔面生长，外观呈指状、乳头状、菜花状或绒毛状结构，肿瘤带蒂或广基，其基底部与正常组织相连。镜下观，乳头表面被覆上皮细胞，乳头的轴心由含有血管轴心的结缔组织间质组成（图 5-5）。免疫组织化学染色显示 CK、EMA、CK14，CK5/6、P40、P63 阳性表达。

2. 腺瘤（adenoma）　　由腺上皮发生的良性肿瘤，好发于胃肠道、甲状腺、乳腺、卵巢等部位。发生在黏膜的腺瘤多呈息肉状；发生在器官内的腺瘤多呈结节状，边界较清，常被覆完整包膜。根据腺瘤的形态特点及组成主要分为如下几种类型。①管状腺瘤与绒毛状腺瘤：结直肠常见，呈息肉状，广基或带蒂生长。镜下观，肿瘤主要由单纯性的管状、绒毛状或管状和绒毛状两种成分混合组成，细胞分化较好，具有绒毛状结构、多发性腺瘤且腺瘤较大者容易恶变（图 5-6）。②纤维腺瘤：由增生的纤维组织和腺上皮细胞共同组成，多见于乳腺，如纤维腺瘤。③囊腺瘤：由腺体分泌物潴留，腺腔扩大并相互融合形成，多见于卵巢，如卵巢的浆液性囊腺瘤和黏液性囊腺瘤。④多形性腺瘤：主要指组成成分的多形性，而不是细胞的多形性，主要由腺上皮、肌上皮、黏液及软骨等组织混合构成，多见于涎腺，切除易复发。免疫组织化学染色显示 CK、CK7、EMA 阳性表达。

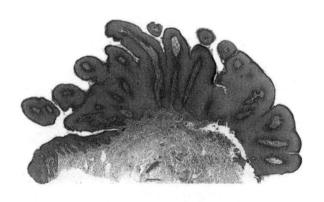

图 5-5　鳞状细胞乳头状瘤

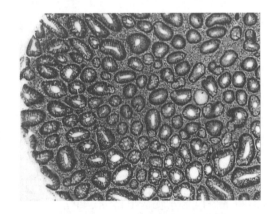

图 5-6　结肠管状腺瘤

（二）上皮组织恶性肿瘤

癌是最常见的恶性上皮性肿瘤，主要好发于老年人。常见的有以下几种类型：

1. 鳞状细胞癌（squamous cell carcinoma）　　简称鳞癌，由鳞状上皮发生的恶性肿瘤。好发于鳞状上皮被覆的部位，如皮肤、口腔、食管、喉、阴道、子宫颈及阴茎等处。也可发生于无鳞状上皮被覆的部位，主要是在鳞状上皮化生基础上发生的鳞癌，如支气管、膀胱、胆囊等处。大体观常呈结节隆起状、菜花状，或坏死脱落形成溃疡。镜下观，癌细胞形成不规则的癌巢，分化好的鳞癌异型性较小，癌巢中央有层状角化物，称为角化珠或癌珠，可见细胞间桥；分化差的鳞癌癌细胞具有明显异型性，核分裂象多见，无角化物或角化珠，无或少见细胞间桥（图5-7）。新近WHO分类中部分系统将鳞状细胞癌分为角化型鳞状细胞癌和非角化型鳞状细胞癌，例如肺和宫颈等。免疫组织化学染色显示CK、EMA、CK14、CK5/6、P40、P63阳性表达。

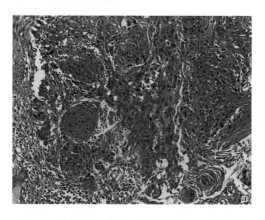

图5-7　鳞状细胞癌，箭头所指处为角化珠

2. 腺癌（adenocarcinoma）　　由腺上皮发生的恶性肿瘤叫腺癌。好发于消化道、乳腺、肺、女性生殖系统及甲状腺等部位。大体观肿瘤常呈菜花状、溃疡型或不规则结节，灰白色。镜下观，肿瘤呈浸润性生长，主要由大小不等、形态不一、排列不规则的腺腔样及乳头状结构组成，细胞异型性大，核分裂多见，核浆比高。一般分为低分化、中分化、高分化三级，高分化腺癌主要以腺管状结构为主，一般不发生腺体的融合，中分化腺癌主要以腺管状结构融合为主，低分化腺癌以实性、单个或条索状生长为主。以乳头状结构为主的腺癌称为乳头状癌，腺腔高度扩张呈囊状的腺癌称为囊腺癌，含有乳头状的囊腺癌称为乳头状囊腺癌，含有大量黏液的腺癌称为黏液癌，癌细胞产生黏液并贮积于细胞内，将核挤向一侧，使癌细胞呈印戒状，称为印戒细胞癌（图5-8）。免疫组织化学染色显示CK、CK7、EMA、CEA阳性表达。

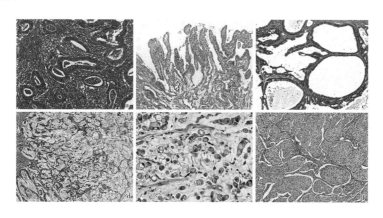

图5-8　腺癌

a. 管状腺癌；b. 乳头状腺癌；c. 囊腺癌；d. 黏液腺癌；

e. 印戒细胞癌，箭头所指处为印戒细胞；f. 实性腺癌

3. 尿路上皮癌（transitional cell carcinoma）　　发生于膀胱、输尿管及肾盂等被覆移行上皮的部位。大体观肿瘤可呈乳头状、菜花状或扁平状。镜下观，癌细胞呈浸润性生长，细胞排列结构紊乱，异型性明显，可见核分裂，根据是否有浸润分为浸润性和非浸润性尿路上皮癌两类。根据细胞的异型性分为低级别和高级别尿路上皮癌（图5-9），免疫组织化学CK、EMA、CK7、CK20、GATA3、P63阳性表达。

4. 基底细胞癌（basal cell carcinoma） 由基底细胞发生的恶性肿瘤。好发于老年人的面部，颈部和躯干也可发生，生长缓慢者表面往往形成溃疡，肿瘤呈浸润性生长，破坏周围正常组织。镜下观，肿瘤主要由深染的基底细胞样癌细胞组成，成团块、条索或腺样结构，癌巢周围细胞呈栅栏状排列，栅栏状周围可见裂隙。此癌生长缓慢，很少发生转移，临床呈低度恶性的经过，对放射治疗敏感，预后较好（图5-10）。免疫组织化学阳性表达 CK、CK5/6、P63 等。

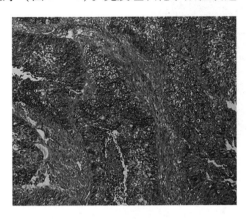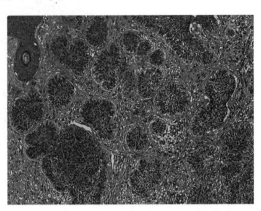

图5-9 尿路上皮癌　　　　　　　　图5-10 基底细胞癌

二、间叶组织肿瘤

间叶组织来源的肿瘤种类繁多，主要包括纤维组织、脂肪组织、平滑肌组织、横纹肌组织、血管组织、淋巴管组织及骨与软骨组织等来源的肿瘤。以下分别介绍几种常见的间叶组织来源的良性肿瘤和恶性肿瘤。

（一）间叶组织良性肿瘤

1. 纤维瘤（fibroma） 来源于纤维组织的良性肿瘤。好发于皮下、筋膜及肌间等部位，肿瘤多呈结节状，可有或无包膜、或形成假包膜，切面呈灰白色、编织状，质地较韧。镜下观，瘤组织主要由分化好的成纤维细胞、纤维细胞、肌纤维母细胞和胶原纤维等成分组成，呈束状或编织状排列。免疫组织化学阳性表达 Vimentin。肿瘤生长缓慢，切除后多不复发（图5-11），对机体的影响较小。

2. 脂肪瘤（lipoma） 来源于脂肪组织的良性肿瘤，常见于肩、颈、背、躯干及四肢皮下等部位，多单发，亦可多发。大体观肿瘤呈分叶状或扁圆形，包膜较完整，质软、淡黄色，酷似正常脂肪组织，与周围组织分界较清。镜下观瘤组织由分化成熟的脂肪细胞构成，形成大小不规则的小叶状结构，免疫组织化学阳性表达 S100。一般无明显临床症状，手术切除后可治愈（图5-12）。

3. 平滑肌瘤（leiomyoma） 来源于平滑肌的良性肿瘤，好发于子宫、食道，也可见于胃肠道等部位。肿瘤多单发，呈结节状，边界清楚，多无包膜，切面呈灰白色、编织状。镜下观，肿瘤由交错排列的梭形细胞组成，边界清，胞浆嗜酸性，胞核呈雪茄样，核分裂少见，多数切除后可治愈（图5-13）。免疫组织化学染色阳性表达 Desmin、SMA、Actin。

4. 血管瘤（hemangioma） 来源于血管的良性肿瘤，人体多个部位均可发生，以皮肤多见。各个年龄段均可发生，儿童多见，发生于儿童的血管瘤多数为先天性，其随身体发育而长大，成人后即可停止生长，甚至消退。大体观，呈鲜红色或紫红色结节，无包膜。镜下观，主要由增生的毛细血管或扩张的窦样血管构成，一般不发生恶变（图5-14）。良性血管瘤类型较多，主要以毛细血管瘤、海绵状血管瘤多见，免疫组织化学染色阳性表达 CD34、CD31、EGR。

5. 淋巴管瘤（lymphangioma） 来源于淋巴管的良性肿瘤，由增生的淋巴管组成，内含淋巴液，淋巴管囊性扩张并相互融合，内含大量淋巴液，称为囊状水瘤，多见于小儿，免疫组织化学染色阳性表达 D2 - 40。

6. 骨瘤（osteoma） 来源于骨组织的良性肿瘤，由致密骨构成，可单发，亦可多发，常见于颅面骨，多小于 2cm。镜下主要成分是成熟的板层骨，但失去了正常骨组织的结构。临床呈良性经过，无症状者无需手术治疗。

7. 软骨瘤（chondroma） 来源于软骨组织的良性肿瘤，分为内生性软骨瘤、外生性软骨瘤和骨膜软骨瘤。内生性软骨瘤好发于手足部小的管状骨，其次是长管状骨，骨膜软骨瘤多见于长骨。镜下主要由成熟的透明软骨组成，呈不规则分叶状，小叶由疏松的纤维血管间质包绕，异型性极小，核分裂罕见。免疫组织化学染色阳性表达 S100。

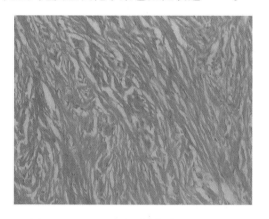

图 5 - 11 纤维瘤

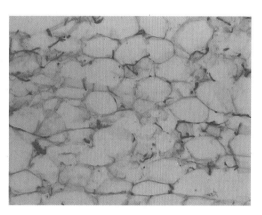

图 5 - 12 脂肪瘤

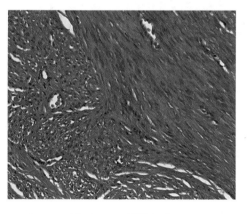

图 5 - 13 平滑肌瘤

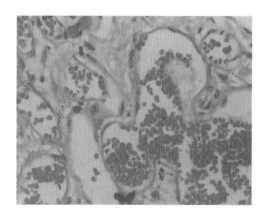

图 5 - 14 血管瘤

（二）间叶组织恶性肿瘤

与上皮来源的恶性肿瘤相比，间叶源性的恶性肿瘤发病率较低，发病年龄相对较年轻，镜下形态和癌有明显不同（表 5 - 3）。

1. 纤维肉瘤（fibrosarcoma） 来源于纤维组织的恶性肿瘤，好发于四肢皮下及深部组织。随着诊断技术的进步，过去诊断的纤维肉瘤并非真正的纤维肉瘤，排除其他梭形细胞肉瘤后，真正的纤维肉瘤比较少见。大体观肿瘤呈结节状或不规则形，切面灰白色或灰红色，质软、鱼肉状，常伴出血坏死，无包膜。镜下观，肿瘤细胞常呈交织的条索状排列，典型的形态是异型的梭形细胞呈"鲱鱼骨"样或人字样，瘤细胞间可见胶原纤维，核分裂多见。该肿瘤为高度恶性肿瘤，术后易复发及发生远处转移，最常转移的部位是肺，其次是骨，术后可以辅以放疗。成人型纤维肉瘤预后较婴幼儿型纤维肉瘤的预后差（图 5 - 15）。

表 5 - 3 癌与肉瘤的区别

	癌	肉瘤
组织来源	上皮组织	间叶组织
发病率	较高，多见 40 岁以上的成年人	较低，发病人数少，多见于青少年
大体特点	质较硬、灰白色、较干燥	质较软、灰红色、湿润、鱼肉状
镜下特点	多形成癌细胞巢，实质与间质分界清楚，常见促纤维增生	瘤细胞弥漫分布，实质与间质分界不清楚，血管丰富，纤维组织较少
网状纤维染色	癌巢周围有网状纤维，癌细胞之间缺乏网状纤维	瘤细胞间多有网状纤维
免疫组化	上皮细胞性标记物，如角蛋白（CK）、上皮细胞膜抗原（EMA）等阳性表达	上皮细胞标记物阴性，间叶组织标记物如波形蛋白（Vimentin）阳性表达
转移	多经淋巴道转移	多经血道转移

2. 脂肪肉瘤（liposarcoma） 来源于脂肪组织的恶性肿瘤，是成人常见的软组织肉瘤之一，中老年人好发，多见于深部软组织、腹膜后等部位。大体观多呈结节状或分叶状，常无包膜。质地较软，切面呈浅黄色、黄白色或白色，可呈黏液样或鱼肉样。镜下观，由不同程度异型性的脂肪细胞和脂肪母细胞构成，胞质内可见大小不一的脂肪空泡，挤压细胞核，形成压迹。主要分为高分化脂肪肉瘤、黏液样脂肪肉瘤、多形性脂肪肉瘤和去分化脂肪肉瘤（图 5 - 16），免疫组织化学染色表达 S100。其为高度恶性肿瘤，手术切除后易复发和转移。

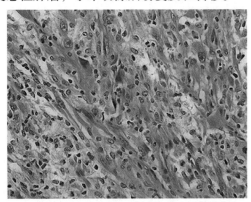 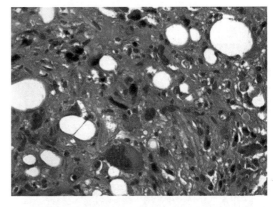

图 5 - 15 纤维肉瘤图 5 - 16 脂肪肉瘤

3. 平滑肌肉瘤（leiomyosarcoma） 来源于平滑肌组织的恶性肿瘤，见于腹膜后、腹腔、深部软组织、子宫、胃肠道、肠系膜、皮肤等部位，软组织平滑肌肉瘤中老年人多见，肿瘤切面质地细嫩、鱼肉样，呈灰白或灰红色，可见坏死、出血或囊性变。镜下观，肿瘤主要由平行或交错排列的嗜酸性梭形细胞组成，核呈雪茄样，有异型，可见核分裂。肿瘤的异型性、核分裂象的多少和凝固性坏死是判断恶性程度的重要指标。免疫组化化学染色阳性表达 Desmin、SMA、Actin。发生于腹腔和腹膜后的平滑肌肉瘤预后最差，切除后容易复发和转移。

4. 横纹肌肉瘤（rhabdomyosarcoma） 来源于横纹肌组织的恶性肿瘤，显示骨骼肌分化。此类肿瘤好发于青少年及儿童，老年人罕见，好发于头颈部、躯干（包括泌尿生殖道）、四肢等。横纹肌肉瘤新分类中将其分为 4 种类型，分别为胚胎性横纹肌肉瘤、腺泡状横纹肌肉瘤、多形性横纹肌肉瘤和梭形细胞/硬化性横纹肌肉瘤，横纹肌的各种亚型和发病年龄密切相关。大体观肿瘤切面呈灰白色、鱼肉或胶冻状，可伴有出血坏死、囊性变。镜下观，肿瘤细胞由不同分化阶段的横纹肌母细胞构成，分化好的横纹肌母细胞可见横纹和纵纹。免疫组织化学染色阳性表达 Desmin、Myogenin。横纹肌肉瘤恶性程度高，生长迅速，早期易发生血道转移，预后差。

5. 血管肉瘤（angiosarcoma） 来源于血管组织的恶性肿瘤，发生于人体各器官和软组织，皮肤多见，尤其是头面部浅表皮肤，深部少见。肉眼观，呈结节状或丘疹状，暗红色或灰白色，容易出血坏死。镜下由大小不一、形状不规则的血管腔组成，血管腔常常相互吻合沟通形成交通网，呈浸润性生长，内皮细胞异型性明显，核分裂象多见，分化差的血管肉瘤血管腔结构不明显或呈裂隙状，免疫组织化学染色阳性表达 CD34、CD31、EGR、FLi1。血管肉瘤属于高度恶性肿瘤，容易发生颈部淋巴结、肺、肝、脾和骨等器官的转移。

6. 骨肉瘤（osteosarcoma） 来源于骨组织的恶性肿瘤，好发于四肢长骨的干骺端，尤其是胫骨下端和股骨上端，多见于青少年，尤其以 10～20 岁多见，是最常见的骨恶性肿瘤。X 线可见特征性的 Codman 三角和日光放射状阴影。大体观为肿瘤破坏骨皮质和骨髓腔，侵及周围软组织，呈灰白色、砂砾感。镜下观，肿瘤细胞形态多样，如上皮样、浆细胞样、纺锤形、椭圆形、小细胞型等，间质可见明显的骨样基质，肿瘤细胞异型性明显，核分裂多见。此瘤恶性程度高，生长迅速，早期易经血道转移至肺部。

7. 软骨肉瘤（chondrosarcoma） 来源于软骨组织的恶性肿瘤，大部分发生于躯干骨，盆骨多见，其次是股骨、肱骨近端，股骨远端，好发年龄一般是 40～70 岁。大体观肿瘤呈灰白色、透明状外观。镜下观见软骨基质中散布异型性较明显的软骨细胞，核分裂多见，可见核仁，可见较多的双核、巨核和多核瘤巨细胞，软骨肉瘤比骨肉瘤生长慢，转移也较晚。

三、其他类型的肿瘤

1. 视网膜母细胞瘤（retinoblastoma） 起源于视网膜胚基的恶性肿瘤，常见于 3 岁以下的婴幼儿，此病是一种常染色体显性遗传病，有家族史。肉眼观肿瘤呈灰白或灰黄色，结节状，可伴有出血坏死。镜下观为较原始的幼稚的小圆细胞组成，胞浆少，可见特征性的 Flexener - Wintersteiner 菊形团结构。免疫组织化学染色显示 Rb 阳性，该肿瘤预后差（图 5 - 17）。

2. 恶性黑色素瘤（malignant melanoma） 来源于黑色素细胞的恶性肿瘤，多见于皮肤和黏膜，内脏器官少见，好发于成人，儿童少见。发生于皮肤的恶性黑色素瘤可由先天性或获得性黑色素细胞痣恶变而来。镜下观，瘤细胞呈片状、巢状、条索状或腺泡样，大部分恶性黑色素瘤肿瘤细胞含有黑色素，也可以不含，细胞异型性明显，核分裂多见，核仁明显。免疫组织化学染色显示 S100、HMB45、SOX - 10、Melan - A 阳性表达。此瘤恶性程度高，易转移（图 5 - 18）。

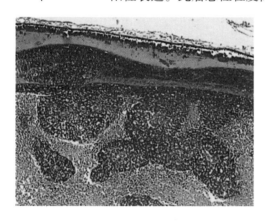

图 5 - 17 视网膜母细胞瘤

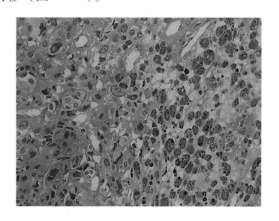

图 5 - 18 恶性黑色素瘤

3. 畸胎瘤（teratoma） 是由多潜能生殖细胞或性腺、胚胎剩件中的干细胞发生的肿瘤，具有向体细胞分化的潜能，大部分肿瘤含有至少两个或三个胚层的成分，好发于 20～30 岁的女性，也可见于刚出生的婴幼儿，卵巢多见，分为成熟性畸胎瘤和未成熟性畸胎瘤。成熟性畸胎瘤各胚层组织分化较成熟，常呈囊性，临床呈良性经过，预后好。未成熟性畸胎瘤常呈实体分叶状，镜下可见分化未成熟的原始神经管和菊形团结构，预后和肿瘤的分化程度有关（图 5-19）。

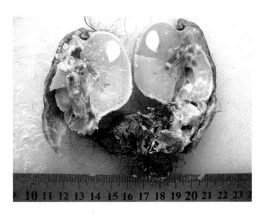

图 5-19 畸胎瘤大体观

？ 想一想

恶性肿瘤对机体的危害是什么？应该如何预防？

答案解析

目标检测

答案解析

一、选择题

【A 型题】

1. 根据乳腺癌淋巴转移的主要途径，护理评估应重点关注的部位是

    A. 腹股沟   B. 颌下   C. 颈后

    D. 颈前   E. 腋窝

2. 癌和肉瘤的最主要区别是

    A. 组织来源不同

    B. 生长方式不同   C. 良恶性不同

    D. 发病年龄不同   E. 肿瘤的实质和间质不同

3. 良恶性肿瘤的最本质的区别是

    A. 肿瘤细胞的异型性   B. 是否有坏死   C. 是否有溃疡

    D. 肿瘤的生长速度   E. 是否呈浸润性生长

4. Krukenberg 瘤的本质是

    A. 乳腺癌   B. 甲状腺癌   C. 胃黏液癌

    D. 胰腺癌   E. 肾细胞癌

【B型题】

（5~9题共用备选答案）

A. 平滑肌肉瘤　　　　　　B. 平滑肌瘤　　　　　　C. 未成熟性畸胎瘤

D. 腺癌　　　　　　　　　E. 腺瘤

5. 属于良性间叶源性的肿瘤是

6. 属于恶性间叶源性的肿瘤是

7. 属于良性上皮源性的肿瘤是

8. 属于恶性上皮源性的肿瘤是

9. 至少含有两个或三个胚层的成分的肿瘤是

【X型题】

10. 下列属于癌前病变的是

A. 黏膜白斑　　　　　　　B. 十二指肠溃疡　　　　C. 结直肠腺瘤

D. 溃疡性结肠炎　　　　　E. 乳腺导管上皮非典型增生

11. 恶性肿瘤对机体的影响有

A. 压迫与阻塞　　　　　　B. 破坏正常组织形态和功能　　C. 恶病质

D. 副肿瘤综合征　　　　　E. 出血、坏死、溃疡

二、综合问答题

1. 良性肿瘤与恶性肿瘤的区别有哪些？

2. 癌前病变、异型增生和原位癌的定义分别是什么？

三、实例解析题

患者，女，64岁。绝经后阴道流血2个月，偶感下腹疼痛，色淡红伴异味。B超提示子宫内膜占位。

1. 需要采取何种检查手段明确病变的性质？

2. 诊断思路是什么？

（王立娟　谭　丽）

书网融合……

重点回顾　　　　　　　　微课　　　　　　　　习题

第六章　水、电解质代谢紊乱

<table>
<tr><td rowspan="1">学习目标</td><td>

知识目标：

1. 掌握　低渗性脱水、高渗性脱水、等渗性脱水、水肿、高钾血症、低钾血症的概念；各型水、钠代谢紊乱和钾代谢紊乱对机体的影响。

2. 熟悉　水、钠代谢紊乱的分类；各型水、钠代谢紊乱的防治原则；各型水肿的发病机制和临床特点。

3. 了解　水肿的特点及其对机体的影响。

技能目标：

能根据临床表现及实验室检查，区分各种脱水、电解质紊乱类型。

素质目标：

具有严谨科学的学习态度和护理工作素养。

</td></tr>
</table>

📖 导学情景

情景描述：患儿，男，2岁。腹泻2天，每天6~7次，水样便；呕吐4次，不能进食。伴有口渴、尿少、腹胀。查体：精神萎靡，皮肤弹性减退，两眼凹陷，前囟下陷，心跳快而弱，腹胀、肠鸣音减弱，膝跳反射迟钝，四肢发凉。实验室检查：血钾3.2mmol/L，血钠125mmol/L。

情景分析：作为护理工作者，应了解水、电解质紊乱的发生、发展过程及处理不当会造成的后果。

讨论：患儿有哪种水电解质紊乱？依据是什么？

学前导语：临床护理工作中，应认真观察了解患者的异常表现，及早发现、及时处理。

人体的新陈代谢是在体液环境中进行的，体液广泛分布于细胞内外，包括细胞外液和细胞内液。细胞外液是由细胞周围的组织间液和血浆组成，构成了人体的内环境，是沟通细胞之间及细胞与周围环境之间的媒介。细胞内液是指分布于细胞内的液体，其容量和成分与细胞的代谢和生理功能密切相关。体液的成分有水和溶于其中的溶质，溶质主要有钠、钾、钙、镁、磷等无机物和低分子有机化合物以及蛋白质等组成。其中的无机盐、酸、碱等成分以离子形式存在，统称电解质。细胞外液的主要阳离子是钠离子，细胞内液的主要阳离子是钾离子。水和电解质是构成机体的主要成分，也是生命活动的必需物质，在神经－内分泌系统的调节下保持相对稳定。

水、电解质代谢紊乱与疾病有着密切而广泛的联系，临床上十分常见。其既可作为病因引起疾病的发生，又可作为基本病理过程存在于许多疾病过程中，还会诱发酸碱平衡紊乱、缺氧、休克和DIC等许多病理过程，从而使原发病的病情加重，甚至会危及生命。因此，正确掌握水、电解质代谢紊乱的发生机制、演变规律和纠正的措施，对临床护理实践具有十分重要的意义。

第一节　水、钠代谢紊乱

在体液中，水、钠之间相互依存，关系密切，因此，水、钠代谢紊乱往往是同时或先后发生，故临床上常可将二者同时考虑。水、钠代谢紊乱常可引起体液容量和渗透压的改变，因而其常根据血钠浓度、渗透压及体液容量的变化来分类。一般分为脱水、水中毒、水肿。

一、脱水 📱微课

脱水（dehydration）指人体由于摄入水不足或病变消耗水分过量，不能及时补充，导致细胞外液明显减少而引起新陈代谢障碍的一组临床症候群。按细胞外液的渗透压不同分为低渗性脱水、高渗性脱水和等渗性脱水三种类型。

（一）低渗性脱水

低渗性脱水（hypotonic dehydration）也称低容量性低钠血症（hypovolemic hyponatremia），其主要特征是失钠多于失水，血清钠浓度 <130mmol/L，血浆渗透压 <280mmol/L，伴有细胞外液量的减少。

1. 原因和机制　常见的原因是肾外或肾内丢失大量的液体，或液体积聚在体腔（如胸膜腔、腹膜腔、颅腔、关节囊等第三间隙）后，处理措施不当所致。如只补充水分或葡萄糖液而未补充电解质平衡液。这是因为机体所丢失的不是高渗液体，其中钠浓度都不会高于血浆钠浓度。

（1）肾外丢失常见原因　①经消化道失液：这是最常见的原因。如呕吐、腹泻导致大量含钠的消化液丧失；或因胃、肠吸引术丢失体液而只补充水分或葡萄糖液。②体腔内大量液体贮留：如胸膜炎形成大量胸水，腹膜炎、胰腺炎形成大量腹水等。③经皮肤失液：大量出汗，汗虽为低渗液，但大量出汗也会引起明显的液体和钠丢失（每小时可丢失 30～40mmol/L 的钠）；大面积烧伤可导致液体和钠的大量丢失。若只补充水分则会造成细胞外液低渗，可发生低渗性脱水。

（2）经肾丢失常见原因　①长期连续使用高效利尿药：如呋塞米、依他尼酸、噻嗪类等，这些利尿剂能抑制髓袢升支对钠的重吸收，钠随尿排出增多。②肾实质性疾病：某些肾小管和肾间质疾病，如慢性间质性肾疾病可使髓质正常间质结构破坏，使肾髓质不能维持正常的浓度梯度；同时髓袢升支功能受损等，均可使钠随尿液排出增加。③肾上腺皮质功能不全：如 Addison's 病时，由于醛固酮分泌不足，肾小管对钠的重吸收减少。④肾小管酸中毒：肾小管酸中毒是一种以肾小管排酸障碍为主的疾病。主要是集合管分泌氢离子功能障碍，氢－钠交换减少，导致钠随尿排出增加，或由于醛固酮分泌减少导致尿钠排出增多所致。⑤急性肾衰竭多尿期：此期肾血流量和肾小球滤过功能基本恢复，而肾小管浓缩功能尚未成熟，对钠、水的重吸收功能仍低下；同时少尿期中潴留的尿素增加了原尿渗透压，引起渗透性利尿，钠随尿排出增多。

2. 对机体的影响

（1）易发生低血容量性休克　低渗性脱水丢失的主要是细胞外液，所以细胞外液量明显减少，同时由于失钠多于失水，细胞外液处于低渗状态，水分可从细胞外向渗透压相对较高的细胞内转移，从而进一步减少细胞外液量，致使血容量更进一步减少，故容易发生低血容量性休克。外周循环衰竭症状出现较早，患者有直立性眩晕、血压下降、脉搏细速、四肢厥冷等症状。

（2）无口渴感　下丘脑口渴中枢受到的刺激减弱，患者无口渴感，机体虽缺水，却难以自觉主动口服补充液体。

（3）有明显的脱水征　由于细胞外液减少，血容量减少，使血液浓缩，血浆渗透压高于组织渗透压，因而组织间液向血管内转移，结果组织间液减少更为明显，患者出现皮肤弹性减退、眼窝和婴幼儿囟门凹陷、体重下降等体征。

（4）尿的变化　由于血浆渗透压降低，渗透压感受器所受的刺激减弱，使抗利尿激素（antidiuretic hormone，ADH）分泌减少，远曲小管和集合管对水的重吸收也相应减少，导致低比重尿和早期无明显尿量减少，但在晚期，血容量显著降低时，ADH 释放反而增多，肾小管对水的重吸收增加，患者出现少尿。经肾失钠的低钠血症患者，尿钠含量增多 >20mmol/L；如果低渗性脱水是由肾外因素所引起，则因循环血量减少，致肾血流量减少而激活肾素 – 血管紧张素 – 醛固酮系统，使肾小管对钠的重吸收增加，导致尿钠含量减少。在临床护理中，应认真计量患者每天的入水量和出水量是否平衡、观察尿量的变化有无异常等，早期发现一些病理过程的初期改变并及时恰当处理，尽量避免不良后果的发生，促进患者的早日康复。

3. 防治原则

（1）积极防治原发疾病，去除病因。

（2）根据病情，恰当地补充液体。原则上应补充等渗溶液或高渗溶液，以恢复细胞外液容量和渗透压。

（3）如果发生休克，应按抗休克的处理原则积极抢救。

? 想一想

炎热的夏季，应当为参加军训的学生提供什么样的饮水？

答案解析

（二）高渗性脱水

高渗性脱水（hypertonic dehydration）又称低容量性高钠血症（hypovolemic hypernatremia），其主要特征是失水多于失钠，血清钠浓度 >150mmol/L，血浆渗透压 >310mmol/L，细胞外液量和细胞内液量均减少。

1. 原因和机制

（1）水摄入不足　多见于水源断绝、上消化道疾病导致进食和饮水困难或频繁呕吐等情况；某些年老体弱者或严重疾病、昏迷患者也可因无口渴感而造成摄水不足。一日不饮水，一般成人失水量约1200ml（约为体重的2%），婴儿一日失水可达体重的10%，更为敏感，临床更应特别注意。

（2）水丢失过多　①经呼吸道失水：发热、过度通气（如癔病和代谢性酸中毒等）时会使呼吸加深加快，呼吸道黏膜不感性蒸发的纯水增多，若持续时间过长又未得到水分的补充，则会因其损失大量不含任何电解质的纯水，引起高渗性脱水。②经皮肤失水：高热、大汗和甲状腺功能亢进时，皮肤丢失大量低渗液体。体温每升高1.5℃，皮肤不感性蒸发每天约增加500ml纯水；大汗时每小时可丢失水分800ml左右。③经胃肠道丢失：呕吐、腹泻及消化道引流等可导致等渗或含钠量低的消化液丢失。④经肾失水：中枢性尿崩症的患者因下丘脑病变（如肿瘤、血管病变等）使ADH产生和释放不足；肾型尿崩症患者（如慢性肾炎），由于肾远曲小管和集合管对ADH缺乏反应，肾浓缩功能不良，排出大量低渗性尿液；大量使用甘露醇、葡萄糖等高渗溶液，以及昏迷患者鼻饲高蛋白饮食，均可引起肾小管液渗透压增高而产生渗透性利尿，导致失水。

上述原因在口渴感正常的人，能够喝水且有水喝的情况下，很少引起高渗性脱水，因为水分丢失的早期，血浆渗透压稍有增高时就会刺激口渴中枢，指挥机体饮水后血浆渗透压即可恢复。但如果没有及时补充水分，皮肤和呼吸道又不断地蒸发水分，体内水的丢失就大于钠的丢失，导致高渗性脱水。

2. 对机体的影响

（1）口渴　由于失水多于失钠，细胞外液渗透压升高，刺激渗透压感受器，反射性兴奋下丘脑口渴中枢（除外渴感障碍者），引起口渴感；同时循环血量减少及因唾液分泌减少引起的口干舌燥，也引起患者出现口渴，促使患者饮水，这是重要的保护机制。但极度衰弱的患者和老年人，口渴感可不明显。

（2）细胞脱水 由于细胞外液渗透压增高，可使水分从渗透压相对较低的细胞内向细胞外转移，这可使减少的循环血量有所恢复，但也引起细胞脱水而使细胞皱缩。因而高渗性脱水时细胞内、外液都减少。

（3）尿的变化 ①尿量少、尿比重高：由于失水大于失钠，细胞外液渗透压增高，刺激下丘脑渗透压感受器而使 ADH 释放增多，肾重吸收水增多，导致尿量减少而比重增高（除外尿崩症）。②尿钠浓度先高后低：由于血容量下降，可反射性地引起醛固酮分泌增加，但早期或轻症患者，由于血容量变化不明显，醛固酮分泌可不增多，故尿中仍有钠排出，其浓度还可因水重吸收增多而增高；晚期和重症患者，当液体丢失达体重的 4% 时，即可引起醛固酮分泌增加，增强肾小管对钠的重吸收，致尿钠含量减少。醛固酮与 ADH 共同维持细胞外液容量和循环血量，使其不致下降太多，ADH 的分泌增多使水重吸收增多，加上细胞内液向细胞外液转移等，使细胞外液得到水分的补充，有助于渗透压回降，血容量也得到恢复，所以高渗性脱水时，细胞外液量及血容量的减少均没有低渗性脱水明显，这类患者血液浓缩、血压下降及氮质血症的程度也比低渗性脱水轻。

（4）中枢神经系统功能障碍 严重的患者，由于细胞外液渗透压增高使脑细胞脱水引起嗜睡、抽搐、昏迷等一系列功能障碍，甚至死亡。脑体积因脱水而显著缩小时，硬脑膜与脑皮质之间的血管受到牵拉，可导致静脉破裂而出现局部脑出血或蛛网膜下隙出血。

（5）脱水热 严重高渗性脱水的病例尤其是体温调节功能发育尚未完全的婴幼儿，由于从皮肤蒸发的水分减少，散热障碍，易出现体温升高，称之为脱水热。由于婴幼儿身体器官功能发育还不完善，临床病情变化快，护理时应注意密切观察患儿体温等各项指标的细微变化，认真仔细查体，早期预防不良后果的出现。

3. 防治原则

（1）防治原发疾病，积极去除病因。

（2）补充体内缺少的水分 不能经口进食补水者，可适当静脉输入5%～10%葡萄糖溶液。但要警惕，输入葡萄糖溶液过多有引起水中毒的危险，输入过快则会加重心脏负担。

（3）补充适当的钠 患者失水多于失钠，虽血钠升高，但体内总钠是减少的。故在治疗过程中，待失水情况得到一定程度纠正后，应适当补钠，可给予生理盐水与5%～10%葡萄糖混合液，以免发生细胞外液低渗。临床很多药物会溶于不同的液体中输入人体，日常护理为患者输液时，需认真核对医师医嘱，避免错误的液体进入患者体内，引起更严重的水、电解质紊乱，继发严重后果。

👁看一看

脱水热

婴幼儿发生脱水热与以下原因有关：神经系统发育尚不成熟；体温调节中枢发育不完善；汗腺没有完全发育，机体主要靠物理对流散热，不能通过出汗排出体内的热量。尤其在炎热的夏季、室内温度过高、婴幼儿被包裹严实的情况下，如果较长时间没有补充足够的水分更易发生脱水热。如果具备发生脱水热的外界因素，婴幼儿出现不明原因的发热，体温高达40℃以上、烦躁不安、口唇干燥、尿少、面色发红等提示可能存在脱水热。

预防和治疗：要注意避免环境温度过热，注意补充水分，降低室内温度。

（三）等渗性脱水

等渗性脱水（isotonic dehydration）的主要特征是水钠成比例丢失，血清钠浓度维持在130～150mmol/L，血浆渗透压维持在280～310mmol/L。单纯的等渗性脱水临床少见。

1. 原因和机制

（1）大面积烧伤　烧伤时创面血浆大量渗出引起等渗性体液丢失。

（2）小肠液丢失　从十二指肠到回盲部的所有小肠分泌液以及胆汁和胰液的钠浓度都在 120 ~ 140mmol/L 之间。因此，小肠炎所致的腹泻、小肠瘘、小肠梗阻等可引起等渗体液的丢失。

（3）大量抽放胸水、腹水。

2. 对机体的影响　细胞外液容量虽减少，但渗透压在正常范围内，故细胞内外液之间维持了水的平衡，细胞内液容量无明显变化。血容量减少可通过醛固酮和 ADH 的增多而使肾对钠、水的重吸收增加，因而细胞外液得到一定的补充，同时尿钠含量减少，尿比重增高。如血容量减少迅速而严重，患者也可发生休克，若不予及时处理，则可通过不感蒸发继续丧失水分而转变为高渗性脱水；若只补充水分而不补钠盐，则又可转变为低渗性脱水。

3. 防治原则　防治原发病，输注渗透压偏低的氯化钠溶液。

区分三种类型的脱水，对临床治疗的效果具有决定性意义（表 6 - 1）。

表 6 - 1　三种类型脱水的比较

	低渗性脱水	高渗性脱水	等渗性脱水
发病机制	体液丢失而单纯补水	水摄入不足或丢失过多	水和钠等比例丢失
特点	细胞外液低渗 细胞外液丢失为主，细胞内液增多	细胞外液高渗 细胞内、外液均丢失	细胞外液等渗
表现和影响	脱水体征、休克、脑细胞水肿	口渴、尿少、脱水热、脑细胞脱水	口渴、尿少、脱水体征、休克等症状均不明显
血清钠	<130mmol/L	>150mmol/L	130 ~ 150mmol/L
血浆渗透压	<280mmol/L	>310mmol/L	280 ~ 310mmol/L
尿钠	减少	减少	明显减少
治疗	补生理盐水或3%氯化钠	补水为主，适当补钠	补低渗氯化钠

二、水中毒

水中毒（water intoxication）又称高容量性低钠血症（hypervolemic hyponatremia），其特点是体液量明显增多，血钠下降，但人体钠总量正常或增多，血清钠浓度 <130mmol/L，血浆渗透压 <280mmol/L。患者有水潴留，渗透压降低，促使水向渗透压相对较高的细胞内转移，引起细胞内、外液容量增多。

1. 原因和机制　主要原因是由于过多的低渗性体液超过肾脏排出的能力，在体内潴留造成细胞内外液量都增多，引起重要器官功能严重障碍。

（1）水摄入过多　见于精神性饮水过量、静脉输入含盐少或不含盐的液体过多、过快，超过肾脏的排水能力，特别是婴幼儿对水、电解质调节能力差，更易发生水中毒。因婴幼儿对水、电解质调节能力差，更易发生水中毒。

（2）水排出减少　①肾脏排水功能低下：急、慢性肾功能衰竭患者，由于肾小球滤过率显著减少，排水能力下降，只要稍增加水的摄入量就可引起水中毒。临床上急性肾功能不全的患者输液不恰当时最易发生水中毒。严重的心力衰竭和肝硬化，由于有效循环血量锐减，肾血流量减少，导致肾排水功能下降，也可引起水中毒。②ADH 分泌过多：恐惧、疼痛、休克、外伤等应激状态，由于交感神经兴奋，解除了副交感神经对 ADH 分泌的抑制，使 ADH 分泌增多。肾上腺皮质激素对下丘脑分泌 ADH 有抑制作用。肾上腺皮质功能低下者，肾上腺皮质激素分泌减少，对下丘脑分泌 ADH 的抑制作用减弱，因而 ADH 分泌过多。

2. 对机体的影响　细胞外液量增加，血液稀释，血钠浓度和血浆渗透压降低，促使水自细胞外向细胞内转移，造成细胞内水肿。过多的水分大都聚集在细胞内，故细胞内液容量大于细胞外液，因此，病程早期潴留在组织间液中的水分尚不足以产生凹陷性水肿，而在晚期或重度患者细胞内、外液容量均增多，可出现凹陷性水肿。

急性水中毒时，由于脑细胞的肿胀和脑组织水肿使颅内压增高，脑脊液压力也增加，故中枢神经系统症状出现最早而且突出，如头痛、恶心、呕吐、记忆力减退、淡漠、神志混乱、失语、嗜睡、视（神经）乳头水肿等，严重者可发生枕骨大孔疝或小脑幕裂孔疝而导致心跳呼吸停止。轻度或慢性患者，症状常不明显，多被原发病所掩盖，一般可有嗜睡、头痛、恶心、呕吐、四肢无力和肌肉痉挛等。

实验室检查可见血浆蛋白和血红蛋白浓度、红细胞压积降低，早期尿量增加（肾功能障碍者例外），尿比重下降。

3. 防治原则

（1）防治原发病　急慢性肾衰竭、心力衰竭的患者，应严格限制水的摄入，预防水中毒的发生。

（2）轻症患者　停止或限制水分摄入。

（3）重症或急症患者　除严格限制水分摄入外，应给予高渗盐水以迅速纠正脑细胞水肿，同时静注甘露醇、呋塞米等强利尿剂以促进体内水分的排出。

三、水肿

水肿（edema）是指过多的液体在组织间隙或体腔内积聚。水肿不是独立的疾病，而是多种疾病的一种重要的病理过程。如过多的液体在体腔内积聚，称之为积水或积液，如心包积水、胸腔积水、腹腔积水、脑积水等。水肿液是指组织间隙或体腔内积聚的过多液体。水肿液可根据液体中蛋白含量的不同分为漏出液和渗出液。漏出液蛋白质含量较低，细胞数目少；渗出液蛋白质含量较高，有较多的白细胞，主要见于毛细血管壁通透性增高所致的炎性水肿。

（一）水肿的原因和分类

1. 水肿的原因　水肿是由多种原因引起的，常见的原因有心脏疾病、肾脏疾病、肝脏疾病、内分泌紊乱、局部炎症、过敏反应、营养不良、静脉及淋巴阻塞、理化因素损伤等。

2. 水肿的分类

（1）按发病原因分类　分为心性水肿、肾性水肿、肝性水肿、营养不良性水肿、淋巴性水肿、炎性水肿、过敏性水肿等；对原因不明的全身性水肿则称为特发性水肿。

（2）按波及的范围分类　分为全身性水肿和局部性水肿。全身性水肿是指机体多处同时或先后发生水肿，水肿的部位只是疾病过程中全身性变化的局部表现。局部性水肿是指水肿局限于某个器官或局部组织，水肿部位常与疾病的主要病变部位相同。

（3）按发生的部位分类　分为皮下水肿、脑水肿、肺水肿、喉头水肿等。

（二）水肿的发病机制

正常人体液容量和组织液容量是相对恒定的，这种恒定主要依赖于两大调节因素，即血管内外液体交换平衡和体内外液体交换平衡，这两种平衡失调时就会引起水肿的发生。

1. 血管内外液体交换平衡失调　正常情况下，血浆和组织间液之间不断进行液体交换，使组织液的生成和回流保持动态平衡，而这种平衡主要受有效流体静压、有效胶体渗透压和淋巴回流的调控（图6-1）。有效流体静压和有效胶体渗透压影响生成组织液的有效滤过压。有效流体静压是驱使血管内液体向外滤出的力量，它等于毛细血管流体静压（即毛细血管血压）与组织液流体静压之差。正常机体毛细血管的平均血压为20mmHg，组织液的流体静压为-10mmHg，两者之差约为30mmHg。有效胶体渗透压是促使液体回流至毛细血管内的力量，等于血浆胶体渗透压减去组织液的胶体渗透压。正常机体血浆胶体渗透压为25mmHg，组织液的胶体渗透压为15mmHg，两者之差约为10mmHg。有效流体静压减去有效胶体渗透压的差值是平均有效滤过压。可见，正常情况下组织液的生成略大于回流，但多余的这部分液体并不在组织间隙中积聚，而是由淋巴系统回流进入血液循环。正常成人每小时大约有120ml液体经淋巴系统进入血液循环。当组织间隙流体静压升高时，淋巴液回流速度加快。另外，淋巴管壁的通透性较高，蛋白质易通过。因此，淋巴回流不仅可把略多生成的组织液输入体循环，而且，还可把毛细血管漏出的蛋白质、细胞代谢产生的大分子物质回吸收到体循环。

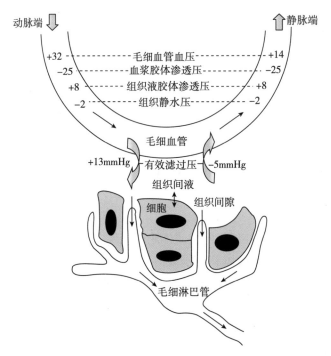

图6-1 血管内外液体交换示意图

"→"代表体液流动方向

上述任何因素出现失调都可引起血管内外液体交换平衡失调，导致组织液回流障碍，积聚过多而发生水肿。

（1）毛细血管流体静压增高　毛细血管流体静压增高可致有效流体静压增高，导致组织液生成增多，当超过淋巴回流的代偿能力时，便可引起水肿。毛细血管流体静压增高的常见原因是静脉压增高。常见的病因如：右心衰竭时体循环静脉压增高可导致全身水肿；左心衰竭时肺循环静脉压增高可导致肺水肿；肝硬化肝静脉回流受阻时，门脉高压形成腹水；外力、肿瘤压迫静脉或静脉内血栓形成可使毛细血管的流体静压增高，引起局部水肿。动脉充血引起毛细血管流体静压增高，是引起炎性水肿发生的重要原因之一。

（2）血浆胶体渗透压降低　血浆胶体渗透压主要取决于血浆白蛋白的含量。当血浆白蛋白含量减少时，血浆胶体渗透压下降，导致有效滤过压增大，组织液生成增加，超过淋巴回流代偿能力时，可发生水肿。引起血浆白蛋白含量下降的主要原因如下。①蛋白质摄入不足：常见于禁食、胃肠道消化吸收障碍等所致的严重的营养不良。②蛋白质合成障碍：常见于长期慢性肝病如肝硬化，因肝功能下降，肝细胞合成的白蛋白减少。③蛋白质丢失过多：如肾病综合征时从尿中丢失大量的蛋白质。④蛋白质分解代谢增强：常见于慢性消耗性疾病，如结核、恶性肿瘤等。

（3）微血管壁通透性增加　正常时，毛细血管壁和微静脉管壁允许微量蛋白质随水滤出，使毛细血管内的血浆胶体渗透压明显高于毛细血管外的组织液胶体渗透压。当微血管壁通透性增高时，血浆蛋白质从毛细血管和微静脉管壁滤出的量增多。使微血管内的血浆胶体渗透压降低，而组织间液的胶体渗透压升高，促使血管内溶质和水分滤出。常见于各种原因引起的炎症、过敏反应、缺血、缺氧、烧伤创伤、化学伤以及昆虫咬伤等，通过直接损伤微血管壁或产生组胺、5 - 羟色胺、激肽、前列腺素、白三烯等炎症介质使微血管壁的通透性增高。这类水肿液的特点是所含蛋白量较高，可达 30 ~ 60g/L，属渗出液。

（4）淋巴回流受阻　正常情况下，淋巴回流不仅能把组织液及其所含蛋白回收到血液循环，而且当组织液生成增多时还能发挥其代偿回流，具有重要的抗水肿作用。任何原因引起淋巴道被堵塞，淋巴回流受阻或不能代偿性完成回流时，含蛋白的水肿液在组织间隙中积聚，形成淋巴性水肿。这类水肿液的特点是蛋白含量高，可达 40 ~ 50g/L。一方面是因为组织液中的蛋白质因淋巴回流受阻而增多，另一方面是因为水和晶体物质可透过血管壁回吸收到血管内，使蛋白浓缩，含量增高。如果水肿液长期不能吸收，积聚的蛋白质可刺激周围纤维组织增生，导致组织肥厚。故而淋巴性水肿为非凹陷性水肿。常见的原因有：恶性肿瘤侵入形成瘤栓并堵塞淋巴管或根治术时切除区域淋巴结，致相应部位水肿；丝虫病时，成虫堵塞主要的淋巴管道，可引起下肢和阴囊的慢性水肿，称为"象皮肿"。

2. 体内外液体交换平衡失调导致水、钠潴留　正常人水、钠的摄入量和排出量处于动态平衡状态，从而保持体液量的相对恒定。这种平衡的维持主要依赖于排泄器官正常的结构和功能，以及体内容量、渗透压的神经 - 内分泌调节，其中肾在调节水、钠平衡中起重要的作用。平时通过肾小球的水、钠总量，只有 0.5% ~ 1% 左右排出体外，99% ~ 99.5% 被肾小管重吸收。无论肾小球滤过率增多或减少，近曲小管对滤液的主动重吸收始终占肾小球滤过率的 60% ~ 70%，激素调节远曲小管和集合管对水、钠吸收，从而保证了球 - 管平衡。如某些因素导致球 - 管平衡失调，便可导致水、钠潴留，血浆中潴留的水、钠可使毛细血管血压升高，过多水分进入组织间隙引起水肿发生（图 6 - 2）。导致水、钠潴留的主要机制如下。

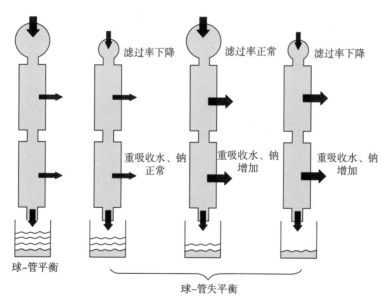

图 6 - 2　球 - 管失衡基本形式示意图

（1）肾小球滤过率下降　当肾小球水钠滤过率降低而肾小管重吸收功能正常时，就会导致水、钠的潴留。引起肾小球滤过率下降的常见原因如下。①广泛的肾小球病变：如急性肾小球肾炎的炎性渗出物和内皮细胞肿胀或慢性肾小球肾炎肾单位严重破坏，导致肾小球滤过面积明显减少。②有效循环血量明显减少：如充血性心力衰竭、肾病综合征等使有效循环血量减少，肾血流量下降，继发交感 -

肾上腺髓质系统、肾素－血管紧张素系统兴奋，使入球小动脉收缩，肾血流量进一步减少，肾小球滤过率下降，导致水钠潴留。

（2）近曲小管重吸收水钠增多　当有效循环血量减少时，近曲小管对水、钠的重吸收增加，使肾排水减少，导致全身性水肿。常见的原因如下。①心房利钠肽（ANP）分泌减少：正常人血液循环中低浓度的 ANP 能抑制近曲小管重吸收钠和对抗血管紧张素，因而具有利钠、利尿和扩张血管的作用。当血容量、血压、血钠含量等影响心肌分泌、释放 ANP 的情况发生时，近曲小管对水、钠的重吸收增加，从而引起水钠潴留和水肿的发生。②肾小球滤过分数（filtration fraction）增加：肾小球滤过分数＝肾小球滤过率/肾血浆流量。右心衰竭或肾病综合征时，肾血流量随有效循环血量的减少而下降，由于出球小动脉收缩比入球小动脉收缩明显，肾小球滤过率相对增加，使肾小球滤过分数增加，无蛋白滤液相对增多。因此，血浆通过肾小球后，流入肾小管周围毛细血管的血液，其蛋白质浓缩，血浆胶体渗透压增高，同时由于血流量的减少流体静压下降。于是，近曲小管对钠水重吸收增强，导致钠水潴留。

（3）远曲小管和集合管重吸收水钠增加　受激素调节，常见于以下几种情况。①醛固酮增多：醛固酮的作用是促进远曲小管和集合管重吸收钠，进而促进水的重吸收。心力衰竭、肝硬化腹水等可激活肾素－血管紧张素－醛固酮系统，引起醛固酮分泌增多；肝硬化、肝功能障碍可引起醛固酮灭活减少等，均可引起醛固酮增多，水钠的重吸收增强，导致水钠潴留。②抗利尿激素增多：抗利尿激素（ADH）的主要作用是促进远曲肾小管和集合管对水钠的重吸收。充血性心力衰竭时，有效循环血量减少，左心房和胸腔大血管的容量感受器所受的刺激减弱，反射性地引起 ADH 分泌的增加；肾素－血管紧张素－醛固酮系统被激活，导致醛固酮分泌增加，肾小管对水钠的重吸收增多，血浆渗透压增高，刺激下丘脑渗透压感受器，使 ADH 的分泌与释放增加；肝硬化、肝功能障碍者肝细胞对 ADH 灭活减少，使血中 ADH 含量增高。

以上是水肿发病机制中的基本因素。在不同类型的水肿发生发展中，通常是多种因素先后或同时发挥作用。同一种因素在不同水肿的发病机制中所居地位不同。因此，在临床上，必须对不同患者进行具体分析，这对于选择精准的治疗方案具有重要意义。

（三）水肿的特点

1. 水肿液的性状　组织间液经由血浆滤出，含有血浆全部晶体成分。根据水肿液中的蛋白质含量可将其分为漏出液和渗出液。①漏出液（transudate）的特点是水肿液的比重低于 1.015，蛋白质的含量低于 25g/L，细胞数少于 500/100ml。②渗出液（exudate）的特点是水肿液的比重高于 1.018，蛋白质含量可达 30～50g/L，可见较多的白细胞。渗出液由于毛细血管通透性增高所致，蛋白含量高，见于炎性水肿。淋巴性水肿时虽微血管通透性不增高，但水肿液比重可不低于渗出液，原因已于前述。

2. 水肿液的皮肤特征　皮下水肿是全身或躯体局部水肿的重要体征。当皮下组织有过多的液体积聚时，水肿液首先被组织间隙的胶体网状物（透明质酸、胶原、黏多糖等）吸附，不能在组织间隙中自由移动，称为隐性水肿（recessive edema），胶体网状物膨胀。当水肿液继续增多，超过了组织间隙中胶体网状物的吸附能力时才成为游离的液体，当具有高度移动性的液体积聚到一定量时，手指按压该部位皮肤，游离的液体从按压点向周围散开，局部形成凹陷，移去压力，数秒钟后凹陷逐渐平复，称为凹陷性水肿（pitting edema），又称为显性水肿（frank edema）。

（四）常见水肿类型和临床特点

最常见的全身性水肿有心性水肿、肾性水肿和肝性水肿。水肿出现的首发部位各不相同。

1. 心性水肿　心性水肿是指心力衰竭所引起的水肿，但习惯上特指右心衰竭所引起的全身性水肿。右心衰竭时体静脉回流障碍，由于重力效应，毛细血管流体静压受重力影响，距心脏水平面垂直距离越远的部位，外周静脉压与毛细血管流体静压越高，越易发生水肿。因此，心性水肿首先表现为低垂部位水肿，且该部位水肿最明显。一般以足及胫前部为重。长期卧床的患者则以骶部最明显。严重时可波及全身，甚至发生胸水、腹水和心包积液等。

2. 肾性水肿 肾原发功能障碍引起的全身性水肿称为肾性水肿，分为肾病性水肿和肾炎性水肿两种类型。因为肾性水肿的发生不受重力影响，易于在组织结构疏松、皮肤伸展大的部位流出、积聚，所以肾性水肿首先表现为眼睑或面部水肿。

3. 肝性水肿 原发于肝脏疾病引起的体液异常积聚，称为肝性水肿。最常见病因为肝硬化，最多见为肝腹水，其他部位水肿不明显。门静脉高压、回流受阻和后期肝细胞合成白蛋白显著减少以及醛固酮增多引发全身水肿。

腹水的出现常提示肝硬化已属失代偿期。腹水的形成主要与下列因素有关。①门静脉压力增高：超过 $2.94kPa$ 时，门静脉系统的毛细血管流体静脉压增高，毛细血管的渗透性也增加，组织液回吸收减少，液体经器官表面漏入腹腔；②血浆胶体渗透压降低：肝合成白蛋白功能降低，当血浆白蛋白低于 $25\sim30g/L$ 时血浆外渗；③肝淋巴液生成过多：肝静脉回流受阻，肝窦淤血，血浆自肝窦渗透到窦旁间隙产生大量的肝淋巴液，超出了胸导管的输送能力，淋巴液自肝包膜表面和肝门淋巴管壁溢出形成腹水；④肾脏因素：失代偿期患者的有效循环血量与肾血流量减少、肾小球滤过率下降及近端肾小管钠水重吸收增高，导致水、钠潴留。

4. 肺水肿 过多的液体在肺组织间隙或肺泡腔内积聚，称为肺水肿。一般情况下，水肿液先在肺间质中积聚，称为间质性肺水肿；水肿液进入肺泡腔，发展为肺泡水肿。

水肿液阻塞呼吸道导致通气障碍；肺水肿使肺泡膜厚度增加，弥散距离增宽致弥散障碍等，使患者出现呼吸困难、发绀；由于肺泡内充满水肿液，以及肺毛细血管壁通透性增加，红细胞大量渗出，患者出现频繁咳嗽、咳粉红色泡沫痰，可听及湿性啰声。

5. 脑水肿 脑组织（包括脑组织间隙、脑细胞和脑室）内液体含量增多引起脑体积增大和脑重量增加，称为脑水肿。脑水肿轻者临床上可无明显的症状和体征；严重者可出现头痛、头晕、呕吐、视乳头水肿等颅内高压综合征，有时甚至发生脑疝，导致患者突然死亡。

（五）水肿对机体的影响

除炎性水肿具有稀释毒素、运送抗体和补体、有利于白细胞的游走等抗损伤作用，对机体有利外，其他水肿对机体都有不同程度的不利影响。其影响的大小取决于水肿发生的部位、程度、速度及持续时间。

1. 细胞营养障碍 过量的液体在组织间隙中积聚，使细胞与毛细血管间的距离增大，增加了营养物质向细胞间弥散的距离；有坚实的包膜限制的器官和组织，急速发生重度水肿时，微血管受压迫使营养血流减少。上述情况均可致细胞发生严重的营养障碍。

2. 器官功能障碍 水肿对器官组织功能的影响取决于水肿发生的部位以及水肿发展的速度和程度。重要部位的水肿可引起严重的功能障碍，甚至危及生命，如脑水肿引起颅内压升高，甚至脑疝致死；喉头水肿可引起气道阻塞，严重者窒息死亡；肺水肿可致急性呼吸功能不全等。急速发展的重度水肿因来不及适应与代偿，可能引起比慢性水肿更严重的功能障碍。

第二节 钾代谢紊乱

钾是人体内最重要的无机阳离子之一，具有维持细胞新陈代谢、保持细胞静息膜电位、调节细胞内外渗透压及调控酸碱平衡等多种功能。正常人体内含钾量为 $50\sim55mmol/kg$ 体重，其中约 90% 在细胞内，仅约 1.4% 的钾在细胞外液中。正常人体钾的摄入和排出处于动态平衡，且保持血清钾浓度在正常范围内。天然食物含钾比较丰富，每日随饮食摄入的钾可满足生理需求。摄入钾的 90% 经肾随尿排出，人体排钾量与摄入量相关，其特点为"多吃多排、少吃少排、不吃也排"。

机体维持血清钾平衡的途径是：①通过细胞膜 $Na^+ - K^+$ 泵转运，改变 K^+ 在细胞内液和细胞外液的分布；②通过细胞内外的 $H^+ - K^+$ 离子交换，影响细胞内外液 K^+ 的分布；③通过肾小管上皮细胞内外跨膜电位的改变调节排钾量；④通过醛固酮和远端小管液流速，调节肾排钾量；⑤通过肠道排钾及出汗调节。

当各种原因引起钾平衡失调可导致钾代谢紊乱，按血钾浓度的高低分为低钾血症和高钾血症。测定血钾可取血浆或血清，正常血清钾的浓度为 3.5 ~ 5.5mmol/L。通常血清钾浓度比血浆钾高 0.3 ~ 0.5mmol/L，这与凝血过程中血小板释放出一定数量的钾有关。

一、低钾血症

血清钾浓度低于 3.5mmol/L，称为低钾血症（hypokalemia）。通常情况下，血钾浓度能反映体内总钾含量，异常情况下两者之间并不一定呈平行关系。低钾血症患者的体内钾总量不一定减少，多数情况下，低钾血症常伴有缺钾。

（一）原因和机制

1. 钾摄入不足　正常饮食一般不会发生低钾血症，主要见于术后禁食、昏迷、消化道梗阻、神经性厌食等的患者摄入减少，在静脉补液中又未能适当补钾，才可能发生低钾血症。钾普遍存在于食物中，单纯因摄入不足造成的低钾血症较少见。

2. 钾丢失过多　这是低钾血症最常见的原因，常见于下列情况。

（1）经消化道失钾　见于频繁呕吐、腹泻、胃肠减压和肠瘘等。消化液的丢失引起低钾血症的机制是：①各种消化液的含钾量均高于血浆，消化液的丢失使钾丢失增加；②呕吐使胃酸丢失可导致代谢性碱中毒，后者使肾远曲小管排钾增加、细胞外钾转入细胞内；③消化液大量丢失，血容量减少，可继发醛固酮增多促进肾排钾。④频繁呕吐使患者进食困难，导致钾摄入不足。

（2）经肾失钾　①利尿剂：见于长期使用呋塞米、依他尼酸、噻嗪类等排钾利尿剂。利尿剂抑制水、钠、氯的重吸收，引起的远端小管内尿流速的增加，促进排钾；利尿后血容量减少引起的继发性醛固酮分泌增多；利尿引起氯缺失，氯缺失使远端小管的钾分泌增多。②肾小管性酸中毒：肾小管性酸中毒分远曲小管性酸中毒和近曲小管性酸中毒。前者由于远曲小管泌 H^+ 功能障碍，使 $H^+ - Na^+$ 交换减少，而 $Na^+ - K^+$ 交换增多，排 H^+ 受阻，泌 K^+ 增多，致酸潴留而钾丢失；后者因近曲小管泌 H^+ 功能障碍，对 HCO_3^- 的重吸收减少，到达远曲小管的 HCO_3^- 增多而促进排钾。③盐皮质激素过多：见于原发性醛固酮增多症，如 Cushing 综合征；肝硬化、充血性心力衰竭等引起继发性醛固酮增多症，这是因为盐皮质激素的排钾作用导致钾丢失过多。长期使用糖皮质激素或肾上腺皮质功能亢进症的患者也可出现低钾血症，因为糖皮质激素也具有微弱的盐皮质激素活性。④各种肾病、肾间质性疾病如肾盂肾炎和急性肾衰竭多尿期，前者由于水钠重吸收障碍使远端肾小管液流速增加，后者由于原尿中溶质增多产生渗透性利尿作用，两者均使肾排钾增多。⑤镁缺失：可使肾小管上皮细胞钠 $Na^+ - K^+ - ATP$ 酶失活，钾重吸收障碍，导致钾丢失过多。

（3）经皮肤失钾　汗液含钾不多，为 5 ~ 10mmol/L，一般情况下出汗不会引起低钾血症。在高温环境下的剧烈体力活动中，大量出汗可引起钾的丢失，若没有及时补充可引起低钾血症。

3. 细胞外的钾跨细胞向细胞内转移　在机体的总钾量并不减少的情况下，细胞外液的钾较多地转入细胞内时，也引起低钾血症。常见的有如下几种情况。①碱中毒：无论是代谢性还是呼吸性碱中毒，

均可促使 K^+ 进入细胞内。②过量胰岛素使用：糖尿病患者使用外源性胰岛素，也可促进细胞糖原合成，使细胞外钾随同葡萄糖转入细胞内这些药物可通过 $Na^+ - K^+$ 泵对 K^+ 跨细胞转移引起低钾血症。③低钾性周期性麻痹：是一种遗传性少见病，发作时细胞外液 K^+ 突然进入细胞内，使血清 K^+ 浓度急剧减少，出现低钾血症和骨骼肌瘫痪，剧烈运动、应激等是常见诱因，不经治疗可在 6～24 小时自行缓解，但发生机制目前尚不清楚，补钾治疗有助于纠正瘫痪。④β - 肾上腺素能受体活性增强：肾上腺素、沙丁胺醇等 β 受体激动剂药物，可通过激活 $Na^+ - K^+$ 泵对钾跨细胞转移，引起低钾血症。⑤某些毒物，如钡、粗制棉籽油中毒（主要毒素为棉酚）可引起钾通道的阻滞，使 K^+ 自细胞内外流受阻。

（二）对机体的影响

低钾血症可引起机体功能代谢变化，其临床表现与血钾浓度降低的速度和程度及伴随的缺钾程度相关，不同个体差异很大。表现为膜电位异常相关的障碍、细胞代谢障碍相关的损害及酸碱平衡异常。一般说来，急性重症低钾血症的表现较明显。

1. 对神经 - 肌肉的影响 神经 - 肌肉症状是低钾血症的突出表现，主要影响骨骼肌和消化道平滑肌，以下肢肌肉最为常见。①急性低钾血症：轻症可无症状或仅觉疲倦和全身无力；重症可出现弛缓性瘫痪，多起于下肢肌肉，严重时可累及上肢、躯干甚至呼吸肌。呼吸肌麻痹可导致呼吸衰竭，是引起低钾血症患者死亡的常见原因。其机制主要是由于低钾血症时，细胞外液钾浓度急剧降低，细胞内液钾浓度 $[K^+]i$ 和细胞外液钾浓度 $[K^+]e$ 的比值增大，静息状态下细胞内液钾外流增加，使静息电位（Em）与阈电位（Et）之间的距离（Em - Et）增大，使细胞处于超极化阻滞状态（图6-3），需要增加刺激强度才能兴奋，细胞的兴奋性降低，严重时甚至不能兴奋，出现肌无力甚至麻痹。②慢性低钾血症：由于病程缓慢，细胞内液钾逐渐移到细胞外，使 $[K^+]i/[K^+]e$ 比值变化不大，静息电位因而基本正常，细胞兴奋性无明显变化，故临床表现不明显。

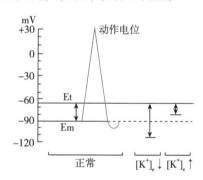

图6-3 细胞外钾浓度与正常骨骼肌静息膜电位（Em）与阈电位（Et）的关系

2. 对心血管系统的影响 主要有心肌生理特性的影响、心电图的变化和心肌功能的损害（图6-4）。

（1）心肌兴奋性增高 心肌的兴奋性主要与 Em - Et 间距长短有关。低钾血症时，尽管细胞内外液中钾离子浓度差增大，但此时心肌细胞膜对钾的通透性受到抑制而降低，细胞内的钾外流反而减少，导致静息电位 Em 绝对值负值变小，静息电位与阈电位的差值变小，Em - Et 间距离缩短，较弱的刺激便能引起兴奋，心肌兴奋性增高。

（2）心肌自律性增高 心肌自律性的产生依赖于动作电位复极化4期的自动去极化。低钾血症时，心肌细胞膜对钾的通透性下降，钾外流减小，形成相对内向 Na^+ 电流增大，从而更快地达到阈电位使其自律性升高。

（3）心肌收缩性先增强后减弱 细胞外液中的 K^+ 与 Ca^{2+} 在心肌细胞膜上相互竞争抑制。急性低钾血症时，K^+ 对 Ca^{2+} 的抑制减弱，心肌细胞膜对 Ca^{2+} 的通透性升高，Ca^{2+} 内流加速使兴奋 - 收缩耦联增强，收缩性升高。重症低钾血症时，由于心肌细胞内缺钾，导致细胞代谢障碍，使心肌收缩性减弱。

（4）心肌传导性降低　低钾血症时静息电位的绝对值降低，驱使0期去极化快、Na^+内流的电位梯度变小，Na^+内流减少，0期去极化速度降低，传导性下降。

低钾血症对心肌功能损害的影响，可表现出如下特点。①心律失常：由于心肌兴奋性和自律性增高，可出现窦性心动过速；异位起搏的插入而出现期前收缩、阵发性心动过速等。②对洋地黄类强心药物毒性的敏感性增高：心力衰竭患者常因钾摄入不足或使用利尿剂等引起低K^+血症。低钾血症时，洋地黄与Na^+、K^+–ATP酶的亲和力增强，增大了洋地黄致心律失常的毒性作用，导致治疗效果大大降低，而其毒性作用明显增大。

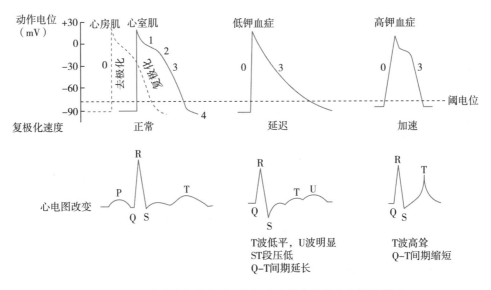

图6–4　细胞外液钾浓度对心肌细胞动作电位和心电图的影响

低钾血症者心电图的变化有T波低平或倒置、ST段下降、QRS波增宽、出现明显的U波等。低钾血症的心电图改变与心肌细胞在低钾血症时的电生理特性变化密切相关。低钾血症造成膜对K^+的通透性下降，3相复极化延缓则T波降低或倒置；细胞外钾浓度降低，对钙内流的抑制作用减弱，钙内流增多，使复极化2期缩短，ST段下降；心肌传导性降低，使心肌去极化过程减慢，QRS波可轻度增宽。低钾血症对浦肯野纤维的影响大于对心室肌的影响，使浦肯野纤维的复极化过程延长大于心室肌的复极化过程，则浦肯野纤维的复极化过程得以显现，出现U波。

3. 对胃肠道的影响　钾是平滑肌的应激性离子，故低钾血症使平滑肌的兴奋性降低，胃肠道活动减弱，表现为腹胀、厌食、便秘、恶心、呕吐等，严重时可发生麻痹性肠梗阻。

4. 对肾脏的影响　低钾血症造成的肾损害主要表现髓质集合管上皮细胞的肿胀、增生、胞浆内颗粒形成，长时间的严重缺钾可波及所有肾小管，甚至肾小球。肾小管上皮细胞的损伤，远曲小管和集合管上皮细胞对ADH的反应性降低，尿浓缩功能发生障碍，出现多尿和低比重尿。

5. 对中枢神经系统的影响　低钾血症时，脑细胞糖代谢障碍和能量生成减少，引起脑细胞功能障碍，患者出现精神萎靡、反应淡漠、嗜睡，甚至记忆力减退、定向力障碍、昏迷等。

6. 对酸碱平衡的影响　低钾血症时，细胞外K^+浓度降低，细胞内K^+与细胞外H^+交换增多，使细胞外液H^+减少，发生代谢性碱中毒。而此时肾小管上皮细胞内K^+含量减少，H^+增多，使肾小管K^+–Na^+交换减少，而H^+–Na^+交换增强，HCO_3^-重吸收增多，尿排K^+减少，排H^+增多，尿液呈酸性称为反常性酸性尿。

（三）防治原则

1. 消除病因　积极治疗原发病。

2. 补钾　严重低钾血症或有明显并发症者，应及时补钾，口服钾盐最为安全、方便。重症或不能口服者需静脉滴入。静脉补钾时不宜过多、过快，浓度不宜过高，见尿补钾，对肾功能有损伤者应严密监测。严禁静脉注射。

✐ **练一练**

严重低钾血症患者最好的补钾方式是

A. 口服钾盐

B. 静脉滴入

C. 静脉注射

D. 多食含钾食物

答案解析

二、高钾血症

血清钾浓度大于 5.5mmol/L，称为高钾血症（hyperkalemia）。

（一）原因和机制

1. 钾摄入过多　经胃肠道摄钾过多会随尿排出，一般不会发生高血钾。但静脉补钾量过多，速度过快，或静脉输入大剂量青霉素钾盐、大量库存血液时，可引起高钾血症。临床护理在为患者静脉滴注补钾时，一定要注意液体的滴速，并认真与患者或其家属沟通讲解，不能随意加快速度，以免造成不良后果。

2. 肾排钾障碍　经肾脏随尿排出是机体最主要的排钾途径，因而肾排钾障碍是引起高钾血症的主要原因。引起肾排钾障碍的原因如下。

（1）肾脏本身疾患　主要见于急性肾衰竭的少尿期，慢性肾衰竭的末期，或因失血、休克等使血压显著下降时，可引起肾小球滤过率明显下降，从而使钾滤出受阻，导致血清 K^+ 浓度升高。

（2）盐皮质激素缺乏导致远曲小管、集合管泌 K^+ 功能受阻　远曲小管、集合管泌 K^+ 主要受醛固酮的调节。醛固酮的合成障碍（如先天性酶缺乏）、肾上腺皮质功能减退的患者（如阿狄森病、双侧肾上腺切除术后）、某些药物或疾病所引起的继发性醛固酮不足（如消炎痛、糖尿病、间质性肾炎）等，可导致钾排出减少，血清 K^+ 浓度升高。

（3）保钾利尿剂的长期使用　如螺内酯、氨苯蝶啶，长期使用使肾小管排钾减少，血清 K^+ 浓度升高。

3. 钾的跨细胞分布异常

（1）酸中毒　酸中毒时，细胞外 H^+ 转入细胞内，使 K^+ 漏出增多以维持电荷平衡，同时肾脏泌 H^+ 增加而尿排出 K^+ 减少，使血钾升高。一般 pH 每降低 0.1，血清钾约升高 0.6mmol/L，特别在高氯性代谢性酸中毒时表现得比较明显。

（2）急性缺氧　缺氧使细胞 ATP 生成不足，细胞膜 Na^+，K^+ - ATP 酶功能障碍，使 Na^+ 在细胞内潴留，而细胞外 K^+ 不易进入细胞内；严重缺氧还可引起组织细胞坏死，细胞内 K^+ 外释。

（3）高血糖合并胰岛素不足　在正常人，高血糖刺激胰岛素分泌，促进细胞摄钾，血钾下降。糖尿病患者胰岛素缺乏，妨碍了钾进入细胞内；高血糖使血浆渗透压升高，引起细胞内脱水，同时细胞内钾浓度相对增高，为钾通过细胞膜钾通道的被动外移提供了浓度梯度。

（4）细胞破裂溶血　严重创伤，特别是挤压伤综合征及烧伤、癌症患者的放化疗等损伤细胞，以及重度溶血，使细胞内钾释放出来引起高钾血症。

（5）高钾性周期性麻痹　高钾性周期性麻痹是一种少见的常染色体显性遗传病，发作时细胞内钾突然外移，使血钾急剧升高，表现出周期性反复发作的肌麻痹。

（二）对机体的影响

高钾血症对机体的影响主要是膜电位异常所致，主要表现在对心肌和骨骼肌的影响。其影响的大小取决于血钾浓度升高的速度和程度，急性重症高钾血症表现较明显。

1. 对心肌的影响 血钾升高对心肌有明显的毒性作用，故循环系统症状出现最早，并可发生致命性心室纤颤和心搏骤停。主要表现为对心肌生理特性、心电图的影响及心肌功能的损害。

（1）心肌兴奋性先增高后降低 急性高钾血症时，心肌兴奋性的改变随血钾浓度升高的程度不同而有所不同。急性轻度高钾血症时，心肌的兴奋性增高；急性重度高钾血症时，心肌的兴奋性降低；慢性高钾血症时，心肌兴奋性变化不明显。其发生机制为：高钾血症时，细胞内外的 K^+ 浓度差变小，静息电位负值变小，静息电位与阈电位的差距缩小，兴奋性升高。静息电位减小表明细胞膜处于部分去极化状态，细胞膜上快 Na^+ 通道失活，在 0 期 Na^+ 的快速内流减少。当血钾显著升高时，由于静息电位过小，兴奋性下降甚至消失。

（2）心肌传导性降低 高钾血症时，由于静息电位的绝对值减少，0 相 Na^+ 通道不易开放，使去极化速度减慢，兴奋的扩布减慢，因而传导性下降。且当快 Na^+ 通道失活，而由 Ca^{2+} 内流来完成动作电位的 0 相去极化时，传导性下降会相当严重。

（3）心肌自律性降低 高钾血症时，细胞外液 K^+ 浓度升高，使细胞膜对 K^+ 的通透性升高，因此，在 4 相时 K^+ 外流增大，而 Na^+ 内流相对减慢，因而自动去极化减慢，心肌自律性下降。

（4）心肌收缩性减弱 高钾血症时，细胞外液 K^+ 浓度升高抑制了心肌复极 2 期时 Ca^{2+} 的内流，因而心肌细胞内 Ca^{2+} 浓度降低，兴奋－收缩耦联受到一定影响，心肌收缩性减弱。高钾血症时，患者出现心肌收缩力减弱和各种心律失常。这是由于心肌自律性降低可出现窦性心动过缓；由于心肌传导性降低，出现各种类型的传导阻滞；因传导性和兴奋性异常易形成兴奋折返而导致室颤。严重的高钾血症可因心肌兴奋性消失或严重的传导阻滞而导致心搏骤停，是高钾血症最重要的死因。

高钾血症的心电图变化有 T 波狭窄高尖，相当于心室去极化的 R 波降低；相当于心房去极化的 P 波压低、增宽或消失 P 波；相当于心室内传导的 QRS 综合波压低、增宽；相当于心室动作电位时间的 Q－T 间期轻度缩短；代表房室传导的 P－R 间期延长间期增宽等。高钾血症时，细胞外液 K^+ 浓度升高，使细胞膜对 K^+ 的通透性升高，动作电位中对应于心电图 T 波的 3 相 K^+ 外流加速，使 T 波突出，成高尖状。P 波和 QRS 波振幅降低，间期增宽，主要是由于心肌传导性明显下降所致。心房去极化的 P 波因传导延缓变得低平，严重时无法辨认。

2. 对骨骼肌的影响 高钾血症时，骨骼肌的兴奋性随血钾逐步升高亦经历先升高后降低的过程。

（1）急性高钾血症 ①急性轻度高钾血症（血清钾 5.5～7.0mmol/L）时，症状较轻，主要为感觉异常、键反射亢进、手足刺痛等，常被原发病症状掩盖。其发生机制是：细胞外液钾浓度增高后，$[K^+]i/[K^+]e$ 比值变小，静息期细胞内钾外流减少，使 Em 绝对值减少，与 Et 间距离缩短而使骨骼肌兴奋性增高。②急性重度高钾血症（血清钾 7.0～9.0mmol/L）时，表现为肌肉软弱无力乃至弛缓性麻痹，其机制在于细胞外液钾浓度急剧升高，$[K^+]i/[K^+]e$ 比值更小，使 Em 值下降或几乎接近于 Et 水平。Em 值过小，肌肉细胞膜上的快钠通道失活，动作电位的形成和扩布发生障碍，细胞处于去极化阻滞状态，骨骼肌兴奋性下降，而不能兴奋。表现为肌无力。肌无力最先出现于下肢，以后波及躯干和上肢，键反射减弱，甚至引起呼吸肌麻痹。

（2）慢性高钾血症 很少出现肌肉方面的症状，主要是由于细胞内外钾浓度梯度变化不大，$[K^+]i/[K^+]e$ 比值变化不明显。

3. 对酸碱平衡的影响 高钾血症时，细胞外 K^+ 浓度升高，K^+ 从细胞外转入细胞内，H^+ 则从细胞内转出，引起细胞外液呈代谢性酸中毒。而此时肾小管上皮细胞内 K^+ 含量增高，H^+ 减少，使肾小管

K^+ – Na^+ 交换增强，而 H^+ – Na^+ 交换减弱，尿排 K^+ 增多，排 H^+ 减少，尿液呈碱性，称为反常性碱性尿。

（三）防治原则

1. 消除病因，积极治疗原发病。

2. 限制钾的摄入。

3. 对抗高钾的心肌毒性 Na^+、Ca^{2+} 对 K^+ 有拮抗效应，可缓慢静脉注射葡萄糖酸钙、高渗氯化钠或乳酸钠溶液等。

4. 促进钾进入细胞内可静脉滴注碳酸氢钠以提高细胞外的 pH 及 Na^+ 浓度；用葡萄糖溶液、胰岛素静脉滴注，促使 K^+ 进入细胞内。

5. 促进钾的排出口服阳离子交换树脂，促进肠道加速排出 K^+；使用利尿剂促进 K^+ 从泌尿道排出；透析疗法等。

♥ 护爱生命

肾脏是人体排泄代谢废物、毒素和维持水、电解质及酸碱平衡的重要器官。血液透析（简称血透，俗称人工肾、洗肾），是净化血液和纠正水、电解质及酸碱平衡的治疗方法，减轻症状，延长生存期。2013—2019 年，我国透析人群以每年 6 万～10 万的速度快速增长。

2006 年，设立世界肾脏日为每年 3 月份的第二个星期四，旨在提高人们的认识，呵护肾脏。

作为护理工作者，应能完成对患者及其家属和大众的宣教，养成健康的生活习惯，治未病。在临床对患者的护理工作中认真观察，防患未然，早发现，早干预，让更多的慢性病患者稳定在早期阶段，减轻社会和家庭的负担。

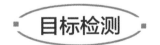

答案解析

一、选择题

【A 型题】

1. 低渗性脱水的主要特征是

    A. 失水多与失钠 　　　　B. 失钠多与失水 　　　　C. 失钾过多

    D. 细胞外液增多 　　　　E. 血清钾过低

2. 低渗性脱水最常见的原因是

    A. 皮肤失水 　　　　B. 体腔积液 　　　　C. 经消化道脱水

    D. 利尿剂失水 　　　　E. 肾病失水

3. 高渗性脱水的主要特征为

    A. 失水多与失钠 　　　　B. 失钠多与失水 　　　　C. 失钾过多

    D. 细胞外液增多 　　　　E. 血清钾过低

4. 脱水热易发生于

    A. 青少年 　　　　B. 中年人 　　　　C. 老年人

    D. 婴幼儿 　　　　E. 孕妇

5. 大量抽放胸、腹水，可能会导致

    A. 低渗性脱水 　　　　B. 等渗性脱水 　　　　C. 高渗性脱水

D. 水肿　　　　　　　　　　　E. 水中毒

6. 低钾血症的突出表现为

    A. 肌无力和麻痹

    B. 肌肉兴奋性增高

    C. 心电图 T 波高尖

    D. 反常性酸性尿

    E. 心电图 P 波和 QRS 波振幅降低

7. 高钾血症的主要原因是

    A. 饮食摄入钾过多　　　　B. 急性缺氧　　　　　　C. 肾排钾障碍

    D. 静脉补钾过多、过快　　E. 糖尿病

8. 低钾血症防治原则是

    A. 快速静脉滴入钾盐　　　B. 静脉注射钾盐　　　　C. 无尿直接补钾

    D. 高浓度快速补钾　　　　E. 口服钾盐最好，见尿补钾

9. 高钾血症对心血管系统的影响是

    A. 心肌兴奋性降低　　　　B. 症状出现晚　　　　　C. 窦性心动过速

    D. 心电图 T 波低平或倒置　E. 可出现传导阻滞和室颤

【B 型题】

（10～13 题共用备选答案）

A. 低垂部位水肿

B. 眼睑或面部水肿

C. 肝腹水

D. 咳粉红色泡沫痰，可听及湿性啰声

E. 颅内高压

10. 心性水肿首先出现

11. 肝性水肿表现为

12. 肾性水肿表现为

13. 肺水肿会出现为

二、综合问答题

1. 简述低渗性脱水、等渗性脱水与高渗性脱水的区别。

2. 简述高钾血症的防治原则。

三、实例解析题

患者，女，32 岁。4 年前自觉午后低热、盗汗、乏力、腹痛，临床诊断为结核，经抗结核治疗后好转。后腹痛反复发作。近半年加重。脐周及盆腹腔隐痛持续时间长，1 月前右腹部摸到肿物，腹痛加剧、加重，阵发性右下腹绞痛，有肠鸣音，并出现腹胀及进食饮水后呕吐。今因频繁呕吐、面色苍白，查体见眼窝内陷、脉搏细速、血压下降、尿少、无尿而重症急诊入院。结合病史诊断为结核性腹膜炎并肠梗阻。手术切除梗阻肠管，术后禁食，并连续做胃肠减压数日，共抽吸液体 2200ml，每天静脉补液（5% 葡萄糖液）2500ml。术后 2 周，发现患者出现肢体肌肉无力瘫软，不能完成翻身等简单动作，偶尔出现麻木感、呕吐、厌食、腹胀及全身乏力等症状。实验室检查：血清 K^+ 为 2.4mmol/L，血清 Na^+ 为 140mmol/L。

心电图（ECG）显示：ST 段压低，T 波低平、增宽，有 U 波。

问题：1. 患者发生什么类型的水、电解质代谢紊乱？诊断依据是什么？

2. 引起此患者水、电解质紊乱的原因是什么？

（曹东辉）

书网融合……

 重点回顾　　　 微课　　　 习题

第七章 发 热

📖 **导学情景**

情景描述：患儿，女，4岁。受凉后出现头晕、打喷嚏、流鼻涕、咳嗽。自测体温39.5℃，期间出现畏寒、寒战、面色苍白、手脚冰凉现象。一小时后自觉酷热、皮肤潮红、口唇干燥。

情景分析：患儿发热时处于不同时相会有不同临床表现，了解发热的时相，可以采取合理的护理措施。

讨论：1. 患儿处于发热的哪个时相？解释患者的临床表现。

2. 该如何护理患儿？

学前导语：在疾病条件下引起的发热是一种常见的临床症状和体征，那么究竟是什么原因引起的发热，发热的机制又如何呢？

人类和高等动物具有相对恒定的体温，这对机体内环境稳态的维持和正常的生命活动至关重要。在各种条件下引起的发热是多种疾病重要的病理过程和临床表现，也是疾病发生的重要信号。

第一节 发热的概述

发热（fever）是在致热原的作用下使体温调节中枢的调定点（set point，SP）上移而引起调节性的体温升高，一般超过正常体温0.5℃即为发热。发热时体温调节功能正常，只是由于调节中枢的调定点上移，从而将体温调节到较高水平。正常成人的体温维持在37℃左右，具有周期性波动，一昼夜波动幅度不超过1℃。临床上体温测量部位不同，体温有所差距，腋下温度为36.0～37.4℃；口腔温度为36.7～37.7℃；直肠温度为36.9～37.9℃。

人体体温调节的高级中枢位于视前区下丘脑前部（preoptic anterior hypothalamus，POAH），而延髓、脊髓等部位对体温也有一定程度的整合功能，被认为是体温调节的次级中枢。此外，大脑皮层也参与体温调节。体温调节主要以"调定点（set point，SP）"学说来解释，该学说认为体温调节类似于恒温器的调节，体温调节中枢内有一个调定点，体温调节围绕着调定点来调控体温。当体温偏离调定点时，体温控制系统可通过对效应器（产热和散热）的调控将温度维持在与调定点相适应的水平。

发热时体温会升高，但并不是所有的体温升高都属于发热。人体体温升高可以分为生理性体温升高和病理性体温升高（图7-1）。①生理性体温升高见于女性月经前期、妊娠期、剧烈运动及心理应激等，此时体温升高无需治疗。②病理性体温升高包括调节性体温升高和非调节性体温升高，前者占多数即发热。而非调节性体温升高，调定点并未改变，而是由于体温调节障碍（如外伤时体温调节中枢损伤），或散热障碍（环境高温所致的中暑和皮肤鱼鳞病）及产热器官功能异常（甲状腺功能亢进症）导致，体温调节中枢无法将体温控制在与调定点相适应的水平，出现被动性体温升高，这类体温升高称为过热（hyperthermia）。

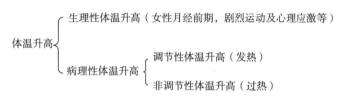

图 7-1 体温升高的分类

发热不是独立的疾病，而是多种疾病的重要病理过程及临床表现。在整个病程中体温变化往往可反映病情的变化。通过了解发热的特点，对判断病情、评价疗效和估计预后，均有重要参考价值。

👁 **看一看**

行为性体温调节

机体在不同环境中可通过姿势和行为的改变，特别是采取人为保温和降温的措施，使体温保持相对稳定，称为行为性体温调节。行为性体温调节即动物通过其行为活动进行体温调节的过程。例如，低等动物蜥蜴从阴凉处至阳光下来回爬动以减小体温变动的幅度。人在严寒中通过原地踏步、跑动以取暖，均属此种调节。人类能根据环境温度不同而增减衣物，创设人工气候环境以祛暑御寒，这些可视为更复杂的行为调节。

第二节 发热的病因与发病机制

一、发热激活物 🅮 微课

发热激活物是指作用于机体，能直接或间接激活产内生致热原细胞产生和释放内生致热原（endogenous pyrogen，EP）的物质。发热激活物又称为EP诱导物，包括外致热原和体内产物。

（一）外致热原

来自于体外的致热物质称为外致热原，主要是各种病原微生物及其代谢产物。

1. 细菌及其毒素 主要有：①革兰阳性细菌：此类细菌感染是最常见的外致热原。主要有葡萄球菌、肺炎球菌、白喉杆菌和枯草杆菌等。②革兰阴性细菌：主要有大肠埃希菌、伤寒杆菌、淋病奈瑟菌、脑膜炎球菌和志贺菌等。③分枝杆菌：典型菌群为结核杆菌。

2. 病毒 常见的病毒有鼻病毒、流感病毒、麻疹病毒、柯萨奇病毒、SARS病毒及新型冠状病毒等。

3. 其他微生物 如真菌、螺旋体、疟原虫等。

（二）体内产物

体内产生的发热激活物主要包括：①抗原 - 抗体复合物；②类固醇；③致炎刺激物；④体内组织的大量破坏。

二、内生致热原

在发热激活物的作用下，产内生致热原细胞产生和释放的能引起体温升高的物质，称为内生致热原。

（一）内生致热原的种类

1. 白细胞介素 - 1（interleukin，IL - 1） 是由单核细胞、巨噬细胞、星状细胞、内皮细胞、角质细胞及肿瘤细胞等多种细胞在发热激活物的作用下产生的。

2. 肿瘤坏死因子（tumor necrosis factor，TNF） 也是重要的 EP 之一。是由外致热原如葡萄球菌、链球菌、内毒素等诱导巨噬细胞、淋巴细胞产生和释放的。

3. 干扰素（interferon，IFN） 是一种低分子量的具有抗病毒、抗肿瘤作用的蛋白质，主要由单核细胞、淋巴细胞所产生。

此外，白细胞介素 - 6（IL - 6）、巨噬细胞炎症蛋白 - 1（MIP - 1）、白细胞介素 - 2（IL - 2）也属于内生致热原。而白细胞介素 - 8（IL - 8）以及内皮素（endothelin）等也认为与发热有一定的关系，有待进一步的研究和证实。

（二）内生致热原的产生和释放

内生致热原的产生和释放是细胞信息传递和基因表达的调控过程。主要包括产 EP 细胞的激活、EP 的产生和释放。能够产生和释放 EP 的所有细胞称为产 EP 细胞，包括单核细胞、巨噬细胞、淋巴细胞、内皮细胞、星状细胞以及肿瘤细胞等。当这些细胞与发热激活物如脂多糖结合之后，即被激活，从而开启 EP 的合成。

三、发热时的体温调节机制

（一）体温调节中枢

体温调节中枢位于视前区下丘脑前部简称 POAH，该区含有温度敏感神经元，主导体温正向调节使体温升高，称为正调节中枢。而中杏仁核（MAN）、腹中隔（VSA）和弓状核则对发热时的体温产生负向影响限制体温过度升高，称为负调节中枢。正、负调节中枢相互作用的结果决定调定点上移的水平及发热的幅度和时程。所以，发热体温调节中枢是由正、负调节中枢构成的复杂功能系统。

（二）致热信号传入中枢的途径

血液循环中的内生致热原进入脑内到达体温调节中枢引起发热的途径可能存在以下几种。

1. EP 通过血 - 脑屏障转运入脑 这是一种较直接的信号传递方式。

2. EP 通过终板血管器作用于体温调节中枢 终板血管器（OVLT）位于视上隐窝上方，与 POAH 紧靠，是血 - 脑屏障的薄弱部位。该处有孔毛细血管对大分子物质具有较高的通透性，EP 可能由此入脑。

3. 通过迷走神经 研究发现，细胞因子可刺激肝巨噬细胞周围的迷走神经将信息传入中枢，如果切除迷走神经肝支，在腹腔内注射小剂量白细胞介素 - 1（IL - 1）或革兰阴性杆菌活性成分脂多糖（LPS）后，不再引起发热。

（三）发热中枢调节介质

进入脑内的 EP 并不是引起调定点上移的最终物质，EP 可能首先作用于体温调节中枢，引起发热中枢释放调节介质，继而使调定点发生改变。发热中枢体温调节介质可分为两类，即正调节介质和负调节介质（图 7 - 2）。

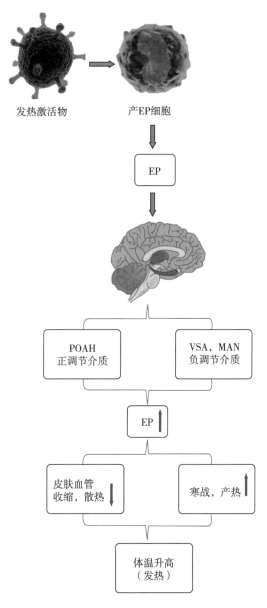

图 7 - 2　发热时的体温调节机制

1. 正调节介质　是一类引起体温调定点上移的物质。主要有前列腺素 E（prostaglandin E，PGE）、环磷酸腺苷（cAMP）、Na^+/Ca^{2+} 比值、促肾上腺皮质激素释放激素（corticotrophin releasing hormone，CRH）、一氧化氮（NO）等。

2. 负调节介质　是一类对抗体温升高的物质。主要包括黑色素细胞刺激素、精氨酸加压素、膜联蛋白 A1 及白细胞介素 10（IL - 10）等。也正是由于这些介质的存在，各种感染性疾病引起的发热很少超过 41℃。这种发热时体温上升的幅度被限制在一定范围内的现象称为热限，意味着体内存在自我限制发热的因素，这是机体的自我保护功能和自稳调节机制，具有极其重要的生物学意义。

（四）发热时体温调节的方式与发热的时相

调定点的正常设定值为37℃左右。发热时，来自体内外的发热激活物作用于产EP细胞，产生和释放EP，EP经血液循环到达颅内，在POAH或OVLT附近，引起发热中枢调节介质的释放，后者作用于相应的神经元，使体温调定点上移。此时调定点高于中心温度，体温调节中枢对产热和散热进行调整，将体温升高到与调定点相适应的水平。在体温上升的同时，负调节中枢也被激活，释放负调节介质，限制调定点的上移和体温的过度升高。发热持续一段时间后，发热激活物逐渐被控制或消失，EP及增多的介质被清除或降解，调定点逐渐恢复到正常水平，体温也在相应的调控下降至正常。典型的发热过程大致分为三个时相。

1. 体温上升期　发热的开始阶段，调定点上移，此时原来的正常体温变成"冷刺激"，体温调节中枢对"冷"信息产生反应，减少散热，表现为皮肤血管收缩及血流减少，引起皮肤温度降低和散热减少；增加产热，表现为出现寒战和物质代谢加强，最终产热大于散热，体温升高。临床上，由于皮肤温度的下降，患者感到畏寒、寒战，皮肤颜色苍白，皮肤因立毛肌收缩可出现"鸡皮疙瘩"。

2. 高温持续期（高峰期）　当体温升高到与调定点相适应的水平，不再继续上升而处于较高水平时，称高温持续期，也称高峰期。此时，产热与散热在高水平上保持相对平衡。临床上，患者不再感到寒冷，出现酷热感，皮肤潮红，皮肤温度升高，皮肤和口唇比较干燥，皮肤的"鸡皮疙瘩"也消失。

3. 体温下降期（退热期）　由于激活物、EP及发热介质被消除，上升的体温调定点返回到正常水平。由于体温高于调定点，体温调节中枢POAH产生反应，散热增加，产热减少，散热大于产热，体温开始下降，逐渐恢复到正常调定点相适应的水平。临床上，患者可大量出汗，严重者可致脱水，甚至循环衰竭。

练一练

下列是体温上升期的表现的是

A. 大量出汗　　　　　B. 皮肤潮红　　　　　C. 鸡皮疙瘩

D. 寒战　　　　　　　E. 皮肤苍白

答案解析

第三节　发热时机体代谢与功能的改变

除了各原发病所引起的各种改变外，发热时的体温升高、EP及体温调节效应可引起一系列代谢和功能变化。

一、物质代谢的改变

体温升高时物质代谢加快。体温每升高1℃，基础代谢率增加13%，故发热患者的物质消耗明显增多。如果发热持续时间久，营养物质补充不足，患者就会消耗自身物质而出现消瘦和体重下降。

1. 蛋白质代谢　发热时在高体温和EP的作用下，患者体内蛋白质分解加强，尿素氮明显升高，如果此时未能及时补充足够的蛋白质，将出现负氮平衡，蛋白质分解代谢加强可为肝脏提供大量游离氨基酸，用于急性期反应蛋白的合成及组织修复。

2. 糖与脂肪代谢　发热时由于产热的需要，能量消耗增加，对糖的需求增多，糖的分解代谢加强，糖原贮备减少。尤其在寒战期消耗大量的糖，乳酸的产量也增加，严重者可发生代谢性酸中毒。发热时因能量消耗的需要，脂肪分解也明显加强。由于糖原贮备不足，再加上发热患者食欲较差，营养摄入不足，机体动员脂肪贮备。

3. 电解质代谢　在发热的体温上升期，由于血管收缩，肾血流量的减少，尿量也明显下降，可致 Na^+、Cl^- 潴留。在体温下降期，因尿量的恢复及大量出汗，Na^+、Cl^- 排出增加。在高温持续期，由于皮肤和呼吸道水分蒸发的增加及退热期的大量出汗，可导致水分的大量丢失，严重者可引起脱水，甚至循环衰竭。因此，在护理过程中，对高热患者退热期应及时补充水分和适量的电解质。

此外，对于长期发热患者，由于糖、脂肪和蛋白质分解代谢加强，各种维生素的消耗也增加，也应注意及时补充。

二、生理功能的改变

1. 循环系统功能改变　发热时，患者心率加快，体温每升高 1℃，心率约增加 18 次/分，儿童可增加得更快。发热时，心率加快主要由热血刺激窦房结及交感肾上腺髓质系统所致。一定程度（150次/分）心率增加可增加心输出量，从而增加组织细胞的血液供应，满足机体高代谢程度的需要。但是对心肌劳损或有心脏潜在病变的人，会加重心脏负荷甚至诱发心力衰竭。如果心率过快（超过 150次/分），不仅进一步增加心脏负担，且心输出量反而下降。此外，在体温上升期，由于心率加快和外周血管的收缩，可使血压轻度升高；而在高温持续期和体温下降期，因外周血管舒张，血压可轻度下降。

2. 呼吸系统功能改变　发热时，由于血温升高及酸性代谢产物的刺激，呼吸中枢对 CO_2 的敏感性提高，呼吸加深、加快，有利于更多的热量从呼吸道散发。

3. 消化系统功能改变　发热时消化液的分泌减少，各种消化酶的活性降低，会产生食欲减退、口腔黏膜干燥、腹胀、便秘等临床表现。这可能与交感神经兴奋、副交感神经抑制及水分蒸发较多有关。也有实验证明 IL-1 和 TNF 也能引起食欲减退。

4. 中枢神经系统功能改变　发热时，神经系统兴奋性增高，特别是高热（40~41℃）时，患者可出现烦躁、谵妄、幻觉。有些高热患者神经系统可处于抑制状态，出现淡漠、嗜睡等，可能与 IL-1 的作用有关。在小儿（3 个月~5 岁），高热比较容易引起全身或局部肌肉抽搐，称为热性惊厥，这可能与小儿中枢神经系统发育尚未成熟有关。

三、防御功能的改变

发热对机体防御功能的影响是双面的，既有有利的一面，也有不利的一面。

1. 抗感染能力的改变　有些病原微生物对热比较敏感，一定高温可以将其灭活，如梅毒螺旋体和淋病奈瑟菌，就可被人工发热所灭活。一定高温也可抑制肺炎球菌。发热不但能提高动物的抗感染能力，还能使机体某些免疫细胞功能加强。但是持续高热可造成免疫系统功能下降，巨噬细胞和淋巴细胞的功能降低，杀菌和抗病毒能力减弱。

2. 对肿瘤细胞的影响　发热时产 EP 细胞产生的大量 EP（如 IL-1、TNF、IFN 等）除了引起发热外，还具有一定程度的抑制或杀灭肿瘤细胞的作用。另外，肿瘤细胞长期处于相对缺氧的状态，对高温比正常细胞要敏感，故当体温升高到 41℃ 左右时，正常细胞尚可耐受，而肿瘤细胞则难以耐受，其生长受到限制并可被灭活。

3. 急性期反应　急性期反应（acute phase response）是机体在细菌感染和组织损伤时所出现的一系列急性时相的反应。EP 不仅诱导发热，也引起急性期反应。主要表现为急性期蛋白的合成增多、血浆微量元素浓度的改变及白细胞计数的改变，是机体防御反应的一个组成部分。

总之，发热对机体防御功能的影响是利弊并存的，这可能与发热程度有关。中等程度的发热有利于提高宿主的防御功能，但高热有可能产生不利的影响。所以，发热对防御功能的影响不能一概而论，应全面分析，具体对待。

❤️ **护爱生命** ────────────────────────────────

　　2015 年，来自中国的女科学家屠呦呦因为在青蒿素研究中的原创性工作获得诺贝尔生理学或医学奖，成为第一位获得诺贝尔科学奖项的中国本土科学家。疟疾是由人类疟原虫感染所引起的一类寄生虫性疾病，具有传染性。疟疾的发热比较有特点，呈间歇热。间歇热指的是体温骤升，然后持续数小时之后骤降，两次发热之间的间隔可以持续一到数天，在发热期间体温是完全正常的。临床上，医护人员可以根据热型特点来初步诊断疟疾。屠呦呦及其团队成员在经历了 190 多次的失败之后，终于从中药正品青蒿中发现青蒿素，使人类利用青蒿素抗疟达到新高度。然而成功的背后是超出常人的付出。为了试验药的毒性，屠呦呦及其团队成员以身试毒，很多成员因此得了病，她也未能幸免。正是凭借着这种不屈不挠的毅力，才得以使屠呦呦带领团队在发现青蒿素的道路上写下浓墨重彩的一笔，并在过去的 40 年中挽救了无数疟疾患者的生命。

──

第四节　发热防治的病理生理基础

一、治疗原发病

　　大多数发热与自限性感染有关，最常见的是病毒、细菌感染，因此，需要针对原发病进行治疗。

二、一般性发热的处理

　　对于不过高的发热（体温 < 38.5℃）且不伴有其他严重疾病者，可不急于解热。这是由于发热除了增强机体的某些防御功能以外，还是疾病的信号，特别是某些具有潜在病灶的病例，如结核病早期，除了发热外，其他临床征象不明显。若体温不太高，过早予以解热，便会掩盖病情，延误原发病的诊断与治疗。因此，对于一般性发热的病例，主要应针对物质代谢的加强和大汗脱水等情况，给予补充足够的营养物质、维生素和水。

三、必须及时解热的病例

　　1. 高热（ > 40℃）病例　尤其是达到 41℃ 以上者，心脏和中枢神经系统可能受到较大的影响，容易出现心力衰竭，昏迷、谵妄症状。所以，对于高热病例，无论有无明显的原发病，都应尽早解热。尤其是小儿高热，容易诱发热性惊厥，应特别注意，及早预防。

　　2. 心脏病患者　发热时，心率加快和心肌收缩力加强会增加心脏负担，容易诱发心力衰竭。所以，对心脏病患者及具有潜在的心肌损害者须及早解热。

　　3. 妊娠期妇女　发热应及时解热。妊娠早期高热有致胎儿畸形的危险，而妊娠中、晚期由于循环血量增多，心脏负担加重，发热会进一步增加心脏负担，容易诱发心力衰竭。

　　4. 肿瘤患者　持续发热会加重机体消耗，应及时解热。

四、解热措施

　　1. 药物解热

　　（1）化学药物　水杨酸盐类，解热机制可能是作用于 POAH 附近使中枢神经元的功能复原，阻断 PGE 合成。

（2）**类固醇解热药** 以糖皮质激素为代表，解热机制可能是抑制 EP 的合成和释放，抑制免疫反应和炎症反应。

（3）**中药** 清热解毒中草药也具有很好的解热作用，可适当选用。

2. 物理降温 在高热或病情危急时，可采用物理方法降温。如用冰帽或冰袋冷敷头部，将患者置较低的环境温度中，加强空气流通，以增加对流散热等。

？想一想

发热患者的一般护理原则是什么？

答案解析

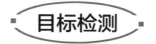

答案解析

一、选择题

【A 型题】

1. 下述情况体温升高属于发热的是
   A. 妇女月经前期　　　　　B. 妇女妊娠期　　　　　C. 剧烈运动后
   D. 中暑　　　　　　　　　E. 流行性感冒

2. 内生致热原 EP 的作用部位是
   A. 中性粒细胞　　　　　　B. 下丘脑体温调节中枢　　C. 骨骼肌
   D. 皮肤血管　　　　　　　E. 汗腺

3. 高温持续期热代谢特点是
   A. 散热减少，产热增加，体温↑
   B. 产热减少，散热增加，体温↓
   C. 散热减少，产热增加，体温保持高水平
   D. 产热与散热在高水平上相对平衡，体温保持高水平
   E. 产热减少，散热增加，体温恒定

4. 关于发热时，物质代谢的改变不正确的是
   A. 体温升高 1℃，基础代谢率增加 13%
   B. 蛋白质的分解代谢增强
   C. 葡萄糖的无氧酵解减弱
   D. 在高热后期和体温下降期容易发生脱水
   E. 在护理过程中对高热患者及时补充水分和营养物质

【B 型题】

（5～7 题共用备选答案）

A. 原来的正常体温变成了"冷刺激"，体温调节中枢对"冷"信息产生反应，减少散热，增加产热

B. 产热与散热在高水平上保持相对平衡

C. 散热障碍

D. 散热增加，产热减少，散热大于产热，体温开始下降，逐渐恢复到正常调定点相适应的水平

E. 产热器官功能异常

5. 高温持续期

6. 体温下降期

7. 体温上升期

二、综合问答题

1. 简述发热和过热的区别。

2. 阐述发热的时相及每一时相的特点。

三、实例解析题

患儿，男，3岁。因发热、咽痛2天伴惊厥半小时入院。2天前上午，患儿诉畏寒，出现寒战、手脚冰凉、皮肤苍白、尿量减少等表现。当晚发热，烦躁，哭诉头痛、咽痛。次日，患儿精神欠佳，偶伴有恶心、呕吐。入院前半小时突发惊厥而急送医院。体格检查：T41℃，P118次/分，R24次/分。疲乏、嗜睡、重病容、面红、口唇干燥，咽部明显充血，双侧扁桃体肿大（＋＋），听诊见双肺呼吸音粗糙。实验室检查：WBC 17.4×10⁹/L［正常（4～10）×10⁹/L］，N 89%。入院后行降温解热、应用抗生素等治疗。1小时后大量出汗，体温降至38.3℃。住院5天痊愈出院。

问题：

1. 该患儿的体温变化表现为哪几个时相？各期有何临床症状？

2. 作为负责该患儿的护士，应该采取何种护理措施？

（吕　娇）

书网融合……

重点回顾

微课

习题

第八章　酸碱平衡紊乱

学习目标

知识目标：

1. 掌握　酸碱平衡的常用指标及其意义；各种单纯性酸碱平衡紊乱的概念、原因和机制、机体的代偿性调节、对机体的影响。

2. 熟悉　酸碱的概念；酸碱平衡的主要调节方式；各种单纯性酸碱平衡紊乱常见检测指标的变化。

3. 了解　各种单纯性酸碱平衡紊乱的防治原则。

技能目标：

能够根据实验室检测指标的变化，初步分析酸碱平衡紊乱类型。

素质目标：

关心、爱护、理解患者，能针对酸碱平衡紊乱的病因开展健康教育。

导学情景

情景描述：患者，男，47岁，工人。因"进食后腹胀伴呕吐3个月"就诊。近3个月来，患者渐出现饱腹感、进食后呕吐，呕吐物含宿食，不含有胆汁。既往有十二指肠溃疡病史，未经正规治疗。上消化道X线造影示胃液潴留、幽门梗阻。动脉血气分析示pH 7.52，$PaCO_2$ 50mmHg，SB 36mmol/L，BB 63mmol/L，AB 38mmol/L，BE +13mmol/L。电解质检查示血钾3.0mmol/L，血钠133mmol/L，血氯92mmol/L。

情景分析：该患者有溃疡病病史，没有进行正规治疗。作为医护工作者，应熟悉溃疡病的常见并发症，了解这些并发症可能带来的后果。

讨论：患者是否发生了酸碱平衡紊乱？属于哪种类型的酸碱平衡紊乱？产生的原因是什么？治疗和护理原则有哪些？

学前导语：临床上很多疾病如果不进行及时正确的处理都有可能使机体发生酸碱平衡紊乱。作为护理工作者，了解酸碱平衡紊乱发生的原因和机制，正确解读常用指标及其意义，判断酸碱平衡紊乱的基本类型，对理解医生的医嘱，提高护理工作水平有着很重要的意义。

体液适宜的酸碱度，是机体维持内环境稳定并进行正常功能代谢的重要基础。人体每天摄入的食物中含有一定的酸性或碱性物质，机体也不断地产生和排出大量的酸性和碱性代谢产物。生理情况下，机体通过体液的缓冲作用，以及肺、肾和组织细胞的调节处理酸碱物质的含量和比例，以维持体液pH相对稳定的过程称为酸碱平衡（acid – base balance）。机体对酸碱负荷具有强大的缓冲能力和调节能力。正常人体细胞外液的pH为7.35～7.45，平均值为7.40，是一个变动范围很窄的弱碱性环境。在各种病因的作用下，因酸碱异常或调节机制障碍而导致体液酸碱稳定性破坏，称为酸碱平衡紊乱（acid – base disturbance）。

第一节　酸碱平衡的调节

一、酸碱的概念及体液酸碱物质的来源

（一）酸碱的概念

凡能释放出 H^+ 的化学物质称为酸（acid），如 HCl、H_2CO_3、NH_4^+ 等；凡能接受 H^+ 的化学物质称为碱（base），如 OH^-、HCO_3^-、NH_3 等。一个酸总是与相应的碱形成共轭体系，如 H_2CO_3 与 HCO_3^-。

（二）体液酸碱性物质的来源

1. 挥发酸（volatile acid）　糖、蛋白质和脂肪在体内氧化分解，生成大量的 CO_2 和 H_2O，两者在碳酸酐酶的催化作用下生成 H_2CO_3。H_2CO_3 可释出 H^+，也可形成 CO_2，经肺排出体外，称为挥发酸。成人在安静状态下每天可产生 $300 \sim 400L$ 的 CO_2，即每天约释出 15mol 的 H^+，成为体内酸性物质的主要来源。运动和代谢率增加时，CO_2 和 H^+ 的生成量还会增加。

2. 固定酸（fixed acid）　不能变成气体由肺呼出，只能经肾随尿排出的酸，称为固定酸。体内的固定酸主要来源于糖、脂肪和蛋白质的分解代谢过程。如糖酵解产生丙酮酸和乳酸；脂肪代谢产生 β-羟丁酸和乙酰乙酸；含硫氨基酸代谢产生硫酸；嘌呤代谢产生尿酸等。另外，机体有时还会摄入一些酸性食物，包括酸性药物，如氯化铵、水杨酸等。正常成人每日由固定酸释放出 H^+ 为 $50 \sim 100$mmol。

3. 碱性物质的来源　体液中碱性物质主要来源于食物中的蔬菜、瓜果。其中含有苹果酸盐、柠檬酸盐和草酸盐等有机酸盐，经体内代谢产生碱性物质；Na^+ 和 K^+ 与 HCO_3^- 结合生成碱性盐。氨基酸脱氨基也可产生碱性的氨。

二、酸碱平衡的调节

生理状态下，代谢产生的酸性物质远远多于碱性物质，但体液 pH 却呈弱碱性，维持在 $7.35 \sim 7.45$ 的相对恒定范围内。这有赖于机体强大的血液缓冲系统以及肺、肾和组织细胞的调节作用。四种调节共同维持体内的酸碱平衡，但在作用时间和强度上有所不同。

（一）血液缓冲系统

血液缓冲系统主要包括 5 种缓冲对，由弱酸及其共轭碱组成。其组成与分布见表 8-1。

表 8-1　血液缓冲系统的组成与分布

缓冲体系	组成	占全血缓冲系统的百分比
碳酸氢盐	H_2CO_3/HCO_3^-	53%（血浆 35%，红细胞 18%）
Hb 和 HbO_2	HHb/Hb^- 和 $HHbO_2/HbO_2^-$	35%
磷酸盐	$H_2PO_4^-/HPO_4^{2-}$	5%
血浆蛋白	HPr/Pr^-	7%

当体液 pH 发生改变时，血液缓冲系统通过接受 H^+ 或释放 H^+，将强酸或强碱转变成弱酸或弱碱，以减轻 pH 变动的幅度。血液缓冲系统可以缓冲所有固定酸，反应迅速，但缓冲作用不能持久，其中碳酸氢盐缓冲系统最重要。挥发酸的缓冲主要靠非碳酸氢盐缓冲系统，特别是 Hb 及 HbO_2 缓冲系统。现以碳酸氢盐缓冲对为例，说明缓冲系统在酸碱平衡调节中的作用。

$$NaOH + H_2CO_3 \rightarrow H_2O + NaHCO_3$$

氢氧化钠是一种强碱，当其入血与缓冲系统中的弱酸发生反应，生成水和碳酸氢钠，从而将强碱

转化成弱碱，再经肾排出。

$$H_2SO_4 + 2NaHCO_3 \rightarrow Na_2SO_4 + 2H_2CO_3$$

硫酸是一种强酸，当其进入血浆后首先与缓冲系统中的碱发生反应，生成硫酸钠（中性盐）和碳酸，将强酸转变成弱酸，进而通过肺将碳酸分解的 CO_2 排出，血液 pH 不会发生明显变化。

由上述反应可知，缓冲系统通过中和酸性或碱性物质来维持体液 pH 的相对恒定。

（二）肺的调节

肺通过改变 CO_2 的排出量来调节血浆碳酸浓度，从而维持 $NaHCO_3/H_2CO_3$ 的浓度比在 20：1，以保持血浆 pH 的相对恒定。肺的调节作用效能最大，也很迅速，缓冲作用于 30 分钟时达最高峰，但不能缓冲固定酸。当血液中酸增多，pH 降低时，产生较多的 H_2CO_3，随即分解成 CO_2 和 H_2O，血中 CO_2 增多，$PaCO_2$ 升高，呼吸中枢兴奋，使肺换气增加，以排出多余的 CO_2。同理，当体内碱增多时，pH 升高，碱如 NaOH 与 H_2CO_3 反应生成 $NaHCO_3$，随着 H_2CO_3 的减少而使 $PaCO_2$ 下降，呼吸中枢兴奋性降低，肺换气量减少，使体内 CO_2 浓度相应增高，从而使血浆中碳酸氢盐缓冲系统保持正常比值，有效地维持血液 pH 的相对稳定。

（三）肾的调节

肾脏通过排泄固定酸以维持血浆 $NaHCO_3$ 的浓度，从而对酸碱平衡进行调节。其主要的作用机制是：肾小管上皮细胞在不断分泌 H^+ 的同时，将肾小球滤过的 $NaHCO_3$ 重吸收入血，防止细胞外液 $NaHCO_3$ 的丢失。如仍不足以维持细胞外液 $NaHCO_3$ 的浓度，则通过磷酸盐的酸化和分泌 NH_4^+ 生成新的 $NaHCO_3$，以补充机体的消耗，从而维持血液 HCO_3^- 浓度的相对恒定。肾的调节作用强大，但发挥作用慢，因此，只对慢性酸碱平衡紊乱有调节作用。肾脏通过调节血浆中 HCO_3^- 的量，对代谢性和呼吸性酸碱平衡紊乱均可发挥作用。

（四）组织细胞的调节

机体大量组织细胞的缓冲作用是通过细胞内外的离子交换来实现的，如 $H^+ - K^+$、$H^+ - Na^+$、$Na^+ - K^+$ 交换等。细胞的缓冲作用较强，3~4 小时后发挥作用。当细胞外液 H^+ 增加时，H^+ 可顺浓度梯度差弥散进入细胞内，细胞内 K^+ 则移出至细胞外以维持电中性，所以酸中毒时往往会伴有高血钾；碱中毒时，会伴有低血钾。这是急性呼吸性酸、碱中毒时的主要代偿方式。

酸碱平衡的四种调节作用比较见表 8-2。

表 8-2　酸碱平衡的四种调节作用比较

调节作用	作用时间	作用特点
血液缓冲系统	立即起效	反应迅速，作用不持久，对碱缓冲能力弱
肺的调节	几分钟内	启动快，作用强，仅调节挥发酸，对固定酸不起作用
肾的调节	3~5d 达高峰	作用缓慢，效率高，持续时间长，调节固定酸
组织细胞的调节	3~4h 发挥作用	作用强，常导致血钾异常

?　想一想

市场上近年来出现很多弱碱性水，声称"当人体的内环境由正常的弱碱性偏离成酸性时，易患糖尿病、痛风、心血管病、肿瘤等疾病，多喝碱性水对健康有利"。喝弱碱性水真的可以改变机体的 pH 吗？为什么？

答案解析

第二节 酸碱平衡的常用指标及其意义

一、酸碱平衡紊乱的分类

1. 根据血液 pH 高低分类 pH > 7.45 为碱中毒，pH < 7.35 为酸中毒。

2. 根据血液 HCO_3^- 和 H_2CO_3 的含量变化分类 血液 HCO_3^- 含量主要受代谢性因素的影响，HCO_3^- 浓度原发性降低引起的酸碱平衡紊乱称为代谢性酸中毒，反之，为代谢性碱中毒；而 H_2CO_3 含量主要受呼吸性因素的影响，由于 H_2CO_3 浓度原发性增高引起的酸碱平衡紊乱称呼吸性酸中毒，反之，称呼吸性碱中毒。

3. 根据发生酸碱平衡紊乱时 pH 是否正常分类 血液 pH 在正常范围，称为代偿性酸碱平衡紊乱；如果血液 pH 在异常范围，则称为失代偿性酸碱平衡紊乱。

4. 根据临床分类 分为单纯性酸碱平衡紊乱和混合性酸碱平衡紊乱。

二、酸碱平衡紊乱的常用检测指标

1. pH 和 H^+ 浓度 pH 为 H^+ 浓度的负对数值。体液正常 pH 为 7.35 ~ 7.45，平均值为 7.4。根据 Henderson – Hasselbalch 方程，血液 pH 计算如下：

$$pH = pKa + lg[HCO_3^-]/[H_2CO_3]$$

按照该公式，pKa 为常量（6.1），pH 主要取决于血液中 $[HCO_3^-]$ / $[H_2CO_3]$ 的比值，只要两者比值维持 20∶1，pH 仍可维持在正常范围。故 pH 处于正常范围内，可表示酸碱平衡正常，也可能存在酸碱平衡紊乱。因为在酸、碱中毒时，通过机体的缓冲和调节作用，尽管 HCO_3^- 和 H_2CO_3 的绝对值已经发生改变，但二者的比值仍可维持在 20∶1 附近，pH 则可保持于正常范围内。这类情况则称为代偿性酸中毒或碱中毒。此外，在某些类型的混合性酸碱平衡紊乱时，血浆 pH 也可以是正常的。pH 在正常范围内，可有三种情况：①机体未发生任何酸碱紊乱；②代偿性酸碱平衡紊乱；③混合性酸碱平衡紊乱，相互抵消。pH 降低为失代偿性酸中毒，pH 升高为失代偿性碱中毒。

2. 动脉血二氧化碳分压（$PaCO_2$） 指物理溶解于动脉血浆中的 CO_2 分子所产生的张力。正常范围为 4.4 ~ 6.25kPa（33 ~ 47mmHg），平均值为 5.33kPa（40mmHg）。$PaCO_2$ 是反映呼吸性酸碱平衡紊乱的重要指标。原发性 $PaCO_2$ 增多表示有 CO_2 潴留，见于呼吸性酸中毒；原发性 $PaCO_2$ 降低表示肺通气过度，见于呼吸性碱中毒。由于机体的代偿调节，代谢性酸中毒时 $PaCO_2$ 可低于正常，相反，代谢性碱中毒时 $PaCO_2$ 可高于正常。

3. 标准碳酸氢盐（SB）与实际碳酸氢盐（AB） 标准碳酸氢盐（SB）指全血在标准状态下（即温度为 38℃，$PaCO_2$ 为 40mmHg，血氧饱和度为 100%）测得的血浆 HCO_3^- 含量。实际碳酸氢盐（AB）指隔绝空气的条件下，在实际体温、血氧饱和度、$PaCO_2$ 条件下测得的血浆 HCO_3^- 浓度。SB 正常范围为 22 ~ 27mmol/L，平均值为 24mmol/L。正常人 SB 等于 AB。AB 与 SB 均升高表明有代谢性碱中毒，AB 与 SB 均降低表明有代谢性酸中毒。AB 与 SB 的差值反映了呼吸因素对酸碱平衡的影响。如果 SB 正常而 AB > SB，说明有 CO_2 潴留，见于呼吸性酸中毒。如果 SB 正常而 AB < SB，说明 CO_2 排出过多，见于呼吸性碱中毒。

4. 缓冲碱（BB） 是指血液中一切具有缓冲作用的阴离子的总和。这些阴离子包括 HCO_3^-、HbO_2^-、Hb^-、Pr^- 等，正常范围为 45 ~ 52mmol/L，平均值为 48mmol/L。BB 是反映代谢因素的指标，代谢性酸中毒时 BB 降低；代谢性碱中毒时 BB 升高。在慢性呼吸性酸碱平衡紊乱时，BB 可代偿性升高或降低。

5. 碱剩余（BE） 是指在标准状态下，将 1L 全血或血浆滴定到 pH = 7.4 所需要的碱或酸的量（mmol/L）。BE 正常值为（0 ± 3）mmol/L。若用酸滴定使血液 pH 达到 7.4，则表示被测血液碱过多，BE 为正值；反之，若用碱滴定使血液 pH 达到 7.4，BE 为负值。BE 不受呼吸因素的影响，是反映代谢因素的指标，代谢性酸中毒时，BE 负值增大；代谢性碱中毒时，BE 正值增大。

6. 阴离子间隙（AG） 是指血浆中未测定阴离子量（UA）与未测定阳离子量（UC）的差值，即 AG = UA − UC。Na^+ 占血浆阳离子总量的 90%，称为可测定阳离子。HCO_3^- 和 Cl^- 占血浆阴离子总量的 85%，称为可测定阴离子（图 8 − 1）。正常时血浆中阴离子与阳离子总量相当（均为 151mmol/L），以维持电荷平衡。

即：$Na^+ + UC = Cl^- + HCO_3^- + UA$，故 $AG = Na^+ - (Cl^- + HCO_3^-)$ $= 140 - (104 + 24) = 12$（mmol/L），正常范围为（12 ± 2）mmol/L。

AG 实质上是反映血浆中固定酸含量的指标。当 Pr^-、HPO_4^{2-}、SO_4^{2-} 和有机酸阴离子增加时，AG 升高。其降低，意义不大。AG 可用于区分代谢性酸中毒的类型和诊断混合性酸碱平衡紊乱。

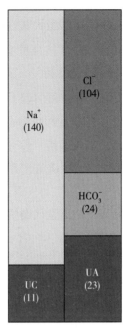

图 8 − 1 血液阴离子间隙示意图
（单位：mmol/L）

第三节 单纯性酸碱平衡紊乱

单纯性酸碱平衡紊乱包括代谢性酸中毒、呼吸性酸中毒、代谢性碱中毒、呼吸性碱中毒四种类型。如前所述，HCO_3^- 浓度主要受代谢因素的影响而原发性降低或增高者，称代谢性酸中毒或碱中毒；H_2CO_3 浓度主要受呼吸因素的影响而原发性增高或降低者，称呼吸性酸中毒或碱中毒。 微课

一、代谢性酸中毒

代谢性酸中毒（metabolic acidosis）是指细胞外 H^+ 增加和（或）HCO_3^- 丢失而引起的血浆 HCO_3^- 原发性减少、pH 降低为特征的酸碱平衡紊乱。代谢性酸中毒是最常见到的一种酸碱平衡紊乱。根据 AG 的变化，又可将其分为 AG 正常型代谢性酸中毒与 AG 增高型代谢性酸中毒（图 8 − 2）。

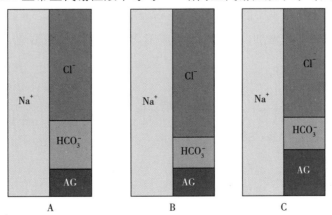

图 8 − 2 正常和代谢性酸中毒时阴离子间隙示意图

A. 正常　B. AG 正常型代谢性酸中毒　C. AG 增高型代谢性酸中毒

（一）原因与机制

1. AG 正常型代谢性酸中毒　是指血浆 HCO_3^- 浓度下降，同时伴 Cl^- 代偿性升高所致的代谢性酸中毒。AG 正常，Cl^- 含量增加，又称血氯增高型代谢性酸中毒。

（1）消化道丢失　胰液、肠液和胆汁中 HCO_3^- 的含量均高于血浆，严重腹泻、小肠及胆道瘘、肠道减压引流等均可引起 HCO_3^- 大量丢失。

（2）肾小管性酸中毒　是一类肾小管泌 H^+ 功能障碍性疾病。

（3）高钾血症　K^+ 进入细胞内，H^+ 转移至细胞外，引起细胞外酸中毒。

此外，使用碳酸酐酶抑制剂如乙酰唑胺、含氯的酸性盐摄入过多也可引起 AG 正常型代谢性酸中毒。

2. AG 增高型代谢性酸中毒　是指固定酸的血浆浓度升高所致的代谢性酸中毒。AG 增高，伴血浆 HCO_3^- 浓度减少，Cl^- 含量正常（图 8-2），又称血氯正常型代谢性酸中毒。

（1）固定酸产生过多　主要见于：①乳酸酸中毒可见于各种原因引起的缺氧，其发病机制是缺氧时无氧酵解增加导致乳酸增多。这种酸中毒很常见。临床上伴有缺氧的患者如休克、严重贫血、心力衰竭、心搏骤停、CO 中毒、氰化物中毒等均可发生。②酮症酸中毒是在机体脂肪大量分解的情况下，如糖尿病、饥饿、酒精中毒或长时间禁食者，脂肪酸在肝内氧化加强，酮体生成增加并超过了肝外组织利用能力，因而出现酮血症，可导致代谢性酸中毒。

（2）肾脏排泄固定酸减少　急性和慢性肾衰竭晚期，肾小球滤过率不足正常值的 25% 时，机体在代谢过程中生成的 HPO_4^{2-}、SO_4^{2-} 等不能充分随尿排出，使血中固定酸增加。

（3）固定酸摄入过多　如水杨酸中毒，因大量摄入阿司匹林，经缓冲导致 HCO_3^- 浓度下降，水杨酸根潴留，引起酸中毒。

（二）机体的代偿性调节

1. 血液的缓冲作用　代谢性酸中毒时，增多的 H^+ 立即与血浆缓冲系统中的 HCO_3^- 结合，生成 H_2CO_3，分解产生的 CO_2 由肺排出。

2. 肺的调节　肺的代偿反应迅速，H^+ 升高时，刺激外周化学感受器，反射性地兴奋呼吸中枢，引起呼吸加深加快，在数分钟内可使肺通气量明显增加，排出 CO_2 增多，$PaCO_2$ 代偿性降低。

3. 组织细胞的调节　细胞外液中增多的 H^+ 与细胞内 K^+ 交换，起到细胞缓冲酸的作用。

4. 肾的调节　除因肾脏功能障碍引起的代谢性酸中毒外，肾脏均能通过排酸保碱发挥重要的代偿作用。酸中毒时，肾小管上皮细胞中的碳酸酐酶和谷氨酰胺酶活性增高。①促使肾小管泌 H^+ 和 HCO_3^- 重吸收。②分泌氨，NH_4^+ 的排出增加。③HPO_4^{2-} 变成 $H_2PO_4^-$ 增加，尿液酸化，增加排酸。肾代偿启动慢，3~5 天发挥最大效应。

（三）常用检测指标的变化

血浆 pH 正常（代偿性）或下降（失代偿性）。其他指标的原发性变化有 SB、AB、BB 下降，BE 负值增加，$PaCO_2$ 继发性降低，AB < SB。

（四）对机体的影响

急性代谢性酸中毒主要引起心血管系统和中枢神经系统功能障碍，慢性代谢性酸中毒还可以导致骨骼改变等。

1. 对心血管系统的影响

（1）心律失常　酸中毒使细胞内 K^+ 外移，加之肾小管上皮细胞泌 H^+ 增加，竞争性地抑制排 K^+，故血钾升高。高血钾可引起的心律失常，表现为心脏传导阻滞或心室纤维颤动。

（2）心肌收缩力下降　影响心肌收缩力的原因主要有：①H^+使心肌细胞能量代谢障碍，ATP减少；②H^+可减少心肌细胞Ca^{2+}内流；③H^+减少肌质网Ca^{2+}释放和竞争性抑制Ca^{2+}与肌钙蛋白结合。

（3）心血管系统对儿茶酚胺的反应性降低　酸中毒可以使血管平滑肌对儿茶酚胺的反应性降低，引起血管扩张、血压下降。尤其是毛细血管前括约肌扩张，真毛细血管网大量开放，微循环淤血，回心血量减少，血压降低。

2. 中枢神经系统　代谢性酸中毒患者表现为疲乏、反应迟钝、嗜睡，严重者可出现昏迷。其发生机制可能与下列因素有关：①酸中毒时脑组织中谷氨酸脱羧酶活性增强，故 γ - 氨基丁酸生成增多，该物质对中枢神经系统有抑制作用。②酸中毒时生物氧化酶类的活性减弱，氧化磷酸化过程也随之减弱，ATP生成减少，导致脑组织能量供应不足。

3. 骨骼系统　慢性代谢性酸中毒如慢性肾衰时，由于骨骼中的钙盐反复溶解释放以缓冲H^+，影响了骨骼的发育。小儿出现延迟生长，肾性佝偻病，甚至纤维性骨炎；成人可引起骨软化症、骨质疏松等。

（五）防治原则

1. 预防和治疗原发病。

2. 纠正水、电解质紊乱，改善肾功能。

3. 碱性药物的应用　治疗的主要措施是补充碱性药物，如$NaHCO_3$、乳酸钠等。碳酸氢钠因直接补充血浆缓冲碱，作用迅速，为临床治疗所常用。乳酸钠在慢性肝功能不全、乳酸酸中毒的患者不宜使用。

♥ **护爱生命**

糖尿病是当前严重威胁人类健康的最重要疾病之一。预计2030年中国成年人中糖尿病患者数将高达1.4亿。2020年11月14日第14个"世界糖尿病日"的宣传主题是"护士与糖尿病"。

多学科糖尿病照护团队是糖尿病管理的新模式，已被证实能够降低糖尿病并发症的发生率，提高患者的治疗依从性并增加患者的满意度。护士在其中发挥的作用是不仅在最佳时机为糖尿病患者提供全面的糖尿病自我管理教育，促进高危人群和患者的早期发现与干预，还可尽早发现糖尿病并发症的发生，有效干预危险因素。老年糖尿病、糖尿病肾病、糖尿病合并ASCVD等特殊人群的糖尿病管理与护士更密切相关，对于护士的要求也更加严格。护理工作者在糖尿病管理过程中扮演的角色是不可替代的，全球范围内糖尿病发病率的升高意味着护理工作者及卫生体系都面临着更大的挑战。

二、呼吸性酸中毒

呼吸性酸中毒（respiratory acidosis）是指CO_2呼出障碍或吸入过多引起血浆H_2CO_3浓度原发性升高而导致pH下降为特征的酸碱平衡紊乱。

（一）原因和机制

1. CO_2排出减少　各种原因引起的肺通气功能障碍，导致体内CO_2潴留是引起呼吸性酸中毒最主要的原因。主要见于：①呼吸中枢抑制，中枢神经系统的病变如颅脑损伤、脑肿瘤、脑炎等。②呼吸肌麻痹，如急性脊髓灰质炎、急性感染性多发性神经炎、重症肌无力、重症低钾血症等。③呼吸道阻塞，如喉头痉挛或水肿、气管异物等。④胸廓和肺部疾病，见于胸部创伤、气胸、肺炎、肺水肿、肺气肿等。

2. CO_2吸入过多 较为少见，可发生于通气不良的环境中，如坑道、山洞内、矿井塌陷等意外事故或呼吸机使用不当时。

（二）机体的代偿性调节

呼吸性酸中毒发生的主要坏节是肺通气功能障碍，故呼吸系统难以发挥代偿作用。碳酸氢盐缓冲系统不能缓冲挥发酸，H_2CO_3增加可由非碳酸氢盐缓冲系统进行缓冲，并生成HCO_3^-，但因其在血液中含量相对较低，这种缓冲是有限度的。

1. 细胞内外离子交换和细胞内缓冲 是急性呼吸性酸中毒的主要代偿调节方式。①CO_2在血浆中转变成H_2CO_3，使血浆HCO_3^-浓度升高；②潴留的CO_2迅速弥散入红细胞，与H_2O生成H_2CO_3，进一步解离成H^+和HCO_3^-，H^+被Hb^-所缓冲，HCO_3^-与血浆中Cl^-交换释放入血，使血浆HCO_3^-升高，具有一定的代偿作用。急性呼吸性酸中毒时，$PaCO_2$每升高10mmHg，HCO_3^-可代偿性升高1mmol/L，往往为失代偿性的。

2. 肾的调节 是慢性呼吸性酸中毒（一般指CO_2潴留24小时以上）的主要代偿方式。$PaCO_2$升高和H^+浓度增加可刺激肾小管上皮细胞的碳酸酐酶和谷氨酰胺酶活性，表现为分泌H^+、NH_4^+增加，重吸收HCO_3^-增加，大量H^+随尿排出，血浆HCO_3^-浓度代偿性增加。慢性呼吸性酸中毒时，$PaCO_2$每升高10mmHg，HCO_3^-可代偿性升高3.5mmol/L，往往为代偿性的。

（三）常用检测指标的变化

呼吸性酸中毒时，$PaCO_2$升高，pH降低，通过肾脏等代偿后代谢性指标AB、SB、BB均继发性增高，AB > SB，BE正值增加。

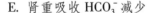

练一练

下列不是急性呼吸性酸中毒时机体主要代偿机制的是

A. 增加肺泡通气量　　　　　　　　B. 细胞内外离子交换和细胞内缓冲

C. 肾小管泌H^+、泌NH_3增加　　　D. 血浆碳酸氢盐缓冲系统进行缓冲

E. 肾重吸收HCO_3^-减少

答案解析

（四）对机体的影响

呼吸性酸中毒对心血管系统的影响与代谢性酸中毒相似，但呼吸性酸中毒患者可能伴有缺氧，可使病情加重。呼吸性酸中毒尤其是急性CO_2潴留对中枢神经系统的影响往往比代谢性酸中毒更为明显。早期表现为头痛、视物模糊、疲乏无力，进一步发展可出现精神错乱、震颤、谵妄或嗜睡等，当$PaCO_2$达到80mmHg以上时，可出现"CO_2麻醉"。这是因为：①由于CO_2为脂溶性，易通过血-脑屏障，而H_2CO_3则为水溶性，通过血-脑屏障极为缓慢，故脑脊液pH降低更为明显。②CO_2潴留可使脑血管明显扩张，脑血流量增加，引起颅内压和脑脊液压力增高。

看一看

二氧化碳麻醉

二氧化碳麻醉（carbon dioxide narcosis）是指吸入气二氧化碳分压增加超过一定的水平，出现的呼吸困难、头痛、头昏甚至昏迷等症状。二氧化碳是调节呼吸运动最重要的生理性化学因素。一定水平的血二氧化碳分压对维持呼吸中枢的基本活动是必需的。吸入气中的二氧化碳增加时，肺泡气二氧化碳分压随之升高，动脉血二氧化碳分压也升高，因而呼吸加深、加快，肺通气量增加。肺通气增加可使二氧化碳排出增加，使肺泡气和动脉血二氧化碳分压接近正常水平。但当吸入气二氧化碳分压增加超过一定的水平，肺通气量不能相应增加，使肺泡气和动脉血二氧化碳分压显著升高，导致中枢神经系统包括呼吸中枢活动的抑制，出现二氧化碳麻醉。

（五）防治原则

1. 预防和治疗原发病 积极防治引起呼吸性酸中毒的原发病。

2. 改善肺泡通气功能 改善肺泡通气功能是防治呼吸性酸中毒的根本措施，如人工呼吸，控制感染，解除支气管痉挛、祛痰、给氧等措施。

3. 碱性药物的应用 呼吸性酸中毒时，由于肾脏保碱的代偿作用，可使血中 HCO_3^- 升高，故应慎用碱性药物，如补碱过量，可能并发代谢性碱中毒。缺氧时不宜用碳酸氢钠、乳酸钠。

三、代谢性碱中毒

代谢性碱中毒（metabolic alkalosis）是指细胞外液碱增多，H^+ 丢失而引起以血浆 HCO_3^- 原发性升高或 pH 上升为特征的酸碱平衡紊乱。

（一）原因和机制

1. H^+ 丢失过多

（1）经胃丢失 见于频繁呕吐或胃液引流时，含丰富 HCl 的胃液大量丢失。同时伴有 Cl^-、K^+ 丢失和细胞外液减少，这些因素均可导致代谢性碱中毒的发生。

（2）经肾脏丢失 主要见于：①长期使用噻嗪类、呋塞米等利尿剂可抑制肾髓袢升支对 Cl^-、Na^+ 的重吸收，远曲小管 NaCl 含量升高，$H^+ - Na^+$ 和 $K^+ - Na^+$ 交换增加，远曲小管和集合管细胞分泌 H^+ 和 K^+ 增多，对 $NaHCO_3$ 的重吸收增多，Cl^- 以氯化铵形式随尿排出，引起低氯性碱中毒。②肾上腺皮质激素过多：原发性或继发性醛固酮增多，使肾远曲小管和集合管对 Na^+ 和水重吸收增多，促进 H^+ 和 K^+ 分泌，$NaHCO_3$ 重吸收增加，导致低钾性代谢性碱中毒。

2. 碱性物质摄入过多 多为医源性，见于溃疡病或酸中毒治疗中，口服或输入过量 $NaHCO_3$ 可引起代谢性碱中毒。摄入乳酸钠、乙酸钠、柠檬酸钠等有机酸盐，其在体内氧化可产生碳酸氢钠，1L 库存血中所含的柠檬酸钠约可产生 30mmol HCO_3^-，故大量输入库存血，尤其是在肾脏的排泄能力受损时，可引起代谢性碱中毒。

3. 低钾血症 低钾血症时，细胞内 K^+ 外移，细胞外液 H^+ 进入细胞内以维持电荷中性，导致细胞外碱中毒和细胞内酸中毒。同时，因肾小管上皮细胞缺钾，使 $K^+ - Na^+$ 交换减弱，$H^+ - Na^+$ 交换增强，H^+ 排出增多，HCO_3^- 重吸收增多，造成低钾性碱中毒。

（三）机体的代偿性调节

1. 血液的缓冲作用 血液中碱性成分远多于酸性成分，故血液对碱中毒的缓冲能力较弱。

2. 肺的调节 血浆 H^+ 浓度降低可抑制呼吸中枢，引起呼吸抑制，肺泡通气量减少，CO_2 排出减少，$PaCO_2$ 代偿性升高。但这种代偿有一定限度，因为通气减少将引起缺氧，缺氧对呼吸的刺激将限制此种代偿。

3. 组织细胞的调节 细胞外液 H^+ 浓度降低，H^+ 出细胞，K^+ 内移，使血 K^+ 浓度降低，故代谢性碱中毒常伴有低血钾。

4. 肾的调节 血浆 H^+ 降低，可抑制肾小管上皮细胞内碳酸酐酶与谷氨酰胺酶活性，肾分泌 H^+、NH_4^+ 和重吸收 HCO_3^- 减少，从而使血浆 HCO_3^- 浓度降低。随尿排出的 H^+ 减少而 HCO_3^- 增加，尿液呈碱性。

（三）常用检测指标的变化

血 pH 正常或升高，分别为代偿性或失代偿性代谢性碱中毒。原发性改变是 SB、AB、BB 升高，BE 正值增加，$PaCO_2$ 代偿性升高，AB > SB。

（四）对机体的影响

轻度代谢性碱中毒患者常无明显临床症状和体征，但严重代谢性碱中毒则可引起机体多种功能代谢变化。

1. 中枢神经系统功能障碍 严重的代谢性碱中毒时，患者可出现烦躁不安、精神错乱、谵妄、意识障碍等中枢神经系统兴奋症状。其机制为：pH 增高，谷氨酸脱羧酶活性降低而 γ - 氨基丁酸转氨酶活性增强，使 γ - 氨基丁酸生成减少而分解增强，γ - 氨基丁酸对中枢神经系统的抑制作用减弱。

2. 对神经 - 肌肉的影响 正常情况下，血钙是以游离钙与结合钙两种形式存在的，pH 可影响两者之间的相互转变。Ca^{2+} 能稳定细胞膜电位，对神经 - 肌肉细胞的应激性有抑制作用。急性代谢性碱中毒时，患者表现为面部和肢体肌肉抽动、腱反射亢进及手足搐搦等。这是由于游离钙减少，神经 - 肌肉应激性增高所致。但当代谢性碱中毒患者同时伴有严重的低钾血症，可掩盖碱中毒兴奋神经 - 肌肉的影响，出现肌肉软弱无力、麻痹等症状。

3. 低钾血症 碱中毒引起低钾的机制：①细胞外液 H^+ 浓度降低，H^+ 出细胞，K^+ 内移，导致血钾降低。②同时肾小管上皮细胞内 H^+ 减少，$H^+ - Na^+$ 交换减弱，而 $K^+ - Na^+$ 交换增强，故肾排出 K^+ 增加导致低钾血症。

4. 血红蛋白氧解离曲线左移 血浆 pH 升高，血红蛋白与 O_2 的亲和力增强，血红蛋白氧解离曲线左移，使血红蛋白结合的 O_2 不易释放，导致组织缺氧。

（五）防治原则

1. 防治原发病 积极去除引起代谢性碱中毒的原发病。

2. 纠正低钾血症或低氯血症 对缺钾性碱中毒，在补充生理盐水的同时，应补充氯化钾。有低血氯和血容量不足者可静脉滴注生理盐水，以提高血氯，并促进 HCO_3^- 排泄。

3. 纠正碱中毒 对于严重的代谢性碱中毒患者可使用少量含氯酸性药物，如 NH_4Cl，以纠正碱中毒对人体的危害。

四、呼吸性碱中毒

呼吸性碱中毒（respiratory alkalosis）是指通气过度引起以血浆 H_2CO_3 浓度或 $PaCO_2$ 原发性下降、pH 升高为特征的酸碱平衡紊乱。

（一）原因和机制

各种原因引起肺通气过度，导致 CO_2 排出过多是引起呼吸性碱中毒的基本机制。常见原因有：①低氧血症如肺水肿、肺炎等。②中枢神经系统疾病或精神障碍如脑血管病、脑炎、脑外伤、脑肿瘤及癔症等，某些药物及化学物质如水杨酸、氨等也能直接刺激呼吸中枢使其兴奋性升高。③机体代谢旺盛如高热、甲亢可因代谢增强而致通气过度。④呼吸机使用不当造成的通气过度。

（二）机体的代偿性调节

呼吸性碱中毒时，虽然 $PaCO_2$ 降低对呼吸中枢有抑制作用，但只要刺激肺通气过度的原因持续存在，肺的代偿调节作用就不明显。

1. 细胞内外离子交换和细胞内缓冲 是急性呼吸性碱中毒的主要代偿方式，但代偿作用极为有限。

血浆 H_2CO_3 迅速降低，HCO_3^- 浓度相对升高。H^+ 出细胞，与细胞外液中 HCO_3^- 结合形成 H_2CO_3，使血浆 HCO_3^- 浓度有所下降，H_2CO_3 浓度有所回升。此外，血浆 HCO_3^- 进入红细胞，与红细胞内 H^+ 生成 H_2CO_3，再以 CO_2 形式逸出红细胞，以提高 $PaCO_2$，在 HCO_3^- 进入红细胞时，有等量 Cl^- 出红细胞进入血浆，故血 Cl^- 浓度可升高。$PaCO_2$ 每降低 10mmHg，血浆 HCO_3^- 只代偿性降低 2mmol/L，急性呼吸性碱中毒常为失代偿性。

2. 肾的调节　急性呼吸性碱中毒时，肾来不及发挥代偿作用。慢性呼吸性碱中毒时，肾脏可充分发挥其调节能力，表现为肾小管上皮细胞泌 H^+ 减少，泌 NH_4^+ 减少，重吸收 HCO_3^- 减少，尿液呈碱性。

（三）常用检测指标的变化

$PaCO_2$ 原发性降低，pH 升高，AB < SB，由于肾脏代偿性排出 HCO_3^-，代谢性指标 AB、SB、BB 均继发性下降，BE 负值增加。

（四）对机体的影响

呼吸性碱中毒对机体的影响与代谢性碱中毒相似，但急性呼吸性碱中毒引起的中枢神经系统功能障碍往往比代谢性碱中毒更明显，常表现为窒息感、气促、眩晕、易激动、四肢及口周感觉异常等。这些表现除与碱中毒对脑细胞的损伤有关外，还与脑血流量减少有关。$PaCO_2$ 降低可使脑血管收缩，脑血流量减少。手足搐搦是血浆 Ca^{2+} 下降所致。慢性呼吸性碱中毒因代偿发挥较好故症状较轻。

呼吸性碱中毒与代谢性碱中毒一样，也能导致低钾血症和组织缺氧。

（五）防治原则

1. 防治原发病　积极治疗原发病和去除引起通气过度的原因，大多数呼吸性碱中毒可自行缓解。

2. 吸入含 5% CO_2 的混合气体　必要时可让患者吸入含 5% CO_2 的混合气体，以提高血浆 H_2CO_3 浓度。

3. 使用镇静剂　对精神性通气过度患者可用镇静剂。

4. 适量补钙　手足搐搦者可静脉适量补钙，以增加血浆 Ca^{2+}。

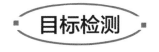

答案解析

一、选择题

【A 型题】

1. 机体在分解代谢过程中产生的最多的酸性物质是

　　A. 碳酸　　　　　　　　　　B. 乳酸　　　　　　　　　　C. 磷酸

　　D. 硫酸　　　　　　　　　　E. 丙酮酸

2. 对挥发性酸进行缓冲的最主要系统是

　　A. 碳酸氢盐缓冲系统　　　　B. 无机磷酸盐缓冲系统　　　C. 有机磷酸盐缓冲系统

　　D. 血红蛋白缓冲系统　　　　E. 蛋白质缓冲系统

3. 对固定酸进行缓冲的主要系统是

　　A. 碳酸氢盐缓冲系统　　　　B. 磷酸盐缓冲系统　　　　　C. 血浆蛋白缓冲系统

　　D. 还原血红蛋白缓冲系统　　E. 氧合血红蛋白缓冲系统

4. 血液 pH 的高低取决于血浆中

　　A. $NaHCO_3$ 浓度　　　　　　B. CO_2 结合力　　　　　　C. $PaCO_2$

D. BE   E. HCO_3^-/H_2CO_3

5. 判断酸碱平衡紊乱是否为代偿性的主要指标是

    A. 标准碳酸氢盐   B. 实际碳酸氢盐   C. pH

    D. 动脉血二氧化碳分压   E. 碱剩余

6. 反映呼吸性酸、碱平衡紊乱的重要指标是

    A. pH   B. SB   C. CO_2CP

    D. $PaCO_2$ E. BE

7. 直接反映血浆 HCO_3^- 的指标是

    A. pH   B. AB   C. $PaCO_2$

    D. BB   E. BE

8. BE 负值增大可见于

    A. 代谢性酸中毒   B. 代谢性碱中毒   C. 急性呼吸性酸中毒

    D. 急性呼吸性碱中毒   E. 慢性呼吸性酸中毒

9. 血浆 HCO_3^- 浓度原发性增高可见于

    A. 代谢性酸中毒   B. 代谢性碱中毒

    C. 呼吸性酸中毒   D. 呼吸性碱中毒

    E. 呼吸性酸中毒合并代谢性酸中毒

10. 血浆 H_2CO_3 浓度原发性升高可见于

    A. 代谢性酸中毒   B. 代谢性碱中毒

    C. 呼吸性酸中毒   D. 呼吸性碱中毒

    E. 呼吸性碱中毒合并代谢性碱中毒

11. 代谢性酸中毒时细胞外液 H^+ 升高，细胞内最常与其交换的离子是

    A. Na^+ B. K^+ C. Ca^{2+}

    D. Cl^- E. HCO_3^-

12. 代谢性酸中毒时肾的主要代偿方式是

    A. 泌 H^+、泌 NH_4^+ 及重吸收 HCO_3^- 减少

    B. 泌 H^+、泌 NH_4^+ 及重吸收 HCO_3^- 增加

    C. 泌 H^+、泌 NH_4^+ 增加，重吸收 HCO_3^- 减少

    D. 泌 H^+、泌 NH_4^+ 减少，重吸收 HCO_3^- 增加

    E. 泌 H^+、泌 NH_4^+ 不变，重吸收 HCO_3^- 增加

13. 治疗代谢性酸中毒的首选药物是

    A. 碳酸氢钠   B. 乳酸钠   C. 三羟甲基氨基甲烷

    D. 枸橼酸钠   E. 葡萄糖酸钠

14. 慢性呼吸性酸中毒时，发挥代偿作用的主要是

    A. 血浆蛋白缓冲系统   B. 肾   C. 细胞内外离子交换

    D. 肺   E. 血红蛋白缓冲系统

【X 型题】

15. 单纯性代谢性酸中毒时可能出现的变化是

    A. pH 正常或降低   B. $PaCO_2$ 升高   C. SB 降低

    D. BB 降低   E. BE 为负值

16. 下述原因可易引起代谢性酸中毒的是
  A. 糖尿病　　　　　　　B. 休克　　　　　　　　C. 高钾血症
  D. 大量摄入阿司匹林　　E. 腹泻

17. 下述原因可引起呼吸性酸中毒的是
  A. 呼吸性中枢抑制　　　B. 气道阻塞　　　　　　C. 呼吸肌麻痹
  D. 肺泡气体弥散障碍　　E. 吸入气中 CO_2 浓度过高

二、综合问答题

1. 引起代谢性酸中毒的病因有哪些？其防治原则是什么？
2. 肾功能衰竭的患者晚期有可能出现哪种类型的酸碱平衡紊乱？为什么？

三、实例解析题

患者，女，58 岁。糖尿病病史 10 余年。实验室检查见血 pH 7.30，$PaCO_2$ 31mmHg，SB 16mmol/L，Na^+140mmol/L，K^+5.7 mmol/L，Cl^-104mmol/L。

问题：请分析其酸碱平衡紊乱的类型并说明依据。

（于　晶）

书网融合……

📑 重点回顾

📱 微课

📝 习题

第九章 缺 氧

学习目标

知识目标：

1. 掌握 缺氧的概念；各型缺氧的原因和发病机制。

2. 熟悉 常用的血氧指标及其意义；不同类型缺氧时血氧指标的改变及皮肤、黏膜的变化特征，缺氧对机体的影响；氧疗及氧中毒。

3. 了解 缺氧对机体的影响。

技能目标：

能够根据血氧指标和临床表现初步判断患者缺氧类型；能够根据缺氧的防治原则采取正确的护理措施；能够解释氧疗的原则和注意事项。

素质目标：

以高度负责的态度对缺氧患者进行精心护理和指导，以免因氧疗过程中的不当操作等引起患者氧中毒。

导学情景

情景描述：患者，女，32 岁。40 分钟前其母喊其起床发现患者叫不醒，房间有煤气炉取暖，门窗紧闭。入院查体：体温 36.6℃，脉搏 96 次/分，呼吸 24 次/分，血压 120/70mmHg。昏迷，呼之不应，对光反射灵敏，皮肤黏膜无出血点，口唇呈樱桃红色。

情景分析：该患者煤气炉取暖，门窗紧闭，有 CO 中毒的客观条件存在。作为医务工作者，应了解 CO 中毒引起机体缺氧的机制，熟悉其临床表现及防治措施。

讨论：CO 中毒引起的缺氧，属于哪种类型的缺氧？治疗和护理原则有哪些？

学前导语：CO 中毒引起的缺氧属于低张性缺氧。临床上除了低张性缺氧外，还有血液性缺氧、循环性缺氧以及组织性缺氧。本章内容将从缺氧原因、类型、血气特点及其对机体的影响等方面进行讲述。

氧是生命活动不可缺少的物质，正常成年人在静息状态下需氧量约为 250ml/min，剧烈运动时可增加数倍，而体内贮存的氧仅有 1500ml 左右。因此，一旦呼吸、心跳停止，数分钟内就可因消耗完体内储存的氧而死亡。

由于组织供氧不足或利用氧障碍时，导致机体功能、代谢和形态结构异常变化的病理状态，称为缺氧（hypoxia）。缺氧是造成细胞损伤最常见的原因，也是造成机体死亡最直接的因素。

第一节 常用的血氧指标及其意义

血氧指标可以用来了解和判断组织的供氧量与耗氧量的情况。常用的血氧指标如下。

1. 血氧分压（partial pressure of oxygen，PO_2） 指物理溶解在血液中的氧所产生的张力。其高低主要取决于吸入气体的氧分压、外呼吸的功能状态以及静脉血掺杂程度。正常人动脉血氧分压（PaO_2）约为 13.3kPa（100mmHg），其高低直接影响动脉血氧含量、血氧饱和度、氧弥散速度；静脉血氧分压（PvO_2）约为 5.32kPa（40mmHg）。PaO_2 与 PvO_2 之差反映机体内呼吸状况。

2. 血氧容量（oxygen binding capacity，CO_2max） 指 100ml 血液中的血红蛋白能结合氧的最大量。其高低取决于血液中血红蛋白的质（与氧结合的能力）和量。1g 血红蛋白可结合 1.34ml 氧，正常成人 Hb 约为 15g/dl，血氧容量正常值约为 20ml/dl。血氧容量可反映血液携带氧的能力。

3. 血氧含量（oxygen content，CO_2） 指 100ml 血液的实际含氧量。包括血红蛋白结合氧和物理溶解氧，溶解氧量仅有 0.3ml/dl，可忽略不计。血氧含量取决于血氧分压和血氧容量。正常动脉血氧含量（CaO_2）约为 19ml/dl；静脉血氧含量（CvO_2）约为 14ml/dl。血氧含量反映血液实际供氧水平，CaO_2 与 CvO_2 之差反映组织细胞的摄氧能力。

4. 血氧饱和度（oxygen saturation，SO_2） 指血液中结合氧的血红蛋白占总血红蛋白的百分比。$SO_2 =$（血氧含量 - 溶解氧量）/血氧容量×100%。正常动脉血氧饱和度（SaO_2）为 95%～97%，静脉血氧饱和度（SvO_2）为 70%～75%。氧合血红蛋白解离曲线（氧解离曲线）说明血氧饱和度主要取决于血氧分压（图 9 - 1）。血氧饱和度反映血红蛋白与氧的结合程度。

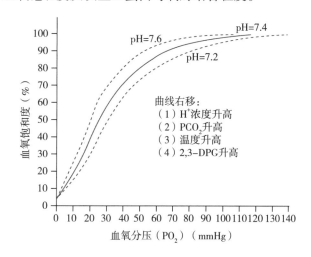

图 9 - 1 氧合血红蛋白解离曲线

5. P_{50} 指在一定温度和血液 pH 的条件下，SO_2 为 50% 时的氧分压。P_{50} 反映血红蛋白与氧的亲和力，正常值为 26～27mmHg。当红细胞内 2,3 - 二磷酸甘油酸（2,3 - DPG）增多、酸中毒、CO_2 增多及血温增高时，血红蛋白与氧的亲和力降低，氧解离曲线右移，P_{50} 增大，释放氧增加；反之则左移，P_{50} 减小。

第二节 缺氧的类型、原因及血氧变化特点

正常时机体通过呼吸将大气的氧摄入肺泡，肺泡内的氧经过呼吸膜弥散到肺泡壁毛细血管的血液里，然后与血中红细胞的血红蛋白结合，再由血液循环输送到全身各部分的组织，最终氧释放出来被组织细胞所摄取和利用。整个过程可概括为"外呼吸—气体在血液中运输—内呼吸"三个相互衔接的环节，其中任何环节出现障碍均可引起缺氧（图 9 - 2）。根据原因及血氧特点可把单纯性缺氧分为低张性缺氧、血液性缺氧、循环性缺氧和组织性缺氧四种类型。

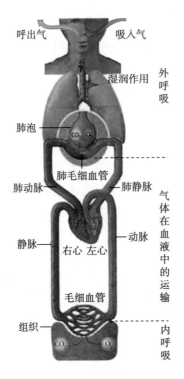

图 9 - 2 呼吸的环节

一、低张性缺氧 微课

低张性缺氧（hypotonic hypoxia）是指以 PaO_2 降低，动脉血氧含量减少，造成组织供氧不足为基本特征的缺氧，又称乏氧性缺氧（hypoxic hypoxia）。

（一）原因和机制

1. 吸入气氧分压过低 多发生于海拔 3000m 以上的高原、高空或通气不良的矿井和坑道，由于吸入气 PO_2 降低，导致组织供氧不足。

2. 外呼吸功能障碍 多见于各种呼吸系统疾病引起的肺通气和换气功能障碍，如呼吸道狭窄或阻塞、胸腔疾病、肺部疾病、呼吸中枢抑制、呼吸肌麻痹等，使血液流经肺部时不能摄取足够的氧以输送给组织细胞，而发生缺氧。肺通气功能障碍可引起肺泡气 PO_2 降低，肺换气功能障碍使经肺泡扩散到血液中的氧减少，导致 PaO_2 降低和血氧含量降低。此是临床上引起本型缺氧最常见的原因，故低张性缺氧又称呼吸性缺氧。

3. 静脉血分流入动脉 常见于由右向左分流的先天性心脏病，如室间隔或房间隔缺损伴有肺动脉高压或狭窄，使右心的静脉血掺入左心的动脉血，导致 PaO_2 和血氧含量降低。

（二）血氧变化特点

低张性缺氧时进入血液的氧减少或者静脉血掺杂入动脉，因此 PaO_2 降低，进而血氧饱和度降低和血氧含量减少。急性缺氧时因为没有血红蛋白数量或性质的改变，故血氧容量正常。但长期慢性缺氧时，因红细胞代偿增多，血氧容量可增高。急性缺氧时，由于血液 - 细胞间的氧分压差减少，供组织利用的氧量减少，动 - 静脉血氧含量差亦减少。但慢性缺氧时，由于组织利用氧的能力代偿性增强，动 - 静脉血氧含量差变化不大。

低张性缺氧时，毛细血管中氧合血红蛋白减少，脱氧血红蛋白增多。当毛细血管中脱氧血红蛋白的浓度超过 5g/dl 时，皮肤、黏膜、甲床呈青紫色，称发绀（cyanosis）。

❤ **护爱生命**

森林是地球上最大的陆地生态系统，可以维护大气的碳氧平衡，对维系整个地球的生态平衡起着至关重要的作用，是人类赖以生存和发展的资源和环境。植物通过光合作用，把大气中的二氧化碳分解为碳和氧，其碳则以碳水化合物的形式留在植物体内并转化为树木必需的有机物质，使大气中碳氧平衡。我国非常重视森林保护和植树造林工作，截至2018年，中国森林覆盖面积为2.12亿公顷，森林覆盖率为22.08%。

二、血液性缺氧

血液性缺氧（hemic hypoxia）是指由于血红蛋白数量减少或性质改变，使血氧含量降低或血红蛋白释放氧减少引起的组织供氧不足。由于此时物理溶解的氧量不变，PaO_2正常，故又称等张性缺氧（isotonic hypoxia）。

（一）病因和机制

1. 贫血 各种原因引起的严重贫血如溶血性贫血、缺铁性贫血、再生障碍性贫血等，血红蛋白数量减少，血液携氧的能力降低，引起组织细胞供氧不足，又称为贫血性缺氧。贫血为血液性缺氧最常见的原因。

2. 一氧化碳（CO）中毒 CO可与血红蛋白结合成为碳氧血红蛋白（HbCO），CO与血红蛋白的亲和力比氧大210倍。当吸入气中含0.1% CO时，约50%的血红蛋白与CO结合形成HbCO而失去携带氧的能力。另外，CO还能抑制红细胞内糖酵解过程，使2,3-DPG生成减少，引起氧解离曲线左移，使氧合血红蛋白中的氧释放减少，进一步加重组织缺氧。

3. 高铁血红蛋白血症 正常红细胞内的一个Hb分子由一个珠蛋白结合4个血红素构成。每个血红素含有一个二价铁（Fe^{2+}），血液中的氧就是与Hb中的Fe^{2+}结合成为氧合血红蛋白而被携带的。当大量摄入亚硝酸盐、过氯酸盐、磺胺等氧化物时，Hb中的Fe^{2+}在氧化剂的作用下，被氧化成Fe^{3+}，形成高铁血红蛋白。高铁血红蛋白的Fe^{3+}与羟基牢固结合而失去携带氧的能力。当血红蛋白分子的四个Fe^{2+}有一部分被氧化成Fe^{3+}后，剩余的Fe^{2+}虽能结合氧，但与O_2的亲和力增强，不易与氧解离，导致氧解离曲线左移，向细胞释放氧减少。

4. 输入大量库存血 某些因素可增加血红蛋白与氧的亲和力。如输入大量库存血时，血中2,3-DPG含量低，血红蛋白与氧的亲和力异常增高，氧解离曲线左移，血红蛋白释放氧减少，使组织供氧减少。

（二）血氧变化特点

由于外呼吸功能正常，故PaO_2并无明显变化，但因血红蛋白数量减少或性质改变，使血液携带的氧减少，所以血氧容量和血氧含量降低，由于动脉血氧含量降低，血液流经毛细血管时氧向组织弥散的速度减慢，导致组织细胞获得的氧量减少，故引起动-静脉血氧含量差低于正常。CO中毒和高铁血红蛋白血症引起的缺氧，血氧饱和度降低；而贫血引起的缺氧，血氧饱和度正常。

血液性缺氧的患者可无发绀。如严重贫血的患者皮肤、黏膜呈苍白色。CO中毒时，血液HbCO增多，患者皮肤、黏膜呈樱桃红色。高铁血红蛋白呈深咖啡色，故能使患者皮肤与黏膜呈青石板色而类似于发绀的颜色，称"肠源性发绀"。

三、循环性缺氧

循环性缺氧（circulatory hypoxia）是指组织血流量减少引起的组织供氧不足，又称低动力性缺氧

（hypokinetic hypoxia）。根据其发生情况的不同，可分为缺血性缺氧和淤血性缺氧。

（一）病因和机制

1. 组织缺血　由于动脉血压降低或动脉管腔狭窄造成的组织灌流不足称为缺血性缺氧（ischemic hypoxia）。例如，休克和心力衰竭患者可出现全身组织供血不足；动脉血栓形成、动脉炎或动脉粥样硬化等造成的动脉管腔狭窄可引起局部器官和组织缺血性缺氧。

2. 组织淤血　静脉血液回流受阻引起的组织缺氧称为淤血性缺氧（congestive hypoxia）。休克引起全身广泛的毛细血管淤血，而静脉血栓形成或静脉炎可引起局部静脉血液回流受阻，造成局部组织淤血性缺氧。

（二）血氧变化特点

单纯循环性缺氧，PaO_2、血氧容量、动脉血氧含量和血氧饱和度均正常，缺血或淤血造成的血流缓慢使血液流经毛细血管时间变长，细胞从单位容量血液中摄取的氧量增多，造成静脉血氧含量降低，动－静脉血氧含量差变大。但由于供应组织的血液总量降低，弥散到组织细胞的总氧量仍不能满足细胞的需要而发生缺氧。

缺血性缺氧的患者，因组织细胞的供血不足，皮肤、黏膜苍白。淤血性缺氧的患者，由于血液淤滞，毛细血管中平均氧离血红蛋白浓度可超过5g/dl，可出现发绀。

四、组织性缺氧

组织性缺氧（histogenous hypoxia）是指在组织供氧正常的情况下，因细胞功能障碍不能有效地利用氧而导致的缺氧，又称氧利用障碍性缺氧（dysoxidative hypoxia）。

（一）病因和机制

1. 组织中毒　细胞内80%~90%的氧在线粒体内参与氧化磷酸化反应，并产生能量。任何原因引起的细胞氧化磷酸化障碍都会导致组织细胞利用氧能力降低。如 HCN、KCN、NaCN 和 NH_4CN 等各种氰化物，可经消化道、呼吸道或皮肤进入人体，分解出 CN^-，并迅速与氧化型细胞色素氧化酶的 Fe^{3+} 结合，生成氰化高铁细胞色素氧化酶，使呼吸链的电子传递无法进行，以致内呼吸中断，组织不能利用氧生成能量。砷化物、硫化物、甲醛等药物也能抑制呼吸链的酶类而影响氧化磷酸化过程。

2. 线粒体损伤　细菌毒素、严重缺氧、钙超载、大剂量放射线照射和高压氧等均可导致线粒体功能障碍或结构损伤，引起细胞内呼吸障碍。

3. 维生素缺乏　维生素 B_1 是丙酮酸脱氢酶的辅酶成分，脚气病患者可因丙酮酸氧化脱羧障碍影响细胞有氧氧化过程。维生素 B_2 是黄素酶的辅酶成分，维生素 PP 是辅酶Ⅰ和辅酶Ⅱ的组成成分，均参与氧化还原反应，当其缺乏时可影响氧化磷酸化过程。

（二）血氧变化特点

组织性缺氧时，PaO_2、动脉血氧含量和血氧饱和度均正常，由于细胞生物氧化过程受损，不能充分利用氧，故静脉血氧分压和血氧含量均高于正常，动－静脉血氧含量差变小。

由于组织用氧障碍，毛细血管中氧合血红蛋白增多，故组织性缺氧如氰化物中毒患者肤色可呈鲜红色或玫瑰红色。

上述四种类型的缺氧只是相对的，临床上发生的缺氧往往不是单一类型，多为几种类型缺氧的组合。例如大失血休克时发生的缺氧，主要引起循环性缺氧外，同时也有血液性缺氧；而心力衰竭的患者，以循环性缺氧为主，但若并发肺淤血、肺水肿影响肺通气时，则可合并低张性缺氧。各型缺氧的血氧变化特点归纳见表8-2。

表 8－2　各型缺氧的血氧变化及皮肤、黏膜的改变特点

缺氧类型	PaO_2	SaO_2	CO_{2max}	CaO_2	动－静脉血氧含量差	皮肤、黏膜颜色
低张性缺氧	↓	↓	急性：N 慢性：↑	↓	急性：↓ 慢性：N	发绀
血液性缺氧	N	CO 中毒或高铁 Hb 血症：↓ 贫血：N	↓	↓	↓	贫血：苍白 CO 中毒：樱桃红色 高铁 Hb 血症：咖啡色
循环性缺氧	N	N	N	N	↑	缺血性缺氧：苍白 淤血性缺氧：发绀
组织性缺氧	N	N	N	N	↓	鲜红色或玫瑰红色

注：↓. 降低；N. 正常；↑. 升高。

第三节　缺氧时机体的代谢及功能变化

缺氧时机体的代谢及功能变化是机体对缺氧的代偿适应和由缺氧引起的代谢与功能障碍两方面的综合反应。其表现主要取决于缺氧的原因、发生的速度、程度、部位、持续时间以及机体的功能代谢状态等。轻度缺氧主要激发机体的代偿反应，而重度缺氧则可造成机体的代谢及功能障碍。急性缺氧时机体往往来不及充分发挥代偿作用，表现以损伤为主，慢性缺氧时机体的代偿反应和缺氧的损伤作用并存。

不同类型的缺氧所引起的变化既有共性，又各具特点。下面以低张性缺氧为例介绍缺氧对机体的影响。

一、呼吸系统的变化

（一）代偿性反应

PaO_2 低于 8kPa（60mmHg）时可刺激外周化学感受器颈动脉体和主动脉体，反射性地引起呼吸中枢兴奋，呼吸加深、加快（图 9－3）。呼吸运动增强的代偿意义在于：①增加肺泡通气量和肺泡气 PO_2，使全肺有效通气量增加，从而增加 PaO_2 和 SaO_2；②胸廓运动增强使胸腔负压增大，促进静脉回流，回心血量增多，增加心输出量和肺血流量，有利于血液对氧的摄取和运输，进而提高组织供氧量。但是，如通气过度，$PaCO_2$ 显著降低，可减低 CO_2 对延髓中枢化学感受器的刺激，限制肺通气的增强。

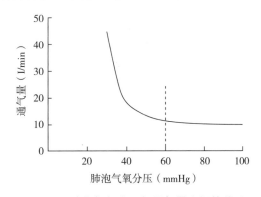

图 9－3　肺泡气氧分压与通气量之间的关系

肺通气量变化与低张性缺氧持续时间和程度有关。如初到 4000 米高原的人，因大气压低，导致 PaO_2 仅为 50mmHg 左右，此时化学感受器受到刺激，反射性地引起呼吸中枢兴奋，肺通气量立即增加。

但通气增强的同时，CO_2 被大量呼出，可出现急性呼吸性碱中毒，此时脑脊液 pH 偏碱性，对呼吸中枢产生抑制，抵消了外周化学感受器的对呼吸中枢的兴奋作用，故通气量增加仅比海平面高 65% 左右。在到达高原 2~3 天后，肾脏开始发挥代偿作用，可代偿性地排出 HCO_3^-，脑脊液内 pH 逐渐恢复正常，此时缺氧兴奋呼吸的作用凸显，肺通气量明显升高，可增加至海平面的 5~7 倍。但长期缺氧可使外周化学感受器对缺氧的敏感性降低，肺通气量又回落，故久居高原者其肺通气量仅比海平面高 15% 左右。这也具有一定的代偿意义。因为肺通气量每增加 1L，呼吸肌耗氧增加 0.5ml，长期呼吸运动增强可加剧机体氧的供求矛盾，这显然对机体不利。减弱肺通气反应可降低机体耗氧量。肺通气量的增加是对急性缺氧最重要的代偿反应。

血液性缺氧、循环性缺氧和组织性缺氧的患者如果不合并 PaO_2 降低，呼吸系统的代偿作用不明显。

（二）损伤性变化

1. 中枢性呼吸衰竭　重度缺氧（$PaO_2 < 30mmHg$）时，呼吸中枢出现能量代谢障碍，缺氧对呼吸中枢的直接抑制作用超过 PaO_2 降低对外周化学感受器的兴奋作用，严重时发生中枢性呼吸衰竭，表现为呼吸抑制、呼吸频率和节律不规则。

2. 高原肺水肿　少数人快速到达 4000 米以上高原后，1~4 天内可发生高原性肺水肿，表现为头痛、胸闷、呼吸困难、咳嗽、咳粉红色泡沫痰、肺部湿啰音、皮肤黏膜发绀等，寒冷、劳累、肺部感染、过量吸烟饮酒、精神紧张等都可能诱发高原肺水肿。其发病机制可能与下列因素引起的肺水肿有关：①缺氧使外周血管收缩和过度通气，增加胸腔负压，引起回心血量增加和肺血流量增多，液体漏出。②缺氧引起的肺动脉收缩可导致肺动脉高压，部分肺毛细血管内压增加，血浆、蛋白及红细胞容易漏出。③缺氧直接或间接导致肺泡壁毛细血管通透性增加。④缺氧时肺泡上皮主动转运和清除肺泡内液体的能力发生障碍。

练一练

低张性缺氧引起呼吸运动增强的代偿意义在于

A. 提高肺泡气氧分压

B. 呼吸肌耗氧量增加

C. 增加回心血量和心输出量

D. 使氧解离曲线右移有利于氧的释放

E. 增加肺血流量有利于对氧的摄取

答案解析

看一看

高原病

高原病（mountain sickness）指由平原进入高原或由低海拔进入更高海拔地区时，由于对低氧环境的适应能力不全或失调而发生的综合征。表现为头痛、头昏、心慌、气促、恶心、呕吐、乏力、失眠、嗜睡、手足麻木、发绀、心律增快等。

我国西藏地区高寒缺氧、气候恶劣，可每天仍有很多身影奔赴支援西藏。写下"青山处处埋忠骨，一腔热血洒高原"的干部楷模孔繁森，"我来西藏，就有可能挽救更多生命"的 80 后女医生周南，援藏 20 余天，提供法律服务 87 人次的律师程东……他们用青春和生命在"为中国人民谋幸福，为中华民族谋复兴"的道路上不断前行，"缺氧不缺精神，海拔高境界更高"，用实际行动践行着共产党人的初心和使命、忠诚与担当。

二、循环系统的变化

（一）代偿性反应

1. 心输出量增加 低张性缺氧时心输出量增加，可提高组织的供氧量，对急性缺氧有一定的代偿意义。心输出量增加主要是通过：①心率加快：急性轻度或中度缺氧时，因肺通气量增加所致的肺体积变大，通过肺牵张感受器的刺激，反射性兴奋交感神经，使心率加快。②心肌收缩力增强：缺氧可引起交感神经和交感－肾上腺髓质系统兴奋，血液中儿茶酚胺释放增多。儿茶酚胺作用于心脏的 β 受体，引起心肌的收缩性增强。③心输出量增加：心脏收缩活动增强和胸廓运动幅度变大促使回心血量增加，心输出量也增多。

2. 器官血流重新分布 器官血流量取决于灌流的压力和开放血管的数量及血管内径大小。急性缺氧时，交感神经兴奋引起血管收缩，但由于不同组织器官血管受体分布不同，因此，对缺氧的反应性也不同。皮肤、内脏、骨骼肌和肾脏血管 α 受体密度较高，血管收缩明显，血流减少；而心和脑的血管 α 受体密度较低，且主要受乳酸、腺苷和 PGI$_2$ 等代谢产物影响产生扩血管作用，血管扩张，血流量增多。血液的重新分布有利于保证生命重要器官的氧供应。

3. 肺动脉收缩 当肺泡气 PO$_2$ 降低时，可引起肺小动脉收缩，使血流转向通气充分的肺泡，这是肺循环独有的生理现象，称为缺氧性肺血管收缩（hypoxic pulmonary vasoconstriction，HPV）。急性缺氧引起的肺动脉收缩机制与下列因素有关。①交感神经的作用：肺动脉 α 受体密度较高，交感神经兴奋时肺小动脉收缩。②体液因素作用：缺氧时肺血管内皮细胞、肺巨噬细胞、肥大细胞等产生多种血管活性物质，其中包括血管紧张素 Ⅱ（AngⅡ）、内皮素（ET）和血栓素 A$_2$（TXA$_2$）等缩血管物质以及 NO 和 PGI$_2$ 等扩血管物质。缺氧时以缩血管物质增多占优势，使肺小动脉收缩。③缺氧对肺动脉平滑肌的直接作用：缺氧使 K$^+$ 外流减少，Ca^{2+} 内流增多，引起肺动脉收缩。

4. 毛细血管增生 长期缺氧可使机体多种组织细胞内缺氧诱导因子－1（hypoxia inducible factor－1，HIF－1）增加，诱导细胞产生血管内皮生长因子（VEGF）增多，促使缺氧组织内毛细血管增生，密度增加，尤其是心、脑和骨骼肌的毛细血管增生明显。氧从血管内向组织细胞弥散面积变大、距离缩短，从而增加了对组织的供氧量。

（二）损伤性变化

1. 肺动脉高压 长期肺泡缺氧可使肺小动脉处于持续收缩状态，引起肺血管壁的平滑肌细胞和成纤维细胞的增生和肥大，血管硬化，形成持久的缺氧性肺动脉高压。严重的肺动脉高压增加了右心室射血的阻力，右心室在长期过度后负荷的作用下，可发生右心衰竭。另外，缺氧所致的红细胞增多，又可使血液黏稠度增高，这也可增加肺循环的阻力。

2. 心肌舒缩功能降低 严重缺氧可直接抑制心血管中枢，加之心肌能量代谢障碍、酸中毒等，最终导致心率下降、心肌的收缩性变弱、心输出量减少，甚至使心肌发生变性、坏死。

3. 心律失常 严重缺氧可引起窦性心动过缓、期前收缩，甚至发生心室纤颤。严重的 PO$_2$ 降低可经颈动脉体反射性地兴奋迷走神经，导致窦性心动过缓。而缺氧时细胞内 K$^+$ 减少，Na$^+$ 增多，使静息电位降低、心肌兴奋性和自律性增高、传导性减低，易发生异位心律和传导阻滞。

4. 回心血量减少 严重缺氧可直接抑制呼吸中枢，使胸廓运动减弱，回心血量减少。缺氧时细胞生成大量乳酸和腺苷等扩血管物质，使血液淤滞于外周血管，回心血量减少，心输出量降低，使组织的供氧量进一步减少。

三、血液系统的变化

（一）代偿性反应

1. 红细胞和血红蛋白增多　急性缺氧时，由于交感神经兴奋，肝、脾等储血器官血管收缩，使储存的血液进入体循环，故血液中红细胞数量迅速增多。慢性缺氧时红细胞增多主要是由于肾生成和释放促红细胞生成素（erythropoietin，EPO）增加。久居高原者红细胞和 Hb 数量明显高于平原地区的居民，红细胞可达 $6 \times 10^{12}/L$，Hb 可达 21g/dl。红细胞增多可升高血氧容量和动脉血氧含量，提高血液的携氧能力，增加组织供氧。

2. 氧解离曲线右移　2,3 - DPG 是红细胞内糖酵解过程的中间产物，是一种不能通过红细胞膜的有机酸，其增多可使红细胞内 pH 降低，通过波尔效应及 2,3 - DPG 与脱氧血红蛋白结合，使血红蛋白与氧的亲和力降低，氧解离曲线右移，增加向组织释放氧。缺氧时 2,3 - DPG 增多是由于：①缺氧时红细胞内糖酵解加强，2,3 - DPG 的生成增多。②缺氧时过度通气所致呼吸性碱中毒以及脱氧血红蛋白偏碱性，使 pH 升高，可使糖酵解增强，促使 2,3 - DPG 合成增加和分解减少。

当 PaO_2 在 80mmHg 以上时，因处于氧解离曲线的平坦部分，血红蛋白与氧的亲和力降低，有利于血液向组织供氧，具有代偿意义。但当 PaO_2 低于 60mmHg 时，因处于氧解离曲线陡直部分，血红蛋白与氧的亲和力降低则会影响肺泡毛细血管中血液和氧的结合，使动脉血氧饱和度下降，从而失去代偿意义。

（二）损伤性变化

血液中红细胞过度增加，引起血液黏稠度增高，血流阻力显著增加，心脏的后负荷增大，是缺氧诱发心力衰竭的主要原因之一。

四、中枢神经系统的变化

脑的重量仅为体重的 2% ~ 3%，但脑血流量约占心输出量的 15%，其耗氧量占机体总耗氧量的 23%。而脑内氧、糖原及 ATP 储存很少，能量来源主要依靠葡萄糖有氧氧化，因此，对缺氧极为敏感。急性缺氧可出现头痛，情绪激动，思维、记忆力、判断力降低或丧失以及运动不协调等，严重者可出现烦躁不安、惊厥、抽搐、昏迷，甚至死亡。慢性缺氧患者可有注意力不集中、易疲劳、嗜睡及精神抑郁等表现。上述变化的主要原因是脑细胞缺氧，ATP 生成减少、神经细胞膜电位降低、神经递质合成减少，神经冲动传导受阻；细胞膜钠泵功能障碍，脑细胞水肿和缺氧酸中毒使脑微血管通透性增高，液体外漏，脑间质水肿，加上细胞内游离 Ca^{2+} 增多，溶酶体酶释放等均可导致神经系统功能障碍，甚至脑细胞变性、坏死等。

五、组织细胞的变化

（一）组织细胞的适应性变化

1. 线粒体的变化　慢性缺氧时，细胞内线粒体的数目和膜的表面积均增加，呼吸链中的酶如琥珀酸脱氢酶、细胞色素氧化酶增加，从而使组织细胞利用氧的能力增强。

2. 无氧酵解增强　严重缺氧时，能量代谢障碍，使 ATP 生成减少，ATP/ADP 下降，使糖酵解过程最主要的限速酶磷酸果糖激酶活性增高，导致糖酵解过程增强。这将从一定程度上补偿组织细胞的能量供应不足。

3. 肌红蛋白增加　慢性缺氧可使肌肉中肌红蛋白含量增多，而肌红蛋白的增加可能具有储存氧的作用。因为缺氧时，肌红蛋白和氧的亲和力较大，当 PaO_2 为 1.33kPa（10mmHg）时，血红蛋白的氧饱和度约为 10%，而肌红蛋白的氧饱和度可达 70%。当 PaO_2 进一步降低时，肌红蛋白可释出大量的氧供细胞利用。

（二）组织细胞的损伤

严重缺氧时组织细胞可发生严重损伤，导致器官功能障碍甚至衰竭。缺氧引起的细胞损伤主要是细胞膜、线粒体和溶酶体的异常变化。

1. 细胞膜的变化 缺氧时细胞膜对离子的通透性增高，导致离子顺浓度梯度透过细胞膜，引起以下变化。

（1）钠离子内流、钾离子外流 使细胞内缺 K^+ 而 Na^+ 浓度增加，加上 ATP 生成减少，Na^+-K^+ 泵不能充分运转，致细胞内 Na^+ 进一步增多，促使水进入细胞内，引起细胞水肿。

（2）钙离子内流 严重缺氧时 Ca^{2+} 内流将增加。而 ATP 减少又可影响 Ca^{2+} 的外流和肌浆网、线粒体对 Ca^{2+} 的摄取，从而使胞质 Ca^{2+} 浓度增高，抑制线粒体的呼吸功能，并可激活磷脂酶，使膜磷脂分解，引起溶酶体膜的损伤和其水解酶的释放，导致黄嘌呤脱氢酶转变为黄嘌呤氧化酶，增加了氧自由基的形成，这些变化都可加重细胞的损伤。

2. 线粒体的变化 细胞内的氧主要用于线粒体的生物氧化。严重缺氧，线粒体部位的 PaO_2 降到临界点 0.1kPa（<1mmHg）时，由于脱氢酶活性下降，线粒体的内呼吸功能降低，从而使 ATP 生成减少。严重时线粒体可出现肿胀、破裂。

3. 溶酶体的变化 缺氧时糖酵解增强，乳酸生成增多；同时脂肪氧化不全可致酮体产生增多，两者均可导致酸中毒。pH 降低及细胞内 Ca^{2+} 增多可引起磷脂酶活性增高，使溶酶体膜磷脂被分解，膜的通透性增高。其结果使溶酶体肿胀、破裂和大量溶酶体酶释放，进而导致细胞本身及其周围组织的溶解和坏死。

缺氧时，除上述各系统功能障碍外，肝、肾、消化道和内分泌等器官组织的功能也均可因缺氧而受到不同程度的损害。

第四节 缺氧的治疗和护理原则

对缺氧患者，医护人员应密切观察其皮肤黏膜颜色、呼吸、心率及思维、判断力等，结合血气分析，判断缺氧的类型及原因，针对病因进行治疗和护理。纠正缺氧的基本方法是氧疗，氧疗时应注意保持呼吸道通畅，控制吸入气体的氧分压和吸氧时间，监测和评估氧疗效果，防止发生氧中毒。

一、氧疗

氧疗是指给缺氧患者吸氧的疗法，是治疗缺氧的主要方法。

氧疗效果因缺氧的类型而异，对低张性缺氧氧疗效果最好。吸氧能提高肺泡气 PO_2，促进氧在肺中的弥散和交换，提高 PaO_2 和血氧饱和度，增加动脉血氧含量。但对因静脉分流所引起的低张性缺氧，由于分流的血液未经过肺泡而直接进入动脉血，故吸氧对改善其缺氧的效果不明显。高原肺水肿患者吸入纯氧具有特殊的疗效，吸氧后数小时至数日，肺水肿症状可显著缓解，肺部体征随之消失。

血液性缺氧、循环性缺氧和组织性缺氧患者 PaO_2 正常，吸氧虽可提高 PaO_2，然而血红蛋白氧饱和度的增加却很微小，但吸氧特别是当吸入高浓度氧或高压氧可使溶解于血浆中的氧量增加，也能改善组织的供氧。CO 中毒患者吸入纯氧，使氧与 CO 竞争和血红蛋白的结合，从而加速 HbCO 的解离，促进 CO 的排出，故氧疗的效果较好。组织性缺氧时，供氧一般无障碍，是组织利用氧的能力降低所致。

但通过氧疗提高血浆与组织之间的氧分压梯度，对促进氧的弥散，也可有一定作用。

二、氧中毒

氧虽为生命活动所必需的物质，但 0.5 个大气压（标准大气压 = 101.3kPa）以上的氧却对任何细胞都有毒性作用，并可引起氧中毒。氧疗时应控制吸入气体的氧分压和吸氧时间，防止发生氧中毒。一般认为，在常压下吸入 40% 的氧是安全的；吸入纯氧不应超过 8～12 小时；采用高压氧吸入时，更应严格控制氧压和吸入时间，严防氧中毒的发生。根据临床表现不同，氧中毒可分为肺型、脑型和眼型三种类型。

1. 肺型氧中毒　肺型氧中毒发生于吸入 1 个大气压左右的氧达 8 小时以上时，又称慢性氧中毒。主要表现为胸骨后疼痛、咳嗽、呼吸困难、肺活量减小和 PaO_2 下降。肺部出现炎性细胞浸润、充血、水肿、出血及肺不张等。

2. 脑型氧中毒　当吸入 2～3 个大气压以上的氧时，可在吸氧后短时间内引起脑型氧中毒，又称急性氧中毒。脑型氧中毒的主要表现为视觉和听觉障碍、恶心、抽搐、晕厥等神经症状，严重者可出现昏迷、死亡。高压氧疗时，患者发生抽搐，应注意区别脑型氧中毒和缺氧性脑病，前者抽搐时是清醒的，后者抽搐时是昏迷的。

3. 眼型氧中毒　新生儿尤其是出生体重低的早产儿，长时间吸入高浓度氧可引起眼型氧中毒。常表现为视网膜广泛的血管阻塞、晶体后纤维组织增生、视网膜萎缩等，严重者可致患者失明。

？ 想一想

低体重早产儿吸氧治疗时，应该注意做好哪些防护措施？为什么？

答案解析

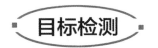 **目标检测**

答案解析

一、选择题

【A 型题】

1. 低张性缺氧时，出现的变化是
   A. 动 - 静脉氧差增大　　　　B. 动脉血氧分压下降　　　　C. 血氧容量下降
   D. 动脉血氧饱和度正常　　　E. 血氧含量正常

2. 血氧容量、动脉血氧分压和血氧含量正常，静脉血氧分压与氧含量高于正常见于
   A. 心力衰竭　　　　　　　　B. 氰化钠中毒　　　　　　　C. 失血性休克
   D. 慢性贫血　　　　　　　　E. 呼吸衰竭

3. 易引起血液性缺氧的原因是
   A. 甲醇中毒　　　　　　　　B. 氰化物中毒　　　　　　　C. 砷化物中毒
   D. 硫化物中毒　　　　　　　E. 亚硝酸盐中毒

4. 以下对发绀的描述，错误的是
   A. 缺氧不一定有发绀
   B. 毛细血管血液中脱氧血红蛋白平均浓度超过 5g/dl 时可出现发绀

C. 动脉血氧分压低于 50mmHg，血氧饱和度低于 80％ 时易出现发绀

D. 严重贫血引起的缺氧，其发绀一般较明显

E. 一氧化碳中毒引起的缺氧，不出现发绀

5. 以下可引起循环性缺氧发生是

    A. 经肺泡扩散到循环血液中的氧减少   B. 血中红细胞数减少

    C. CO 中毒   D. 大气供氧不足

    E. 血栓形成

6. 不属于缺氧引起的循环系统代偿反应的是

    A. 回心血量减少   B. 器官血流重新分布   C. 心输出量增加

    D. 毛细血管增生   E. 肺动脉收缩

7. 能较好地反映组织性缺氧的指标是

    A. 血氧容量降低   B. 动脉血氧分压降低   C. 血氧含量降低

    D. 血氧饱和度降低   E. 动 - 静脉血氧含量差减小

8. 动 - 静脉血氧含量差主要反映的是

    A. 吸入气氧分压   B. 血红蛋白与氧的亲和力

    C. 肺的通气功能   D. 组织摄取和利用氧的能力

    E. 肺的换气功能

【X 型题】

9. 影响组织供氧量的因素为

    A. 动脉血氧分压   B. 动脉血氧含量   C. 血氧容量

    D. 组织血流量   E. P_{50}

10. 大失血引起休克时，可出现的缺氧类型有

    A. 低张性缺氧   B. 血液性缺氧   C. 循环性缺氧

    D. 组织性缺氧   E. 肠源性发绀

11. 氧中毒主要损伤的是

    A. 中枢神经系统   B. 血液系统   C. 呼吸系统

    D. 消化系统   E. 泌尿系统

12. 血液性缺氧的特点有

    A. 发绀   B. 可使用呼吸兴奋剂治疗   C. 氧合血红蛋白减少

    D. 血氧饱和度降低或正常   E. 动脉血氧分压正常

二、综合问答题

1. 缺氧可分为哪几种类型？每种类型缺氧各有什么血氧变化及皮肤黏膜的改变？

2. "为了迅速缓解患者的缺氧状况，减轻缺氧对机体造成的不良影响，应尽量提高吸入气的氧分压"，这句话是否正确？为什么？缺氧的护理原则有哪些？

三、实例解析题

患者，女，48 岁。身体健康，乘飞机从北京到西藏，感头晕、头痛、流清鼻涕、胸闷、呼吸困难等。查体：T 37.0℃，P 115 次/分，R 30 次/分，BP 120/80mmHg。精神差，口唇发绀。心、肺未见异常，PaO_2 48mmHg。

问题：

1. 患者应诊断为哪种类型的缺氧？

2. 吸氧治疗中护士应注意哪些事项？

（于　晶）

书网融合……

 重点回顾　　　　 微课　　　　 习题

第十章　弥散性血管内凝血

学习目标

知识目标：
1. 掌握　DIC 的概念、分期、类型及主要的临床表现。
2. 熟悉　DIC 的病因与发病机制。
3. 了解　DIC 的防治原则。

技能目标：
能根据患者的症状和体征，判断 DIC 的分期和分型。

素质目标：
进行临床护理观察训练，培养及早发现异常并及时正确处理的能力。

导学情景

情景描述：患者，女，32 岁。孕 39$^+$周，下腹痛待产 4 小时入院。妊娠 7 个月产前检查，诊断为"妊娠期高血压综合征"。体格检查：T 37.2℃，R 22 次/分，P 90 次/分，BP 160/100mmHg。进入第二产程不久，孕妇在用力分娩时感气促，不久产出一女婴。产妇气促加重，呼吸 28 次/分，心悸明显，心率 125 次/分，产道大出血，出血量达 1000ml 以上，不凝。血压 90/60mmHg。实验室检查：RBC 1.45×10^{12}/L，Hb 60g/L，WBC 11.0×10^9/L，PLT 50×10^9/L。尿蛋白（＋＋），颗粒管型（＋）。凝血酶原时间 24 秒，凝血酶时间 20 秒，纤维蛋白原定量 0.95g/L。血浆鱼精蛋白副凝实验（3P 实验）（＋＋＋），外周血红细胞碎片 >6%，D－二聚体实验（＋＋）。见注射部位有血肿、瘀斑。抽血检验血中有羊水成分及胎盘组织细胞。

情景分析：该妊娠患者产后继发大出血，危及生命。作为护理人员，应了解其妊娠后期的"妊娠期高血压综合征"和大出血的关系，重视此类产妇的产后观察，熟悉不及时处理会产生什么严重后果。

讨论：患者分娩后发生了什么疾病？是如何发生、发展的？

学前导语：作为医务工作者，我们应该如何警惕产妇产后大出血和 DIC 的发生？如何及时处理？

弥散性血管内凝血（disseminated intravascular coagulation，DIC）是指在某些致病因子的作用下，大量促凝物质入血，凝血因子和血小板被激活，从而引起以凝血功能障碍为主要特征的病理过程。临床表现为出血、休克、器官功能障碍和溶血性贫血等。

DIC 是许多疾病发展过程中的中间环节，并不是一种独立的疾病，是一种危重的综合征。DIC 是临床常见的基本病理过程，发病率约占同期住院病人的 1/1000，而死亡率高达 50%～60%。在 DIC 的发病过程中，不同时期的损伤机制和用药原则不同，甚至相反，使得 DIC 患者的临床诊治变得复杂和困难。

第一节　DIC 的原因、发生机制及影响因素

一、DIC 的原因 e 微课

临床许多致病因素可导致 DIC，常见的原因如下。

1. 感染性疾病 感染性疾病是 DIC 最常见、最重要的原因。包括革兰阴性及阳性细菌、病毒、立克次体、霉菌等感染。如败血症、流行性脑脊髓膜炎、病毒性肝炎、流行性出血热等。

2. 妇产科疾病 主要为产科意外，如流产、妊娠中毒症、子痫及先兆子痫、胎盘早期剥离、羊水栓塞、宫内死胎、剖宫产手术、腹腔妊娠等。

3. 肿瘤性疾病 主要见于造血系统、呼吸、消化、生殖及泌尿系统肿瘤。如白血病、胰腺癌、肝癌、食管癌、胃癌、肺癌、子宫颈癌、绒毛膜上皮癌、前列腺癌、肾癌等。

4. 严重创伤及手术 各种严重创伤及大手术造成大面积组织损伤。如大面积烧伤、严重冻伤、挤压综合征、多发性骨折、各类大手术等。

二、DIC 的发生机制

正常生理状态下，血液中凝血系统、抗凝血系统和纤溶系统三者保持动态平衡，血液在循环系统内维持流动状态，不会发生血液凝固。当血管受损时，局部形成血凝块及时止血，使凝血范围局限在受损局部，又能及时清除凝血块，保持全身正常血流状态（图 10 - 1）。

DIC 的本质是广泛的凝血激活、微血栓形成而引起的凝血功能紊乱。不同的疾病可通过以下的一种或多种途径，激活外源性和（或）内源性凝血系统而引发 DIC（图 10 - 2）。

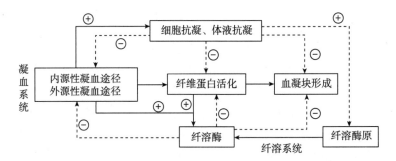

图 10 - 1 凝血系统、抗凝血系统、纤溶系统间动态平衡

注："+"表示激活，"-"表示抑制

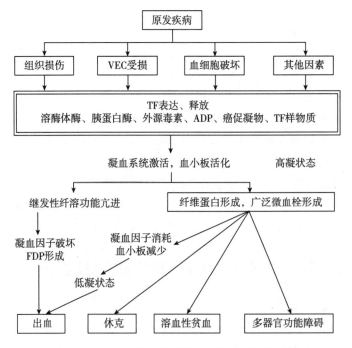

图 10 - 2 DIC 发生发展的机制及对机体的影响

（一）组织损伤，组织因子释放，启动外源性凝血系统

在机体严重创伤、烧伤、外科大手术、产科意外、恶性肿瘤等情况下，组织严重损伤和坏死，大量组织因子释放入血。当它进入血浆后，通过血浆中的 Ca^{2+} 与凝血因子Ⅶ结合形成Ⅶ-TF复合物，同时Ⅶ被激活为Ⅶa，启动外源性凝血系统。Ⅶa激活凝血因子Ⅸ和Ⅹ，并通过一系列反馈，扩大凝血反应，促进DIC的发生。

（二）血管内皮细胞损伤，启动内源性凝血系统

细菌、病毒、内毒素、螺旋体、高热、抗原-抗体复合物、持续的缺血、缺氧和酸中毒等，可使血管内皮细胞损伤，暴露基底膜胶原纤维，带负电荷的胶原激活凝血因子Ⅻ，启动内源性凝血系统。另外，损伤的内皮细胞可释放组织因子，启动外源性凝血系统；内皮细胞损伤使NO、PGI_2 和ADP等抑制血小板粘附，聚集的物质产生减少，暴露的胶原可使血小板的粘附、活化和聚集功能增强，血小板易于聚集；凝血因子Ⅻa还可相继激活纤溶、激肽和补体系统，从而进一步促进DIC发生发展。

（三）血细胞大量破坏，血小板激活

1. 红细胞大量破坏　红细胞破坏可释放出大量ADP和膜磷脂。ADP可促进血小板粘附、聚集，引起凝血；膜磷脂则可浓缩，局限Ⅶ、Ⅸ、Ⅹ及凝血酶原等凝血因子，导致大量凝血酶生成，促进DIC的发生。

2. 白细胞破坏　中性粒细胞和单核细胞在内毒素、IL-1、TNFα等的刺激下，可释放出大量促凝物质（如组织因子），从而启动凝血反应。急性早幼粒细胞性白血病患者，化疗、放疗等致白细胞大量破坏，释放大量凝血活酶样物，也可促使DIC的发生。

3. 血小板激活　血小板在DIC的发生、发展中起着重要的作用。内皮下胶原、ADP、凝血酶、血栓素 A_2 等均可激活血小板，引起血小板的释放反应。其释放出的促凝物质可促进血小板的粘附、聚集。聚集的血小板又可释放多种血小板因子，加速凝血反应，促进DIC的形成。

（四）其他促凝物质进入血液

急性坏死性胰腺炎时，大量胰蛋白酶和组织因子进入血液，促使凝血酶原变成凝血酶。蛇毒可直接水解凝血酶原形成凝血酶，有的蛇毒可直接使纤维蛋白原凝固。肿瘤细胞、细菌、羊水成分等进入血液通过接触激活使凝血因子Ⅻ活化，启动内源性凝血系统。

随着对DIC发病机制的研究进展，目前认为，各种原发因素通过改变凝血与抗凝血平衡的不同环节发挥作用，其中起关键作用的是外源性凝血途径。在严重创伤、败血症等引起的DIC过程中，全身炎症反应综合征所引起的炎症介质、细胞因子泛滥是凝血亢进、抗凝与纤溶损伤的主要原因。

三、DIC 的影响因素

在DIC的发病中除了各种病因外，还有很多因素可以诱发DIC，并对进展速度和严重程度产生影响，在临床工作中应高度重视。常见影响因素如下。

1. 单核-巨噬细胞系统功能抑制　单核-巨噬细胞系统具有吞噬及清除循环血液中的凝血酶、纤维蛋白原、纤溶酶、纤维蛋白降解产物（FDC/FgDP）及内毒素等物质的作用。当单核-巨噬细胞系统功能被抑制时，机体处理及清除活化凝血物质的能力降低，易发生DIC。如内毒素性休克时，单核-巨噬细胞系统吞噬大量细菌、毒素或坏死组织，使功能处于"封闭"状态，易发生DIC。长期大量使用肾上腺糖皮质激素，引起单核-巨噬细胞系统功能下降，易诱发DIC。

2. 肝功能严重障碍　肝脏既能合成也能清除凝血和抗凝血物质（如主要抗凝物质蛋白C、抗凝血酶-Ⅲ、纤溶酶原等均在肝脏合成；凝血因子Ⅺa、Ⅹa、Ⅺa等在肝脏灭活），正常肝脏对维持凝血与抗凝血机制平衡起着重要作用。肝功能严重障碍可导致凝血与抗凝血平衡破坏。引起肝功能障碍的某些原因，如肝炎病毒、某些药物、抗原抗体复合物等均可激活凝血因子。肝细胞大量坏死时又可释放组织因子（TF）。这些因素均增加了血液的凝固性，能加剧或促进 DIC 的形成。

3. 微循环障碍　正常情况下，血浆中出现的少量活化的凝血因子及微小的纤维蛋白凝块，可被快速血流稀释并运走。当严重微循环障碍时，血液淤滞，血浆外渗，血细胞聚集，严重者血液呈"淤泥"状，活化的凝血因子及微小的纤维蛋白凝块难于运走，极易引起血小板聚集。此时伴有的酸中毒和内皮损伤等也促进 DIC 的发生。机体有效循环血量减少时，流经肝、肾的血流量不足，其清除凝血及纤溶产物的能力降低，也利于 DIC 的发生。

4. 血液高凝状态　妊娠 3 周后孕妇血液中血小板及多种凝血因子（Ⅰ、Ⅱ、Ⅴ、Ⅶ、Ⅸ、Ⅹ、Ⅻ 等）逐渐增多，而抗凝血酶Ⅲ（ATⅢ）等减少，使血液逐渐呈高凝状态，妊娠末期最明显。所以当发生宫内死胎、胎盘早剥及羊水栓塞等产科意外时，因促凝物质释放入血和血液的高凝状态，易诱发 DIC。

缺氧及酸中毒可直接损伤血管内皮细胞，启动凝血系统。另外，缺氧及酸中毒时，血液 pH 降低，肝素的抗凝活性减弱，而凝血因子的酶活性升高，血小板的聚集性加强，血液处于高凝状态。因此缺氧及酸中毒既是 DIC 的原因，又是促进 DIC 发生发展的一个重要影响因素。

糖尿病患者或临床纤溶抑制剂（如 6 - 氨基己酸）等药物的不当应用，可致纤溶系统过度抑制，血液黏度增高；另外应激、交感 - 肾上腺髓质系统强烈兴奋、高血脂等都可成为 DIC 的发生因素。在临床护理工作中，我们要关注患有高风险基础病的病人，注意其临床的细微变化。

❓ 想一想

DIC 是一种危重的综合征，有多种病因和相关因素。作为护理工作者，在临床应该如何注意？

答案解析

第二节　DIC 的分期和分型

一、DIC 的分期

DIC 是一个动态进展过程，对 DIC 分期的正确认识有利于临床采取正确及时的诊疗措施。根据 DIC 的病理生理特点及发展过程，典型者一般可经过三期。

（一）高凝期

由于各种致病因子致凝血因子被激活，凝血酶大量生成，血液处于高凝状态，微循环中形成大量微血栓。患者的凝血时间缩短，血小板黏附性增强。

（二）消耗性低凝期

由于大量凝血酶的产生和微血栓的形成，致凝血因子、血小板大量消耗而显著减少；另外此时常伴有继发性纤溶系统被激活，血液由高凝状态转为消耗性低凝状态。患者的出血时间、凝血时间延长，血小板计数和纤维蛋白原减少。临床上患者有明显出血表现。

（三）继发性纤溶亢进期

在凝血酶及Ⅻa 等的作用下，纤溶酶原转化成纤溶酶，纤维蛋白降解系统激活，纤维蛋白（原）水解成纤维蛋白（原）降解产物（fibrin/fibrinogen degradation product，FDP）。FDP 具有强烈的纤溶和抗凝血作用。此期患者血小板计数、纤维蛋白原和纤溶酶原减少，凝血酶原时间延长。临床上患者有十分明显的出血现象。

二、DIC 的类型

DIC 根据其临床发展速度和机体的代偿情况可进行以下分型。

（一）根据 DIC 发生、发展速度分型

1. 急性型 约占 DIC 患者的 80%，常见于异型输血、严重创伤和各种严重的感染等，特别是革兰阴性菌感染引起的败血症性休克等。此型起病急，可在数小时或 1~2 天内发生，发展迅速。临床表现有明显的休克和出血现象，分期不明显。实验室检查结果明显异常。

2. 亚急性型 常见于恶性肿瘤转移、宫内死胎等患者。此型 DIC 多在数天内逐渐形成。临床表现介于急性和慢性型之间。

3. 慢性型 较少见。常见于恶性肿瘤、结缔组织病、慢性溶血性贫血等疾病。此型起病缓慢，病程较长。由于机体有一定的代偿能力，且单核 - 巨噬细胞系统功能健全，患者临床表现轻，不明显，常以某器官功能不全为主，诊断较困难，有时仅有实验室检查异常，尸检时才被证实患者有慢性型 DIC。

（二）根据 DIC 时机体的代偿情况分型

在 DIC 的发生、发展过程中，一方面凝血因子和血小板被不断消耗；另一方面肝脏合成凝血因子及骨髓生成血小板的能力也明显增强，以代偿补充其消耗。根据机体凝血物质的消耗和代偿水平将 DIC 分为失代偿型、代偿型、过度代偿型。

1. 失代偿型 常见于急性型 DIC。此型患者体内凝血因子和血小板的消耗超过生成，机体来不及代偿。临床出血、休克等表现明显，实验室检查血小板和纤维蛋白原等凝血物质均明显减少。

2. 代偿型 多见于轻度 DIC 或慢性型 DIC。患者体内凝血因子与血小板的消耗与生成之间基本保持平衡。此型患者临床表现不明显，或仅有轻度出血、血栓形成，易被忽视。实验室检查血小板和纤维蛋白原等凝血物质常无明显异常，但凝血和纤溶功能（如凝血因子激活标志物、FDP 等）检查多为阳性。此型可转化为失代偿型。

3. 过度代偿型 主要见于慢性型 DIC 或急性型 DIC 恢复期。凝血因子和血小板生成迅速，超过消耗，有时出现纤维蛋白原等凝血因子和血小板暂时升高。临床出血和栓塞症状不明显，并逐步减轻或消失，也可转化为失代偿型。

DIC 也可以发生于病变局部，称为局部性 DIC。如主动脉瘤、静脉瘤、心脏室壁瘤、体外循环、人造血管、器官移植后的排斥反应等，主要发生于某一器官的多发性微血栓症，但全身也有轻度的血管内凝血存在，严格地说，局部性 DIC 是全身性 DIC 的一种局部表现。

第三节 DIC 的病理临床联系

DIC 的临床表现复杂多样，病情轻者可无临床表现，严重者主要的表现有出血、休克、器官功能障碍和溶血性贫血等，尤以弥散性血管内微血栓形成和广泛性出血最为突出。

一、出血

出血是 DIC 患者最初、最突出的临床表现，也是诊断 DIC 的重要依据之一，70%~80% 在发病早

期存在出血现象。出血程度不一，严重者有多部位大量出血，如皮肤瘀斑、呕血、咯血、便血、血尿、鼻出血、牙龈出血等，在临床护理工作中，应该注意其动态变化，及早发现并恰当处理。出血的发生机制与下述因素有关。

1. 凝血物质的消耗减少　由于广泛微血栓形成使各种凝血因子和血小板大量消耗，若肝和骨髓的代偿不足，血液中纤维蛋白原、凝血酶原、凝血因子 V、Ⅷ、X 和血小板等明显绝对减少，引起凝血功能障碍及出血。

2. 纤溶系统激活亢进　当凝血因子Ⅻ被激活成Ⅻa，Ⅻa 使激肽释放酶原转变成激肽释放酶，后者使纤溶酶原变为纤溶酶，从而激活纤溶系统。血管内皮细胞在受损、缺氧、应激等情况下，可大量释放纤溶酶原激活物而激活纤溶系统，导致纤溶酶增多。另外，一些富含纤溶酶原激活物的器官（如子宫、前列腺、肺等）因血管内凝血而发生缺血缺氧、变性坏死时，激活物大量释放入血也激活纤溶系统。纤溶酶除能使纤维蛋白（原）降解外，还能水解凝血因子 V、Ⅷ和凝血酶原等，导致凝血因子进一步减少，从而引起凝血障碍和出血。

3. FDP 形成　FDP 是纤维蛋白（原）被纤溶酶水解生成的具有抗凝作用的多肽碎片（如 X、Y、D、E 片段）。大部分多肽碎片均能抑制血小板的粘附、聚集和释放功能；Y、E 碎片有抗凝血酶作用；X、Y、D 碎片可抑制纤维蛋白单体聚合。因此 FDP 可通过进一步使血液凝固性降低引起出血，并能通过增加血管通透性，加重血液渗出。

二、休克

急性 DIC 常伴有休克，重度及晚期休克又可促进 DIC 的形成，二者相互影响，形成恶性循环，导致患者病情恶化，危及生命。DIC 引起休克的机制如下。

1. 微血栓广泛形成　DIC 时，微血管内广泛微血栓形成，阻塞微循环，使回心血量减少。

2. 血容量减少　DIC 时广泛出血直接导致血容量减少，引起血压下降；另外，由于激肽、补体系统激活产生许多血管活性物质（如激肽、C3a、C5a 等）引起微血管扩张及通透性增大，血浆外渗，有效循环血量减少。

3. 血管容量增大　在 DIC 的发展过程中，激肽、C3a、C5a 等许多血管活性物质和 FDP 大量形成。激肽能使微动脉和毛细血管前括约肌舒张；C3a、C5a 等则可使肥大细胞和嗜碱性粒细胞释放组胺，继而使微血管扩张及通透性增高；使外周阻力显著降低，回心血量减少。

4. FDP 增强组胺和激肽的作用　加重微血管扩张。

5. 心肌损伤　冠脉内 DIC 形成，引起心肌缺血、缺氧，收缩力降低，心输出量减少。

上述因素均使微循环障碍，血压下降，促进休克的发生。

三、器官功能障碍

DIC 时，由于微血管内大量微血栓形成，器官血流量减少，组织缺血、缺氧、甚至坏死，导致缺血性功能障碍。轻者及早期仅影响个别器官的部分功能，严重或持续过久可导致受累器官器质性损伤和功能衰竭，重者可引起多器官功能衰竭，甚至造成死亡，这也是 DIC 引起患者死亡的重要原因之一。累及脏器不同，可出现不同的临床表现。常见受累器官有肾脏、肺、心、脑、内分泌腺和胃肠等。如累及肾脏，则出现肾皮质坏死和急性肾衰竭，临床上表现为少尿、血尿、蛋白尿等症状。肺受累可引起呼吸困难、肺出血，从而导致呼吸衰竭。神经系统受累可出现神志模糊、嗜睡、昏迷、惊厥等症状。累及胃肠可导致恶心、呕吐、腹泻、消化道出血。累及肝脏可出现黄疸及肝功能衰竭。急性肾上腺受累引起皮质出血性坏死，造成肾上腺皮质功能衰竭，导致暴发型脑膜炎球菌败血症（fulminating meningococcemia），又称出血性肾上腺综合征。垂体受累出血及坏死，可导致希恩综合征（Sheehan syndrome）。

👁**看一看**

希恩综合征

即席汉综合征。产后大出血引起失血性休克或 DIC 时，垂体前叶细胞缺血坏死，最终导致垂体前叶及支配的靶器官所分泌的各种激素减少，引起靶器官功能过早退化的综合征。发生率占产后大出血及失血性休克患者的 25% 左右。其中最敏感的是促性腺激素的分泌减少，病人表现为乳汁分泌减少、闭经、第二性征减退等。

四、微血管病性溶血性贫血

微血管病性溶血性贫血（microangiopathic hemolytic anemia）是 DIC 患者常见的一种特殊类型的贫血。这种贫血除有溶血性贫血的一般特征外，外周血涂片中还可发现一些特殊形态（如盔形、葫芦形、小球形、星形、多角形、新月形等）的红细胞，称裂体细胞（schistocyte）或红细胞碎片（图 10-3）。这些红细胞碎片脆性高，易发生溶血。

红细胞碎片产生的主要原因是 DIC。微血栓形成的早期，纤维蛋白丝在微血管腔内交织形成细网，流过网孔的红细胞黏着、滞留或挂在纤维蛋白丝上，受血流的不断冲击，红细胞破裂、扭曲或变形（图 10-4）。另外，当红细胞通过微血管内皮细胞间的裂隙时，也可挤压、扭曲、变形和碎裂。除机械作用外，缺氧、酸中毒、内毒素等原因也能造成红细胞变形能力降低，引起红细胞损伤。如在患者血液涂片中观察到裂体细胞 >2% 时，则有助于 DIC 的诊断。但裂体细胞也可见于心瓣膜病、体外循环等情况。

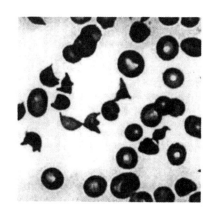

图 10-3 DIC 血涂片中的裂体细胞

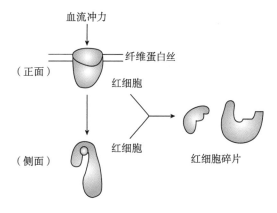

图 10-4 DIC 时红细胞碎片形成机制图

✎ **练一练**

DIC 的临床表现中，和其互相影响、互为因果的是

A. 出血　　　　　　　　　　　　　B. 休克

C. 器官功能障碍　　　　　　　　　D. 微血管病性溶血性贫血

答案解析

第四节 DIC 的防护原则

DIC 的防护要采取综合措施，根据病情变化及时选择合适的方法。DIC 的防护原则如下。

一、早发现、早诊断、早治疗

根据临床病史、症状和体征，早发现、早诊断和早期合理治疗是提高 DIC 救治率的根本保证。

二、防治原发病

防治 DIC 的根本措施是预防和迅速去除 DIC 的病因及影响因素，提高治愈率。如积极有效地控制感染、纠正缺氧和酸中毒、积极抢救休克、切除肿瘤、产程监护和及时取出死胎等。

三、改善微循环

疏通被微血栓阻塞的微循环，增加重要脏器和组织微循环的血液灌流量，及时纠正微循环障碍，在防护 DIC 的发生发展具有重要作用。主要措施包括：补充血容量（输液、输血、低分子右旋糖酐等）；解除血管痉挛（α 受体阻断剂）；防止形成新的微血栓（早期应用肝素）以及酌情使用溶栓剂（如尿激酶）等。

四、恢复凝血、抗凝与纤溶间的动态平衡

DIC 高凝血期，应用低分子量肝素、AT Ⅲ 阻断凝血反应；应用抑制血小板粘附和聚集功能的药物等抑制血小板粘附和聚集，抗凝治疗。消耗性低凝血期可输入血小板、新鲜冷冻血浆和冷沉淀等补充凝血因子。继发纤溶亢进期，可合理应用纤溶抑制剂。

DIC 患者大多伴有器官功能障碍，合理运用人工呼吸机、透析疗法等辅助手段维护肺、肾等重要脏器的功能，有效提高 DIC 的救治率。

♥ 护爱生命

在古代，女人生孩子的死亡率高达 5% ~15%，产后大出血是导致很多产妇死亡的直接杀手，2020 年，我国孕产妇死亡率为 16.9/10 万，首要原因仍是产后大出血。宫缩乏力、胎盘因素、凝血功能障碍、软产道裂伤等都可能会导致产后出血，引起失血性休克或 DIC，严重或持续过久可引起多器官功能衰竭，造成死亡。所以，做好产前、产中、产后的检查、护理及心理疏导非常重要。国家卫计委也出台了《孕产妇妊娠风险评估及管理规范》《孕产期保健工作管理办法》等相关法规，关爱孕产妇健康。怀孕后，孕妇身休的各个内脏器官都会发生一定的变化，科学的产前检查和监测，可以有效预防"妊娠期高血压综合征"等高危因素的发生和调理。产程中助产和产后护理过程中，熟知产妇产前检查病史，积极关注高危因素和产妇各项症状、体征的变化，提高警惕，及早发现不良改变，及时联系医师检查处理，尽量避免大出血和 DIC 的发生，减少死亡，保障产妇的生命安全。

答案解析

目标检测

一、选择题

【A型题】

1. 在下列疾病中，引起DIC最常见的疾病是
    A. 恶性肿瘤　　　　　　　B. 大手术创伤　　　　　　C. 感染性疾病
    D. 产科意外　　　　　　　E. 代谢性疾病

2. DIC患者最初的临床症状是
    A. 出血　　　　　　　　　B. 休克　　　　　　　　　C. 贫血
    D. 功能障碍　　　　　　　E. 以上都不是

3. 纤维蛋白原被纤溶酶降解后生成
    A. FPA和FPE　　　　　　 B. FgDP　　　　　　　　 C. sFM
    D. PAF　　　　　　　　　 E. FbDP

4. 典型DIC的血液凝固性障碍过程常表现为
    A. 持续高凝状态　　　　　B. 原发性低凝状态　　　　C. 先高凝后转为低凝
    D. 先低凝后转为高凝　　　E. 以上都不是

5. DIC晚期发生明显出血时，其主要的原因是
    A. 凝血系统被激活　　　　B. 血管严重损伤　　　　　C. 补体系统被激活
    D. 激肽系统被激活　　　　E. 纤溶系统激活，并远大于凝血活性

6. DIC产生的贫血属于
    A. 再生障碍性贫血　　　　B. 溶血性贫血　　　　　　C. 失血性贫血
    D. 缺铁性贫血　　　　　　E. 中毒性贫血

7. DIC的病理特征为
    A. 血液凝固性增高　　　　B. 血栓形成　　　　　　　C. 原发性纤溶功能增强
    D. 继发性凝血功能障碍　　E. 以上都不是

8. 根据DIC时机体的代偿情况，分型为
    A. 急性型　慢性型　亚急性型
    B. 急性型　迁延型　稳定型
    C. 急性型　稳定型　失代偿型
    D. 高凝型、低凝型、纤溶亢进型
    E. 代偿型　失代偿型　过度代偿型

二、综合问答题

DIC的主要临床表现有哪些？临床如何分期？

三、实例解析题

患者，男，36岁。咽痛3周，发热伴出血倾向1周。3周前无明显诱因咽痛，服增效联磺片后稍好转。1周前又加重，发热39℃，伴鼻出血（量不多）和皮肤出血点，咳嗽，痰中带血丝。在外院验血示Hb 94g/L，WBC 2.4×10^9/L，血小板 38×10^9/L，诊断未明转来诊。病后无尿血和便血，进食少，睡眠差。既往健康，无肝肾疾病和结核病史。查体：T 37.8℃，P 88次/分，R 20次/分，BP 120/80mmHg，

皮肤散在出血点和瘀斑，浅表淋巴结不大，巩膜无黄染，咽充血（+），扁桃体Ⅰ度大，无分泌物，甲状腺不大，胸骨有轻压痛，心界不大，心率88次/分，律齐，无杂音，肺叩清，右下肺可闻及少量湿啰音，腹平软，肝脾未触及。查血见Hb 90g/L，WBC2.8×10⁹/L，分类为原始粒12%，早幼粒28%，中幼8%，分叶8%，淋巴40%，单核4%。血小板30×10⁹/L。骨髓增生明显，极度活跃，早幼粒91%，红系1.5%，全片见一个巨核细胞，过氧化酶染色强阳性。凝血检查：PT 19.9秒，对照15.3秒，纤维蛋白原1.5g/L，FDP 180μg/ml（对照5μg/ml），3P试验阳性。便潜血（-），尿蛋白微量，RBC多数，胸片（-）。

问题：

1. 患者入院诊断为急性早幼粒细胞白血病，并右肺感染。还合并有什么病理过程？其主要病理特征是什么？

2. 试述诊断依据有哪些？

（曹东辉）

书网融合……

📑 重点回顾

🅔 微课

🕒 习题

第十一章　休　克

PPT

导学情景

情景描述：患者，男，24 岁，军校学生。于盛夏季节 15：00 行 60km 负重行军训练过程中出现晕厥、双眼上翻及躁动。当时测外周体温 41.3℃，血压测不到；急诊送入医院查体温 39.7℃，心率 157 次/分，血压 79/48mmHg，血氧饱和度 86%，呼吸窘迫；住院抢救，经积极予以生命支持、补液、升血压对症治疗等，血压逐渐回升至 127/80mmHg，患者意识逐渐恢复。

情景分析：患者于酷暑军训中突发意识丧失、血压下降，作为护理人员现场应该做些什么？

讨论：患者患有什么疾病？是如何发生、发展的？

学前导语：作为医务工作者如何去迅速判断识别休克状态，通过分析其病理生理状态，如何快速进行有效的抗休克治疗？如何评估和监测？

休克一词源于希腊文，是英语"shock"的音译，原意为"打击""震荡"，最初用来表示人体受伤后的一种危重状态。自 18 世纪法国医师 LeDran 提出"休克"一词表述这组综合征以来，已近 3 个世纪之久。19 世纪，Grile 通过实验提出"休克是由血管运动中枢麻痹所致"。20 世纪系统的研究表明，休克是循环功能急剧障碍所致，并将血压作为判断休克和复苏的主要指标。20 世纪 60 年代，Lillehei 提出，休克的关键环节是微循环衰竭。70 年代随着床旁血流动力学的开展，区分出了"高动力型"和"低动力型"休克。80 年代，又提出了"氧输送 – 氧消耗"理论。90 年代，人们进一步把纠正机体缺氧的监测和治疗深入到器官乃至细胞水平，能够更早地识别休克和使复苏更加完善。回顾人类对休克的认识过程，经历了一个由浅入深，从现象到本质的认识过程，即由整体到组织（微循环学说）、细胞（休克细胞）、分子水平。

第一节　休克的分类

一、休克的概念

休克（shock）是各种强烈致病因素作用于机体，使其有效循环血量明显下降，引起组织器官灌注不足，细胞代谢紊乱和器官功能障碍的临床病理生理过程。为此，我们应把握休克的如下特征：休克是一种由多种病因引起的综合征（syndrome），而不是独立的疾病；微循环障碍（microcirculation dysfunction）是休克的主要特征；休克的本质是组织细胞缺氧，血流动力学特征是有效循环血量明显降低和器官组织低灌注，其最终结果是多器官功能障碍综合征（multiple organ dysfunction syndrome，MODS）。

二、休克的原因及分类 🅴微课

（一）休克的原因

休克的特征是组织血液灌流障碍。组织血液灌流量取决于微循环状态、血容量、心泵功能等因素。任何可以影响上述血流灌注因素的致病因子都可能引起休克，常见的病因如下。

1. 低血容量

（1）失血　多见于各种原因引起的急性大失血，导致动脉血压急剧下降而发生休克，如严重外伤、产后大出血、肝脾破裂等。当快速、大量失血，失血量超过总血量的 15%~25%，即可发生休克；失血超过全血量的 45%~50%，可迅速导致死亡。

（2）脱水　多见于伴有严重腹泻、高热或中暑，由于大量腹泻或出汗，造成细胞外液大量丧失而脱水的情况。

（3）烧伤　多见于大面积烧伤，因皮肤的大面积烧伤，使体表血管壁的通透性增强，大量血浆外渗及体液外漏，引起血浆容量急剧下降而发生休克。烧伤引起的休克后期易继发感染而发展为感染性休克。

2. 微小血管的张力变化和扩张

（1）感染性　由细菌，病毒等病原微生物急性重度感染所引起的休克。常见于革兰阴性菌感染时，其内毒素可使微血管扩张，管壁通透性增强，血压下降，引起休克。

（2）神经源性　多因剧烈疼痛而引起，多见于严重外伤、大手术、骨折、高位脊髓损伤或麻醉等情况下，由于强烈的疼痛刺激反射性地使血管运动中枢迅速由兴奋转为抑制，引起小血管紧张性降低而发生扩张，使血管容量增大而发生休克。

（3）过敏性　是由于某些药物或血液制品等引起速发型变态反应所引起的休克。多见于药物过敏（如青霉素）、血清制剂或疫苗接种过敏等情况。

3. 心功能障碍

（1）原发性　是由于原发性心输出量的急剧减少所引起的休克。多见于弥漫性心肌炎、广泛的心肌梗死、严重的心律失常及急性心包积液等情况下。在这些情况下，由于心输出量的急剧减少，而致有效循环血量急剧减少，故可引起休克。

（2）继发性　是由于继发性心输出量的急剧减少所引起的休克。多见于主动脉瓣狭窄、肺动脉高压等可增加心脏的射血阻力，心包填塞、张力性气胸、肺栓塞等可阻碍心室舒张期充盈，均使心输出量减少，有效循环血量下降，引起休克的发生。

（二）休克的分类

休克有多种分类方法。多年来临床上一直是按照病因分类，如心源性休克、过敏性休克、低血容量性休克、神经源性休克、感染性休克和内分泌性休克等。这些分类便于临床针对病因直接进行治疗。但是当血流动力学理论应用于临床后，大多数患者可以安全度过直接损害的阶段，导致休克患者死亡的主要原因不再是基础病因，而是由此造成的循环功能的紊乱。并且，不同的病因导致的休克可以表现为相同的或是相近的血流动力学改变。因此，针对病因进行的休克分类显示出明显的不足。1975 年美国危重病医学之父 Max Weil 和 Shubin 提出了按照血流动力学改变进行的新分类方法。按照这种分类方法，休克被分为低血容量性休克（hypovolemic shock）、心源性休克（cardiogenic shock）、分布性休克（distributive shock）、梗阻性休克（obstructive shock）四类。血流动力学分类是病因分类的补充，反映了休克的诊断和治疗是以纠正血流动力学紊乱和氧代谢障碍为目标，更为适应临床医疗应用的需求。

◉看一看

休克的新分类

休克的新分类：近年有学者提出新的分类，即显型失代偿性休克（overt uncompensated shock）和隐型代偿性休克（covert compensated shock），前者指的是全身性监测指标异常的、传统意义上的休克；而后者则是指无全身性指标异常，仅有内脏器官或其他局部组织缺血、缺氧。

第二节　休克的发生机制和发展过程

休克是循环衰竭导致细胞氧利用不足的临床表达。首先，通常出现全身性动脉低血压，但低血压的程度可能只有中度，特别是在慢性高血压患者中。其次，有组织灌注不足的临床迹象（图 11 - 1），通过身体的三个"窗口"是明显的：湿冷的皮肤、少尿甚至无尿和精神状态的改变（通常包括迟钝、方向失调和混乱）。再次，通常存在高乳酰胺，表明细胞氧代谢异常。

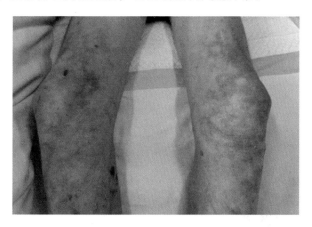

图 11 - 1　休克的临床表现
大腿皮肤可见"大理石"样花斑

一、休克的发生机制

1. 低血容量性休克　基本机制是循环容量的丢失，各种原因引起的显性及（或）不显性容量丢失而导致的有效循环血流减少、组织灌注不足，细胞代谢紊乱和功能受损的病理生现过程。循环容量的丢失包括外源性丢失和内源性丢失。外源性丢失是指循环容量丢失到体外，如烧伤、创伤、外科大手术的失血、呕吐、腹泻等引起的失液。内源性丢失是指循环容量丢失到循环系统之外，但仍在体内，主要是因为血管通透性增加，如虫蛇毒素及内分泌因素等。血流动力学特征是中心静脉压下降，肺动脉嵌顿压下降，心排血量减少，心率加快，体循环阻力增高（图 11 - 2）。

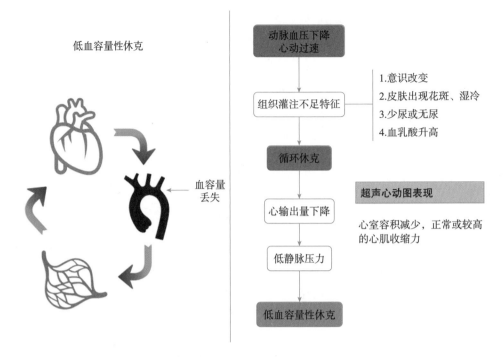

图 11-2　低血容量性休克的病理生理机制

2. 心源性休克　基本机制是泵功能衰竭，主要病因为心肌梗死、严重心律失常、心力衰竭、终末期心肌病、急性心肌炎等。前负荷正常，但心泵功能减弱或衰竭，心排血量减少导致循环灌注不良，引起组织细胞缺血缺氧。血流动力学特征是心泵功能衰竭导致的心排血量急剧减少，中心静脉压升高，肺动脉嵌顿压升高，体循环阻力增高（图 11-3）。

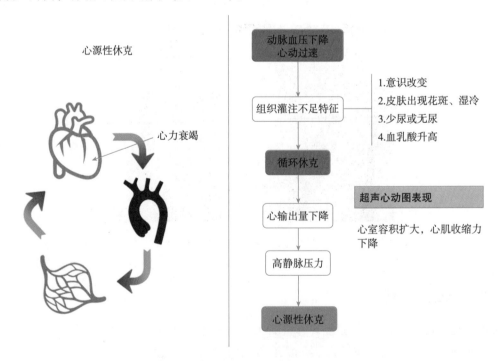

图 11-3　心源性休克的病理生理机制

3. 分布性休克　基本机制是血管收缩舒张调节功能异常。一部分由于容量血管扩张，循环血量相对不足而导致的体循环阻力正常或增高，如脊髓休克、神经节阻断等神经性损伤或麻醉药物过量等。

另外一部分则是体循环阻力下降，导致血液重新分布，主要由感染引起。感染性休克是临床最常见的一类分布性休克，其发病机制复杂、病情变化迅速、病死率高，典型的血流动力学特征是心排血量正常或升高，伴体循环阻力降低（图 11-4）。

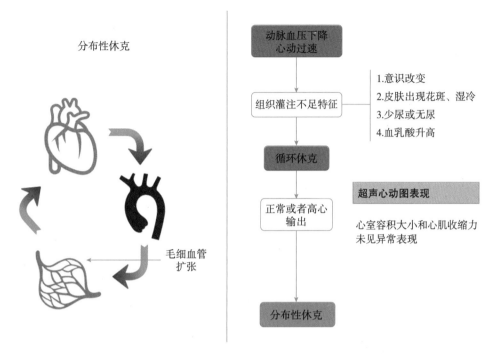

图 11-4 分布性休克的病理生理机制

4. 梗阻性休克 基本机制是血流的主要通道受阻。如腔静脉梗阻、心包缩窄或心脏压塞、心瓣膜狭窄、肺栓塞、主动脉夹层动脉瘤、张力性气胸等。根据梗阻部位不同可以将其再分为心内梗阻性休克和心外梗阻性休克。血流动力学特征是心排血量减少，体循环阻力（代偿性）增加（图 11-5）。

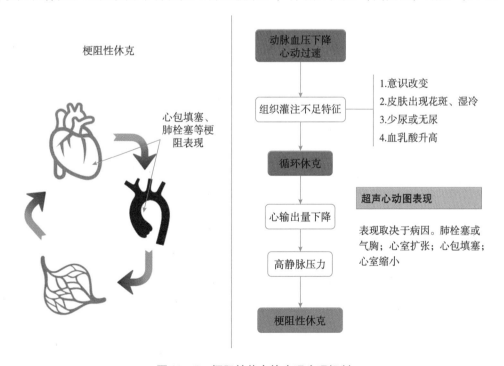

图 11-5 梗阻性休克的病理生理机制

二、休克的发展过程

根据休克时微循环变化的特点，可将休克的过程分为以下 3 个时期。

1. 微循环缺血性缺氧期　为休克早期，也是休克的代偿期。此期的微循环变化特点是：皮肤、肌肉、胃肠、肝、脾等非生命重要的微循环血管发生痉挛收缩，血液灌流量减少，组织发生缺血性缺氧。但心、脑等生命重要器官则可得到充分的血液供应。此期主要临床表现为可视黏膜苍白，耳、鼻及四肢末梢发凉，排尿减少甚至无尿，血压正常或降低，心跳加快，心收缩增强。

在休克早期，由于各种休克病因的作用，使交感 – 肾上腺髓质系统兴奋，儿茶酚胺释放量增加，而致微循环血管痉挛（毛细血管前括约肌及微静脉、小静脉收缩，毛细血管前阻力明显增加，使微循环血流量显著不足而处于缺血缺氧状态），血液灌流量减少（图 11 – 6），大量血液经直接通路或动 – 静脉短路回流心脏。但心、脑等生命重要器官的血管仍处于开放状态，这是因为心、脑血管对儿茶酚胺的敏感性低，通过这种适应性反应实现血液在体内的重新分配，重点保证心、脑等生命重要器官的血液供应。

2. 微循环淤血性缺氧期　为休克中期。此期的微循环变化特点是：小动脉、微动脉和毛细血管前括约肌舒张，而小静脉和微静脉仍处于收缩状态，致毛细血管床扩张淤血，回心血量显著减少，血压急剧下降。其临床主要表现是可视黏膜发绀，皮温下降，心跳快而弱，静脉萎陷，少尿或无尿，精神沉郁，甚至昏迷。

随着休克早期微循环缺血、缺氧和代谢障碍的不断加重，酸性代谢产物大量增生并在体内堆积，使小动脉和毛细血管平滑肌对儿茶酚胺的敏感性降低。同时组织缺血、缺氧，组织崩解释放大量的崩解产物（组织胺、肽类等）舒血管物质，而使毛细血管扩张。大量血液流

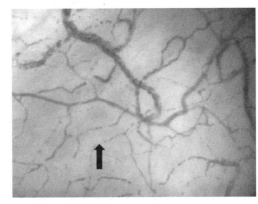

图 11 – 6　休克的微循环改变

入毛细血管床。但此时小静脉和微静脉仍处于收缩状态（因小静脉对酸性环境耐受性强），故毛细血管床内血液只进不出，而导致微循环淤血，此时微血管壁通透性明显增高，血浆体液向组织间转移加速，结果导致循环血量急剧减少，血液黏稠，血流变慢，心、脑血流量降低，而出现全身微循环血液灌流量不足，导致组织缺血、缺氧，器官、组织功能障碍，使休克进入失代偿期。

3. 弥散性血管内凝血期　为休克晚期。此期微循环的变化特点是微循环血管由扩张转入麻痹，血流由淤滞发展到凝滞，发生弥散性血管内凝血（disseminated intravascular coagulation，DIC）。而后，由于凝血因子的大量消耗和纤溶系统的活化而发生全身性出血，使休克转入不可逆性。此期的主要临床表现是血压显著降低，心跳、脉搏快而弱，有严重的出血倾向，各组织、器官功能严重衰竭，处于濒死状态。

随着中期微循环淤血的不断发展，微循环内血液逐渐停滞，加之血浆的不断渗出，血液变浓稠，致使红细胞和血小板易发生凝集。又由于严重缺氧和酸性代谢产物的大量蓄积，使血管内皮受损，加之红细胞和血小板的崩解可释放凝血因子，而致微循环血管发生弥散性血管内凝血。随着凝血因子的不断消耗，血液凝固性逐渐降低，而且毛细血管壁通透性增高，进而引起微循环血管的弥漫性出血。

练一练

休克是循环衰竭的临床表现，是导致（ ）的临床综合征

A. 急性心功能衰竭
B. 急性呼吸功能衰竭
C. 组织细胞氧利用障碍
D. 全身组织水肿

护爱生命

　　严重感染和感染性休克是以全身性感染导致器官功能损害为特征的复杂临床综合征，其发病率和病死率均很高。全球每年感染性休克患者数超过 1900 万，其中有 600 万患者死亡，病死率超过四分之一，存活的患者中约有 300 万人存在认知功能障碍。早期识别与恰当处理可改善感染性休克患者的预后。因此，高度重视严重感染和感染性休克的严峻形势，深入了解其发病机制及发展过程，从而进一步探索规范的诊断手段和有效的治疗手段成为当务之急。我国积极加大该方面的投入，中国医疗工作者开展了大量对脓毒症和感染性休克的机制和诊疗的研究，中国医师协会先后于 2014 年和 2018 年发布了《中国脓毒症/脓毒性休克急诊治疗指南》，为中国抗击重症感染引起的休克状态提供了纲领性指导意见。

第三节　休克时机体代谢变化和细胞损伤

　　休克的病理生理变化是一个渐进的、连续的、无法分割的过程。当致病因素作用于机体并启动休克过程后，体内会发生一系列改变。

一、休克时机体代谢变化

　　1. 早期　血压可能正常或只是非常短暂的下降，这是因为机体通过一系列代偿机制调节和矫正所发生的病理变化，包括大量血管收缩因素。交感-肾上腺髓质系统强烈兴奋，导致大量儿茶酚胺释放，小血管收缩；肾素-血管紧张素-醛固酮系统分泌增加，血管收缩、水钠潴留；左心房容量感受器对下丘脑合成和释放加压素的反射性抑制作用减弱，神经垂体加压素的分泌释放增加，导致外周及内脏血管收缩；血小板产生的血栓素 A 生成增多。这些因素的共同作用导致血管的收缩。因此，此阶段微循环血流特点是"少灌少流"。临床上患者神志清醒，心率轻度增加，血压变化不大，尿量正常或减少。如在此期能去除病因，积极复苏治疗，休克症状可迅速得以控制和逆转。

　　2. 中期　如果休克过程继续进展，组织细胞缺血缺氧持续加重，大量酸性代谢产物堆积。由于微动脉和毛细血管前括约肌对酸的耐受性差，逐渐对血液中儿茶酚胺收缩血管的反应性降低。而微静脉和小静脉对酸的耐受性较强，持续保持收缩状态。故此时微循环形成"多灌少流"的特点。这个时候毛细血管大量开放，血管内容量明显增加，毛细血管网内出现大量血液淤滞，毛细血管内静水压升高，血管通透性增加，血管内液体外渗，加重了组织细胞的缺血缺氧，导致回心血量和心排血量进一步下降。此时出现休克典型的临床表现，患者神志改变，皮肤黏膜苍白、发绀或出现花斑，四肢湿冷，呼吸浅快，心率加快，血压进行性下降，尿量明显减小或无尿，并可出现进行性加重的代谢性酸中毒。这时应给予紧急的循环支持，迅速恢复组织灌注和维持器官功能。如果治疗及时有效，患者有恢复的可能。

　　3. 晚期　如果休克仍然得不到纠正，病情继续恶化，则上述损害进一步加剧。此时微循环中的血

液浓缩，血液黏稠度增加，血液流动更加缓慢，甚至停止，血小板、红细胞容易发生积聚，凝血系统被激活，广泛微血栓形成，甚至出现弥散性血管内凝血，继而引起多器官衰竭，最后导致休克的不可逆。此阶段微循环血流特点是血液"不流不灌"。临床上患者表现神志不清，皮肤、黏膜出现瘀点瘀斑等全身出血倾向，继之出现 MODS，导致更为严重的代谢紊乱和血流动力学异常。

二、休克时细胞损伤

细胞损伤是各器官功能衰竭的共同基础。休克时细胞可发生功能、形态、代谢改变，细胞的损伤首先发生在生物膜，包括细胞膜、线粒体膜和溶酶体膜等，继之细胞器发生功能障碍和结构损伤，直至蛋白酶释出、细胞坏死或凋亡，而细胞损伤又是各器官功能衰竭的共同基础。

致病因子如创伤及坏死组织，可引起全身性炎症反应。感染性休克时，在内毒素的作用下也引起炎症反应，促使中性粒细胞、内皮细胞、单核 - 巨噬细胞释放细胞因子。随着休克的进展，产生炎症介质的量及种类逐渐增多，其中有些炎症介质具有促炎作用，如 TNF - α、IL - 1、IL - 2、IL - 6、IL - 8、IFN、血小板活化因子（platelet activating factor，PAF）、活性氧、溶酶体酶等，可引起发热，白细胞活化，血管壁通透性增加和组织损伤。同时，体内也具有复杂的抗炎机制，可生成具有抑炎作用的炎症介质，防止过度的炎症反应对机体的损害，如 IL - 4、IL - 10、IL - 13、PGE2、脂氧素、NO 等。在感染性休克、创伤性休克和烧伤性休克时，这些抑炎介质产生过多，则可使机体出现免疫抑制。休克晚期，这些以细胞因子为代表的多种炎症介质大量释放，可形成炎症瀑布反应，最终导致全身炎症反应综合征（systemic inflammatory response syndrome，SIRS），引起严重的微循环障碍、细胞损伤和多器官功能障碍综合征的发生，加重休克时细胞代谢障碍和损伤，使休克恶化。

第四节　休克时机体的功能变化

休克时各器官功能都可发生相应改变，其中最易受累的器官为肾、肺、心、胃肠、肝脏和中枢神经系统。休克患者常因某个或数个重要器官相继或同时发生功能障碍甚至衰竭而死亡。

一、急性肾功能衰竭

休克时，肾小管上皮细胞水肿、变性、坏死，管腔内常见大量蛋白，脱落细胞与蛋白形成管型，堵塞管腔。肾内血流重新分布，肾髓质因淤血而呈暗红色，而皮质区因肾小管缺血坏死而苍白，即所谓"休克肾"，可发生急性肾衰竭。

休克早期，由于交感 - 肾上腺髓质系统兴奋，肾小球入球小动脉和毛细血管痉挛，肾血流量减少，滤过率降低，尿量的形成减少。加之休克时血容量的减少和血管紧张素分泌增多，使抗利尿激素和醛固酮分泌增多，促进肾小管对钠、水的重吸收。而使尿量减少。休克后期由于有效血容量不断下降，肾小球滤过压进一步降低，而呈现无尿。

二、急性肺功能衰竭

休克缺氧可使肺毛细血管扩张，内皮细胞和肺泡上皮受损，肺泡内大量液体渗出，肺组织淤血、出血、实变、间质水肿，有透明膜和毛细血管微血栓形成，肺重量与含水量明显增加，称为"休克肺"，严重时可导致急性呼吸窘迫综合征。

休克早期，肺脏功能由于呼吸中枢的兴奋性增强，而呈现呼吸加快加深。但到休克晚期，则出现肺功能衰竭，这是由于有效循环血量减少，加之肺微循环血管弥散性血管内凝血，而致肺循环障碍和通气换气障碍，故可引起急性肺功能衰竭。

三、急性心功能衰竭

休克时可见心肌纤维变性、断裂、间质水肿。DIC 时，心肌微循环内血栓形成，可引起心肌的局灶性坏死。心源性休克时可见原发病的病理改变。

除心源性休克外，其他类型的休克早期，由于血液的重新分配，心、脑等生命重要器官的血液供应得到保障，心脏功能可呈现代偿性增强，但到休克后期，由于有效循环血量急剧减少，冠状动脉的血液供应也急剧减少，导致心肌的供血、供氧不足，使心肌发生急性缺血、缺氧，而引起急性心功能衰竭，表现为心收缩减弱、心率加快或心律失常。

四、胃肠功能障碍

休克时，胃肠道黏膜缺血坏死形成溃疡。DIC 时黏膜下小血管有微血栓形成。正常的胃肠道黏膜上皮细胞屏障功能受损，导致肠道内的细菌或其毒素经淋巴或肝门静脉途径侵害机体，成为细菌移位和内毒素移位，形成肠源性感染，这是导致休克继续发展和形成多器官功能障碍综合征的重要原因。

胃肠在休克早期，因微血管痉挛而发生缺血、缺氧，到中、晚期转变为淤血，甚至血流停滞，肠壁发生水肿、出血和黏膜糜烂。一方面使消化液的分泌减少、胃肠蠕动减弱，消化、吸收与排泄功能紊乱；另一方面由于黏膜损伤，黏膜上皮的屏障功能减退，肠道菌大量繁殖并产生大量毒素，容易引起菌血症、毒血症和自体中毒，胃肠表现为淤血，呈暗红色，肠道内出现多量含有红细胞的血样液体。

五、肝功能障碍

休克时可见肝细胞缺血性病理改变，后期有血管内微血栓形成，肝细胞坏死，初始为局灶性坏死，以肝小叶中央区明显，严重时可出现大面积坏死。

休克早期可见肝细胞缺血性病理改变，后期有血管内微血栓形成，肝细胞坏死，初始为局灶性坏死，以肝小叶中央区明显，严重时可出现大面积坏死。于有效循环血量减少，胃肠和肝脏的血液灌流量也减少，故可引起胃肠与肝功能障碍。肝动脉血液灌流量减少和腹腔脏器血管收缩致使门静脉血流量急剧减少，从而引起肝细胞缺血、缺氧。肝脏表现为严重淤血，病程较长者伴有肝细胞的变性和坏死，形成"槟榔肝"变化。

六、中枢神经功能障碍

休克早期脑组织的病理改变不明显。晚期因缺血、CO_2 潴留和酸中毒会引起脑细胞肿胀、血管通透性增高而导致脑水肿和颅内压增高，甚至脑疝。

由于血液的重新分配，使脑组织的血液供应得到保障，患者常因轻度脑充血而表现兴奋不安。但到休克的晚期，由于有效循环血量的急剧减少，加上脑组织微循环发生弥散性血管内凝血，脑组织的血液灌流量也急剧减少，而引起脑组织的缺血、缺氧，使中枢神经功能由兴奋转变为抑制状态，患者表现为精神沉郁、反射迟缓，甚至昏迷。此外，患者还可因脑血管通透性升高发生脑水肿和颅内压升高，而使神经功能障碍症状更为严重，当大脑皮层的抑制逐渐扩散到下丘脑、中脑、脑桥和延髓的心血管中枢和呼吸中枢时，则将不断加重休克，直至引起心跳和呼吸停止而死亡。

第五节　休克的防护原则

休克是严重的急性全身性病理过程，务必尽早救治。休克的防治均应针对病因和发病环节，在去除病因的前提下采取综合治疗措施,以恢复重要器官血液灌流和防止细胞损伤为目的,以反复监测临床重要指标为治疗依据,最大限度地保护各器官系统的功能。

一、监测

(一) 一般监测

一般监测包括心率、血压、意识、尿量等监测,是休克监测最基本的指标和内容。

1. 意识状态 反映脑组织的灌注。患者神志清楚,反应良好,表示循环血量已够;神志淡漠或烦躁、头昏、视物模糊,或从卧位改为坐位时出现晕厥,则常表示有效循环血量不足。

2. 肢体温度和色泽 反映末梢灌注。患者四肢温暖,皮肤干燥,轻压指甲或口唇时局部暂时缺血呈苍白,在松压后迅速转红润,表明休克好转;四肢皮肤苍白、湿冷,轻压指甲或口唇时颜色苍白,在松压后恢复红润缓慢,表明休克未纠正。

3. 血压 休克代偿期血管收缩,血压可以保持正常或高于正常;休克抑制期,血压逐渐下降,收缩压低于90mmHg,脉压小于20mmHg;血压回升,脉压增加,则表明休克有所好转。

4. 心率或脉率 心率加快或脉搏细速常出现在血压下降之前。有时血压仍低,但脉搏清楚、手足温暖,则提示休克趋于好转。休克指数〔脉率/收缩期血压(以 mmHg 表示)〕有助于判断休克的程度。休克指数正常为0.5,表示无休克;超过1.0~1.5表示存在休克;在2.0以上,则表示休克严重。

5. 尿量 是反映肾脏灌注情况的指标,也可反映器官血流灌注情况。

(1) 尿量小于25ml/h,尿比重增加,说明肾血管收缩或血容量仍不足。

(2) 血压正常,但尿量仍少,尿比重高,反映肾脏灌注仍然不足。

(3) 如血压正常,尿量少,尿比重低,则可能发生急性肾衰竭。

(4) 尿量稳定在每小时 30ml 以上时,表示休克好转。

(二) 血流动力学和氧代谢监测

休克是各种原因引起有效循环血量减少导致的改变,本质是组织器官的缺血缺氧,血流动力学和氧代谢监测是休克监测的关键环节和方面。

1. 中心静脉压(CVP) 是反映患者血容量状态的指标,正常值为 $5 \sim 10 cmH_2O$。

(1) 一般认为,CVP $<5 cmH_2O$ 提示血容量不足。

(2) CVP $>15 cmH_2O$ 提示输液过多或心功能不全。

(3) 对于重症患者,CVP 的绝对值并不能反映容量状态。有研究分析显示 CVP 的绝对值与血容量相关,其相关性仅为 0.16。

(4) 连续、动态监测 CVP 可能更具有临床意义。通过容量负荷试验观察 CVP 的改变,有助于评估患者的容量及心功能状态。然而,也有研究同样证实 CVP 的变化值不能有效预测容量反应性。

2. 肺动脉楔压(PAWP) 可通过 Swan - Ganz 肺动脉漂浮导管监测,是反映左心室前负荷水平的指标。与 CVP 相比,能够更准确地反映机体容量状态。

(1) 正常值为 $8 \sim 15 mmHg$。

(2) 一般认为,PAWP $<6 mmHg$ 提示容量严重不足。

(3) PAWP $<12 mmHg$ 仍提示容量不足。

(4) PAWP $12 \sim 15 mmHg$ 提示容量正常或容量不足伴左心功能不全。

(5) PAWP $>15 mmHg$ 提示容量过多或伴左心功能不全,有发生肺水肿的危险性。

(6) 同 CVP 一样,对于重症患者,PAWP 的绝对值也不能有效预测患者的容量反应性,而动态观察 PAWP 的改变具有更高价值。

3. 氧代谢监测 主要包括氧输送、氧耗量、氧摄取率及混合静脉血氧分压或饱和度等监测指标。

（1）氧输送（DO_2） 指单位时间内心脏泵血所提供给组织细胞的氧量，由呼吸功能（动脉血氧饱和度和氧分压）、血液系统功能（血红蛋白浓度）和心脏泵功能（心指数）3 个因素决定。DO_2 正常值为每分钟 500 ~ 600ml/m²。

（2）氧耗量（VO_2） 是单位时间内组织器官所消耗的氧量。正常值为每分钟 160 ~ 220ml/m²。感染性休克时 VO_2 常常与 DO_2 具有病理依赖关系，即随 DO_2 增加，VO_2 也明显增加。

（3）氧摄取率（O_2ER） 指单位时间内组织的氧耗量占氧输送的比例。正常值为 20% ~ 30%。根据氧需与机体实际 VO_2 的关系，可判断机体是否缺氧。当 VO_2 与氧需的差值大于 0 时，说明机体不缺氧，无氧债。但当 VO_2 与氧需的差值小于 0 时，则组织存在氧债，提示组织缺氧。因此，组织是否缺氧取决于氧供与氧需是否能够保持平衡。

（4）血乳酸浓度 是监测休克患者氧代谢的重要指标，正常值为 1 ~ 1.5mmol/L。休克时间越长，组织器官低灌注越严重，动脉血乳酸浓度越高。乳酸浓度持续升高，表示病情严重，预后不佳。

二、治疗

（一）基本原则

尽管引起休克的病因不同，但均存在有效循环血量减少、微循环障碍、组织缺氧，因此休克的治疗原则包括在尽早去除休克病因的同时，尽快恢复有效循环血量、纠正微循环障碍、纠正组织缺氧，防止发生 MODS。

（二）治疗方法病因治疗和支持治疗

病因治疗是休克治疗的基础。如果病因不能去除，单纯的支持性治疗不能收到良好的结果。

但是休克的病因治疗大多需要一定的时间，难以立即生效，患者不可能等到病因去除后再予以支持治疗，因此病因治疗也必须与支持性复苏治疗有机地结合，才有可能提高休克的治愈率。

近年来提出"休克复苏"（shock resuscitation）的概念，强调休克尽早治疗的必要性和重要性。在支持治疗中，积极的早期复苏能有效改善器官组织的低灌注，纠正组织缺氧，防止后期出现 MODS。

（三）休克的复苏目标

确立正确的休克复苏目标是休克治疗的关键。50 年前，休克复苏治疗以血压纠正作为终点，结果大量休克患者在血压恢复后，发生急性肾衰竭和上消化道出血。目前多数临床医师仍以血压恢复正常、心率下降、尿量恢复、四肢温暖作为休克复苏的目标。从休克的病理生理角度来看，达到上述休克复苏目标后，患者仍然存在内脏器官缺氧，仍有可能发生 MODS。因此，以血压、心率、尿量等恢复作为休克复苏目标显然是不够的。

目前认为，休克复苏应以纠正组织缺氧和氧债为目标。休克的血流动力学和氧代谢紊乱纠正以后，仍然有部分患者因全身炎症反应、缺血再灌注和肠道细菌和（或）毒素移位而最终发生 MODS。可见，实现休克的充分复苏，不仅要纠正休克的血流动力学紊乱和氧代谢紊乱，还需要采取积极措施，防止MODS 的发生。防治 MODS 才是休克复苏治疗的最终目标。

休克复苏不同阶段的目标是根据休克复苏治疗的阶段和目标，可将休克的复苏治疗过程分为 3 个阶段，分别以纠正血流动力学紊乱、氧代谢紊乱和防止 MODS 为目的。因此也可将复苏治疗的 3 个阶段称为血流动力学恢复阶段、氧代谢恢复阶段和 MODS 防治阶段。

? 想一想

烧伤可以引起休克。针对不同阶段的烧伤患者，为了防治休克的发生，应如何进行护理？

答案解析

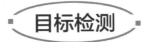

答案解析

一、选择题

【A 型题】

1. 休克由 4 个潜在的、不一定独立存在的病理生理学机制联合作用导致。根据病理生理学机制分为 4 种休克类型，以下选项不是正确的分型的是
   - A. 低血容量休克
   - B. 心源性休克
   - C. 过敏性休克
   - D. 分布性休克
   - E. 梗阻性休克

2. 三个最容易受到组织灌注不足影响的器官是
   - A. 皮肤、肾脏、心脏
   - B. 意识、肾脏、心脏
   - C. 皮肤、肾脏、肝脏
   - D. 皮肤、肾脏、意识
   - E. 心脏、肝脏、胃肠

3. 其基本机制是循环容量的丢失，各种原因引起的显性（或）不显性容量丢失而导致的有效循环容量减少、组织灌注不足细胞代谢紊乱和功能受损的病理生现过程为
   - A. 低血容量休克
   - B. 心源性休克
   - C. 过敏性休克
   - D. 分布性休克
   - E. 梗阻性休克

4. 心肌梗死、严重心律失常、心力衰竭、终末期心肌病、急性心肌炎等引起的休克类型是
   - A. 低血容量休克
   - B. 心源性休克
   - C. 过敏性休克
   - D. 分布性休克
   - E. 梗阻性休克

【B 型题】

（5~8 题共用备选答案）
   - A. 低血容量休克
   - B. 心源性休克
   - C. 过敏性休克
   - D. 分布性休克
   - E. 梗阻性休克

5. 消化道大出血引起的休克为

6. 新型冠状病毒性肺炎引起的休克为

7. 糖尿病酮症酸中毒引起的休克为

8. 蛇咬伤后引起的休克为

二、综合问答题

感染性休克的基本病理生理机制是什么？

三、实例解析题

患者，男，48 岁。两天前因受凉后出现发热，最高温度为 39.5℃，伴咳嗽、咳痰，痰液为黄脓痰，自行于当地诊所予以输注"头孢"治疗，但未见明显缓解。2 小时前患者上述症状加重，家属发现其意识模糊，遂呼"120"送入医院。入院查血压 79/63mmHg，意识呈昏睡状，四肢皮肤湿冷，右肺可闻

及大量干湿啰音。查血示白细胞总数 $16 \times 10^9/L$，中性粒细胞 0.86，血乳酸 3.0mmol/L，胸部 CT 提示右侧大叶性肺炎。

问题：

1. 该患者是否发生了休克？具体类型是什么？
2. 试述该休克类型的发病机制及防治原则。

（林　可）

书网融合……

重点回顾

微课

习题

第十二章　心血管系统疾病

学习目标

知识目标：

1. 掌握　动脉粥样硬化的病理变化，冠心病的病理变化；原发性高血压的病变分期及病理变化；风湿病的基本病理变化，风湿性心内膜炎的病理变化及后果；心功能不全的概念及机体的功能、代谢变化。

2. 熟悉　动脉粥样硬化的高危因素及发病机制；冠心病的病理临床联系；原发性高血压的病理临床联系；慢性心瓣膜病的血流动力学改变；心功能不全的病因、类型、发病机制及代偿反应。

3. 了解　冠心病的病因及发病机制；原发性高血压的病因及发病机制；心肌病及感染性心内膜炎、心肌炎的病理改变；心功能不全的防治、护理原则。

技能目标：

能根据临床表现进行冠状动脉粥样硬化性心脏病、高血压、风湿病、心功能不全的临床诊断，并将知识运用于护理工作。

素质目标：

强化责任担当。

导学情景

情景描述： 患者，男，58 岁。突发胸骨后疼痛 2 小时。6 年前出现心前区疼痛，有压迫感，并放射到左肩、左臂，多在劳累、饭后发作，休息或服用硝酸酯制剂后缓解。1 天前因情绪激动，突发胸骨后持续性疼痛 2 小时，用硝酸甘油不缓解，并出现呼吸困难，不能平卧，咳粉红色泡沫痰，急诊入院。查体：心率 126 次/分，律不齐，血压 70/40mmHg，口唇发绀，双肺布满水泡音，心前区闻及心包摩擦音。入院后经治疗无好转，于次日死亡。

情景分析： 作为护理工作者，应掌握冠心病的病因和诱因，嘱咐冠心病患者养成日常生活的良好习惯，避免疾病的发作。

讨论： 死者患有什么疾病？如何发生、发展的？

学前导语： 作为医务工作者应掌握疾病的发生发展，运用专业的知识提前告知或警示患者若不经控制疾病的严重后果。如果你作为该患者的护理工作人员你将如何指导该患者和家属日常的控制和护理？

心血管系统疾病是指病变主要累及心和血管的正常结构，从而导致机体循环功能障碍的一系列疾病。各种心血管疾病中，尤以动脉粥样硬化、高血压最为常见，而风湿性心脏病、慢性心瓣膜病等在临床上也屡见不鲜。心血管系统疾病是如今严重威胁人类健康的常见疾病之一。在我国和欧美一些发达国家，心血管系统疾病的发病率和死亡率均居第一位。

第一节　动脉粥样硬化

PPT

动脉粥样硬化（atherosclerosis，AS）是一种与脂质代谢障碍有关的疾病，其特点是血脂（主要是胆固醇）沉积于动脉内膜，继而导致血管平滑肌细胞和结缔组织增生，形成粥样斑块，导致动脉壁增厚、变硬、弹性减弱、管腔狭窄及相应器官缺血的疾病。AS 主要累及大、中动脉，多见于中老年人。我国发病率呈上升趋势，患者年龄大多在 40 岁以上，且男性的发病率高于女性，病情也较女性重，是心血管系统疾病中最常见、最具危险性的疾病之一。冠状动脉、脑动脉粥样硬化常导致心、脑的缺血性病变，从而对机体产生严重后果。

一、危险因素　微课

动脉粥样硬化的病因尚未阐明，根据流行病学调查、临床资料及大量实验研究表明，动脉粥样硬化的危险因素有高脂血症、高血压病、糖尿病和不良生活习惯（吸烟）等。

（一）高脂血症

高脂血症（hyperlipidemia）又称为高血脂，是指血浆甘油三酯（tri‑glyceride，TG）和（或）总胆固醇（total cholesterol，TC）异常增高，高脂血症是动脉粥样硬化最主要的发病因素。血浆内脂质多以脂蛋白形式存在，而脂蛋白按密度不同可分为乳糜微粒（chylomicron，CM）、极低密度脂蛋白（very low density lipoprotein，VLDL）、低密度脂蛋白（low density lipoprotein，LDL）和高密度脂蛋白（high density lipoprotein，HDL）。各种脂蛋白对 AS 的作用并不一样。LDL 分子量小，易渗入动脉内膜；VLDL可降解为 LDL，LDL 是引起 AS 的主要因素，与 VLDL 共同被称为致 AS 性的脂蛋白；而 HDL 可通过胆固醇逆向转运机制清除动脉壁的胆固醇，将其转运至肝脏代谢并排出体外，并可通过竞争性抑制阻抑LDL 与内皮细胞受体相结合从而减少其摄取，因此，HDL 有抗动脉粥样硬化的作用。所以，血浆 LDL、VLDL 水平的持续升高和 HDL 水平的降低与 AS 的发生率呈正相关。LDL、VLDL、TG 的值异常增高是判断 AS 的最佳指标。

（二）高血压

高血压促进 AS 发生的机制还不十分清楚。据统计，高血压患者与同年龄、同性别无高血压者相比，前者 AS 发病较早，且病变较重。可能是由于高血压时血流对血管壁的机械性压力和冲击，引起血管内皮的损伤，使内膜对脂质的通透性增加，脂质蛋白易渗入内膜，单核细胞和血小板黏附并迁入内膜，中膜平滑肌细胞迁入内膜等一系列变化，从而促进 AS 的发生。

（三）吸烟

流行病学资料表明，吸烟是心肌梗死主要的独立危险因素。无论是主动吸烟还是被动吸烟，都会损害血管内皮。吸烟致 AS 的机制可能是吸烟使血液中 CO 浓度增高，从而造成血管内皮细胞缺氧性损伤。大量吸烟可使血液中的 LDL 易于氧化，ox‑LDL 可促进血液单核细胞迁入内膜并转化为泡沫细胞。烟内含有一种糖蛋白，可激活凝血因子 V 以及某些致突变物质，后者可使血管平滑肌细胞（smooth muscle cell，SMC）增生；吸烟可使血小板聚集功能增强及血液中儿茶酚胺浓度升高，使不饱和脂肪酸及 HDL 水平降低。这些均可促进动脉粥样硬化的发生。

（四）致继发性高脂血症的疾病

①糖尿病（diabete）患者血中 TG 和 VLDL 水平明显升高，HDL 水平较低，而且高血糖可致 LDL 氧化，促进血液单核细胞迁入内膜转变为泡沫细胞；②高胰岛素血症（hyperinsulinemia）可促进动脉壁

SMC 增生，且与血中 HDL 呈负相关；③甲状腺功能减退和肾病综合征均可引起高胆固醇血症，致血浆 LDL 明显增高。

（五）年龄与性别

大量研究资料表明，AS 检出率和病变程度随着患者年龄的增加而增加。女性在绝经期前动脉粥样硬化的发病率低于同龄组男性，但在绝经期后这种性别差异即消失，且女性的血浆 HDL 水平高于男性，而 LDL 水平却较男性为低。这是由于雌激素能改善内皮功能，影响脂类代谢，降低血浆胆固醇水平的缘故。

（六）遗传因素

冠状动脉性心脏病（coronary artery heart disease，CHD）的家族聚集现象提示遗传因素是本病的危险因素。家族性高胆固醇血症（familial hypercholesterolemia，FH）患者由于 LDL 受体基因突变以致其功能缺陷，导致血浆 LDL 水平极度升高，可引起严重的动脉粥样硬化症。

（七）代谢综合征

代谢综合征是一种合并有高血压以及葡萄糖与脂质代谢异常的综合征，伴有 LDL 升高和 HDL 降低。代谢综合征是高血压、血糖异常、血脂紊乱和肥胖症等多种代谢成分异常聚集的病理状态，其直接后果是导致严重心血管事件的发生，并可造成死亡。

二、发病机制

动脉粥样硬化的发病机制非常复杂，目前尚未完全阐明。

（一）脂源性学说

此学说认为高脂血症可引起内皮细胞损伤和灶状脱落，导致血管壁通透性升高，使血浆脂蛋白进入内膜，诱导巨噬细胞的清除反应和血管壁 SMC 增生，并形成斑块。

（二）致突变学说

该学说认为化学致突变物或病毒可能导致动脉粥样硬化斑块内的平滑肌细胞变为单克隆性，即由一个突变的 SMC 产生子代细胞，此子代细胞迁移入内膜并分裂增生，由此形成斑块。

（三）损伤应答学说

损伤应答学说即内皮损伤学说，此学说认为动脉粥样硬化斑块形成至少应有两个途径。①各种因素导致内皮损伤后，内皮可分泌生长因子并吸引单核细胞黏附于内皮。单核细胞迁移入内皮下间隙且摄取进入内膜下氧化的脂质，形成单核细胞源性泡沫细胞，形成脂纹，并释放血小板源性生长因子（platelet derived growth factor，PDGF）。脂纹可直接演变为纤维斑块，或由于内皮细胞脱落而引起血小板黏附。这样，血小板、巨噬细胞及内皮细胞均可产生生长因子，刺激中膜 SMC 增生。②内皮细胞受损，但尚完整，内皮细胞更新增加，并产生生长因子，从而刺激中膜 SMC 经内弹性膜的窗口迁移进入内膜，并发生增生、转化，SMC 及受损内皮细胞均可产生 PDGF 以及合成细胞外基质，这种相互作用导致纤维斑块形成。SMC 可吞噬脂质，形成 SMC 源性泡沫细胞，继续发展。

三、基本病理变化

动脉粥样硬化主要累及全身的大动脉（如主动脉）和中动脉（如冠状动脉）。动脉分支开口及血管弯曲的凸面为病变的好发部位。根据本病的发展过程可分为如下几个阶段。

（一）脂纹

脂纹（fatty streak）是动脉粥样硬化肉眼可见的最早期病变。肉眼观，为点状或条纹状黄色不隆起或微隆起于内膜的病灶，常见于主动脉后壁及其分支开口处。光镜下，病灶处内膜下可见大量泡沫细胞聚集（图12-1），泡沫细胞内有大小不等的空泡。泡沫细胞来源于巨噬细胞和SMC，苏丹Ⅲ染色呈橘黄（红）色，为脂质成分。此期病变为可逆性病变，病因消除后脂纹可自行消退，如疾病继续发展，可进展为纤维性斑块。

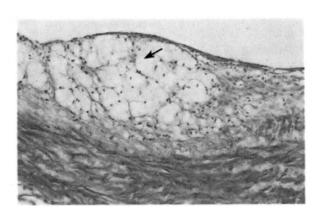

图12-1 动脉粥样硬化动脉内膜下积聚了大量泡沫细胞（箭头所示）

（二）纤维斑块

随着病变进一步发展，脂质沉积增多，刺激病灶周围的结缔组织增生并发生玻璃样变性，形成隆起于内膜表面的斑块（fibrous plaque）。肉眼观，内膜表面见散在不规则隆起的斑块，颜色浅黄、灰黄色或瓷白色。光镜下，病灶表面为一层纤维帽，由大量的胶原纤维、蛋白聚糖等组成，可厚薄不一，胶原纤维可发生玻璃样变。在纤维帽之下可见数量不等的泡沫细胞、SMC、细胞外基质和炎细胞。

（三）粥样斑块

在纤维斑块的基础上，斑块深层的组织缺血坏死，坏死物与脂质混合形成粥样斑块（atheromatous plaque），是动脉粥样硬化的特征性病变，此斑块明显隆起于内膜，导致动脉管腔变狭窄（图12-2）。肉眼观，内膜面可见明显的灰黄色斑块，切面，斑块既向内膜表面隆起又向深部压迫中膜。斑块的管腔面为白色质硬组织，深部为大量黄色或黄白色质软的黄色粥糜样物质。光镜下，在纤维帽之下含有大量不定形的坏死崩解产物、胆固醇结晶（针状空隙）（图12-3）、钙盐沉积，斑块底部和边缘出现肉芽组织、少量泡沫细胞和淋巴细胞，中膜因斑块长期压迫、SMC萎缩、弹力纤维破坏而变薄。

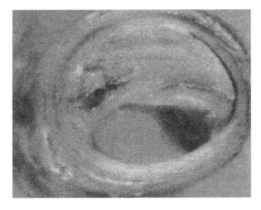

图12-2 冠状动脉粥样硬化

冠状动脉管壁不规则增厚，管腔狭窄

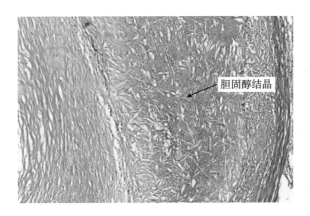

胆固醇结晶

图12-3 冠状动脉粥样硬化

箭头所指条索状白色物为胆固醇结晶

（四）继发性改变

粥样斑块形成后，可继发以下改变。

1. 斑块内出血　常由于粥样斑块边缘和底部的新生毛细血管破裂出血造成，也可因斑块破裂，血管内血液进入斑块引起。出血使斑块更加隆起，血管管腔狭窄，甚至完全闭塞，导致急性血流中断。

2. 斑块破裂　斑块表层纤维帽破裂，可形成粥瘤样溃疡，容易并发血栓形成；坏死粥样物质从裂口进入血流成为脂肪栓子，可引起栓塞，使相应部位发生缺血、梗死。

3. 血栓形成　破裂斑块造成的溃疡，由于胶原暴露，促进血栓形成，引起动脉阻塞而导致器官梗死。

4. 钙化　多见于老年患者，钙盐可沉积于坏死灶及纤维帽内，动脉壁因而变硬、变脆。

5. 动脉瘤形成　严重的粥样斑块底部的中膜平滑肌发生不同程度的萎缩、弹性下降，在动脉血管内压力的作用下，动脉壁局限性扩张，形成动脉瘤（图12-4），动脉瘤破裂可致大出血。此外，血流可从斑块溃疡处进入动脉中膜，或中膜内血管破裂出血，致使中膜撕裂，形成夹层动脉瘤。

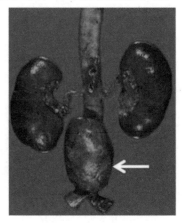

图12-4　腹主动脉瘤
箭头所指是动脉瘤，
局部向外明显扩张、膨出

👁 **看一看** ————

夹层动脉瘤

夹层动脉瘤（dissecting aneurysm）是指当主动脉中层退行性病变或主动脉内膜破裂导致主动脉内膜撕裂，血液经裂口进入主动脉壁，破坏中层并沿主动脉走行将内膜与外层剥离时称主动脉夹层。这种致命性疾病可见于儿童期到90岁高龄，但多见于60~70岁患者，男女比例约为2:1。主动脉剥离可发生于升主动脉至降主动脉全程，有时可累及冠状动脉及颈动脉。常伴马凡氏综合征及主动脉缩窄等病变。患者常突发剧烈疼痛，呈撕裂样、刀割样或刀刺样，可位于前胸、肩胛部或颈颌部，疼痛可随剥离路径相应转移。患者常伴高血压或血压突然升高，发病有时与强烈的体力活动和情绪紧张有关。该病如不及时进行有效治疗则死亡率极高，90%于一年内死亡。

四、重要器官的动脉粥样硬化

（一）主动脉粥样硬化

主动脉粥样硬化好发于主动脉后壁及其分支开口处。其中腹主动脉病变最严重，其次是降主动脉和主动脉弓，再次是升主动脉。由于主动脉管腔大，虽有严重粥样硬化，并不引起明显的症状。病变动脉内膜凹凸不平，管壁变硬，弹性丧失，管腔变形，严重者斑块破裂，形成粥瘤性溃疡，表面可有附壁血栓形成。但少部分病变严重者，因中膜平滑肌萎缩及弹力板断裂使管壁变得薄弱，受血压作用易形成动脉瘤，动脉瘤破裂可致致命性大出血。如果主动脉根部内膜病变严重，累及主动脉瓣，使瓣膜增厚、变硬，甚至钙化，可形成主动脉瓣膜病。

（二）颈动脉及脑动脉粥样硬化

病变以颈内动脉起始部、基底动脉、Willis环和大脑中动脉最显著（图12-5）。患者脑动脉不同程度的管腔狭窄，脑组织因长期供血不足而发生萎缩，大脑皮质变薄，脑回变窄，脑沟变宽、加深，重量减轻，严重者常有智力减退，甚至痴呆。脑动脉粥样硬化常继发血栓导致管腔阻塞，造成脑组织缺血发生脑软化。脑软化多见于颞叶、内囊、尾状核、豆状核和丘脑等部位。此外，脑动脉粥样硬化病变还可形成小动脉瘤，当血压突然升高时可导致脑出血。

（三）肾动脉粥样硬化

肾动脉粥样硬化好发于肾动脉开口处或主动脉近侧端，还可累及叶间动脉和弓状动脉。病变引起肾动脉高度狭窄后可引起继发性高血压，如并发血栓形成，导致血管阻塞，可引起相应供血区域的梗死。梗死灶机化后形成较大块的凹陷瘢痕，多个瘢痕使肾缩小，称为动脉粥样硬化性固缩肾（图12－6）。

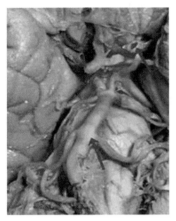

图12－5 脑动脉粥样硬化
箭头所示为动脉粥样硬化部位，
可见动脉粥样硬化斑块

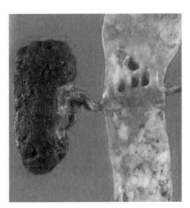

图12－6 动脉粥样硬化性固缩肾
肾脏体积缩小，表面有凹凸不平的颗粒

（四）四肢动脉粥样硬化

下肢动脉较常受累，常见于髂动脉、股动脉和胫前、胫后动脉。当较大动脉因粥样硬化导致管腔明显狭窄时，下肢可因供血不足引起间歇性跛行、肢体萎缩。当严重狭窄，继发血栓形成而侧支循环不能代偿时，可发生局部缺血性坏死，甚至发展为干性坏疽。

（五）冠状动脉粥样硬化

冠状动脉粥样硬化是最重要、最严重的动脉粥样硬化病变之一。冠状动脉性心脏病（coronary artery heart disease，CHD）简称"冠心病"，是因冠状动脉狭窄导致供血减少、心肌缺血而引起，也称为缺血性心脏病（ischemic heart disease，IHD）。引起冠心病的原因有冠状动脉粥样硬化、冠状动脉的炎性疾病如风湿性动脉炎、梅毒性动脉炎及畸形等。其中95%～99%由冠状动脉粥样硬化引起，所以习惯上将CHD等同于冠状动脉粥样硬化性心脏病，其病变的程度一般多与AS程度相一致。本病有明显的性别差异，男女发病率的比例为2∶1。有冠心病、糖尿病、高血压、高脂血症等家族史者，此病的发病率也会增加。

✎ 练一练

冠心病最常见的病因是

A. 重度主动脉病变   B. 冠状动脉栓塞   C. 冠状动脉粥样硬化

D. 肥厚型心肌病   E. 冠脉痉挛

答案解析

冠状动脉粥样硬化最常发生于左冠状动脉前降支，其次为右冠状动脉，再次是左旋支及左主干。病变多为节段性，上一节所述动脉粥样硬化的基本病变均可在冠状动脉中发生，粥样斑块多发生在血管的心壁侧，在横切面上斑块多呈新月形，管腔呈不同程度的狭窄。有时可并发血栓形成，造成管腔完全阻塞。根据斑块引起管腔狭窄（即缩小）的程度可将其分为4级：Ⅰ级≤25%；Ⅱ级26%~50%；Ⅲ级51%~75%；Ⅳ级≥76%。

冠状动脉粥样硬化性心脏病可分为心绞痛、心肌梗死、心肌纤维化和冠状动脉性猝死四种临床类型。

1. 心绞痛

（1）临床表现　心绞痛（angina pectoris，AP）是由于冠状动脉供血不足和（或）心肌耗氧量骤增使心肌急剧而短暂的缺血、缺氧所引起的临床综合征。典型临床表现为胸骨后或心前区阵发性压榨感或紧缩性疼痛，常放射至左肩、左臂尺侧，持续数分钟，经休息或口含硝酸甘油可缓解。

（2）病因　心绞痛的发作可在冠状动脉粥样硬化所致管腔狭窄的基础上，某些诱因导致冠状动脉痉挛、心肌供氧不足引起；也可因体力活动、情绪激动、寒冷、暴饮暴食等使心肌耗氧量暂时增加，超出已狭窄的冠状动脉供氧能力而发生。以上原因造成心肌缺氧使酸性代谢产物或多肽类物质局部堆积，刺激心脏交感神经末梢，信号经1~5胸交感神经节和相应脊髓段传送至大脑后在相应脊髓段的脊神经所分布的区域产生疼痛。

（3）病理学检查　心肌无结构改变。

（4）分类　根据原因和疼痛的性质，心绞痛可分为稳定型心绞痛、不稳定型心绞痛和变异型心绞痛三种。①稳定型心绞痛又称轻型心绞痛，一般不发作，可稳定数月，仅在体力活动过度增加，心肌耗氧量增多时发作。冠状动脉横切面可见斑块阻塞管腔>75%。②不稳定型心绞痛是一种进行性加重的心绞痛。通常由冠状动脉粥样硬化斑块破裂和血栓形成而引发。临床上颇不稳定，在负荷时、休息时均可发作。患者多有一支或多支冠状动脉病变。光镜下，常可见到因弥漫性心肌细胞坏死而引起的心肌纤维化。③变异型心绞痛多无明显诱因，常在休息或梦醒时发作。患者冠状动脉明显狭窄，亦可因发作性痉挛所致。由于心绞痛发作往往有增加心肌耗氧的诱因，因此在护理时应告诫患者及其家属避免受刺激、过度紧张，避免饱餐，禁烟酒，保持适度的活动（以不诱发心绞痛为度），随身携带并学会应用硝酸甘油等扩张血管药物。

2. 心肌梗死　心肌梗死（myocardial infarction，MI）是由于冠状动脉供血中断，引起供血区持续缺血而导致的较大范围的心肌坏死。临床上有剧烈而持久的胸骨后疼痛，用硝酸酯制剂或休息后症状不能缓解，可并发心律失常、休克或心力衰竭。MI多见于中老年人，冬、春季节多发。

（1）部位和范围　心肌梗死的部位与阻塞的冠状动脉供血区域一致。其中约占全部心肌梗死50%的梗死部位位于左心室前壁、心尖部及室间隔前2/3，该区正是左冠状动脉前降支供血区；约25%的心肌梗死发生在左心室后壁、室间隔后1/3及右心室，该区为右冠状动脉供血区；此外还见于左心室侧壁，相当于左冠状动脉回旋支供血区域。心肌梗死的范围大小与阻塞的冠状动脉分支的大小和阻塞部位有关。根据梗死所占心肌厚度的不同，将心肌梗死分为2种。①薄层梗死（心内膜下心肌梗死）：梗死范围仅限于心内膜下方，厚度不及心肌厚度的一半。②全层梗死：为典型心肌梗死的类型，又称之为透壁性心肌梗死，梗死自心内膜至心包脏层，累及整个心壁，梗死区域亦较大，约占心肌梗死病例的95%。

（2）病理变化　心肌梗死属于贫血性梗死，梗死灶形状不规则，其形态学变化是一个动态演变过程。一般于梗死6小时后肉眼才能辨认，梗死灶呈苍白色（图12-7，图12-8），8~9小时后呈黄色或土黄色，干燥、较硬、失去正常光泽。光镜下，心肌纤维早期凝固性坏死、核碎裂、消失，胞质均质红染。第4天在梗死灶周边出现明显充血、出血带。7天~2周后由于肉芽组织出现而呈红色。3周后梗死灶逐渐被瘢痕组织所取代，呈灰白色。

（3）病理临床联系　临床上患者表现为持久的心前区或胸骨后剧烈疼痛，休息或舌下含服硝酸甘油不能缓解，伴有典型进行性心电图改变。由于坏死物质被吸收，患者还可出现发热、中性粒细胞增多和血沉加快等表现。心肌受损时，肌红蛋白、肌钙蛋白可迅速从心肌细胞中释出，进入血液循环，在血清中水平升高。心肌坏死时，心肌细胞内的部分酶类（如肌酸磷酸激酶、乳酸脱氢酶、门冬氨酸氨基转移酶、丙氨酸氨基转移酶）可释放入血，使这些酶在血中的浓度升高，对心肌梗死的临床诊断很有帮助。

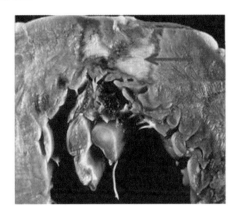

图 12-7　心肌梗死（大体观）

箭头所示为心肌梗死灶，呈苍白色

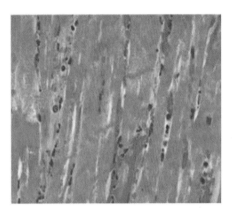

图 12-8　心肌梗死（镜下观）

大部分心肌细胞核消失

（4）合并症及后果　①心律失常：由于梗死累及传导束左、右束支及其分支，引起传导障碍，从而导致室性期前收缩、房室传导阻滞等。严重时可导致患者心搏骤停、猝死。②心脏破裂：常发生在心肌梗死后 2 周内，主要由于梗死灶中浸润的中性粒细胞和单核细胞释放出蛋白水解酶使坏死心肌发生溶解所致。好发部位为：左心室前壁下 1/3 处，心脏破裂后血液流入心包，引起心包填塞而致死；室间隔破裂，左心室血流入右心室，引起急性右心功能不全；左心室乳头肌断裂，引起急性二尖瓣关闭不全，导致急性左心衰竭。③室壁瘤：可见于心肌梗死的急性期，但常见于范围较大的心肌梗死的愈合期。在血流压力的作用下，梗死灶或瘢痕组织向外膨出所致（图 12-9）。多见于左心室前壁近心尖处，并可继发附壁血栓形成、心律失常或左心衰竭。

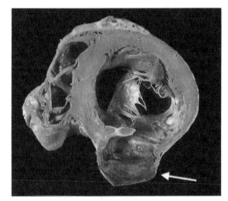

图 12-9　室壁瘤

左心室壁局部向外膨出

④附壁血栓形成：梗死区粗糙的心内膜面以及室壁瘤内容易形成附壁血栓，血栓可机化或脱落引起栓塞。⑤急性心包炎：心肌梗死波及心包脏层时，可出现无菌性纤维素性心外膜炎和心包积液。⑥心力衰竭及休克：梗死的心肌收缩力显著减弱甚至丧失，可引起左心、右心或全心充血性心力衰竭，是患者最常见的死亡原因之一。心衰使心排出量显著下降从而引起心源性休克。

3. 心肌纤维化（myocardial fibrosis）　心肌纤维化是由于中至重度的冠状动脉粥样硬化性狭窄引起心肌纤维持续性和（或）反复加重的缺血缺氧所致，逐渐发展为心力衰竭的慢性缺血性心脏病。肉眼观，心脏增大，所有心腔扩张，伴多灶性白色纤维索，心壁厚度可正常，有时可见机化的附壁性血栓。镜下见，心肌细胞肥大或（和）萎缩，核固缩，心内膜下心肌细胞弥漫性空泡变，广泛而多灶性心肌纤维化，尤以心内膜下明显。临床上可以表现为心律失常或心力衰竭。

4. 冠状动脉性猝死（sudden coronary death）　是心源性猝死中最常见的一种。猝死是指自然发生的、出乎意料的突然死亡。多见于40~50岁成年人，男性比女性多3.9倍。冠状动脉性猝死可发生于某种诱因后，如饮酒、劳累、吸烟及运动后，患者突然昏倒，四肢抽搐，小便失禁，或突然发生呼吸困难，口吐白沫，迅速昏迷。可立即死亡或在1小时至数小时后死亡，有的则在夜间睡眠中发病死亡。冠状动脉性猝死主要是在冠状动脉粥样硬化的基础上，并发血栓形成、斑块内出血等导致冠状动脉血流的突然中断，心肌急性缺血，引起心室颤动等严重心律失常。无心肌梗死时也可发生猝死，此类患者通常有致心律失常性基础病变，如左心室功能不全。

❤ **护爱生命** ——————————————————————————————

心源性猝死属于危急重症，在拨打急救电话的同时，需立即进行心肺复苏等抢救。医院外发生的心源性猝死抢救成功率很低，所以第一目击者及时有效的初级心肺复苏和电复律可能挽救患者的生命。自动体外除颤仪（AED）是一种便携式的医疗设备，也是一种可以被非专业人员使用的用于抢救心脏骤停患者的医疗设备。在心脏骤停时，只有在最佳抢救时间的"黄金4分钟"内，利用自动体外除颤器（AED）对患者进行除颤和心肺复苏，才是最有效制止猝死的办法。

医护人员应了解患者的病因、相关病史（如冠心病、心梗病史）、家族史，是否曾经有过不明原因的胸痛、晕厥等；还应对心脏骤停后的幸存者进行详细的心脏检查并评估其家庭成员，积极预防疾病，参与疾病的研究、具体实例理论资料的收集。

———

第二节　原发性高血压

PPT

动脉血压由循环血量、心室收缩射血、动脉管壁顺应性、外周动脉阻力四个要素构成。高血压（hypertension）是指以体循环动脉血压持续升高为主要特征的临床综合征，是人类最常见的疾病之一。我国规定的诊断标准为，在安静休息状态下，非同日3次测量，成年人收缩压≥140mmHg（18.4kPa）和（或）舒张压≥90mmHg（12.0kPa），即为高血压。高血压可分为原发性高血压和继发性高血压。继发性高血压指机体原发疾病明确，高血压仅为一体征，故又称症状性高血压和特殊类型高血压，如慢性肾炎的肾性高血压。原发性高血压则指原因尚未明了，以体循环动脉血压升高为主要表现的一种独立性全身性疾病，又称高血压病。原发性高血压病占所有高血压病的90%~95%，多见于中、老年人。多数病程漫长，初期症状不明显，常在不被重视的情况下发展至晚期，累及心、脑、肾等脏器。

一、病因和发病机制

高血压病的病因及发病机制仍未完全清楚，一般认为本病并非由单一因素引起，而是由彼此之间相互影响的多因素造成。

1. 遗传因素　遗传因素是高血压的重要易患因素。大量证据表明，高血压发病有明显的家族聚集性：双亲无高血压、一方有高血压或双亲均有高血压，其子女高血压发生概率分别为3%、28%和46%。目前认为原发性高血压是一种受多基因遗传影响，且在多种后天因素作用下，机体正常的血压调节机制失调而导致的疾病。研究证实，某些基因的变异和突变或遗传缺陷与高血压发生有密切关系，如肾素－血管紧张素－醛固酮系统（RAS）的编码基因有多种变化（多态性和突变点）。另外高血压患者及有高血压家族史而血压正常者血清中有一种激素样物质，可抑制Na^+、K^+-ATP酶的活性，致使Na^+-K^+泵功能降低，导致细胞内Na^+、Ca^+增加，细小动脉收缩加强，从而引起血压升高。

2. 饮食因素　摄入钠盐过多同样是原发性高血压的好发因素之一。日均摄盐量高的人群，高血压的患病率与日均摄盐低的人群比明显升高，摄盐量与血压呈正相关。减少日均摄盐量或用药物增加

Na$^+$的排泄则可改善高血压病的发病情况。WHO 在预防高血压措施中建议每人每日摄盐量应控制在 5g 以下。由于钾能促进排钠，钙可减轻钠的升压作用，所以增加钾和钙的摄入量可使某些患者血压降低。

3. 职业和社会心理因素　常处于精神紧张而体力活动又较少的职业、能引起严重心理障碍的社会应激因素等均在高血压的发病中起到一定作用。上述因素可使大脑皮质功能紊乱，不能对皮质下中枢进行控制和调节，致使血管舒缩中枢功能失调，形成以血管收缩冲动占优势的状态，使外周阻力增加，血压上升。

4. 内分泌因素　交感神经兴奋性增强是本病发病的重要神经因素。交感神经节后有缩血管神经纤维（其递质为神经肽及去甲肾上腺素）和扩血管神经纤维（递质为降钙素基因相关肽及 P 物质）。当前者作用强于后者时，可引起血压升高。近年来，中枢神经递质和神经肽，以及各种调节肽与高血压的关系已成为十分活跃的研究领域。

5. 其他因素　大量吸烟、肥胖、年龄增长等也与高血压的发病相关。

二、类型和器官功能变化

高血压病可分为良性高血压和恶性高血压两类。

（一）良性高血压

良性高血压（benign hypertension）又称"缓进型高血压（chronic hypertension）"，占原发性高血压的 95%，病程长，进展缓慢，可达十数年以至数十年。早期多无症状，血压亦处于波动状态，其后血压呈持续性升高，最终死于心、脑病变。良性高血压按病变的发展可分为三期。

1. 功能紊乱期　此期的病变特点为全身细小动脉间歇性痉挛收缩。此时血管只有功能障碍，无结构改变，心、脑、肾等器官均无器质性改变，处于可逆阶段。此期血压常不稳定，处于波动状态，临床上无明显症状，经适当休息和治疗后，血压可降至正常水平。

2. 动脉病变期　此期主要影响全身细小动脉，主要见于心、脑、肾、视网膜等处的细小动脉硬化。这一期患者血压持续性升高，经休息后也不能降至正常，心、脑等器官开始出现缺血性表现，因此在临床上，患者常出现眩晕、头痛、疲乏、心悸等症状，需服降压药。

（1）细动脉硬化　细动脉是指中膜仅有 1～2 层平滑肌细胞或直径 <1mm 的最小动脉，细动脉硬化表现为细动脉玻璃样变（图 12－10），由于细动脉长期痉挛，加之血管内皮细胞受长期的高血压刺激，使内皮细胞及基底膜受损，内皮细胞间隙扩大，通透性增强，血浆蛋白渗入血管壁中。同时平滑肌细胞分泌大量细胞外基质，平滑肌细胞因缺氧而变性、坏死，使得血管壁逐渐由血浆蛋白、细胞外基质和坏死平滑肌细胞产生的修复性胶原纤维及蛋白多糖所代替，正常管壁结构消失，逐渐凝固成红染无结构均质的玻璃样物质，导致细动脉壁增厚，管腔缩小甚至闭塞。此病变是高血压病的主要病变特征。

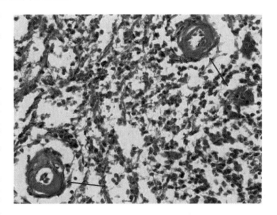

图 12－10　脾动脉硬化
箭头所示为细动脉玻璃样变性

（2）小动脉硬化　小动脉硬化病变主要累及肌型小动脉，如脑小动脉和肾的弓形动脉及小叶间动脉等。表现为内膜胶原纤维和弹性纤维增生，中膜平滑肌细胞增生、肥大，细胞外基质增多，中膜肥厚，最终使小动脉管壁增厚变硬，管腔狭窄。

3. 器官病变期　为高血压晚期阶段，由于全身细小动脉硬化，宫腔狭窄，血压持续升高，可使内脏器官供血减少，逐步发生继发性的器官损害，尤以心、脑、肾最为突出。

（1）心脏的病变　由于细小动脉硬化使血压持续升高，外周阻力增加，左心室克服阻力，加强收缩，导致左心室发生代偿性肥大。肉眼观，发生肥大的心脏重量增加，可达400g以上，左心室壁增厚，可达1.5~2cm（正常≤1.0cm），乳头肌和肉柱明显增粗变圆。镜下观，心肌细胞肥大，细胞变粗、变长，并出现较多分支。在早期，心肌肥大并不伴心腔扩张，相对缩小，称为向心性肥大（concentric hypertrophy）。病变继续发展，晚期当左心室代偿失调，心肌收缩力降低时，逐渐出现心腔扩张，称为离心性肥大（eccentric hypertrophy）（图12-11），严重者可发生心力衰竭。

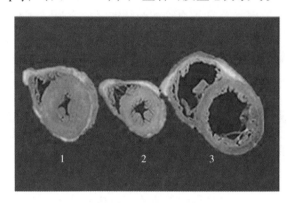

图12-11　心室乳头肌平面切面
1. 向心性肥大心脏　2. 正常心脏　3. 离心性肥大心脏

心脏发生的上述病变，称为高血压性心脏病。患者可有心悸的表现，心电图显示有左心室肥大和心肌劳损，严重者出现心力衰竭。当出现心力衰竭时则预后不良。

（2）肾脏的病变　主要表现为原发性颗粒性固缩肾。因肾入球动脉的玻璃样变和肌性小动脉的硬化，管壁增厚，管腔狭窄，导致病变区的肾小球缺血发生纤维化、硬化或玻璃样变，附近的肾小管由于缺血而萎缩、消失，间质结缔组织增生，淋巴细胞浸润。由于肾实质萎缩和纤维结缔组织的收缩，使肾脏表面形成凹陷。周围残存的肾小球发生代偿性肥大，所属肾小管亦呈代偿性扩张。肉眼观，双侧肾对称性体积缩小，质地变硬，重量减轻，表面凹凸不平，呈细颗粒状，单侧肾重量一般小于100g（图12-12）。切面见肾皮质变薄，一般≤2mm（正常厚3~6mm）。随着病变的肾单位越来越多，肾小球滤过率降低，可出现肾功能不全。患者可有多尿和夜尿，尿常规检查可出现蛋白、红细胞、管型以及尿比重降低。随着病情发展，最后可出现氮质血症和尿毒症。

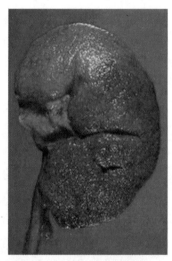

图12-12　颗粒性固缩肾
肾质地变硬，表面凹凸不平，
呈细颗粒状

（3）脑的病变　由于持续高血压和脑内细小动脉硬化造成局部组织缺血缺氧，脑可发生一系列病变。①脑水肿：高血压时，脑血管持续痉挛，局部缺血，毛细血管壁通透性增加，可引起脑水肿，此时患者出现头痛、头晕、视物模糊、呕吐、视力障碍等，这种状况称高血压脑病，有时血压急剧升高，患者可出现剧烈头痛、抽搐、意识障碍等症状，称为高血压危象。②脑软化：由于脑细小动脉痉挛硬化或血栓形成，脑局部缺血坏死（梗死）出现液化灶称为脑软化。软化灶呈多处小的囊性病灶，称之为脑腔隙状梗死。由于梗死灶较小，一般不引起严重后果。软化灶形成后，其周围的胶质细胞呈不同程度增生，软化灶内的坏死组织逐渐被吸收，由增生的胶质细胞参与修复，最后形成胶质瘢痕。③脑出血：是高血压最严重且常导致死亡的并发症。多为大出血，常发生于基底节和内囊部，因为供应该区域的豆纹动脉从大脑中动脉呈直角分支，直接受到大脑中动脉压力较高的血流冲击破裂出血。其次易出血区为大脑白质、脑桥和小脑。出血区域脑组织完全被破坏，形成囊腔状，其内充满坏死组织和凝血块。脑出血的原因是由于脑血管的细小动脉硬化使血管壁变脆，当血压突然升高时引起破裂性出血，亦可由于血管壁弹性下降，局部膨出形成小动脉瘤和微小动脉瘤，当血压突然升高时，致小动脉瘤和微小动脉瘤破裂出血。临床表现常因出血部位和出血量的不同而有所差异，内囊出血者可引起对侧肢体偏瘫及感觉消失；桥脑出血可引起同侧面神经麻痹及对侧上下肢瘫痪，出血破入侧脑室时，患者发生昏迷，甚至死亡；左侧脑出血常引起失语等。脑出血还可因血肿占位及脑水肿，引起颅内高压，并发脑疝形成。

（4）视网膜病变 视网膜中央动脉亦常发生硬化。眼底镜检查可见血管迂曲，颜色苍白反光增强，呈银丝样改变。动、静脉交叉处静脉呈受压现象。严重时患者出现视乳头水肿，视网膜出血，视力减退。眼底检查对高血压病的诊断和体内各器官病变程度的了解十分重要。

（二）恶性高血压

恶性高血压（malignant hypertension）也称"急进型高血压（accelerated hypertension）"，较少见，多见于青少年，起病急，血压显著升高，常超过 230/130mmHg，进展快，可发生高血压脑病，或较早出现肾衰竭，或常出现视网膜出血及视盘水肿，预后差。此型可由良性高血压病恶化而来，或有的起病即为急进型。病理变化特征性的病变是增生性小动脉硬化，表现为动脉内膜显著增厚，伴有 SMC 增生，胶原纤维增多，致血管壁呈层状洋葱皮样增厚，管腔狭窄；以及坏死性细动脉炎，病变累及血管内膜和中膜，管壁发生纤维素样坏死，周围有单核细胞及中性粒细胞浸润。上述小动脉病变主要累及肾、脑和视网膜。

三、高血压病的护理

高血压的发病与精神紧张、情绪焦虑等有关，生气和愤怒可诱发血压升高，甚至出现高血压急症（高血压脑病、脑出血等），护理方面应向患者讲解高血压的特点，帮助患者正确对待此病，保持乐观的情绪及平静的心境，避免情绪激动。饮食宜低盐（每日钠盐量不超过 5g）、低脂、低糖、少荤多素、多蔬菜、水果、预防便秘（若便秘，排便时用力可使收缩压上升，甚至导致血管破裂）及戒烟酒。平常要注意休息，避免参加竞技性质的活动。

❓ 想一想

作为医护人员，请思考有哪些措施可降低我国高血压的发病率？

答案解析

PPT

第三节 风湿病

风湿病（rheumatism）是一种与 A 组乙（β）型溶血性链球菌感染有关的变态反应性疾病。

病变主要累及全身结缔组织，常累及心脏、关节和血管，尤以心脏病变最为严重。临床上，除有心脏和关节症状外，常伴有发热、毒血症、皮疹、皮下结节、舞蹈症等症状和体征；血液检查，有抗链球菌溶血素 O（ASO）抗体滴度增高、白细胞增多、血沉加快。ECG 提示有 P－R 间期延长等表现。本病可发生于任何年龄，但多始发于 5～15 岁儿童，发病高峰为 6～9 岁，男女患病率无差别，常反复发作。急性期过后，可造成轻重不等的心瓣膜器质性病变，形成风湿性心瓣膜病。

一、病因和发病机制

风湿病的病因迄今尚未完全明了。但从临床、流行病学及免疫学方面，均能证明风湿病的发病与A组溶血性链球菌感染有关。其根据有以下几点：①风湿病发病前2～3周常有溶血性链球菌感染病史，如咽峡炎、扁桃体炎等。②风湿病与链球菌感染性疾病两者的地区分布、季节以及气候特点相一致。③发病时95%以上患者血中抗链球菌抗体（ASO）滴度增高。④应用抗生素防治链球菌感染后，降低了风湿热的发病率和复发率。

虽然风湿病与A组乙型溶血性链球菌感染有关，但并不是此菌直接作用的结果，因为：①风湿病发病并非出现在链球菌感染的当时，而是感染后2～3周。这与抗体形成的时间是一致的。②本病患者的血液、浆膜渗出液及病变组织中都找不到溶血性链球菌。③风湿病的病理变化表现为胶原纤维发生纤维素样变性坏死，而非链球菌引起的一般化脓性炎症。

风湿病的发病机制目前仍不完全清楚，抗原抗体交叉反应学说得到广泛认可。该学说认为链球菌与结缔组织成分之间存在交叉免疫反应，如链球菌的M蛋白（菌体蛋白）与心肌抗原之间，C蛋白（糖蛋白）与结缔组织糖蛋白之间，以及链球菌透明质酸与软骨的蛋白多糖复合物之间都存在交叉免疫反应。所以链球菌抗原刺激机体产生的抗体既可与链球菌发生反应，也可与相应组织发生交叉反应，进而导致组织损伤。

二、基本病理变化

风湿病的病变可累及全身结缔组织，病变发展过程大致可分为三期。

（一）变质渗出期（alterative and exudative phase）

此期在心脏、浆膜、关节、皮肤等病变部位发生结缔组织基质的黏液样变性和胶原纤维的纤维素样坏死。此外，病灶中还有少量浆液和炎症细胞（淋巴细胞、个别中性粒细胞和单核细胞）浸润。此期持续约1个月。

（二）增生期或肉芽肿期（proliferative phase or granulomatous phase）

本期病变以增生为主，形成具有特征性的风湿性肉芽肿，称为风湿小体或阿少夫小体（Aschoff body），对风湿病具有病理诊断意义。

阿少夫小体是一种肉芽肿性病变，多发生在心肌间质、心内膜下及皮下结缔组织，其中央为纤维素样坏死，周围是大量的风湿细胞和少量成纤维细胞、淋巴细胞及浆细胞。风湿细胞是在心肌间质纤维坏死的基础之上，由巨噬细胞增生、聚集并吞噬纤维素样坏死物后形成的，又称阿少夫细胞。风湿细胞体积较大，胞浆丰富，核大，单核或双核，核膜清晰，染色质集中于核中央，使细胞核横切面呈枭眼状，纵切面呈毛虫状（图12-13）。本期可持续2～3个月。

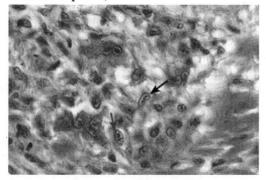

图12-13　风湿性心脏病
红色箭头示枭眼细胞，黑色箭头示毛虫细胞

（三）瘢痕期或愈合期（fibrous phase or harden phase）

本期纤维蛋白样坏死物质逐渐被吸收，细胞成分减少，出现成纤维细胞，产生胶原纤维，并变为纤维细胞。整个阿少夫小体变为梭形小瘢痕。此期可持续2～3个月。

风湿病病变的自然经过为4～6个月，但常反复发作，因此，新旧病变常同时并存，可致较严重的纤维化和瘢痕形成，影响器官功能。

三、各器官的病理变化及病理临床联系

（一）风湿性心脏病

风湿病时病变常累及心脏各层（心内膜、心肌、心外膜）。若病变累及心脏全层称为风湿性全心炎，但各层的病变程度有所不同，可以某一层的病变为主。

1. 风湿性心内膜炎（rheumatic endocarditis）　风湿性心内膜炎常侵犯心瓣膜，其中最常累及二尖瓣，其次是二尖瓣和主动脉瓣同时受累。病变主要表现为疣状心内膜炎。由于瓣膜肿胀、内皮细胞受损，加之瓣膜闭锁缘经常受到摩擦和血流冲击，因此在瓣膜闭锁缘上可见单行排列的、直径为 1～2mm 的疣状赘生物，这些疣状赘生物呈灰白色半透明，附着牢固，一般不易脱落。镜下观，疣状赘生物为血小板和纤维素构成的白色血栓。由于风湿病常反复发作，瓣膜发生纤维化和瘢痕形成，致使瓣膜增厚、卷曲、缩短以及钙化，瓣叶之间可发生粘连，增粗和缩短，形成慢性心瓣膜病。

患者可有发热、贫血，心尖区可出现轻度收缩期杂音和舒张期杂音（由于二尖瓣相对关闭不全及瓣膜狭窄引起）。

2. 风湿性心肌炎（rheumatic myocarditis）　常与风湿性心内膜炎并发，也可单独发生。主要累及心肌间质结缔组织，灶状间质性心肌炎，间质水肿，在心肌间质小血管旁可见阿少夫小体和少量淋巴细胞浸润。病变最常见于左心室后壁、室间隔、左心房及左心耳等处。在儿童，渗出性病变特别明显，心肌间质发生明显水肿及弥漫性炎性细胞浸润。

患者可有心动过速、第一心音低钝，心电图示 P－R 间期延长及传导阻滞。严重者可引起急性充血性心力衰竭。

3. 风湿性心外膜炎（rheumatic pericarditis）　病变主要累及心包脏层，呈浆液性或纤维素性炎症。当心包腔内有大量浆液渗出时，叩诊心界向左、右扩大，听诊时心音遥远。X 线检查示心脏呈梨形。当有大量纤维蛋白渗出时，心外膜表面的纤维素因心脏的不停搏动而牵拉成绒毛状，称为"绒毛心"，患者有心前区疼痛，听诊可闻及心包摩擦音。恢复期，浆液逐渐被吸收，纤维素亦可被溶解吸收，仅少数患者心包表面纤维素渗出未被完全溶解吸收而发生机化，致使心包的脏、壁两层发生粘连，甚至形成缩窄性心包炎。

（二）风湿性关节炎（rheumatic arthritis）

约 75% 风湿热患者早期出现风湿性关节炎。病变常累及大关节，最常见于膝和踝关节，其次是肩、肘、腕等关节。各关节常先后受累，反复发作，病变呈游走性、多发性，局部出现红、肿、热、痛和功能障碍。浆液性渗出物容易被完全吸收，一般不留后遗症。

（三）风湿性动脉炎（rheumatic arteritis）

风湿性动脉炎可发生于冠状动脉、肾动脉、肠系膜动脉、脑动脉和肺动脉等。急性期，血管壁发生黏液样变性和纤维素样坏死，伴有淋巴细胞、单核细胞浸润，可有阿少夫小体形成，并继发血栓形成。后期，血管壁因瘢痕形成使管腔狭窄。

（四）皮肤病变

1. 环形红斑　为渗出性病变，多发生在躯干和四肢皮肤。肉眼观，为淡红色环形或半环形红晕，直径约 3cm，周围红晕稍有隆起，红斑中央皮肤色泽正常。镜下观，红斑处真皮浅层血管充血，血管周围组织水肿，伴单核细胞、淋巴细胞及少量中性粒细胞浸润。此病变对急性风湿病有诊断意义，常在 1～2 日内自行消退。

2. 皮下结节　为增生性病变，多发生于肘、腕、膝、踝关节等大关节附近伸侧面皮下。肉眼观，

结节直径0.5~2cm，圆形或椭圆形，质地较硬，推之可活动，无压痛。镜下观，结节中心为大片纤维素样坏死物质，外周可见增生的风湿细胞和成纤维细胞呈栅栏状排列，伴有以淋巴细胞为主的炎性细胞浸润。随着炎症的消退，数周后，结节逐渐纤维化而变为瘢痕组织。

（五）风湿性脑病

多见于5~12岁儿童，女孩多于男孩。主要病变为脑血管风湿性动脉炎和皮质下脑炎，可有神经细胞变性、胶质细胞增生及胶质结节形成。病变主要累及大脑皮质、基底节、丘脑及小脑皮质。当锥体外系受累较重时，患儿出现面肌及肢体的不自主运动，称为小舞蹈症（chorea minor）。

四、风湿病的护理

风湿病的护理应严密观察病情，注意有无风湿活动的表现，如皮肤环形红斑、皮下结节、关节红肿及疼痛不适等。当出现风湿性心脏病时，应告诫患者及其家属，活动期间应卧床休息，病情控制后逐渐增加活动，注意劳逸结合，防止受凉，预防感冒，保持充分睡眠。饮食上应为高蛋白、高维生素、低盐、低脂、易消化的食物。

第四节　慢性心瓣膜病

PPT

心瓣膜病（valvular vitium of the heart）是指心瓣膜因各种原因损伤或先天性发育异常所造成的器质性病变，表现为瓣膜口狭窄和（或）关闭不全，最后导致心功能不全及全身血液循环障碍。常累及二尖瓣，其次是主动脉瓣。为最常见的慢性心脏病之一。

瓣膜口狭窄（valvular stenosis）是指瓣膜互相粘连、瓣膜增厚，其弹性减弱或丧失，瓣膜环硬化、缩窄，瓣膜开放时不能完全张开，导致血流通过障碍。瓣膜关闭不全（valvular insufficiency）是由于瓣膜增厚、变硬、卷曲、缩短或瓣膜的破裂和穿孔，亦可因腱索增粗、缩短和粘连，导致心瓣膜关闭时瓣膜口不能完全闭合，使一部分血液发生反流。瓣膜狭窄和关闭不全可单独存在，亦可合并存在，后者称为联合瓣膜病。

一、二尖瓣狭窄

二尖瓣狭窄（mitral stenosis）多由风湿性心内膜炎所致，少数为感染性心内膜炎。偶为先天性病变。正常成人二尖瓣口开放时面积约5cm²，可通过两个手指，二尖瓣狭窄最严重时瓣口面积可缩小至1~2cm²，甚至仅为0.5cm²，或只能通过医用探针。病变早期瓣膜轻度增厚，呈隔膜状，后期瓣叶严重粘连、增厚，使瓣膜口缩小（图12-14）。二尖瓣狭窄可引起一系列血流动力学和心脏变化。

1. 左心的变化　早期，二尖瓣口狭窄，左心房代偿性扩张和肥大。后期，左心房代偿失调，血液淤积，肺静脉回流受阻，引起肺淤血、肺水肿或出血，导致神经反射引起肺内小动脉收缩或痉挛，最终致肺动脉高压。

2. 右心的变化　由于长期肺动脉高压，导致右心室代偿性肥大，继而失代偿，右心室扩张，最终累及右心房，导致右心衰竭及体循环淤血。

3. 临床病理联系　听诊可闻及心尖区舒张期隆隆样杂音。X线显示左心房增大，左心室相对缩小，呈"梨形心"。肺淤血时出现呼吸困难、发绀，面颊潮红呈"二尖瓣面容"。右心衰竭时，体循环淤血，颈静脉怒张，肝淤血肿大，下肢水肿，浆膜腔积液。

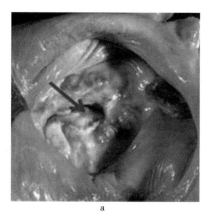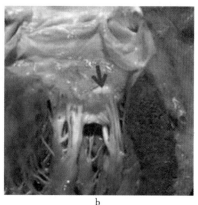

图 12－14 风湿性心内膜炎

a. 箭头示二尖瓣狭窄；b. 箭头示二尖瓣疣状赘生物

二、二尖瓣关闭不全

二尖瓣关闭不全（mitral insufficiency）多由风湿性心内膜炎所致，也可由亚急性细菌性心内膜炎引起。常与二尖瓣狭窄合并发生。

1. 心脏的变化 二尖瓣关闭不全时，在心脏收缩期，左心室部分血液反流到左心房内，加上肺静脉回流的血液，使左心房血量较正常时增多，久之出现左心房代偿性肥大、扩张；在心脏舒张期，大量血液涌入左心室，引起左心室代偿性肥大、扩张。继之左心房和左心室代偿失调发生左心衰竭，并依次引起肺淤血、肺动脉高压、右心室和右心房代偿性肥大、扩张、右心衰竭及体循环淤血。

2. 临床病理联系 右心衰、体循环淤血时，出现颈静脉怒张、肝淤血肿大、下肢水肿、浆膜腔积液。听诊心尖区可闻及收缩期吹风样杂音。X 线显示左、右心房心室均肥大，呈"球形心"。

三、主动脉瓣狭窄

主动脉瓣狭窄（aortic valve stenosis）主要由风湿性主动脉炎所致。随着风湿病发病率下降，由老化和动脉粥样硬化所引起的钙化性主动脉瓣狭窄所占比例则上升，特别是在西方发达国家，这种钙化性主动脉瓣狭窄最常见。少数为先天性发育异常。风湿病所致主动脉瓣狭窄常与二尖瓣病变合并发生。

1. 心脏的变化 主动脉狭窄时，在心脏收缩期，左心室血液排出受阻，残留血量增多，久之出现左心室向心性肥大，后期左心室离心性肥大，出现左心衰竭，进而出现肺淤血、右心衰竭和体循环淤血。

2. 临床病理联系 严重狭窄者，心排出量明显减少，血压降低。内脏器官，特别是心脑供血不足。冠状动脉供血不足，有时可出现心绞痛；脑供血不足，可引起晕厥。听诊时主动脉瓣区可闻及粗糙、喷射性收缩期杂音。X 线显示左心室肥大、扩张，心脏呈"靴形心"。

四、主动脉瓣关闭不全

主动脉瓣关闭不全（aortic valve insufficiency）主要由风湿性主动脉炎所致，也可由感染性心内膜炎、主动脉粥样硬化、梅毒性主动脉炎引起。

1. 心脏的变化 由于舒张期主动脉部分血液反流，左心室发生代偿性肥大，久之，发生左心衰竭、肺淤血、肺动脉高压、右心肥大、右心衰竭、体循环淤血。

2. 临床病理联系 患者有心力衰竭表现，因舒张压降低，冠状动脉供血不足，可引起心绞痛。听诊时，在主动脉瓣区闻及舒张期吹风样杂音。患者可出现颈动脉搏动、水冲脉、血管枪击音及毛细血管搏动现象以及脉压增大（舒张期主动脉内部分血液反流至左心室，舒张压下降）。

第五节　心肌炎和心肌病

PPT

一、心肌炎

心肌炎（myocarditis）是指由各种原因引起的心肌局限性或弥漫性炎症。常规尸检中可发现有1%~2%的病例心肌细胞内可见局限性的炎性细胞浸润，但一般无临床症状。心肌炎根据病因可分为病毒性心肌炎、细菌性心肌炎、寄生虫性心肌炎、免疫反应性心肌炎和特发性心肌炎，共5种。

（一）病毒性心肌炎

病毒性心肌炎比较常见，是由嗜心肌病毒如柯萨奇病毒、ECHO病毒（人肠孤儿病毒）、风疹病毒、流行性感冒病毒、腮腺炎病毒等引起的心肌非特异性间质性炎症病变。

病毒直接导致心肌细胞损伤，也可以通过T细胞介导的免疫反应间接地引起心肌细胞的损伤。肉眼观，心脏略增大或无明显变化。光镜下，心肌细胞间质水肿，其间可见淋巴细胞和单核细胞浸润，并将心肌分割成条索状，有的心肌断裂，伴有心肌间质纤维化等，如果炎症累及传导系统，患者可出现心律失常。

（二）细菌性心肌炎

细菌性心肌炎是由细菌直接感染，或细菌产生的毒素对心肌的作用，或细菌产物所致的变态反应而引起的。根据感染细菌的不同又分以下几种表现。

1. 心肌脓肿　常由化脓菌引起，如葡萄球菌、链球菌、肺炎双球菌、脑膜炎双球菌等。化脓菌来源于脓毒败血症时的细菌栓子，或来自细菌性心内膜炎时脱落的赘生物。肉眼观，心脏表面及切面可见多发性黄色小脓肿，周围有充血带。镜下观，脓肿内心肌细胞坏死液化，脓腔内有大量脓细胞及数量不等的细菌集落。脓肿周围心肌有不同程度的变性、坏死，间质内有中性粒细胞及单核细胞浸润。

2. 白喉性心肌炎　由白喉杆菌产生的外毒素导致心肌细胞脂肪变性和坏死。镜下观，可见灶状心肌变性坏死，心肌细胞出现嗜酸性变、肌浆凝聚、脂肪变性及肌浆溶解。病灶内可见淋巴细胞、单核细胞及少数中性粒细胞浸润。病灶多见于右心室壁，愈合后形成细网状小瘢痕。

3. 非特异性心肌炎　发生在上呼吸道链球菌感染（急性咽峡炎、扁桃体炎）及猩红热时。其发病机制尚未明了，可能是由链球菌毒素引起。镜下观，心肌间质结缔组织内及小血管周围有淋巴细胞、单核细胞浸润，心肌细胞有程度不等的变性、坏死。

（三）寄生虫性心肌炎

寄生虫性心肌炎常由鼠弓形虫和原虫枯氏锥虫感染而引起。可引起灶状或弥散性心肌坏死，周围有淋巴细胞、单核细胞浸润。此种类型心肌炎病情较严重，死亡率高。

（四）免疫反应性心肌炎

主要见于一些变态反应性疾病，如风湿性心肌炎、类风湿性心肌炎、系统性红斑狼疮和结节性多动脉炎所引起的心肌。其中以风湿性心肌炎最为常见，在心肌间质结缔组织内可见到典型的风湿性肉芽肿（详见本章第三节）。此外，某些药物也可引起变态反应性心肌炎，如磺胺类、抗生素（青霉素、四环素、链霉素、金霉素等）、抗炎药（保泰松、吲哚美辛）、抗抑郁药（阿密曲替林）以及抗癫痫药（苯妥因）等。病变主要表现为间质性心肌炎。在心肌间质及小血管周围可见嗜酸性粒细胞、淋巴细胞、单核细胞浸润。心肌细胞有不同程度的变性、坏死。

（五）特发性心肌炎

亦称孤立性心肌炎，至今原因不明。1899 年由 Fiedler 首先描述，因此又称 Fiedler 心肌炎。多见于 20～50 岁的青、中年人。依组织学变化可分为两型。

1. 弥漫性间质性心肌炎 镜下观，心肌间质和小血管周围有多量淋巴细胞、浆细胞和巨噬细胞浸润。有时也可见到嗜酸性粒细胞和少量中性粒细胞。心肌细胞较少发生变性、坏死。病程较长者，心肌间质纤维化，心肌细胞肥大。

2. 特发性巨细胞性心肌炎 病灶心肌内有局灶性坏死及肉芽肿形成。镜下观，病灶中心部可见红染、无结构的坏死物，周围有淋巴细胞、浆细胞、单核细胞和嗜酸性粒细胞浸润，混有大量多核巨细胞。

二、心肌病

心肌病（cardiomyopathy）是一类原因不明、发展缓慢、以心肌病变为原发性损害的一组心脏病。主要病理表现为部分心肌细胞肥大，纤维组织增生。根据临床病理特点，心肌病可分为扩张型心肌病、肥厚型心肌病和限制型心肌病。

（一）扩张型心肌病

扩张型心肌病（dilated cardiomyopathy，DCM）是一类既有遗传因素又有非遗传因素导致的复合性心肌病，以进行性心脏肥大，左心室、右心室或双心室腔扩大，收缩功能障碍等为特征的一种原发性心肌病，也称充血性心肌病（congestive cardiomyopathy，CCM）。其是最常见的心肌病类型，约占心肌病的 90%，发病年龄在 20～50 岁，男性多于女性。本病的病因及发病机制尚不清楚，可能与病毒感染、大量酗酒、妊娠、遗传、代谢障碍及中毒等因素有关。

肉眼观，心脏体积增大，重量增加，可达 400～750g 以上，两心室肥大，四个心腔扩张，心尖部变薄呈钝圆形，由于心腔扩张可致二尖瓣和三尖瓣相对性关闭不全。心内膜增厚，可见附壁血栓。镜下观，心肌细胞不均匀性肥大、伸长，核大深染，可见畸形核。肥大和萎缩心肌细胞交错排列。心肌细胞常发生空泡变、小灶性肌溶解，心内膜下心肌间质纤维化和微小坏死灶或瘢痕灶。患者劳累后出现气急、乏力、胸闷、心律不齐及缓慢性进行性充血性心力衰竭，可发生猝死。

（二）肥厚型心肌病

肥厚型心肌病（hypertrophic cardiomyopathy，HCM）是以左心室肥厚、室间隔不对称性增厚，心室腔变小，舒张期心室充盈受限及左心室流出道受阻为特征的心肌病。20～50 岁多见，是青年猝死的常见原因之一。本病常有家族史，约 50% 患者有基因异常，多为家族性常染色体显性遗传。目前认为是肌小节收缩蛋白基因突变导致了此病的发生。

肉眼观，心脏体积增大，重量增加，左心室壁明显增厚，尤以室间隔增厚显著，乳头肌肥大，左心室腔变小。由于室间隔增厚导致流出道狭窄，长期二尖瓣前瓣与室间隔在收缩时碰撞，使主动脉瓣下流出道心内膜局限性纤维性增厚。镜下观，心肌纤维排列紊乱，心肌细胞弥漫性肥大，核大、畸形、深染。

临床上，因心排出量下降，肺动脉高压，患者可出现呼吸困难、乏力、心绞痛。

（三）限制型心肌病

限制型心肌病（restrictive cardiomyopathy，RCM）是以单侧或双侧心室充盈受限和舒张期容量减少为特征的原发性心肌病。收缩功能和室壁厚度正常或接近正常，间质纤维组织增生。其是目前了解最少的一种少见的心肌病，主要病变为心内膜和心内膜下心肌进行性纤维化，导致心室壁顺应性降低，心腔狭窄。

肉眼观，心室心内膜纤维化，尤以心尖部明显。心内膜增厚 2~3mm，呈灰白色，心室腔狭窄，或累及腱索和肉柱致使二尖瓣或三尖瓣关闭不全。镜下观，心内膜纤维化、玻璃样变，可见钙化及附壁血栓形成，心内膜下心肌常见萎缩、变性。

临床上主要表现为心力衰竭和栓塞，少数可发生猝死。

（四）克山病

克山病（keshan disease，KD）是一种地方性心肌病（endemic cardiomyopathy）。1935 年首先在黑龙江省克山县发现，因此命名为克山病。本病主要流行在我国东北、西北、华北和西南一带山区和丘陵地带。多数研究结果提出，KD 可能是由于缺乏硒等某些微量元素和营养物质，干扰和破坏了心肌代谢而引起心肌细胞的损伤，伴有急、慢性充血性心力衰竭和心律失常。

KD 的病变主要表现是心肌严重的变性、坏死和瘢痕形成。肉眼观，心脏不同程度增大，重量增加。两侧心腔扩大，心室壁变薄，尤以心尖部为重，心脏呈球形。切面，心室壁可见散在分布瘢痕灶，部分病例（尸检）在心室肉柱间或左、右心耳内可见附壁血栓形成。光镜下，心肌细胞有不同程度的颗粒变性、空泡变性和脂肪变性，坏死灶凝固状或液化性肌溶解，心肌细胞核消失，肌原纤维崩解，残留心肌细胞膜空架。慢性病例以瘢痕为主。

第六节　心功能不全

PPT

心脏协调地收缩和舒张，推动着血液在血管中循环流动，不断给组织提供所需的氧气和营养物质，并及时带走各种代谢产物，保证机体正常地进行新陈代谢活动。所以心脏的基本功能是心肌的收缩和舒张功能，即泵功能。完整的心脏泵血过程包括收缩期射血和舒张期充盈两部分，心排血量是每搏输出量与心率的乘积，而心室前负荷、后负荷和心肌收缩性是影响每搏输出量的基本因素。正常的心脏有强大的储备能力，当剧烈运动时，心脏的排出量可增加到静息时的 5~6 倍。心功能不全（cardiac insufficiency）是指各种原因引起心脏结构和功能的改变，心脏的舒缩功能发生障碍，使心排出量绝对或相对减少，即心泵功能减弱，以至不能满足组织代谢需要的病理生理过程，这种病理生理过程或综合征称为心功能不全。患者表现为肺循环淤血、体循环淤血和心排血量减少的临床症状和体征。心功能不全包括心脏泵血功能下降但尚未出现临床表现的完全代偿阶段，直至出现明显临床表现而失代偿的整个过程。而心力衰竭（heart failure）则是心功能不全的失代偿阶段，心功能不全和心力衰竭本质相同，只是程度不同，临床上，这两个概念往往是通用的。各种心脏病最终都可发生心力衰竭而导致死亡。

一、病因、诱因和分类

（一）病因

1. 心肌舒缩功能障碍　因心脏自身的结构性或代谢性损害，导致受累的心肌舒缩性能原发性降低。如心肌梗死、心肌炎、心肌病时所致心肌变性、坏死和纤维化，使心舒缩功能原发性降低。心肌缺血、缺氧（如冠心病、肺心病、严重贫血及休克等）以及严重的维生素 B_1 缺乏等可引起心肌能量代谢障碍，久之还可导致心肌病变，从而使心脏舒缩功能减弱。

2. 心脏负荷过重

（1）压力负荷过重（后负荷过重）　是指心室射血时所要克服的阻力增加。临床上左心室压力负荷过重常见于高血压、主动脉瓣狭窄、主动脉缩窄等；右心室压力负荷过重常见于肺动脉高压、肺动脉瓣狭窄、肺源性心脏病等。

（2）容量负荷过重（前负荷过重） 是指心脏收缩前所承受的负荷，相当于心室舒张末期容量过度增加。见于以下三种情况：①心脏瓣膜关闭不全，血液反流，如主动脉瓣关闭不全、二尖瓣关闭不全等。②左、右心或动静脉分流性先天性心血管病，如房室间隔缺损、动脉导管未闭等。③伴有全身血容量增多或循环血量增多的疾病，如慢性贫血、甲状腺功能亢进等，心脏容量负荷必然增加。

（二）诱因

凡是能增加心脏负荷，导致心肌耗氧量增加和（或）供血供氧减少的因素皆可能成为心功能不全的诱因。临床上，50%～90%的患者是因某些诱因使原有的心功能损害加重的。

1. 感染 呼吸道感染是最常见、最重要的原因，其次如心内膜感染、全身感染等。因为感染可引起发热、心率加快，使心肌耗氧量增加、心负荷加重以及病原微生物的毒素直接损伤心肌而诱发心力衰竭。呼吸道感染还可因肺通气和换气障碍，加重心肌缺氧，同时使肺血管阻力升高，右心室负荷加重诱发心力衰竭。

2. 心律失常 心率过快，舒张期缩短，冠状动脉供血不足，使心室充盈障碍，同时增加心肌耗氧量，易诱发心力衰竭。心率过缓（40 次/分）可减少每分心排出量；严重的房室传导阻滞可引起房室活动协调性紊乱，影响心射血能力，可诱发心力衰竭。

3. 妊娠与分娩 妊娠期血容量增多，到临产期可比妊娠前增加20%以上，且血浆容量增加超过红细胞数量的增加，因此易出现稀释性贫血及心脏负荷加重。妊娠特别是分娩时疼痛、精神紧张，使交感－肾上腺髓质系统兴奋，心率增快和心排出量增大，使机体处于高动力循环状态。一方面回心血量增多，增加了心脏的前负荷；另一方面外周小血管收缩，使心脏后负荷加重，加上心率加快使心肌耗氧量增加、冠脉血流不足，从而诱发心力衰竭。

4. 其他 如高钾血症、酸中毒等可直接或间接抑制心肌舒缩功能，甲亢、输血输液过快过量、紧张、劳累、情绪激动、洋地黄中毒、创伤和手术等也都可加重心脏负荷，或进一步使心肌缺血、缺氧而诱发心功能不全。

（三）分类

1. 根据心力衰竭发生的部位分类 为左心衰竭、右心衰竭和全心衰竭。

2. 根据心力衰竭发生的速度分类 为急性心力衰竭和慢性心力衰竭。

3. 根据患者病情的严重程度分类 为轻度、中度和重度心力衰竭。

4. 根据心排出量分类

（1）低输出量性心力衰竭 心力衰竭的患者心排出量低于正常值。常见于冠心病、心肌炎、心肌病、高血压病和心瓣膜病引起的心力衰竭。

（2）高输出量性心力衰竭 处于甲状腺功能亢进、严重贫血、维生素 B_1 缺乏、妊娠等状态时，血流速度加快，静脉回流增加，心排出量相应增加，超过正常状态称为高动力循环状态。一旦发生心力衰竭，其心排出量从心力衰竭前的高水平下降，但其绝对值仍接近或高于正常水平。

二、机体的代偿反应

心力衰竭是否发生、发生的速度和病情的轻重，在很大程度上取决于机体的代偿反应。机体代偿反应包括心脏本身的代偿（通过多种途径激活神经－体液调节机制：交感－肾上腺髓质系统和肾素－血管紧张素－醛固酮系统）和心脏外代偿。各种病因导致心功能不全后，通过机体的代偿反应，可能出现以下３种情况。①心排出量能满足机体正常活动的需要，不出现心功能不全的临床表现，称为完全代偿。②心排出量只能满足机体安静状态下的需要，轻度体力活动即出现心功能不全的临床表现，称为不完全代偿。③心排出量明显减少，甚至不能满足机体安静状态下的需要，出现明显而严重的心力衰竭的临床表现，称为失代偿或代偿失调。护理人员了解心功能不全时机体的各种代偿反应及其造成的有利和不利的影响都是非常必要的。

（一）心脏的代偿反应

1. 心率加快　心率加快是一种快速的代偿机制，在一定范围内可增加心排出量，对维持动脉血压，保证心、脑的血供有积极意义。但当心率过快（成人 > 180 次/分）时，心室舒张期缩短，冠状动脉灌流量减少、心肌耗氧量增加等因素，反而导致心排出量减少诱发或加重心力衰竭的发生。

2. 心脏扩张　心功能不全时心脏的扩张有两种，一种是有代偿作用的紧张源性扩张，另一种是失代偿后的肌源性扩张。

（1）紧张源性扩张　是指心排出量减少时，舒张末期心室容量负荷增加，在一定范围内，随着心肌纤维被拉长，心肌收缩力增加使心排出量增加。其代偿机制是：根据 Frank – Starling 定律，在一定范围内，心肌收缩力与心肌纤维粗、细肌丝相互重叠的状况有关。心肌的肌节正常初长度为 1.7 ~ 2.1μm，随着肌节长度增加，收缩力逐渐增强，至肌节长度达 2.2μm 时，粗、细肌丝处于最佳重叠状态，心肌的收缩力最大，增加心排出量。这是急性心功能不全的一种重要代偿机制。

（2）肌源性扩张　如果心室继续扩张，当肌节长度超过 2.2μm 时，心肌的收缩力将逐渐降低。这种长期前负荷过重导致心肌过度拉长并伴有心肌收缩力减弱的心腔扩大称为肌源性扩张，其已失去增加心肌收缩力的代偿意义。而且同时由于室壁张力增加，心肌耗氧量增加，增加心肌负荷。

3. 心肌肥大　心肌肥大是指心肌细胞体积增大，心脏的重量增加（成人≥500g），可伴有心肌细胞数量上的增多。心肌肥大可增强心肌收缩力，提高心排出量，是心脏的一种慢性代偿机制。但心肌过度肥大反可致缺氧、能量代谢障碍、心肌收缩性减弱等，而使代偿转为失代偿。根据是否伴有心腔的扩张，心肌肥大可分为两种。

（1）向心性肥大　是指心脏在长期压力负荷作用下（如高血压病等），心肌细胞呈并联性增生，肌纤维变粗，心室壁增厚而心腔无明显扩大或缩小。

（2）离心性肥大　是指心脏在长期容量负荷作用下（如主动脉瓣关闭不全等），使心肌细胞呈串联性增生，肌纤维变长，心腔明显扩张。

（二）心外代偿反应

1. 血容量增加　增加血容量，进而使静脉回流及心排血量增加是慢性心功能不全时的主要代偿方式之一。心力衰竭时机体通过心脏本身及肾的代偿（降低肾小球滤过率及增加肾小管对水、钠的重吸收）而增加血容量。

（1）肾小球滤过率降低　①心排血量减少，肾脏血液灌流量减少，直接使肾小球滤过率下降。②心排血量减少，交感 – 肾上腺髓质系统及肾素 – 血管紧张素 – 醛固酮系统兴奋，使肾动脉收缩，从而使肾小球滤过率下降。③前列腺素 E_2 可以扩张血管，而肾缺血使前列腺素 E_2 合成减少，也使肾血流量减少，肾小球滤过率下降。

（2）肾小管重吸收钠水增多　①肾小球滤过分数增加，血中非胶体成分滤过量也相对增多，进而使得流经肾小管的毛细血管的血浆胶体渗透压升高，近曲小管重吸收钠水增多。②肾血流重新分配，大量血流从肾皮质单位转向近髓肾单位。近髓肾单位的肾小管深入髓质高渗区，对钠、水的重吸收多于皮质肾单位。③醛固酮和抗利尿激素分泌增多，致使肾小管对钠水的重吸收增多。④由于心排血量减少，抑制钠水重吸收的激素心房钠尿肽释放减少。

血容量增加可以增加心排出量，维持动脉血压。一定范围内的血容量增加可提高心排出量和组织灌流量，但长期过度的血容量增加可加重心脏负荷，使心排出量下降而加重心功能不全。

2. 血流重新分布　心力衰竭时由于交感－肾上腺髓质系统兴奋，出现血流重新分布，皮肤、内脏、骨骼肌血管收缩，血流减少，以保证重要器官心、脑的血供。但是外周血管长期收缩，则可因外周阻力增加而使心脏后负荷加大，同时长期供血不足也可导致周围器官的功能不足甚至衰竭。

3. 红细胞增多　心力衰竭时由于血流缓慢，发生缺氧，刺激肾生成促红细胞生成素，促进骨髓造血而使红细胞增多，这有助于改善供氧。但红细胞过多则可因血液黏滞性增大而增加心脏负荷。

4. 组织细胞利用氧的能力增强　心力衰竭时由于对组织细胞的供氧减少，细胞通过对自身结构、功能和代谢的改变而进行代偿。如慢性心力衰竭时细胞内线粒体数量增多，与呼吸链有关的酶活性增强等，这有助于一定程度上改善细胞的内呼吸功能。

三、心力衰竭的发生机制

心力衰竭的发病机制十分复杂，目前尚未完全清楚。但一般认为心力衰竭的发生、发展，常是多种机制共同作用的结果。心肌收缩性减弱、心舒张功能障碍是心力衰竭发生的基本机制。

（一）心肌收缩性减弱

心肌收缩性是指心肌不依赖于负荷而改变其收缩活动强度和速度的内在特性。绝大多数心力衰竭发生的基础是心肌收缩性减弱，其直接后果是心排出量减少。

1. 心肌细胞受损和死亡　心肌的原发性损害（如心肌炎、心肌梗死及心肌病等）可导致心肌细胞萎缩、变性、坏死、凋亡、肌原纤维丧失以及纤维化等结构改变，造成原发性心肌收缩性减弱。因长期负荷过重而改建的心肌，发展一定时间后也会发生类似改变。

2. 心肌能量代谢障碍　心肌的能量代谢包括能量产生、储存和利用三个环节。其中任何一个环节发生障碍，都可导致心肌收缩性减弱。心肌缺血、缺氧、贫血、低血压、心律失常及维生素 B_1 缺乏等因素常作为病因或诱因，导致心肌的能量代谢障碍而引起或诱发心力衰竭。通过肥大而改建的心肌在能量产生和储存两个环节都有内在缺陷。

（1）心肌能量生成障碍　由于心肌缺血和（或）缺氧（见于冠心病、休克、严重贫血等）时，有氧氧化障碍，导致能量生成不足使心肌收缩性减弱。心肌缺血、缺氧时，会因能量生成不足使心肌收缩性减弱，还会导致大量酸性代谢产物在体内蓄积，造成严重的酸中毒，加重心肌的损伤。此外，维生素 B_1 缺乏时，丙酮酸氧化脱羧障碍，也可使 ATP 生成不足。

（2）心肌能量利用障碍　在心肌收缩过程中，肌球蛋白横桥顶部 ATP 酶水解 ATP，将化学能转变为机械能，供肌丝滑行。过度肥大的心肌肌球蛋白 ATP 酶活性降低，对 ATP 水解作用减弱，不能为心肌提供足够的能量，导致心力衰竭。

3. 心肌兴奋－收缩耦联障碍　Ca^{2+} 的正常运转是心肌"兴奋－收缩耦联"的关键。各种原因造成 Ca^{2+} 的运转和分布失常均可导致心肌兴奋－收缩耦联障碍，使心肌收缩力下降。

（1）肌浆网对 Ca^{2+} 的摄取、储存和释放障碍　①在过度肥大的心肌中，肌浆网 ATP 酶活性降低，因而在心肌复极化时，肌浆网摄取、储存的 Ca^{2+} 减少，除极化时肌浆网向胞质释放 Ca^{2+} 量随之减少。在肌浆网摄取 Ca^{2+} 减少的同时，线粒体摄取 Ca^{2+} 增加，但其除极化时向胞质释放 Ca^{2+} 的速度非常缓慢，导致胞质内 Ca^{2+} 浓度下降。②心肌缺血缺氧会导致酸中毒，酸中毒会使 Ca^{2+} 与储钙蛋白结合牢固，不易解离，从而影响 Ca^{2+} 的释放。③肌浆网摄取是一个耗能的过程，各种原因造成 ATP 不足时，肌浆网通过钙泵摄取 Ca^{2+} 减少，心肌再次兴奋时释放 Ca^{2+} 也随之减少。

（2）Ca^{2+} 的内流受阻　①生理状态下，交感神经兴奋时，去甲肾上腺素与 β 受体结合，激活腺苷酸环化酶，使 ATP 变为 cAMP，进而激活心肌细胞膜上的 Ca^{2+} 通道，使细胞外 Ca^{2+} 内流增加。而过度肥大的心肌内交感神经分布密度降低，去甲肾上腺素合成减少，同时心肌细胞膜 β 受体密度降低，从而导致 Ca^{2+} 内流减少。②心肌缺血缺氧时，引起 ATP 生成减少和酸中毒，通过影响膜电压依赖性钙通道，使细胞外 Ca^{2+} 内流减少。③酸中毒或高血钾时，细胞外 K^+ 增多，竞争性地抑制细胞外 Ca^{2+} 的内流，而且酸中毒时 β 受体对去甲肾上腺素的敏感性降低，也使 Ca^{2+} 内流减少。

（3）肌钙蛋白与 Ca^{2+} 的结合障碍　由于 H^+ 与 Ca^{2+} 有竞争结合肌钙蛋白的作用，H^+ 与肌钙蛋白的亲和力比 Ca^{2+} 与肌钙蛋白的亲和力大。所以，在各种原因造成心肌细胞酸中毒时，大量 H^+ 和肌钙蛋白结合，从而 Ca^{2+} 与肌钙蛋白结合减少，阻碍了心肌兴奋 - 收缩耦联，使心肌收缩力下降。

（二）心舒张功能障碍

绝大多数心力衰竭患者均有心肌舒张异常，可使心室充盈量减少，进而心排出量不足，静脉淤血。

1. 心肌主动舒张异常　心肌收缩后，产生正常舒张的首要因素是胞质中 Ca^{2+} 浓度要迅速从 10^{-5} mol/L 降至 10^{-7} mol/L，Ca^{2+} 与肌钙蛋白解离，肌钙蛋白恢复原来的构型。胞质内 Ca^{2+} 大部分被 Ca^{2+}-ATP 酶摄取入肌质网，少量运出细胞外，因此心脏舒张是能量依赖性的。肥大和衰竭心肌细胞由于缺血缺氧时 ATP 减少，进而降低肌浆网摄取 Ca^{2+} 的速率及肌膜向细胞外转运 Ca^{2+} 的速率，使心肌舒张延缓，从而使心肌舒张功能降低。

2. 心肌的顺应性降低　见于舒张晚期，指心室顺应性降低及充盈障碍。心室顺应性是指心室在单位压力变化下所引起的容积改变（dV/dp），其倒数 dp/dV 即为心室僵硬度。高血压及肥厚性心肌病时心室壁增厚，心肌炎症、纤维化及间质增生等均可引起心室壁成分改变，导致心室顺应性下降，心室在舒张末期容量减少，每搏输出量减少，而心室收缩末期容量无明显变化。此时，需提高心室的充盈压以维持心室的充盈量。

此外，心肌细胞骨架改变，后负荷过大、心率过快、心室显著扩张以及心室的相互作用也会影响心室舒张功能。

（三）心脏各部舒缩活动的不协调

为保持心功能的稳定，心脏各部、左 - 右心之间、房 - 室之间以及心室本身各区域的舒缩活动处于高度协调的工作状态。如果心脏舒缩活动的协调性被破坏，将会导致心脏泵血功能紊乱而导致心排血量下降。在心肌炎、高血压性心脏病、肺心病时，由于病变呈区域性分布，非病变心肌功能相对正常，甚至代偿性增强，病变轻的区域心肌舒缩活动变弱，病变重的心肌完全丧失收缩功能，特别是病变面积较大时必然使整个心脏的舒缩活动不协调，导致心排血量下降。尤其是心肌梗死患者易发生心律失常，使心脏各部分舒缩活动的协调性遭到破坏。

无论是房室活动不协调还是两侧心室不同步舒缩，心排血量均会明显降低。

四、心力衰竭临床表现的病理生理学基础

心力衰竭患者的临床表现大致可归纳为肺循环淤血、体循环淤血和心排出量减少三大类。临床上，往往是这三大主症的不同组合，全心衰竭时这三大主症均可出现。

（一）肺循环淤血

左心衰竭时，肺循环回流受阻，肺循环毛细血管血压升高，造成肺淤血和肺水肿，患者主要表现为呼吸困难。即主观上感到"呼吸费力""喘不过气"，又有呼吸频率、深度及节律改变的体征。左心衰竭引起的呼吸困难又称为心源性呼吸困难。

1. 呼吸困难发生机制

（1）肺淤血和肺水肿使肺的顺应性降低，呼吸肌必须增加做功和消耗更多能量才能保证正常通气

量，所以患者感到呼吸费力。

（2）肺淤血和肺水肿常伴有支气管黏膜淤血水肿，水肿液和气道分泌物增多，导致呼吸道阻力增大，患者感到呼吸费力。

（3）肺毛细血管压增高和间质水肿使肺间质压力增高，刺激肺毛细血管旁 J 受体，反射性引起呼吸变浅变快。

2. 呼吸困难的形式和机制

（1）劳力性呼吸困难 是左心衰竭最早出现的症状，患者常在体力活动时引起或加重呼吸困难，而在休息后缓解或减轻。机制是：①活动时机体耗氧量增加，而衰竭的心脏不能相应增加心排出量，使 PaO_2 进一步降低，反射性兴奋呼吸中枢，使呼吸运动增强。②体力活动时心率加快，舒张期变短，左心室充盈减少，可加重肺淤血。③体力活动时回心血量增加，可加重肺淤血和肺水肿。

（2）夜间阵发性呼吸困难 是左心衰竭患者的典型临床表现。表现为患者夜间熟睡后因突感气闷而惊醒，被迫坐起，呼吸深快，重者可有哮鸣音，故又称心源性哮喘。机制为：①熟睡的患者，因平卧位使膈肌上抬，胸腔容积缩小，肺活量降低，吸入氧减少，心肌供氧减少。②平卧位下半身静脉回流增多，回心血量增加，加重肺淤血和肺水肿。③入睡后迷走神经兴奋性升高，支气管平滑肌收缩，支气管口径变小，通气阻力增大。④熟睡后呼吸中枢敏感性降低，只有肺淤血发展到比较严重时，动脉血 PaO_2 降到一定水平时，才能刺激呼吸中枢，引起患者突感憋闷而惊醒，出现咳嗽、气促。

（3）端坐呼吸 左心衰竭严重时，患者在平卧时呼吸困难加重，常被迫采取半卧位或坐位以减轻呼吸困难的现象称端坐呼吸。机制是：①患者取端坐位时，由于重力作用，下半身静脉血回流减少，从而减轻肺淤血。②患者取端坐位时，膈肌位置下降，肺活量增加，从而改善通气功能。③端坐位可减少下肢水肿液的吸收，使血容量降低，减轻肺淤血。

（4）急性肺水肿 患者突发严重的呼吸困难、端坐呼吸、咳嗽、咳粉红色泡沫痰和发绀，患者双肺可闻及湿啰音和哮鸣音。机制是：①左心衰竭时，肺毛细血管内压力突然升高，是血浆液体成分漏出至肺泡腔内所致。②严重的缺氧，可使肺毛细血管壁通透性增加，血浆渗入肺泡和肺间质。③肺泡内的水肿液可破坏肺泡表面活性物质，使肺泡表面张力增加，肺毛细血管内水分更容易进入肺泡和肺间质。

急性肺水肿是急性左心衰竭最严重的表现，护士一旦发现患者有急性肺水肿的表现，应立即报告医生并及时采取相应的抢救措施。

（二）体循环淤血

右心衰竭或全心衰竭时，可引起体循环静脉淤血，静脉压升高，内脏器官淤血和水肿等。

1. 心性水肿 右心衰竭或全心衰竭时，由于心泵功能障碍，心排出量减少，心室收缩末期余血量增多，使心室舒张末期容积和压力增高，以致静脉回流障碍，产生静脉淤血，导致心性水肿。由于重力关系，水肿首先出现于下垂部位。患者直立时，水肿首先出现在足和胫前部；卧位时，水肿首先出现于骶尾部；严重时，水肿可波及全身。

2. 肝淤血肿大 右心衰竭时，体循环淤血，导致肝脏淤血性肿大。患者可出现肝区疼痛，右肋弓下可触及肝脏下缘并有压痛，肝功能减退。右心衰竭时，上下腔静脉系回流障碍，颈静脉充盈或怒张。按压肝脏后颈静脉异常充盈，称为肝颈静脉反流征阳性。慢性右心衰竭患者，因长期肝淤血、缺氧及纤维组织增生可导致淤血性肝硬化，进而引起腹水。

3. 胃肠道功能障碍 胃肠道长期淤血，可引起食欲不振、恶心、呕吐、腹胀等症状。胃肠道蛋白质消化吸收障碍，又可加重水肿。

（三）心排血量减少

心排血量随组织细胞代谢需要而增加的能力称为心力储备，这反映心脏的代偿能力。在心功能不全早期，通过代偿反应，心输出量能够满足机体需要，但心脏储备功能已开始下降。当由心肌收缩性降低和心室负荷过重引起的收缩性心功能不全时，在临床上表现为心排血量减少的综合征。心输出量明显下降，机体各组织得不到充足的血液供应，出现缺血、缺氧等一系列症状和体征，严重者将发生心源性休克。

1. 心泵血功能降低

（1）心排出量降低　心排出量是每分钟一侧心室泵出的血量。成人心排出量正常值为 $3.5 \sim 5.5 L/min$。在低输出量性心力衰竭的失代偿期，心排出量低于正常值。高输出量性心力衰竭时，其心排出量从心衰前的高水平下降，但其绝对值仍接近或高于正常水平。

（2）心脏指数降低　心脏指数是指单位体表面积的每分心排出量。成人心脏指数正常值为 $2.5 \sim 3.5 L/(min \cdot m^2)$。心力衰竭时心脏指数可降至 $2.5 L/(min \cdot m^2)$ 以下。

（3）射血分数降低　射血分数是每搏输出量与舒张末期容积的比值，是反映心功能特别是收缩功能的常用指标，正常值为 $0.56 \sim 0.78$。急性心力衰竭时，由于心肌收缩性减弱，使每搏输出量降低，心室舒张末期容积增大，因而射血分数降低，可降至 0.3 以下。

（4）心房压和心室舒张末期压增高　左心室收缩功能减弱，负荷过重或舒张顺应性降低时，左心房压和左心室舒张末期压升高。因肺动脉楔压、左心房压和左心室舒张末期压正常时比较接近，临床上常用肺动脉楔压反映左心室功能状态。

右心室在回心血量泵出能力降低或回心血量超过心脏所能负荷的最大限度时，右心房压和右心室舒张末期压升高。因中心静脉压、右心房压和右心室舒张末期压正常时比较接近，临床上常用中心静脉压反映右心房压并评估右心室舒张末期压。

2. 动脉血压的变化　在急性心力衰竭时，心排出量急剧减少，动脉血压可降低，严重时可发生心源性休克。在慢性心力衰竭时，机体通过外周血管收缩、心率加快、水钠潴留等代偿活动，可使动脉血压维持正常。

3. 组织器官血流量改变，血液重新分布　心力衰竭时，交感-肾上腺髓质系统兴奋，使具有丰富 α 受体的皮肤、骨骼肌和腹腔脏器血管收缩，血流量减少，而心、脑血管无明显收缩，以保证心、脑血液供应。这种血流的重新分布，具有重要的代偿意义。肾血流量减少，会造成肾小球滤过率下降、肾小管重吸收功能增强，导致少尿、氮质血症。肾排酸保碱能力下降以及机体缺氧导致代谢性酸中毒。皮肤血流量减少可使患者皮肤苍白、温度降低，严重可出现皮肤发绀。骨骼肌血流量减少，能量代谢水平降低，不能为肌肉的运动提供充足的能量，因此，患者可出现疲乏无力的表现。

4. 脑血供减少　轻度心力衰竭时，由于交感神经兴奋，血流重新分布，脑血流可保持在正常水平。失代偿后，心排出量严重不足，导致脑血流量下降，患者容易疲劳、虚弱，可出现头痛、头晕、烦躁不安、失眠、记忆力减退等症状，甚至意识模糊、昏迷。

五、心力衰竭防治和护理原则

（一）心力衰竭防治的病理生理学基础

1. 积极防治原发病，消除诱因　包括治疗先天性心脏病、心肌炎、贫血、甲状腺功能亢进症，补充维生素 B_1，控制感染，纠正心律失常，维持水电解质平衡等。

2. 改善心肌的舒缩功能　应用正性肌力的药物，通过增加心肌收缩力而增加心排出量适用于充血性心力衰竭的患者，如洋地黄类药物、多巴胺等。选用钙拮抗剂或 β 受体阻断剂，使舒张期延长，扩张冠脉血管，改善心肌舒张性能，适用于室壁顺应性降低和舒张功能不全所致的心力衰竭。

3. 减轻心脏负荷

（1）降低后负荷　应用动脉血管扩张药可降低左心室射血阻力，提高心排血量，同时可改善外周血管的灌流；由于心脏后负荷降低，室壁张力降低，从而又降低了心肌的耗氧量。

（2）调整前负荷　在前负荷过高的心力衰竭患者，可使用静脉扩张药物以减少回心血量。通过休息、控制钠盐的摄入，适当使用利尿剂也有利于减轻心脏前负荷。

（二）心力衰竭护理的病理生理学基础

1. 病情观察　准确了解患者主诉，如有胸闷、胸痛、心悸、气急等，应密切观察其部位、性质、持续时间，并及时通知临床医师采取相应措施。定时观察患者的生命体征。

2. 生活护理，改善患者的缺氧状态，提高活动耐力　对心功能不全患者，应协助其生活起居及个人卫生。重症患者应绝对卧床休息，病情稳定者可逐渐从床上活动至下床活动，长期卧床者应每2小时更换体位，心功能不全者采取半卧位或端坐位。多食高维生素、易消化饮食；少食多餐，切忌过饱；心血管患者宜低盐饮食，每天摄盐量应少于5g。鼓励患者养成每日排便的习惯，卧床患者应多食蔬菜、水果及富含纤维的食物。连续数日未排便者可按摩辅助排便、给予缓泻剂或低压温水灌肠，对危重患者应记录24小时尿量，定时测体重。

3. 药物护理　掌握心血管疾病常用药物的剂量、方法、作用及副作用，正确指导患者服药。治疗心衰的许多药物都有较明显的副作用，如洋地黄、血管紧张素转换酶抑制剂、β受体阻断剂和利尿剂等。护理人员在使用过程中应密切观察服药反应。

4. 心理护理及健康指导　护理人员应保持良好的工作情绪，关心、体贴、鼓励患者，做好充分的解释、安慰工作，协助患者克服各种不利于疾病治疗的生活习惯和嗜好。向患者及家属宣传有关的防治与急救知识。鼓励患者积极治疗各种原发病，避免各种诱因。

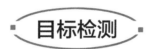 **目标检测**

答案解析

一、选择题

【A 型题】

1. 动脉粥样硬化主要累及的血管是

    A. 细小动脉　　　　　　　　B. 毛细血管　　　　　　　　C. 大、中动脉

    D. 细小静脉　　　　　　　　E. 大、中静脉

2. 下列因素中与动脉粥样硬化的发生关系最密切的是

    A. 高脂血症　　　　　　　　B. 高血压　　　　　　　　　C. 吸烟

    D. 病毒感染　　　　　　　　E. 遗传因素

3. 下列脂蛋白被认为是动脉粥样硬化的重要拮抗因素的是

    A. 低密度脂蛋白　　　　　　B. 中密度脂蛋白　　　　　　C. 乳糜颗粒

    D. 高密度脂蛋白　　　　　　E. 极低密度脂蛋白

4. 冠状动脉粥样硬化病变的动脉多是

    A. 右冠状动脉回旋支　　　　B. 左冠状动脉回旋支　　　　C. 右冠状动脉主干

    D. 左冠状动脉主干　　　　　E. 左冠状动脉前降支

5. 心肌梗死最常发生的部位为

    A. 左心室侧壁   B. 左心室前壁   C. 左心室后壁

    D. 右心室前壁   E. 室间隔后 1/3

6. 心肌梗死的合并症不包括

    A. 心脏破裂   B. 心肌肥厚   C. 心力衰竭

    D. 心律失常   E. 心源性休克

7. 原发性良性高血压的特征性病变是

    A. 细、小动脉痉挛

    B. 细、小动脉的粥样硬化

    C. 细、小动脉的硬化

    D. 细、小动脉的纤维蛋白样坏死

    E. 以上都不是

8. 高血压病脑出血最常见的部位是

    A. 侧脑室   B. 蛛网膜下腔   C. 豆状核和丘脑

    D. 内囊和基底节   E. 脑干

9. 良性高血压晚期可引起

    A. 颗粒性固缩肾   B. 瘢痕性固缩肾   C. 肾盂积水

    D. 肾动脉狭窄   E. 肾贫血性梗死

10. 风湿病发病部位中最严重的是

    A. 心脏   B. 关节   C. 血管

    D. 皮肤   E. 小脑

11. 风湿性心内膜炎最常累及的心瓣膜是

    A. 二尖瓣   B. 三尖瓣   C. 主动脉瓣

    D. 二尖瓣和主动脉瓣   E. 三尖瓣和主动脉瓣

12. 下列情况可导致左心室后负荷过重的是

    A. 心肌炎   B. 高血压   C. 肺动脉高压

    D. 主动脉瓣关闭不全   E. 二尖瓣关闭不全

【B 型题】

(13 ~ 15 题共用备选答案)

    A. 风湿性心内膜炎   B. 风湿性心肌炎   C. 风湿性关节炎

    D. 风湿性心外膜炎   E. 风湿性脑病

13. 疣状赘生物发生于

14. 绒毛心发生于

15. 小舞蹈症发生于

二、综合问答题

1. 动脉粥样硬化的病变特点是什么？粥样斑块有哪些并发症？

2. 高血压可以引起心、脑、肾哪些变化？

3. 为减轻肺淤血和肺水肿，患者应采取何种体位？为什么？

三、实例解析题

    患者，男，52 岁。6 年前出现头痛、头晕、健忘等症状，血压 150/95mmHg，服用降压药后自觉上述症状缓解。1 天前出现剧烈头痛、呕吐、视物模糊，右侧面神经麻痹及左侧上、下肢瘫痪而急诊入院。

入院查体：急性病容，血压180/100mmHg，双下肢水肿，颈静脉怒张，尿蛋白（+）。入院后积极抢救无效死亡。

问题：

1. 本病例最可能的死因是什么？

2. 本病例做尸体解剖，可能会观察到什么病变？

3. 患者临床症状及体征的病理改变基础是什么？

（何玉琴）

书网融合······

重点回顾

微课

习题

第十三章　呼吸系统疾病

学习目标

知识目标：

1. 掌握　慢性支气管炎、肺气肿的概念及病理变化；大叶性肺炎、小叶性肺炎的病理变化、临床病理联系与并发症；呼吸衰竭的概念、病因与发生机制。

2. 熟悉　慢性肺源性心脏病的概念、基本病变；肺癌的类型、早期肺癌的概念；呼吸衰竭时机体主要代谢和功能变化。

3. 了解　支气管哮喘的发病机制；肺气肿的类型及对机体的影响；间质性肺炎的病理变化；肺硅沉着病的病因、基本病变、并发症；鼻咽癌的病因和病理变化、病理临床联系；呼吸衰竭的防治原则。

技能目标：

能够用呼吸系统常见疾病病因、发病机制及其病理临床联系指导临床护理；能够初步分析判断患者是否发生呼吸衰竭。

素质目标：

理解呼吸系统疾病患者的各种生理和精神诉求，给予专业的护理和精神安慰。

导学情景

情景描述： 患者，男，21 岁，学生。高热 3 天就诊。患者于 3 天前淋雨后出现发热，伴有寒战、咳嗽、胸痛、呼吸困难等，来诊前痰中带血。查体：体温 39.4℃，呼吸 32 次/分，脉搏 100 次/分，血压 95/65mmHg，营养佳，精神可，呼吸急促，有轻度发绀。左肺下叶叩诊呈浊音，语颤音增强，听诊呼吸音减弱，可闻及支气管呼吸音。实验室检查：白细胞 $15 \times 10^9/L$。X 线检查左肺下叶见均匀密度增高阴影。

情景分析： 患者为青壮年，有淋雨诱因，实验室检查提示细菌感染。作为护理工作者，应了解肺部常见感染的类型和鉴别要点，以便有针对性地给患者正确的护理、合理的指导和精神支持。

讨论： 患者的诊断是什么？如何发生、发展的？结局如何？

学前导语： 呼吸系统常见的疾病除了各种类型的肺炎之外，还有慢性阻塞性肺疾病、肺源性心脏病、肺癌、呼吸功能不全等。

呼吸系统由呼吸道和肺组成，其主要功能是保证氧的摄入和二氧化碳的排出。呼吸系统因与外界相通，容易受外界环境变化的影响，所以有其完善的防御系统。鼻黏膜血流丰富，可对吸入的空气加温、加湿和清除较大的粉尘颗粒；呼吸道除喉及声带被覆复层鳞状上皮以外，其余均被覆假复层纤毛柱状上皮或单层纤毛柱状上皮，纤毛与腺体和杯状细胞的分泌物共同构成黏液纤毛排送系统，将黏膜分泌的黏液和黏着的细菌、粉尘颗粒推向咽部，通过咳嗽以痰的形式排出体外；肺巨噬细胞能吞噬、降解进入肺泡和肺间质的灰尘、细菌等异物，其分泌的溶菌酶等生物活性物质能进一步杀灭细菌，并通过抗原提呈作用激活 T 淋巴细胞发生免疫应答反应。因有上述防御系统的保护，人体吸入的空气中

虽有各种生物性病原体、烟尘及有害气体等致病因子，但一般不会致病。当机体抵抗力和免疫力下降，呼吸系统的自净和防御功能削弱时，外界有害物质则进入呼吸系统引起疾病的发生。

呼吸系统常见的疾病有慢性阻塞性肺疾病（慢性支气管炎、支气管哮喘、肺气肿、支气管扩张症）、慢性肺源性心脏病、肺炎（大叶性肺炎、小叶性肺炎、间质性肺炎）、肺癌、呼吸功能不全等。

第一节 慢性阻塞性肺疾病

慢性阻塞性肺疾病（chronic obstructive pulmonary disease，COPD）是一组以肺实质尤其是小气道受到病理损害，导致慢性不可逆性气道阻塞、呼气阻力增加和肺功能不全为共同特征的肺疾病总称。主要包括慢性支气管炎、支气管哮喘、肺气肿及支气管扩张症等疾病。

一、慢性支气管炎

慢性支气管炎（chronic bronchitis）是气管、支气管黏膜及其周围组织的慢性非特异性炎症。慢性支气管炎是呼吸系统最常见的慢性疾病，多发生于老年人，我国北方地区，尤其冬春季节更为常见。临床上常表现为反复发作的咳嗽、咳痰或伴喘息等主要症状，每年持续约3个月，连续2年以上者，可诊断为慢性支气管炎。晚期可并发阻塞性肺气肿和慢性肺源性心脏病。

（一）病因和发病机制

慢性支气管炎常为外界环境多种因素侵袭和机体呼吸道防御功能受损所致，常见发病因素如下。

1. 感染因素 呼吸道病毒或细菌感染是导致慢性支气管炎发生和发展的重要原因。慢性支气管炎的发生与感冒关系密切，凡能引起感冒的各种病毒均可引起本病，尤以鼻病毒、腺病毒和呼吸道合胞病毒最常见。感冒导致呼吸道防御功能降低，使得上呼吸道常驻菌群如肺炎球菌、肺炎克雷伯菌、流感嗜血杆菌、奈瑟球菌等乘虚而入引起慢性支气管炎。

2. 理化因素 主要有：①吸烟：吸烟是引起慢性支气管炎的主要因素。吸烟者比不吸烟者的患病率高2~8倍，吸烟时间愈久，日吸烟量愈大，患病率愈高。香烟燃烧的烟雾中含有焦油、尼古丁等有害物质，能损伤呼吸道黏膜，引起小气道痉挛，增加气道阻力，使呼吸道防御能力降低，为病原体入侵创造条件。②大气污染：雾霾含有大量二氧化硫、刺激性烟雾和粉尘微粒等，长期大量吸入可使呼吸道腺体分泌增加、肺泡巨噬细胞的吞噬功能降低，呼吸道自净和免疫防御功能减弱，导致慢性支气管炎发生。③天气因素：气温骤变或寒冷空气可使支气管黏膜的血管收缩，黏液分泌增多、纤毛排送系统和巨噬细胞的防御功能减弱，因此，冬春寒冷季节，慢性支气管炎常复发或病情加重。

3. 过敏因素 喘息型慢性支气管炎患者常有过敏史，机体对花粉、烟草、粉尘等多种抗原产生过敏反应，引起支气管收缩或痉挛，组织损害和炎症反应。喘息型患者对以脱敏为主的综合治疗效果较好。

4. 其他 机体的内部因素，如年龄因素、营养不良、慢性酒精中毒、自主神经功能紊乱、内分泌功能失调等，都与慢性支气管炎的发生有关。

👁 **看一看** ─────────────────────────────────

PM2.5

PM（particulate matter）2.5指悬浮于每立方米空气中直径＜2.5μm的可吸入的细颗粒物的含量。可引发支气管哮喘、支气管炎和心血管病等疾病，其进入血液，导致人体中毒，作为细菌、病毒和其他致癌物的载体，导致机体发生感染甚至致癌。研究发现，PM2.5 平均浓度增加 $10\mu g/m^3$，会导致人类全因死亡率上升 0.68%，心血管死亡率增加 0.55%，呼吸系统疾病死亡率增加 0.74%。

"十三五"以来，我国大气污染治理取得明显成效。来自生态环境部的数据显示，与 2015 年相比，2019 年 PM2.5 未达标地级及以上城市年均浓度下降 23.1%，全国 337 个地级及以上城市年均优良天数比例达到 82%。虽然治理成果喜人，但我国 PM2.5 防治从量变到质变的拐点还未到来，PM2.5 治理任重道远。

（二）病理变化

慢性支气管炎是气道的一般慢性炎症，病变起始于较大支气管，随病情进展，沿支气管的分支发展，各级支气管均可受累。

肉眼观，可见支气管黏膜充血、水肿，管腔内有黏液或脓性分泌物，管壁粗糙、变硬，管腔狭窄。

镜下观，主要表现如下（图 13－1）。

1. 黏膜上皮损伤与修复　呼吸道黏膜上皮为假复层纤毛柱状上皮，其间有杯状细胞。在各种致炎因子刺激下，由于炎性渗出、增生的杯状细胞和黏膜下层腺体分泌增多，使黏膜上皮的纤毛因负荷过重发生粘连、倒伏、脱失；上皮细胞变性、坏死、脱落。轻者由柱状上皮细胞再生修复，重者可发生鳞状上皮化生。

2. 腺体增生肥大　在慢性炎症刺激下，黏液腺增生、肥大，浆液腺化生为黏液腺，使黏液分泌亢进。这是慢性支气管炎患者出现咳嗽、咳痰的病理学基础。若黏液过多不易咳出，可在小、细支气管内形成黏液栓阻塞气道，影响通气功能，并有利于细菌生长繁殖。后期分泌亢进的细胞逐渐转向衰竭，腺泡萎缩、消失，气道内黏液分泌减少或无黏液。

3. 支气管壁病变　①慢性支气管炎时，支气管壁充血、水肿，淋巴细胞、浆细胞浸润，急性发作时，大量中性粒细胞浸润。②由于炎症反复发作，病变可向支气管壁蔓延，破坏管壁的支撑组织，平滑肌、弹性纤维及软骨可萎缩、变性，小、细支气管易发生塌陷。喘息型患者，平滑肌束可增生、肥大，导致管腔狭窄。晚期支撑组织可发生纤维化、钙化和骨化，使管壁弹性降低，功能减退。

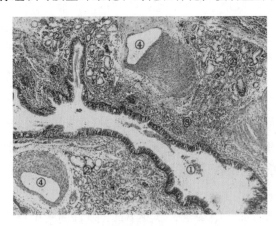

图 13－1　慢性支气管炎（低倍）
①支气管管腔内见少量脱落上皮和炎性渗出物；②支气管管腔腺体增生、肥大；
③支气管管周大量淋巴细胞浸润；④血管平滑肌增生，管腔狭窄

（三）病理临床联系

慢性支气管炎因杯状细胞和黏液腺肥大、增生，浆液腺发生黏液腺化生，黏液分泌亢进，刺激黏

膜使患者出现咳嗽、咳黏性泡沫状痰，若继发感染，痰量增多，可转为黏液脓性痰。因支气管痉挛狭窄、黏液及渗出物阻塞而引起喘息，可闻及哮鸣音和肺部干湿啰音。晚期由于炎性破坏，使管壁弹性减弱，黏膜变薄，腺体萎缩、消失，分泌黏液减少，无痰或少痰。

慢性支气管炎患者若能预防感冒，戒烟，并积极治疗，可以避免炎症反复发作，阻止病变发展，促使受损组织修复及痊愈。治疗不当，病变可反复发作，严重者可并发支气管扩张症，年高体弱者可并发支气管肺炎，晚期常并发阻塞性肺气肿和肺源性心脏病。

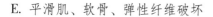 **练一练**

以下为慢性支气管炎典型病变的是

A. 黏液腺增生、肥大　　　　　B. 黏膜上皮粘连、倒伏、脱失

C. 杯状细胞增生　　　　　　　D. 支气管壁内嗜酸性粒细胞浸润

E. 平滑肌、软骨、弹性纤维破坏

答案解析

二、支气管哮喘

支气管哮喘（bronchial asthma）是一种由呼吸道过敏反应引起的慢性阻塞性支气管炎症性疾病，以支气管可逆性、发作性痉挛为特征，简称哮喘。

（一）病因和发病机制

哮喘的发生与多基因遗传有关。花粉、尘螨、动物毛屑、真菌、某些食品及药物等过敏原的刺激常是激发因素，过敏原经呼吸道、消化道或其他途径进入体内，刺激 T 淋巴细胞增殖分化，释放多种白细胞介素（IL），IL－4 可促进 B 淋巴细胞分化并产生 IgE，刺激肥大细胞使其活化。致敏的肥大细胞被 IgE 包被，并与抗原发生反应。IL－5 则可促使嗜酸性粒细胞活化并与抗原发生反应。

（二）病理变化

主要有支气管黏膜充血水肿，杯状细胞增生、肥大，嗜酸性粒细胞、淋巴细胞和浆细胞浸润，黏膜上皮局部坏死脱落。支气管腔内可见黏液栓，黏液栓中常出现由嗜酸性粒细胞崩解形成的尖棱状夏科－莱登（Charcot－Leyden）晶体。支气管基底膜增厚和玻璃样变性，管壁平滑肌增生、肥大，管壁增厚、管腔狭窄。

（三）病理临床联系

哮喘发作时，因细支气管痉挛和黏液栓阻塞，引起伴有哮鸣音的呼气性呼吸困难、咳嗽、胸闷等症状。多可自行或经治疗后缓解，发作间歇期可完全无症状。反复发作的哮喘可导致慢性阻塞性肺气肿及慢性肺源性心脏病。有时可并发自发性气胸，偶有哮喘持续状态致死病例。

三、肺气肿

肺气肿（pulmonary emphysema）是指末梢肺组织（呼吸性细支气管、肺泡管、肺泡囊和肺泡）过度充气、持久性扩张，并伴肺泡间隔破坏，肺组织弹性降低，体积增大的一种病理状态。其是常见的慢性阻塞性肺疾病之一。

（一）病因和发病机制

肺气肿常继发于其他慢性肺疾病，如慢性支气管炎、支气管哮喘、肺硅沉着病等，也与吸烟、空气污染、先天性 α_1－抗胰蛋白酶缺乏或活性降低等多种因素有关。其主要发生机制如下。

1. 细支气管阻塞性通气障碍　由于细支气管炎症引起的管壁增厚、管腔狭窄及管腔内黏液栓形成，

导致细支气管管腔不完全阻塞，是形成肺气肿的关键环节。

2. 细支气管支撑组织破坏 由于细支气管及周围炎症破坏了细支气管壁的弹性纤维、平滑肌及软骨和相邻的肺泡间隔的弹性纤维，使得管壁易发生塌陷、管腔闭塞。因此，当吸气时细支气管扩张，管腔狭窄减轻，气体尚能进入肺泡，呼气时由于细支气管管壁塌陷、黏液栓阻塞等，使管腔狭窄加重，气体受阻于肺泡内，肺残气量增多，导致肺泡扩张、融合和肺泡间隔变薄、断裂。

3. α_1-抗胰蛋白酶缺乏或活性降低 α_1-抗胰蛋白酶由肝细胞合成产生，能抑制弹性蛋白酶、胶原酶等多种水解酶的活性。细支气管炎时中性粒细胞和巨噬细胞可释放较多弹性蛋白酶。弹性蛋白酶能分解弹性纤维。当 α_1-抗胰蛋白酶缺乏或活性降低时，弹性蛋白酶数量增多，活性增强，能过多地降解肺组织中弹性纤维，破坏肺组织结构，造成肺组织病变。α_1-抗胰蛋白酶缺乏症是遗传性疾病，我国少见。临床资料表明，α_1-抗胰蛋白酶缺乏的家庭，肺气肿的发病率较正常人高 15 倍。

4. 吸烟 长期吸烟者多由慢性支气管炎进一步发展为肺气肿。吸烟可以使肺组织中的中性粒细胞和单核细胞渗出，并释放弹性蛋白酶和大量氧自由基，氧自由基能抑制肺组织中 α_1-抗胰蛋白酶的活性，使弹性蛋白酶浓度增加、活性增强，肺泡壁破坏、肺泡融合而发生肺气肿。

（二）病理变化

1. 肺泡性肺气肿 病变发生于肺小叶内，常伴有小气道阻塞性通气障碍，故称为阻塞性肺气肿。按其发生部位和范围分为三型：①小叶中央型：最常见，病变特点是小叶中央区的呼吸性细支气管呈囊状扩张，肺泡管、肺泡囊变化不明显。多见于慢性患者和多年吸烟者。②小叶周围型：肺泡管和肺泡囊扩张，呼吸性细支气管变化不明显。③全小叶型：整个小叶受累。重症者，气肿囊腔可融合成直径超过 2cm 的肺大疱，常位于胸膜下。多见于青壮年先天性 α_1-抗胰蛋白酶缺乏者。

肉眼观，由于肺组织含气增多，体积明显增大，灰白色，边缘钝圆。肺组织柔软而弹性差，切面见扩大的肺泡囊腔，部分形成直径大于 2cm 的肺大疱（图 13-2）。

镜下观，肺泡扩张，间隔变薄、断裂，相邻肺泡融合形成较大囊腔，肺泡壁毛细血管受压狭窄、闭塞，肺小动脉内膜呈纤维性增厚，管腔狭窄（图 13-3）。

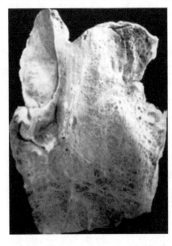

图 13-2 肺气肿（肉眼观）

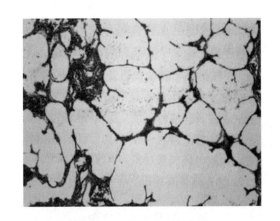

图 13-3 肺气肿（镜下观）

肺泡腔扩大，肺泡间隔断裂，相邻肺泡融合成较大囊腔

2. 间质性肺气肿 因细支气管或肺泡壁破裂，使空气进入肺间质所致。可发生于肋骨骨折、胸壁穿透伤、哮喘或因剧烈咳嗽使肺泡内压急骤升高时。气体在小叶间隔形成囊状小气泡，分布在肺表面胸膜下者，沿小叶间隔呈串珠状排列。气体也可沿细支气管和血管周围组织间隙扩展至肺门、纵隔，甚至可达颈部、胸部皮下组织，形成皮下气肿，触诊有捻发音。

（三）病理临床联系

肺气肿进展缓慢，早期可无症状，仅在体力活动增强时，出现气促。当受寒、感冒、呼吸道感染时，支气管、细支气管阻塞更甚，肺通气严重不足，使气促、胸闷加剧，严重时可出现呼吸衰竭。重度患者肺内残气量明显增多，肺过度膨胀，胸廓前后径加大，肋间隙增宽，膈下降形成"桶状胸"。叩诊呈过清音，听诊呼吸音减弱，X线检查示两肺透光度增加。在靠近脏层胸膜处有肺大疱形成者，剧烈咳嗽或过度用力时，肺大疱破裂可引起自发性气胸。肺气肿晚期因动脉血氧分压降低，肺循环阻力增加，肺动脉高压，可导致慢性肺源性心脏病，甚至出现右心衰竭、呼吸衰竭、肺性脑病等多种并发症。

四、支气管扩张症

支气管扩张症（bronchiectasis）是指肺内支气管管腔持久性扩张，伴管壁纤维性增厚的一种慢性化脓性疾病。临床表现为慢性咳嗽、大量脓痰及反复咯血等症状。

（一）病因和发病机制

1. 支气管管壁炎症破坏　支气管扩张症多继发于慢性支气管炎、麻疹和百日咳后的支气管肺炎或肺结核病等，其病菌大多为流感嗜血杆菌、肺炎链球菌，严重病例可为铜绿假单胞菌。因反复感染和炎症损坏了支气管壁的平滑肌和弹性纤维。吸气时，支气管壁因受外向性牵拉作用而扩张，呼气时管壁因弹性降低不能充分回缩，加之支气管周围肺组织炎性纤维化的牵拉以及咳嗽时管腔内压的升高，逐渐发展为持久性支气管扩张。

2. 支气管阻塞　肿瘤、异物或黏液栓等可引起腔内阻塞，或管腔外肿大的淋巴结、肿瘤压迫，可使其远端分泌物排出受阻而发生阻塞性支气管炎，也可导致支气管扩张。

3. 支气管发育异常　支气管先天性发育不全或发育异常，如巨大气管 – 支气管症，可能是先天性结缔组织异常、管壁薄弱所致的扩张。肺囊性纤维化是与遗传因素有关的疾病，由于肺末梢组织发育不良，黏膜下腺体分泌亢进，黏膜上皮纤毛活动受抑制，黏液潴留及反复感染而发生支气管扩张。

（二）病理变化

病变主要发生于Ⅲ、Ⅳ级支气管及细支气管，左肺下叶多见。病变支气管呈管状或囊状扩张，可单发也可多发（图13 – 4）。扩张的支气管内含有黏液脓性渗出物，有时为血性渗出物。肺切面可见支气管呈囊状扩张，黏膜有明显损伤及修复改变，杯状细胞和黏液腺增生，柱状上皮可发生鳞状上皮化生；管壁平滑肌、弹性纤维和软骨破坏、减少，甚至完全消失，管壁纤维化，有淋巴细胞和浆细胞或中性粒细胞浸润；扩张的支气管周围肺组织有不同程度的萎陷、纤维化或肺气肿。

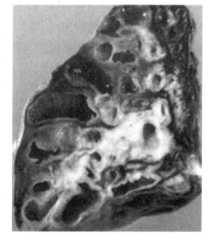

图13 – 4　支气管扩张症
肺切面，可见多数支气管明显扩张

（三）病理临床联系

支气管长期扩张或合并感染，炎性渗出物和黏液分泌增多，患者主要临床表现为咳嗽、咳大量脓痰，常因继发腐败菌感染而带臭味。尤其在患者体位改变时，贮积在扩张部位的痰液引流刺激会引起剧烈阵咳。当支气管壁血管损伤时可引起痰中带血或大量咯血，严重的大咯血可因血凝块阻塞呼吸道造成窒息而死亡。慢性重症支气管扩张患者，肺组织结构严重破坏，肺功能严重障碍，晚期可合并肺脓肿、脓胸、脓气胸以及慢性肺源性心脏病。

第二节 肺 炎

肺炎（pneumonia）指发生在肺组织的急性渗出性炎症，是呼吸系统的常见病、多发病。它可以是原发的独立性疾病，也可以是其他疾病的并发症。按病变部位和范围可分为大叶性肺炎、小叶性肺炎和间质性肺炎（图13-5）；按病因可分为细菌性肺炎、病毒性肺炎、霉菌性肺炎、支原体性肺炎和寄生虫性肺炎等；按炎症性质可分为浆液性肺炎、纤维素性肺炎、化脓性肺炎、出血性肺炎、干酪性肺炎和肉芽肿性肺炎等。

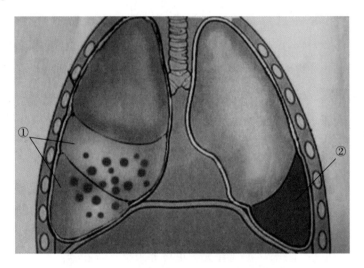

图13-5 大叶性肺炎与小叶性肺炎示意图
①小叶性肺炎；②大叶性肺炎

一、细菌性肺炎

（一）大叶性肺炎 📱微课

大叶性肺炎（lobar pneumonia）是发生于肺组织的急性纤维素性炎症。病变始于肺泡，迅速蔓延至一个肺段甚至整个肺大叶，故称大叶性肺炎。临床表现为起病急骤、寒战、高热、胸痛、咳嗽、咳铁锈色痰和呼吸困难，同时伴有肺实变体征和中性粒细胞显著增高等。典型病程为7~10天，青壮年男性多见，好发于冬春季节。

1. 病因和发病机制 大叶性肺炎大多（90%以上）由肺炎球菌感染引起，其中Ⅲ型毒力最强。另外，肺炎杆菌、金黄色葡萄球菌、溶血性链球菌、流感嗜血杆菌等也可引起。正常情况下，肺炎球菌可少量存在于鼻咽部黏膜中，当机体在受寒、过度疲劳、醉酒、感冒、麻醉等诱因作用下，机体抵抗力下降，呼吸道防御功能减弱，细菌经呼吸道侵入肺泡并大量繁殖，引起肺组织的急性炎症反应。细菌及炎性渗出物沿肺泡间孔或呼吸性细支气管迅速向周围肺组织蔓延，从而波及一个肺段乃至整个肺大叶。

2. 病理变化与病理临床联系 大叶性肺炎病变主要表现为肺泡内的纤维素渗出性炎症。病变一般发生于单侧肺，左肺下叶多见，典型的病变过程大致可分为四期。

（1）充血水肿期 发病第1~2天，病变肺组织体积变大，重量增加，呈暗红色。镜下观，肺泡壁毛细血管扩张充血，肺泡腔内大量浆液渗出，其中有少量红细胞、中性粒细胞和巨噬细胞（图13-6）。渗出的浆液作为细菌良好的培养基，使细菌得以迅速繁殖，并随浆液流动，经肺泡间孔或呼吸性细支气管侵入邻近肺泡，使病变迅速扩散。可波及整个肺段或大叶，直达胸膜，引起渗出性胸膜炎。也可经叶支气管播散蔓延至其他肺大叶。

临床上患者出现寒战、高热、外周血白细胞增高等毒血症表现，伴咳嗽、咳痰。因肺泡腔有浆液渗出，肺部听诊可闻及湿啰音，痰细菌培养阳性，胸部 X 线检查可见片状模糊的阴影。

（2）红色肝样变期　发病第 3 ～ 4 天，病变肺叶肿大，呈暗红色，质实如肝，故称红色肝样变期。镜下观，肺泡壁毛细血管进一步扩张充血，肺泡腔内充满大量纤维素、红细胞、少量中性粒细胞和巨噬细胞。渗出的纤维素连接成网并可穿过肺泡间孔至相邻肺泡（图 13 - 7）。这种纤维素网既利于限制细菌的扩散，也利于中性粒细胞和巨噬细胞吞噬细菌。肺泡腔内因渗出物过多而通气不足，肺泡气体交换障碍。

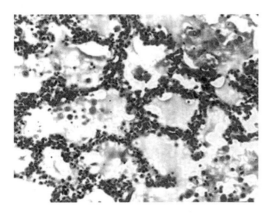

图 13 - 6　大叶性肺炎（充血水肿期）

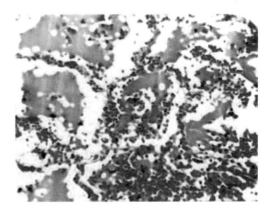

图 13 - 7　大叶性肺炎（红色肝样变期）

临床上，患者全身中毒症状及呼吸道症状仍可持续，由于肺泡腔内的红细胞被巨噬细胞吞噬，崩解后形成的含铁血黄素混入痰中，咳铁锈色痰。由于病变多始于肺叶外周，故易波及胸膜，引起渗出性胸膜炎，患者常感胸痛，并随深呼吸和咳嗽而加重。如肺实变范围较大，肺泡的通气和换气功能下降，引起动脉血氧分压降低，可出现发绀等缺氧症状。因肺实变，叩诊呈浊音，语颤增强。听诊正常呼吸音消失，可闻及异常支气管呼吸音，病变累及胸膜者还可闻及胸膜摩擦音。胸部 X 线检查可见大片致密阴影。

（3）灰色肝样变期　发病第 5 ～ 6 天，病变肺叶仍肿大，但充血消退，呈灰白色，质实如肝，故称灰色肝样变期。此期随着纤维素的继续渗出，肺泡内的纤维素网更加致密，大量中性粒细胞渗出到肺泡腔，红细胞多被巨噬细胞吞噬清除，肺泡壁毛细血管受压狭窄甚至闭塞（图 13 - 8）。此时因机体的特异性抗体已形成，渗出液中的细菌大多被消灭，痰细菌培养多呈阴性。

咳出的痰由铁锈色逐渐变成黏液脓痰。肺泡虽仍不能充气，但渗出的纤维素压迫肺泡壁，流经病变肺叶毛细血管的血流量显著减少，使更多的血液流经正常肺叶，故患者缺氧、呼吸困难和全身中毒症状开始减轻。此期肺实变体征，X 线检查与红色肝样变期基本相同。

（4）溶解消散期　发病后第 7 天左右，病变肺组织质地逐渐变软，通气逐渐恢复，实变病灶逐渐消失。镜下观，肺泡腔内中性粒细胞变性、坏死，释放出大量蛋白水解酶，使肺泡腔内渗出的纤维素被溶解，溶解物经呼吸道咳出、经淋巴管吸收或被吞噬细胞吞噬。肺泡逐渐恢复通气，肺泡壁

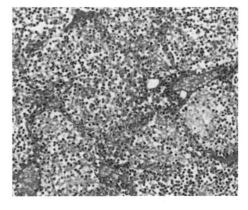

图 13 - 8　大叶性肺炎（灰色肝样变期）

毛细血管也逐渐恢复正常。

患者体温下降至正常，毒血症和肺实变体征逐渐消失。由于炎性渗出物溶解液化，患者痰量可增多，咳黏液脓性痰，听诊可闻及湿啰音。X 线检查病变部位见阴影密度逐渐降低、范围缩小，直至正常。

大叶性肺炎病变过程是一个动态的连续过程，相互之间并无绝对界限，不同阶段的病变可发生于同肺叶的不同部位，只有未经治疗的病例才能见到其典型病变过程。目前，由于抗生素的广泛应用以及肺炎球菌的变异，大叶性肺炎的病程缩短，病变的范围也多局限于肺段，临床病程及表现亦不典型。

3. 结局和并发症 本病自然病程 1~2 周。发病第 5~10 天，体温急骤或逐渐下降至正常。使用有效抗生素可使体温在 1~3 天内恢复正常，其他症状与体征亦随之逐渐消失。

大叶性肺炎的并发症已不多见，只有少数患者机体免疫力极度降低或细菌毒力强时，可发生以下并发症。

（1）肺肉质变 由于中性粒细胞渗出过少，释放的蛋白水解酶不足，渗出的纤维素等不能完全被溶解，而被肉芽组织取代，使病变肺组织呈褐色肉样，称肺肉质变。X 线下病变肺叶会遗留永久性片状阴影。

（2）肺脓肿及脓胸 多见于金黄色葡萄球菌感染引起的肺炎。病变肺组织内中性粒细胞浸润明显，并发生坏死、液化而形成脓肿。脓胸是指脓性渗出液积聚于胸膜腔内的化脓性炎，是肺脓肿累及胸膜，大量脓液渗出所致。

（3）败血症或脓毒败血症 严重感染时，大量细菌侵入血流，并在血中繁殖及产生毒素所致。

（4）感染性休克 是大叶性肺炎的严重并发症。常见于重症大叶性肺炎的早期，肺组织病变轻，呼吸道症状和体征不明显，主要为中毒性休克的临床表现，故称休克型肺炎或中毒性肺炎。其由严重的肺炎球菌或金黄色葡萄球菌感染引起，死亡率较高。

（二）小叶性肺炎

小叶性肺炎（lobular pneumonia）是指以细支气管为中心，肺小叶为范围的急性化脓性炎症。病变多从小支气管、细支气管开始，继而蔓延至所属肺泡，引起肺组织炎症，故又称支气管肺炎。主要发生于小儿、老人、体弱多病或久病卧床者，冬春季节多见。临床表现为发热、咳嗽、咳痰、呼吸困难等症状。

1. 病因和发病机制 小叶性肺炎主要由致病力较弱的化脓菌引起，常为多种细菌混合感染。常见致病菌有肺炎球菌、葡萄球菌、链球菌、嗜血流感杆菌、大肠埃希菌等。这些细菌多为上呼吸道的常驻菌群，在呼吸道急性传染病、昏迷、营养不良、恶病质、醉酒、全身麻醉等诱因作用下，机体抵抗力下降，呼吸道防御功能减弱，细菌经呼吸道或血道侵入细支气管及末梢肺组织生长繁殖，引起小叶性肺炎。

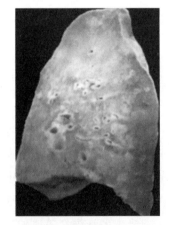

图 13－9 小叶性肺炎（肉眼观）
切面可见大小不等的病灶，
大小不等，色灰红或带黄色

小叶性肺炎可为原发性疾病，但更多的是继发于其他疾病。如长期卧床患者，肺下叶或背侧的血液坠积作用使细菌易于滋生繁殖，引起坠积性肺炎；全身麻醉、昏迷后误吸入呼吸道分泌物、呕吐物，引起吸入性肺炎；新生儿吸入羊水，引起羊水吸入性肺炎；流感、麻疹、百日咳等也可继发小叶性肺炎。

2. 病理变化 小叶性肺炎的病变特征是以细支气管为中心的急性化脓性炎症。肉眼观，两肺下叶及背侧的表面或切面可见散在分布的灰黄色病灶，病灶直径多在 0.5~1cm（相当于肺小叶范围）（图

13-9）。严重时病灶融合，形成融合性支气管肺炎，但一般不累及胸膜。镜下观，细支气管黏膜充血、水肿、中性粒细胞浸润，黏膜上皮变性、坏死、脱落，管腔内充满中性粒细胞、坏死的黏膜上皮、浆液。其周围所属的肺组织充血、水肿，肺泡腔内充满中性粒细胞、脱落的上皮及少量红细胞和纤维素。病灶周围的肺组织可伴有不同程度的充血、水肿和代偿性肺气肿（图13-10）。

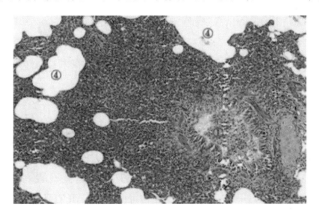

图13-10 小叶性肺炎（镜下观）
①细支气管管腔内充满中性粒细胞；②细支气管管壁破坏；
③病变肺小叶肺泡内中性粒细胞浸润；④病灶周围代偿性扩张的肺泡

3. 病理临床联系 小叶性肺炎多为其他疾病的合并症，且起病隐匿，临床症状容易被原发病所掩盖。由于炎性渗出物刺激支气管黏膜，患者常有咳嗽、咳黏液脓痰等症状。由于病灶内细支气管及肺泡内含有大量渗出物，使肺泡通气量减少，可引起缺氧和呼吸困难。X线检查可见散在的不规则小片状或斑点状模糊阴影，严重病例，病灶相互融合则可呈大片状阴影。

4. 结局和并发症 小叶性肺炎患者经及时有效的治疗多可痊愈。但小儿、老人或其他疾病继发的小叶性肺炎预后较差，往往成为死亡的直接原因。小叶性肺炎的并发症如下。①呼吸衰竭：由于病变肺组织充血，使局部血流量增加，但病变的细支气管及肺泡腔内充满渗出物，因而影响肺泡通气和换气功能，若病变范围较大可引起呼吸衰竭。②心力衰竭：幼儿患者易发生，常危及生命。③肺脓肿、脓胸：多见于金黄色葡萄球菌感染或混合感染引起的小叶性肺炎。④支气管扩张症：病程长，支气管管壁破坏严重者，可并发支气管扩张症。

二、病毒性肺炎

病毒性肺炎（viral pneumonia）是由上呼吸道病毒感染向下蔓延所引起的间质性肺炎。在非细菌性肺炎中，病毒感染占25%~50%。多发于冬春季节，可散发或暴发流行，患者多为儿童，成人相对少见。

（一）病因和发病机制

引起肺炎的病毒主要有流感病毒、腺病毒、副流感病毒、呼吸道合胞病毒、巨细胞病毒、鼻病毒、冠状病毒及麻疹病毒等，其中以流感病毒最多见。病毒主要通过呼吸道传播，传播速度快、范围广。病毒被人体吸入后，侵入气管、支气管、细支气管，蔓延至肺间质而引起肺炎。

（二）病理变化

病毒性肺炎为弥漫性间质性肺炎。病变肺叶充血、水肿，轻度增大。镜下观，肺间质内血管充血、水肿，淋巴细胞、单核细胞浸润，肺泡间隔明显增宽，肺泡腔内一般无渗出物或仅有少量浆液。病变较重者可见支气管、细支气管上皮灶性坏死，肺泡腔内由巨噬细胞、浆液、纤维素、红细胞等浓缩凝集形成一层红染的膜状物，贴附于肺泡腔面，形成透明膜。支气管黏膜上皮和肺泡上皮也可增生，其至形成多核巨细胞，并可在其胞浆内或胞核内检见病毒包涵体。病毒包涵体呈圆形或椭圆形，约红细胞大小，呈嗜酸性染色，其周围有一清晰的透明晕。病毒包涵体是病毒性肺炎最具诊断意义的病变。

（三）病理临床联系

病毒血症引起发热、乏力等全身中毒症状。支气管、细支气管和肺泡间隔的炎症刺激引起剧烈咳嗽，少痰。缺氧引起呼吸困难、发绀等。X 线检查，可见肺纹理增多，小片状浸润或广泛浸润，病情严重者显示双肺弥漫性结节性浸润。

严重病例合并多种细菌或病毒混合感染时，可导致心、肺功能不全等后果。

［附］SARS

严重急性呼吸道综合征（severe acute respiratory syndrome，SARS）是由冠状病毒引起的一种新型呼吸系统传染性疾病。临床主要表现为肺炎，有比较强的传染力。人群普遍易感，医护人员是本病的高危人群。SARS 起病急，以发热为首发症状，体温一般超过 38℃，偶有畏寒；可伴有头痛、关节和肌肉酸痛、乏力、腹泻；可有咳嗽，多为干咳、少痰，偶有血丝痰；可有胸闷，严重者出现呼吸加速，气促，或明显呼吸窘迫。肺部体征不明显，部分患者可闻少许湿啰音，或有肺实变体征。实验室检查见外周血白细胞计数一般正常或降低，常有淋巴细胞计数减少。胸部 X 线检查可见肺部有不同程度的片状、斑块状浸润性阴影或呈网状改变，部分患者快速进展为大片状阴影，常为双侧改变，阴影吸收消散较慢。肺部阴影与症状体征可不一致。

（一）病因与发病机制

冠状病毒主要通过空气飞沫和密切接触传播，潜伏期为 2～12 天，通常为 4～5 天。传染性主要在急性期（发病早期），尤以刚发病时最强。当患者被隔离及采取抗病毒、提高机体免疫力等治疗措施后，机体开始识别病毒并出现针对病毒的特异性免疫反应来抵抗和中和病毒。随着疾病的康复，冠状病毒逐渐被机体所清除，其传染性也随之消失。

（二）病理变化

患者尸检显示，其病变以肺和免疫系统最为明显，心、肝、肾、肾上腺等实质器官也有不同程度受累。

1. 肺的病变　肉眼观，双肺呈斑块状实变，严重者双肺可完全实变；表面暗红色，切面可见出血及出血性梗死灶。镜下观，以弥漫性肺泡损伤为主，肺组织严重充血、出血和肺水肿，肺泡腔内充满大量脱落和增生的肺泡上皮细胞及渗出的单核细胞、淋巴细胞和浆细胞，部分肺泡上皮细胞胞质内可见典型的病毒包涵体；肺泡腔内可见广泛透明膜形成，部分病例肺泡腔内渗出物出现机化。肺小血管呈血管炎改变，微血管内可见血栓。

2. 脾和淋巴结病变　脾体积略缩小，质软。镜下观，脾小体高度萎缩，脾动脉周围淋巴鞘内淋巴细胞减少，红髓内淋巴细胞稀疏，白髓和被膜下淋巴组织大片灶状出血、坏死。肺门淋巴结及腹腔淋巴结固有结构消失，皮、髓质分界不清，皮质区淋巴细胞数量减少明显，淋巴组织呈灶状坏死。

心，肝、肾、肾上腺等器官均有不同程度变性、坏死和出血等改变。

（三）结局和并发症

不足 5% 的严重病例可因呼吸衰竭而死亡，其并发症及后遗症有待进一步观察确定。

👁 **看一看**

新冠肺炎

新冠肺炎（COVID‑19）是由新型冠状病毒（2019‑nCoV）引起的以肺炎为主要表现的疾病。潜伏期 1~14 天，多为 3~7 天。尸检显示新冠肺炎的病理特征与 SARS 非常相似。患者以发热、干咳、乏力为主要表现。部分以嗅觉、味觉减退或丧失等为首发症状，少数伴有鼻塞、流涕、咽痛、结膜炎、肌痛和腹泻等症状。临床可分为轻型、普通型、重型和危重型。

新型冠状病毒属于 β 属的冠状病毒，对紫外线和热敏感，56℃ 30 分钟、乙醚、75% 乙醇、含氯消毒剂、过氧乙酸和氯仿等脂溶剂均可有效灭活病毒。

传染源主要是新型冠状病毒感染的患者和无症状感染者，发病前 1~2 天和发病后 5 天内传染性相对较强。经呼吸道飞沫和密切接触传播是主要的传播途径。接触病毒污染的物品及尿液、粪便等也可造成感染。人群普遍易感，感染后或接种疫苗后可获得一定的免疫力，但持续时间尚不明确。

积极接种新冠疫苗、科学佩戴口罩、不聚集、不去风险地区等，是切断病毒传播途径的有效措施，也是每一个公民在疫情防控斗争中应尽的义务。

三、支原体肺炎

支原体肺炎（mycoplasma pneumonia）是由肺炎支原体感染引起的急性间质性肺炎。本病多见于 20 岁以下的青少年，秋、冬季节多发，起病缓慢，咳嗽剧烈而持久，病程长，预后好。

（一）病因和发病机制

肺炎支原体经呼吸道传播，潜伏期为 2~3 周。首先引起上呼吸道感染，然后沿气管、支气管分支下行，引起肺间质炎症。肺炎支原体致病性可能与患者对病原体或其代谢产物的过敏有关。

（二）病理变化

病变常先累及上呼吸道，向下蔓延为气管、支气管和细支气管炎，肺部病变多为节段性分布的片状间质性肺炎，为急性非特异性炎症。

病变区肺泡壁充血、水肿，淋巴细胞、浆细胞和单核细胞浸润。肺泡腔内无渗出物或仅有少量单核细胞和浆液渗出。支气管、细支气管管壁及血管周围间质，可有充血、水肿及炎细胞浸润。重症病例支气管黏膜充血，上皮细胞肿胀，甚至坏死、脱落。

（三）病理临床联系

起病较缓，多有低热、咽痛、头痛、倦怠、肌肉酸痛等感染中毒症状。最突出的表现是支气管和细支气管的急性炎症引起的阵发性剧咳，初为干咳，以后咳黏液痰。由于肺泡内渗出物较少，故肺部体征很少。呼吸道分泌物中，肺炎支原体检测可呈阳性。

支原体性肺炎预后良好，不用抗生素大多可自愈，自然病程约 2 周。早期使用抗生素可减轻症状，缩短病程。

第三节　肺硅沉着病

肺硅沉着病（silicosis）是因长期吸入大量含游离二氧化硅（SiO_2）的粉尘微粒，以硅结节形成和弥漫性肺间质纤维化为病变特征的一种职业病，简称硅肺（或矽肺）。其是肺尘埃沉着症中最常见，危害最严重的一种类型。长期从事采石、碎石、开矿、坑道作业，或在石英厂、玻璃厂、陶瓷厂以及耐火材料厂等场所作业的工人，如不采取有效防护措施，常可引起硅肺。

一、病因和发病机制

硅肺的病因是吸入游离 SiO_2 及含游离 SiO_2 的粉尘，岩石和石英中均含有 SiO_2，其中石英中最常见。

本病的发生与石英类型及粉尘中 SiO_2 含量、粉尘颗粒大小、接触时间、防护措施等有关。吸烟、慢性支气管炎等使呼吸道清除能力降低，也是引起硅尘在肺内沉积的重要原因。

硅肺的发病机制尚未完全清楚，目前主要有以下两种学说。

1. 化学毒性学说　硅尘颗粒的致病性主要取决于硅尘的数量、大小和作用时间。直径小于 $5\mu m$ 的硅尘颗粒更易被吸入肺内，被肺巨噬细胞吞噬，引起溶酶体膜损伤或细胞崩解自溶，释放多种细胞因子及炎症介质，引起肺组织炎症反应，刺激成纤维细胞增生和胶原纤维形成，导致硅结节形成和肺纤维化。因此，硅肺的本质是慢性肉芽肿性炎。

2. 免疫学说　对硅肺的免疫学研究证明，在巨噬细胞的崩解产物中，有一部分具有抗原性，可使机体产生相应的抗体。抗原抗体反应导致组织和细胞变性、坏死，纤维组织增生，引起肺组织纤维化。

二、基本病理变化

硅肺的基本病变是硅结节形成和弥漫性肺间质纤维化。

硅结节呈圆形或椭圆形，直径 2～5mm，境界清楚，色灰白，质硬，触之有沙砾感。其形成过程可分为三个阶段。①细胞性结节：由吞噬硅尘的巨噬细胞聚集而成。②纤维性结节：由成纤维细胞、纤维细胞和胶原纤维组成，常围绕血管呈旋涡状排列。③玻璃样结节：纤维性结节发生玻璃样变性形成。相邻的硅结节可融合成较大的结节或团块。

周围肺间质弥漫性纤维增生、纤维化和玻璃样变，纤维化的范围可达 2/3 以上的肺组织。此外，胸膜也因为纤维组织增生而增厚，严重时可达 1cm 以上。肺门淋巴结肿大、变硬。

三、病理临床联系

按肺内硅结节的数量、大小、分布范围及肺纤维化程度，可将硅肺分为三期。

Ⅰ期：硅结节多局限在淋巴系统，结节直径小于 3mm，数量少，主要分布于两肺中、下叶近肺门处，肺的重量、体积和硬度无明显改变。临床上一般无明显症状。X 线检查肺门阴影增大，密度增加，肺门淋巴结轻度肿大。

Ⅱ期：病变扩展到淋巴系统以外的肺组织，硅结节数量增多，体积增大，并伴有较明显的肺纤维化。由于肺门淋巴结、支气管和血管周围淋巴管被硅结节所阻塞，导致淋巴液淤滞或倒流，硅尘不能顺利到达肺门淋巴结，而向周围肺组织扩散，形成较多的硅结节和肺间质纤维化，但病变范围不超过全肺的 1/3，肺的重量和硬度均增加。X 线检查，除肺门阴影增大、密度增高外，肺野内可见密集的硅结节阴影。

Ⅲ期：病变更为广泛且严重，淋巴管可发生完全阻塞，淋巴逆流更明显。两肺内硅结节密集，且互相融合成肿瘤样团块，结节直径大于 10mm，团块结节的中央部可发生坏死、液化而形成硅肺性空洞。肺间质弥漫性纤维化也更加显著，肺的重量和硬度明显增加。硅结节间肺组织有明显肺气肿表现。X 线检查可见肺叶内结节阴影密集，肺气肿明显，胸膜增厚、粘连。

四、结局和并发症

控制或减少硅肺关键在于预防，硅尘环境中作业的工厂应定期监测生产环境中硅尘颗粒浓度，严格遵守操作规程，对从业者要定期检查身体。目前尚无能使硅肺完全逆转的药物，只能采取综合措施延缓病情发展，预防并发症的发生。硅肺病情严重时，若治疗不及时，可并发肺结核、肺部感染、阻塞性肺气肿、自发性气胸、肺源性心脏病，最终可导致心力衰竭或呼吸衰竭。

第四节　慢性肺源性心脏病

慢性肺源性心脏病（chronic cor pulmonale）是因慢性肺疾病、肺血管及胸廓的病变引起肺循环阻力增加，导致以肺动脉压力升高和右心室肥厚、扩张为特征的心脏病，简称肺心病。肺心病在我国发病率较高，北方高于南方，农村高于城市，吸烟者高于不吸烟者。

一、病因和发病机制

引起肺心病的原因很多，最常见的是慢性支气管炎并发慢性阻塞性肺气肿，占80%~90%。其次是支气管扩张症、肺硅沉着病、慢性纤维空洞型肺结核等并发肺气肿或肺纤维化。其他比较少见的引起肺心病的还有胸膜广泛粘连，严重脊柱弯曲和胸廓成形术后造成的胸廓畸形，以及原发性肺动脉高压症等。

肺动脉高压是引起肺心病的关键环节，主要机制如下。①肺毛细血管减少：慢性阻塞性肺气肿使肺泡内压增高，压迫肺泡壁毛细血管，造成毛细血管管腔狭窄和闭塞，肺泡壁破裂则导致毛细血管网损毁，弥漫性肺纤维化也可破坏毛细血管网，使肺循环阻力增大。②肺小动脉痉挛：慢性严重肺部疾病可引起阻塞性通气障碍，破坏肺泡膜，减少气体交换面积，导致换气功能障碍。缺氧引起肺小动脉痉挛，使肺循环阻力增加，引起肺动脉压升高。③肺小动脉管壁增厚，管腔狭窄：长期反复的慢性支气管周围炎可累及肺小动脉引起血管炎，使血管壁增厚或纤维化，管腔狭窄，甚至闭塞。慢性缺氧使肺细小动脉内膜弹性纤维及胶原纤维增生，中膜平滑肌细胞肥大，使血管壁增厚，管腔狭窄，血流阻力增大，引起肺动脉高压。

二、基本病理变化

除原发性疾病引起的肺损害外，主要表现如下。①肺部病变：肺心病肺内主要病变是肺小动脉的变化。表现为肺小动脉中膜平滑肌增生使血管壁增厚、管腔狭窄，可见动脉内血栓形成和机化。此外，肺泡壁毛细血管数量也显著减少。②心脏病变：心脏体积增大、重量增加，最重者可达800g（正常成人心脏重250g）。由于肺动脉高压引起右心室肥厚并显著扩张。肺动脉圆锥显著膨隆，心尖部钝圆。通常以肺动脉瓣下2cm处右心室壁厚度超过0.5cm（正常为0.3~0.4cm）作为病理诊断肺心病的标准。镜下观，心肌细胞肥大、核深染，部分心肌纤维萎缩，肌浆溶解，横纹消失，间质水肿和胶原纤维增生。

三、病理临床联系

肺心病临床发展缓慢，可持续数年，除原有肺疾病的临床表现外，患者主要有呼吸困难、气促、发绀等肺功能不全表现，逐渐出现的颈静脉怒张、肝大、下肢水肿及浆膜腔积液等右心衰竭的体征。若伴有严重呼吸道感染，可并发呼吸衰竭、肺性脑病甚至死亡。

? 想一想

慢性肺源性心脏病和高血压患者心脏的病变有何异同？

答案解析

第五节　呼吸系统常见肿瘤

呼吸系统肿瘤种类繁多，主要包括上皮组织肿瘤、间叶组织肿瘤、淋巴造血组织肿瘤及肺转移性肿瘤，以恶性上皮性肿瘤最为多见，本节仅介绍最常见的肺癌和鼻咽癌。

一、鼻咽癌

鼻咽癌（nasopharyngeal carcinoma）是起源于鼻咽部黏膜上皮的恶性肿瘤。在我国分布有明显的地域性，以广东、广西、福建、香港特别行政区等地多见。发病年龄多在40~50岁，男性多于女性。临床上，患者常有鼻塞、涕中带血、耳鸣、听力减退、头痛、颈部淋巴结肿大等症状。

（一）病因

近年大量研究资料表明，鼻咽癌的发生与EB病毒感染密切相关。研究发现，癌细胞核内可查到EBVDNA，细胞核内有该病毒的基因产物EB抗原，97%以上患者血清中可检出高效价的抗EB病毒抗体。此外，化学物质如多环芳烃类、亚硝胺类、微量元素镍等与鼻咽癌的发生有关。鼻咽癌还与遗传因素有关，常有明显的地域性和家族性。

（二）病理变化

鼻咽癌最常发生于鼻咽顶部，其次为外侧壁和咽隐窝，发生于前壁者少，也可多部位发生。早期表现为局部黏膜粗糙或呈颗粒状，或隆起于黏膜形成小结节。肿瘤进一步发展可在局部浸润生长，常呈结节状、菜花状或溃疡状，以结节状多见。如肿瘤向黏膜下浸润性生长，表面黏膜可完好或轻度隆起，较隐蔽。

鼻咽癌多数起源于鼻咽黏膜柱状上皮的储备细胞，少数起源于鼻咽黏膜鳞状上皮的基底细胞。组织学可分为鳞癌、腺癌、泡状核细胞癌和未分化癌四型。其中低分化鳞癌最为常见，其次为泡状核细胞癌。

（三）扩散

1. 直接蔓延　肿瘤呈侵袭性生长，向上蔓延可破坏颅底骨，以卵圆孔处被破坏最为多见，损害第Ⅱ~Ⅵ对脑神经；向前侵犯筛板、鼻腔和眼眶；向外侧可侵犯咽鼓管至中耳；向后侵犯颈椎和脊髓；向下可侵犯梨状隐窝、会厌和喉上部。

2. 转移　早期可发生淋巴道转移，癌细胞经咽后淋巴结至颈上深淋巴结，多为同侧转移，对侧转移者少见。多个发生转移的淋巴结可粘连成大而硬的肿块，甚至压迫第Ⅳ、Ⅴ、Ⅵ对脑神经和颈交感神经，引起相应症状。晚期可发生血道转移，常转移至肝、肺、骨、肾、肾上腺、胰等器官。

（四）病理临床联系

鼻咽癌早期症状多不明显，且原发癌病灶小，不易被发现，常被漏诊或误诊。当症状明显时多已进入晚期，治愈率极低，故早期诊断极为重要。60%以上的患者因颈部肿块就医，对有头痛、鼻出血、耳鸣、鼻塞等症状的患者要做详细的鼻咽部检查。对高发区人群要常做肿瘤普查工作。必要时做血清学检查，EB病毒壳抗体对该病有一定的诊断价值。

鼻咽癌对放射治疗比较敏感，尤以泡状核细胞癌最为敏感，其次为低分化鳞癌。

二、肺癌

肺癌（lung cancer）是起源于支气管及肺泡上皮细胞、腺上皮细胞或神经内分泌细胞的恶性肿瘤。近年来肺癌的发病率及死亡率均呈明显增长趋势，是我国最常见的恶性肿瘤。患病年龄多在 40~70 岁之间，男性明显多于女性。女性肺癌患者增多，是近年发病学出现的新特点。

（一）病因

肺癌病因复杂，目前认为主要与下列因素有关。

1. 吸烟　是肺癌发生最重要的危险因素。烟雾中含多种有害化学物质，如 3,4 - 苯并芘等多环芳烃化合物在酶的作用下，转变为环氧化物，成为终致癌物。统计资料和实验室数据表明，开始吸烟的年龄越小，日吸烟量越大，患肺癌的危险性越大，戒烟后患肺癌的危险性随戒烟时间的延长而逐渐降低。

2. 环境和空气污染　工业及生活中使用的煤、柴油、汽油等，燃烧后的烟尘、燃烧不完全产物和工业废气等都含有致癌的碳氢化合物。近年肺癌发病率增长迅速，与大气污染直接相关。PM2.5 是 2013 年国际癌症研究机构（IARC）确定的致癌物。

3. 职业因素　长期接触铬、镍、石棉、铀等的矿区工人，肺癌的发生率高于其他人群。

4. 生物性因素　EB 病毒、人类乳头瘤病毒与肺癌发生的关系也日益受到重视。

上述致癌因子可使机体正常基因改变而发生肺癌。目前研究发现，肺癌的发生与 20 余种原癌基因突变或抑癌基因失活有关。

❤ 护爱生命

2021 年 5 月 31 日是第 34 个世界无烟日，主题是"承诺戒烟，共享无烟环境"。吸烟有害健康。烟草烟雾中含有 7000 多种化学物质，其中有 250 多种是有害物质，确认致癌物有 69 种。这些有害物质会增加慢阻肺、肺癌、冠心病等 28 种疾病的发病率。国家卫生健康委员会统计，72.9% 的青少年正呼吸着二手烟。这些无辜"吸烟"者，接触到的是二手烟更强的毒性。与吸烟者吸入和吐出的主流烟相比，香烟燃烧时产生的侧流烟中一氧化碳是前者的 5 倍，尼古丁是前者的 2 倍，焦油是前者的 3 倍，氨是前者的 46 倍，亚硝胺（强致癌物）是前者的 50 倍。宣传戒烟，劝诫吸烟者控烟、戒烟，共同创造无烟环境，维护自己的健康权益需要大家的共同努力。

（二）病理变化

1. 大体类型　根据肺癌的发生部位及形态特点，将其分为三个类型，这种分型与临床 X 线分型是一致的。①中央型：最多见。发生于主支气管或叶支气管黏膜，可向管腔内生长，使管腔变得狭窄或闭塞，并可向周围肺组织呈浸润性扩展。癌组织常破坏支气管向周围组织浸润，以致在肺门或其附近逐渐形成形状不规则的灰白色巨大肿块，无包膜（图 13 - 11）。②周围型：较多见。发生于肺段及肺段以下支气管黏膜，肿块位于肺叶的周边部，呈境界不甚清楚的结节状或球形，无包膜，直径多在 2~8cm，可侵犯胸膜（图 13 - 12）。其发生淋巴道转移较中央型晚，手术切除预后较好。③弥漫型：少见。癌组织起源于末梢肺组织，沿肺泡管、肺泡呈弥散性、浸润性生长，很快侵犯部分或整个肺大叶，甚至一侧肺，形成多个粟粒大小的灰白色结节，须与肺转移癌和肺炎进行鉴别。

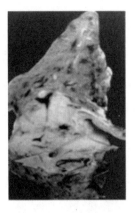

图 13-11　中央型肺癌

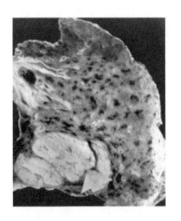

图 13-12　周围型肺癌

中央型早期肺癌，是指癌组织仅局限于支气管管壁内生长的中央型肺癌，包括管内型和管壁型，未侵犯支气管外的肺组织，无淋巴结转移；周围型早期肺癌是指发生于小支气管、直径小于 2cm，且无淋巴结转移的肺癌。

临床及 X 线检查阴性，但痰脱落细胞学检查癌细胞阳性，手术切除标本经病理证实为原位癌或早期浸润癌，而无淋巴结转移的肺癌，称隐性肺癌。

2. 组织学类型　根据 WHO 关于肺癌的分类，肺癌一般分为鳞状细胞癌、腺癌、腺鳞癌、小细胞癌、大细胞癌、肉瘤样癌、类癌等类型。常见类型有以下四种。①鳞状细胞癌：多为中央型。在致癌物长期作用下，支气管黏膜经鳞状上皮化生、不典型增生和原位癌等阶段发展为浸润癌。患者多有吸烟史。癌肿生长缓慢，转移较晚。依据癌组织的分化程度可分为高分化鳞癌、中分化鳞癌和低分化鳞癌。②腺癌：最新资料统计，其发生率已超过鳞癌，多为周围型。女性多见，可能与被动吸烟有关。肺腺癌亦可分为高、中、低分化。肺泡细胞癌是肺腺癌的特殊类型，大体上可为弥漫型或多结节型。镜下观高分化腺癌可见肺泡管及肺泡异常扩张，内壁被覆单层或多层柱状癌细胞，形似腺样结构，其中大部分肺泡隔仍保存。肺腺癌临床治疗效果及预后较鳞癌差。③小细胞癌：又称小细胞神经内分泌癌。较腺癌少见，多为中央型，好发于中老年男性，与吸烟关系密切。癌细胞小，呈短梭形或小圆形，核深染，胞质稀少形似裸核。有的癌细胞一端稍尖，形如燕麦，故又称燕麦细胞癌（图 13-13）。小细胞癌恶性度极高，生长快，转移早，多数存活期不超过 1 年。因多有早期转移，一般不适合手术切除，但对化疗及放疗敏感。④大细胞癌：肺大细胞癌属于未分化癌，其主要特点为癌细胞体积大，胞质丰富，具有显著异型性，可见多量瘤巨细胞。此型生长迅速，恶性度高，早期即可经血管发生广泛转移。

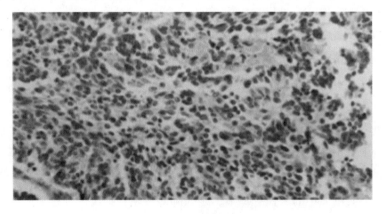

图 13-13　肺小细胞癌

（三）扩散

1. 直接蔓延　中央型肺癌常直接侵犯纵隔、心包及周围血管，或沿支气管壁蔓延。周围型肺癌可直接侵犯胸膜。

2. 转移　肺癌主要经淋巴道转移。发生早、速度快。癌组织首先到达支气管旁淋巴结，再转移至肺门、纵隔、锁骨上、腋窝及颈部淋巴结。晚期可经血道转移至脑、肾上腺、骨、皮肤以及肝、肾等处。

（四）病理临床联系

肺癌早期常因症状不明显而被忽略。随着病变进展，由于癌组织刺激、阻塞和压迫支气管，侵犯周围组织，患者可表现为呛咳、咯血和胸痛、呼吸困难等症状。

中晚期肺癌患者除有咳嗽、咯血、胸痛、呼吸困难等症状外，还可因癌组织侵犯喉返神经引起声音嘶哑，侵犯食管引起支气管食管瘘，侵犯胸膜引起血性胸腔积液，侵犯纵隔可压迫上腔静脉引起面、颈部水肿及颈、胸部静脉曲张，侵犯交感神经可引起病侧眼睑下垂、瞳孔缩小和胸壁皮肤无汗等交感神经麻痹综合征。

此外，小细胞肺癌可因 5 - 羟色胺分泌过多而引起类癌综合征，表现为支气管哮鸣样痉挛、阵发性心动过速、水样腹泻及皮肤潮红等症状。

第六节　呼吸功能不全

呼吸是指机体与外界环境之间的气体交换过程，人体的呼吸过程包括外呼吸、气体在血液中的运输和内呼吸，是维持机体新陈代谢和其他功能所必需的基本生理过程。

呼吸功能不全（respiratory insufficiency）指由于外呼吸功能障碍，导致动脉血氧分压（PaO_2）降低，或伴有动脉血二氧化碳分压（$PaCO_2$）增高，或在静息时血气值正常，没有明显的临床症状，但当体力负荷增加时 PaO_2 才明显降低或伴有 $PaCO_2$ 增高的病理过程。呼吸衰竭（respiratory failure）是呼吸功能不全的严重阶段，指因外呼吸功能严重障碍，导致在海平面静息呼吸状态下，成人 PaO_2 低于 8KPa（60mmHg），伴有或不伴有 $PaCO_2$ 高于 6.67KPa（50mmHg）的病理过程。本节主要介绍由于外呼吸功能障碍引起的呼吸衰竭。值得注意的是，呼吸衰竭一定伴有缺氧，而缺氧却不一定都伴呼吸衰竭。呼吸衰竭引起的缺氧多属低张性缺氧。

呼吸衰竭的分类，按血气特点可以分为 I 型（低氧血症型）呼吸衰竭，即 $PaO_2 < 60mmHg$，$PaCO_2$ 正常或降低；II 型（高碳酸血症型）呼吸衰竭，即 $PaO_2 < 60mmHg$，同时伴有 $PaCO_2 > 50mmHg$。按发病机制，分为通气障碍型呼吸衰竭和换气障碍型呼吸衰竭。按原发病部位，分为中枢性呼吸衰竭和外周性呼吸衰竭。按病程发展的急缓，分为急性呼吸衰竭和慢性呼吸衰竭。

一、病因和诱因

（一）病因

外呼吸包括肺通气和肺换气两个环节。因此，任何引起肺通气或肺换气功能障碍的因素，均可导致呼吸衰竭。

1. 神经、肌肉疾病　①呼吸中枢损伤：中枢神经的器质性病变如脑外伤、脑血管意外、脑炎、脑肿瘤、电击等或中枢镇静剂、麻醉剂、镇静催眠药等过量使用导致的呼吸中枢抑制。②周围神经疾病：脊髓损伤、多发性神经炎、脊髓灰质炎等支配呼吸肌的神经病变。③呼吸肌疾病：重症肌无力、多发性肌炎、呼吸肌麻痹或萎缩、进行性肌营养不良、低钾血症等。以上疾病均可引起肺通气障碍。

2. 呼吸道狭窄或阻塞 喉头水肿、喉癌、COPD、气管异物、受压或肿瘤等引起的呼吸道狭窄或阻塞，导致肺通气功能障碍。

3. 肺部疾病 肺炎、肺不张、肺淤血、肺水肿、肺气肿、肺纤维化、肺结核、硅肺等引起肺通气和（或）肺换气功能障碍。

4. 肺血管疾病 肺动脉栓塞、肺动脉炎、肺动脉痉挛、肺弥散性血管内凝血等引起肺泡血流不足，通气血流比例失调，肺换气功能障碍。

5. 胸廓或胸膜疾病 严重胸廓畸形、脊柱侧凸、多发性肋骨骨折等使胸廓活动受限，胸膜炎、胸膜粘连、胸膜纤维化、胸腔积血/积液或气胸等使肺扩张受限。

不同年龄组引起呼吸衰竭的常见病因有所不同，如新生儿以新生儿窒息、呼吸窘迫综合征（ARDS）、颅脑损伤、新生儿肺炎等多见；婴幼儿常由异物吸入、溺水、重症肺炎、哮喘、脑炎等引起；成人则多为 COPD、ARDS、肺水肿、肺栓塞及手术并发肺感染所致。

（二）诱因

上述疾病的患者，剧烈活动时或发热、感染、手术以及甲状腺功能亢进时可加重呼吸负荷，缺氧、酸中毒等也可诱发或促进呼吸衰竭的发生。

二、发病机制

外呼吸功能障碍包括肺通气功能障碍和肺换气功能障碍两个方面。

（一）肺通气功能障碍

肺通气功能障碍指肺泡内气体与外界气体交换障碍，包括限制性和阻塞性通气障碍。

1. 限制性通气障碍 指由于呼吸运动和肺泡扩张受限引起肺通气不足。常见原因如下。①呼吸肌活动障碍：呼吸中枢损伤、支配呼吸肌的周围神经疾病、呼吸肌疾病等均可使呼吸肌活动障碍。②胸廓顺应性降低：顺应性是指在外力作用下，弹性组织的可扩张性。胸廓或胸膜疾病可增加胸廓弹性阻力和肺通气阻力，限制胸廓和肺泡扩张。③肺顺应性降低：肺淤血、肺水肿使肺泡表面活性物质减少，肺表面张力增加，以及肺部疾病如肺炎、肺纤维化、肺不张等均可降低肺顺应性。

2. 阻塞性通气障碍 指由于呼吸道狭窄或阻塞使气道阻力增加而引起的肺通气不足。影响气道阻力最主要的因素是气道内径，当呼吸道管壁肿胀、纤维化、痉挛，或管腔被黏液栓、异物、肿瘤、渗出物阻塞，或肺组织弹性降低对管壁的牵引力减弱时，均可使气道内径变窄或不规则，气流阻力增加，引起阻塞性通气障碍。通常按阻塞部位不同，分为中央性和外周性气道阻塞。

（1）中央性气道阻塞 指气管杈以上的气道阻塞。若阻塞位于胸腔外，如喉头水肿、喉癌、声带麻痹等疾病引起气道阻塞时，吸气时气道内压低于外界大气压，气道狭窄加重；呼气时气道内压高于外界大气压而使气道狭窄减轻，因此，患者表现为吸气性呼吸困难。若阻塞位于胸腔内的中央气道，如气管白喉、异物吸入，由于吸气时胸内压降低，气道内压高于胸内压，阻塞减轻；呼气时气道内压低于胸内压，气道受压使气道狭窄加重，患者表现为呼气性呼吸困难。临床工作中，可根据患者呼吸困难的形式判断其气道阻塞的部位，以便及时采取不同的治疗措施。

（2）外周性气道阻塞 指气道内径小于 2mm 的小、细支气管阻塞，常见于慢性阻塞性肺疾病。因小、细支气管管壁薄，支气管软骨不完整，又与周围的肺泡紧密相连，因此，其内径可随呼吸运动而扩大和缩小。慢性阻塞性肺疾病可引起小、细支气管管壁炎性充血水肿、纤维组织增生使管壁增厚、弹性降低、管壁平滑肌痉挛、管腔黏液栓阻塞等，使小气道不完全阻塞。吸气时随肺泡扩张，小、细支气管受周围弹性组织牵拉，气道口径可稍增大，使阻塞有所减轻；呼气时，小、细支气管弹性回缩，加上其内黏液栓阻塞或管壁增厚，气道狭窄程度加重，气道阻力增加，表现为呼气性呼吸困难。此时肺泡内气体排出受阻，残气量增加，有效通气量进一步减少，通气功能障碍。肺泡残余气过多也会压迫肺泡壁毛细血管，影响肺换气功能。

无论是限制性还是阻塞性通气障碍，肺泡通气量均减少，导致肺泡内气体不能进行充分交换，PaO_2降低同时伴有$PaCO_2$升高，引起Ⅱ型呼吸衰竭。

（二）肺换气功能障碍

指肺泡内气体与血液之间的气体交换障碍，包括弥散障碍、肺泡通气与血流比例失调以及解剖分流增加。

1. 弥散障碍 是指肺泡气与血液中气体通过肺泡膜进行交换的过程出现障碍。常见于以下三种情况。

（1）肺泡膜面积减少 正常成人肺泡膜总面积约为$80m^2$，静息状态呼吸时仅$40m^2$左右参与气体交换，储备量大，只有当肺泡表面积减少50%以上时，才会发生明显的换气功能障碍。肺泡膜面积严重减少常见于肺叶切除、肺不张、肺实变等。

（2）呼吸膜厚度增加 呼吸膜的厚度决定弥散距离。正常呼吸膜的厚度不到$5\mu m$，故正常气体交换速度很快（图13-14）。肺水肿、肺泡透明膜形成、间质性肺炎、肺纤维化、肺泡壁毛细血管扩张等可使呼吸膜厚度增加，增加了弥散距离。

（3）弥散时间过短 正常静息状态时，血液流经肺泡壁毛细血管的时间约为0.75秒，而血液氧分压和肺泡气氧分压达到平衡的时间只需要0.25秒。当肺泡膜面积减少或弥散距离增大时，虽然弥散速度减慢，但在静息时气体交换仍可在0.75秒内达到血气和肺泡气的平衡。但在体力活动、感染、发热时心输出量增加、肺血流加快、血液流经肺泡壁毛细血管时间过短的情况下，可出现气体交换不充分而发生低氧血症。

由于CO_2在水中的溶解度比O_2大，其弥散速度也比O_2快，故单纯弥散障碍常引起Ⅰ型呼吸衰竭，仅有低氧血症，$PaCO_2$一般正常。

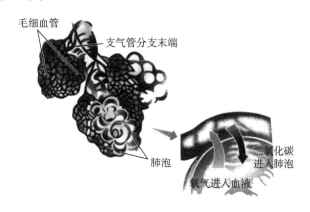

图13-14 肺泡和血液之间的气体交换

2. 肺泡通气与血流比例失调 有效的换气不仅需要足够的通气量与充分的血液流量，而且要求两者比例必须保持在一定的范围。正常成人在静息状态下，肺泡每分通气量（V）约为4L，每分钟肺血流量（Q）约为5L，两者的比例（V/Q）约为0.8，此时肺换气效率最高。若肺泡通气量与血流量比例失调，则发生气体交换障碍，引起呼吸衰竭。肺泡通气与血流比例失调因原因不同分为以下两种类型：

（1）部分肺泡通气不足 各种肺部疾病如慢性阻塞性肺疾病、肺纤维化、肺水肿等，可引起阻塞性或限制性通气障碍，导致肺泡通气严重不均匀。部分肺泡通气明显减少而血流未相应减少，甚至还可因炎性充血使血流量增加（如大叶性肺炎早期），使 V/Q 比值显著降低，以致流经这部分肺泡的静脉血未经充分氧合，导致 PaO_2 降低，这种情况类似于动 - 静脉短路，故称功能性分流，又称静脉血掺杂（图 13 - 15）。

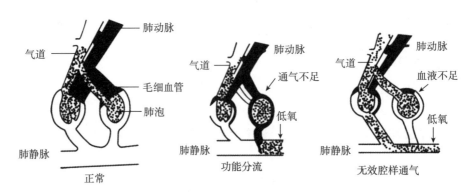

图 13 - 15　肺泡通气与血流比例失调示意图

（2）部分肺泡血流不足　各种肺血管疾病如肺动脉栓塞、肺动脉炎、肺血管收缩等，使部分肺泡血流不足而通气正常，V/Q 比值显著增高，病变肺泡内的气体不能充分利用，肺泡通气属于无效通气，故称无效腔样通气，此时肺换气效率显著下降，导致 PaO_2 降低（图 13 - 15）。

肺泡通气与血流比例失调时，血气变化特点为 PaO_2 降低，而 $PaCO_2$ 可正常或降低，严重病例也可升高，这取决于 PaO_2 降低时引起肺组织代偿通气的程度，如肺代偿性通气正常，则 $PaCO_2$ 正常；如肺代偿性通气过强，CO_2 排出过多，则 $PaCO_2$ 低于正常；如肺组织病变广泛，肺代偿性通气严重不足，PaO_2 降低的同时伴有 $PaCO_2$ 升高，前两种情况为 I 型呼吸衰竭，第三种为 II 型呼吸衰竭。

3. 解剖分流增加　生理状态下，肺内有少量静脉血未经肺泡氧合而直接通过肺动 - 静脉吻合支或经支气管静脉 - 肺静脉交通支直接流入肺静脉，这种静脉血掺杂入动脉血，因确有血管交通支的存在而称为解剖分流，又称真性分流。正常情况下，解剖分流的血流量仅占心输出量的 2% ~ 3%，不至于对 PaO_2 产生影响。但严重创伤、休克、肺栓塞或肺细小动脉收缩等，可使肺内动 - 静脉短路开放；或者先天性肺动脉瘘，使解剖分流大量增加，导致 PaO_2 降低。

在呼吸衰竭的发病机制中，单纯的通气不足、换气障碍或者解剖分流增加等均较少见，常是多种因素同时存在或相继发生引起综合作用的结果。

三、机体的主要代谢和功能变化

呼吸衰竭所致的低氧血症和高碳酸血症可影响全身各系统的代谢和功能，首先引起一系列代偿适应性反应，改善组织细胞的供氧，调节酸碱平衡和改变组织器官代谢、功能，以适应新的内环境。但病情严重时，机体代偿失调，则出现酸碱平衡及电解质紊乱、各系统功能代谢紊乱甚至危及生命。

（一）酸碱平衡及电解质代谢紊乱

I 型和 II 型呼吸衰竭均有低氧血症，因此，均可引起代谢性酸中毒；II 型呼吸衰竭低氧血症和高碳酸血症并存，因此，可有代谢性酸中毒和呼吸性酸中毒；此时若人工呼吸机使用不当，通气过度，CO_2 排出过多，使代偿性增多的 HCO_3^- 不能及时排出，则可引起医源性呼吸性或代谢性碱中毒等混合型酸碱平衡紊乱。

1. 代谢性酸中毒　可见于各型呼吸衰竭。因严重缺氧，糖酵解增强，导致乳酸等酸性产物生成增多，若患者合并肾功能不全，酸性代谢产物随尿排出减小，可加重代谢性酸中毒。此时可伴有：①高血钾：由于酸中毒可使细胞内外 $H^+ - K^+$ 交换增强，大量细胞内 K^+ 转移到细胞外；肾泌 H^+ 增加、排

K^+ 减少，也可导致血钾浓度增高；②高血氯：代谢性酸中毒时由于 HCO_3^- 降低，使肾排 Cl^- 减少，故可出现血 Cl^- 升高。

2. 呼吸性酸中毒　Ⅱ型呼吸衰竭时，因大量 CO_2 潴留，血浆 H_2CO_3 浓度原发性升高，可引起呼吸性酸中毒。此时可伴有高血钾和低血氯。因严重缺氧合并代谢性酸中毒，可出现高血钾；因血浆中潴留的 CO_2 可弥散入红细胞内，与 H_2O 结合生成 H_2CO_3，解离成 H^+ 和 HCO_3^-，HCO_3^- 与血浆 Cl^- 交换增加，血 Cl^- 降低。

3. 呼吸性碱中毒　Ⅰ型呼吸衰竭时，PaO_2 降低可刺激颈动脉和主动脉化学感受器，反射性地兴奋呼吸中枢，使呼吸加深加快，肺代偿性过度通气，CO_2 排出过多使血浆 H_2CO_3 浓度减少，引起呼吸性碱中毒，并伴有低血钾和高血氯。

（二）呼吸系统的变化

外呼吸功能障碍造成的低氧血症和高碳酸血症必然引起呼吸功能改变。常表现为呼吸幅度、频率、节律的变化和呼吸困难。PaO_2 在 30~60mmHg 之间时，可刺激外周化学感受器，反射性地兴奋呼吸中枢，使呼吸加深加快，肺通气量增大；但 PaO_2 低于 30mmHg 时，则抑制呼吸中枢，使呼吸减慢减弱。$PaCO_2$ 升高主要作用于中枢化学感受器，使呼吸中枢兴奋，呼吸加深加快；但当 $PaCO_2$ 超过 80mmHg 时则抑制呼吸中枢，此时呼吸活动主要靠低 PaO_2 对血管外周化学感受器的刺激得以维持。因此，当 $PaCO_2$ 超过 80mmHg 时，吸氧浓度以 30% 的氧为宜，不可过高，以免完全纠正缺氧后加重呼吸抑制，使病情恶化。

呼吸衰竭患者的呼吸功能变化也与原发性疾病有关。如中枢性呼吸衰竭常表现为呼吸频率浅而慢，甚至出现潮式呼吸、间歇呼吸、抽泣样呼吸、叹气样呼吸等节律紊乱，其中潮式呼吸最为常见。潮式呼吸是因呼吸中枢兴奋过低引起呼吸暂停，从而使血中 CO_2 浓度增多，$PaCO_2$ 升高达到一定程度兴奋呼吸中枢，恢复呼吸运动，由于 CO_2 排出，$PaCO_2$ 浓度降低到一定程度，又可导致呼吸暂停，如此形成周期性呼吸运动。阻塞性通气障碍引起的呼吸衰竭常表现为呼吸频率深而慢，甚至呼吸困难，如胸外气道阻塞表现为吸气性呼吸困难，胸内气道阻塞表现为呼气性呼吸困难。胸廓和肺顺应性降低引起的呼吸衰竭常表现为呼吸频率浅而快。

（三）中枢神经系统的变化

中枢神经系统对缺氧最敏感，故最易受损。呼吸衰竭导致缺氧、CO_2 潴留或酸中毒，可引起中枢神经系统功能紊乱，出现一系列神经精神症状称肺性脑病。当 PaO_2 在 60mmHg 时，可出现智力和视力减退；PaO_2 在 40~50mmHg 以下，就会出现头痛、烦躁不安、定向障碍、嗜睡、抽搐甚至昏迷等；PaO_2 低于 20mmHg 时，几分钟内神经细胞即可发生坏死。CO_2 潴留引起中枢神经系统功能障碍称二氧化碳麻醉。当 $PaCO_2$ 超过 80mmHg 时，可出现头痛、头晕、烦躁不安、言语不清、扑翼样震颤、精神错乱、昏迷、抽搐等严重表现。

肺性脑病的发病机制主要有：①缺氧、酸中毒可直接引起神经细胞变性、坏死。②缺氧使神经细胞 ATP 生成减少，Na^+，K^+ - ATP 酶功能障碍，钠水潴留导致神经细胞水肿。③缺氧、CO_2 潴留、酸中毒使脑血管扩张、血管通透性增高，导致脑间质水肿，颅内压升高。④CO_2 潴留可使脑脊液 pH 显著降低，神经细胞酸中毒，细胞内抑制性递质 γ - 氨基丁酸生成增多，抑制中枢神经系统功能。⑤脑血管内皮细胞损伤引起的弥散性血管内凝血。

（四）循环系统的变化

低氧血症和高碳酸血症对循环系统的影响有协同作用。一定程度的 PaO_2 降低和 $PaCO_2$ 升高可兴奋心血管运动中枢，使心率加快、心肌收缩力增强，外周血管收缩和呼吸运动增强，使静脉回流增加，继而心输出量增加。同时，也可引起交感神经兴奋，由于各器官组织的血管 α 受体分布密度不同，皮肤、内脏血管收缩，而心、脑血管扩张充血，这种血液的重新分布有利于保证心、脑的血液供应。严重的缺氧和 CO_2 潴留则可直接抑制心血管中枢，导致血压下降、心肌收缩力减弱和心律失常等。

肺部疾病引起的呼吸衰竭常因心肌损害和肺动脉高压而并发肺源性心脏病，甚至右心衰竭。心肌损害主要与缺氧、酸中毒、高钾血症有关。

（五）其他器官的变化

呼吸衰竭时缺氧和 CO_2 潴留引起交感神经兴奋，肾血管收缩，肾血流量减少，肾小球滤过率（GFR）降低，出现不同程度肾功能损害，轻者出现蛋白尿、血尿、管型尿等，重者出现少尿、氮质血症甚至尿毒症等急性肾功能衰竭的表现。此外，缺氧和 CO_2 潴留引起的交感神经兴奋，可使胃肠血管收缩，胃肠黏膜上皮细胞因缺血、缺氧而变性、坏死，导致黏膜糜烂、出血和溃疡形成，患者可出现恶心、呕吐、消化不良、食欲不振、腹痛、便血等消化系统症状。

四、防治原则

临床上呼吸衰竭的防治原则如下。①防治原发病：针对引起呼吸衰竭的原发疾病进行积极的防治是预防和治疗呼吸衰竭的根本措施。如慢性阻塞性肺疾病患者应预防呼吸道感染，若发生感染则应积极进行有效的抗感染治疗。②改善通气和换气：清除呼吸道异物、吸痰、解除支气管平滑肌痉挛等，必要时可行气管切开或使用人工呼吸机。使用人工呼吸机既可维持必需的肺通气量，也有利于呼吸肌功能的恢复，是治疗呼吸肌疲劳的主要方法。③合理给氧：尽早吸氧，Ⅰ型呼吸衰竭患者宜吸入 50% 左右浓度的氧，Ⅱ型患者宜吸入 30% 左右浓度的氧并控制流速在 $1 \sim 2L/min$。这样既能提升 PaO_2，又能维持一定程度的缺氧对呼吸中枢的刺激。④纠正酸碱失衡、电解质紊乱，防治并发症。

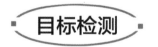

答案解析

一、选择题

【A 型题】

1. 慢性支气管炎最常见的并发症是

    A. 肺炎   B. 肺结核   C. 肺纤维化

    D. 慢性阻塞性肺气肿   E. 肺肉质变

2. 大叶性肺炎的灰色肝样变期，肺泡腔内的主要渗出物是

    A. 大量浆液及粒细胞   B. 大量纤维素   C. 大量纤维素与中性粒细胞

    D. 大量纤维素与红细胞   E. 淋巴细胞

3. 大叶性肺炎患者咳铁锈色痰是由于痰中混有

    A. 细菌   B. 中性粒细胞   C. 含铁血黄素

    D. 纤维素   E. 红细胞

4. 小叶性肺炎属于

    A. 化脓性炎   B. 出血性炎   C. 纤维素性炎

    D. 变质性炎   E. 过敏性炎

5. 病毒性肺炎具有诊断意义的病变是

    A. 肺泡上皮细胞增生   B. 肺泡间质炎性细胞浸润   C. 肺泡上皮内出现病毒包涵体

D. 肺泡上皮变性、坏死　　　　E. 肺水肿形成

6. 间质性肺炎的常见致病菌主要是
   A. 细菌　　　　　　　　B. 螺旋体　　　　　　　　C. 真菌
   D. 支原体和病毒　　　　E. 立克次体

7. 慢性肺源性心脏病的中心环节是
   A. 肺毛细血管减少　　　　B. 肺小动脉硬化　　　　C. 肺广泛纤维增生
   D. 阻塞性肺气肿　　　　　E. 肺动脉高压，肺循环阻力增大

8. 诊断肺源性心脏病的病理标准是
   A. 右心房肥大　　　　　　B. 肺动脉瓣下2cm处右心室壁厚超过5mm
   C. 主动脉瓣狭窄　　　　　D. 左心室肥大
   E. 肺动脉瓣狭窄

9. 根据临床表现有肺脏疾病和右心衰竭的症状和体征，可诊断为
   A. 慢性支气管炎　　　　　B. 阻塞性肺气肿　　　　C. 慢性肺源性心脏病
   D. 硅肺　　　　　　　　　E. 肺性脑病

10. 呼吸衰竭的发生主要是由于
    A. 外呼吸功能严重障碍引起　　B. 内呼吸功能严重障碍引起
    C. 肺弥散功能障碍引起　　　　D. 肺泡通气与血流比例失调引起
    E. 血液对氧的运输障碍引起

11. 肺性脑病发生于
    A. 缺氧　　　　　　　　B. 心力衰竭　　　　　　　C. 呼吸衰竭
    D. 脑外伤　　　　　　　E. 肾衰竭

12. 下列属于中枢性呼吸衰竭的疾病是
    A. 肺癌　　　　　　　　B. 低钾血症　　　　　　　C. 脑疝
    D. 气胸　　　　　　　　E. 窒息

13. 判断呼吸衰竭的标准是 PO_2 低于
    A. 60mmHg　　　　　　B. 70mmHg　　　　　　　C. 65mmHg
    D. 90mmHg　　　　　　E. 100mmHg

【X型题】

14. 慢性支气管炎可导致
    A. 支气管扩张症　　　　B. 肺结核　　　　　　　　C. 肺气肿
    D. 肺癌　　　　　　　　E. 慢性肺源性心脏病

15. 大叶性肺炎的病变特点包括
    A. 多发生于青壮年　　　　　B. 多由肺炎球菌引起
    C. 病变起始于细小支气管　　D. 病变累及一个肺段甚至整个肺大叶
    E. 病变性质为纤维素性炎症

16. 小叶性肺炎的病变特点包括
    A. 病变累及一个以上肺段　　B. 多由肺炎球菌引起　　C. 病变起始于小、细支气管
    D. 多发生于儿童及老人　　　E. 病变性质为化脓性炎症

17. 慢性肺源性心脏病心脏的形态学特点包括
    A. 右心室肥大　　　　　　　　　　　　　　　　　　B. 左心室肥大

　　C. 肺脏体积增大　　　　　　　　　　　　　　　　　D. 肺动脉圆锥隆起

　　E. 镜下观可见右心室心肌肥大、核深染

二、综合问答题

1. 简述大叶性肺炎四期病理变化及其与各期临床表现之间的关系。

2. 呼吸衰竭的主要防治原则有哪些?

三、实例解析题

　　患者,男,76 岁。40 余年吸烟史,反复咳嗽、咳痰 20 余年,伴呼吸困难,呼吸急促 6 年,下肢水肿 3 年,腹胀 1 个月,昏迷 1 天就诊。查体:T 37.5℃,BP 142/90mmHg,R 31 次/分,P 110 次/分。口唇发绀、杵状指,颈静脉怒张,桶状胸;胸部叩诊呈过清音,心浊音界缩小;肝大,腹部有移动性浊音;听诊双肺散在湿啰音;X 线双肺野透光度增强,肺纹理增强。

　　问题:

1. 患者可能有哪些疾病?

2. 诊断依据是什么?

(于　晶)

书网融合……

　　　　重点回顾　　　　　　　微课　　　　　　　习题

第十四章 消化系统疾病

<table>
<tr><td rowspan="2">学习目标</td><td>

知识目标：

1. 掌握 消化性溃疡、病毒性肝炎、门脉性肝硬化的主要病理变化及病理临床联系；早期食管癌、早期胃癌、早期肝癌、肝性脑病的概念。

2. 熟悉 消化系统常见肿瘤的病理变化和病理临床联系。

3. 了解 胃炎、消化性溃疡、门脉性肝硬化、消化系统常见肿瘤、肝性脑病的病因和发病机制；胃炎、胆石症的类型及病变特点。

技能目标：

能应用消化系统疾病的基本知识，初步解释临床表现的变化特点，并能将此知识运用于护理工作。

素质目标：

具有严谨的科学观和爱伤、护伤的职业素养。

</td></tr>
</table>

📖 导学情景

情景描述： 患者，男，30岁。出租车司机，突发上腹剧痛2小时，并放射到肩部，呼吸时疼痛加重，急诊入院。8年前开始时常上腹部疼痛，以饥饿时明显，伴反酸、嗳气，诊断为十二指肠溃疡，未坚持治疗。入院前3天，每日下午及晚上自觉上腹不适，未予注意。入院前2小时突然上腹部剧痛，放射到右肩部，面色苍白，大汗淋漓。查体：脉搏115次/分，血压100/60mmHg。神志清楚，呼吸浅快，心肺（-），腹壁紧张，硬如木板，全腹压痛、反跳痛。腹部透视见双膈下积气。临床诊断为十二指肠溃疡穿孔，急诊行胃大部切除术。

情景分析： 该患者8年前发生了十二指肠溃疡，但是没有经过正规治疗，出现了消化性溃疡的并发症——穿孔。作为医务工作者，需正确健康宣教。

讨论： 十二指肠溃疡有哪些病理改变及并发症？

学前导语： 消化性溃疡是临床上的常见病，其发病原因是什么？如果不积极治疗有什么后果？医务工作者如何对患者进行健康宣教？

消化系统由消化管（口腔、咽、食管、胃、小肠、大肠及肛门）和消化腺（唾液腺、肝、胰及消化管的黏膜腺体）组成，主要功能有消化、吸收、排泄、内分泌等。消化系统疾病如胃炎、消化性溃疡、病毒性肝炎、肝硬化等都是临床上的常见病和多发病。

第一节 胃 炎

一、急性胃炎

急性胃炎（acute gastritis）是胃黏膜的一种急性炎症反应，临床上根据病因及病理变化的不同，可将急性胃炎分为以下四种类型。

（一）急性单纯性胃炎

急性单纯性胃炎又称急性刺激性胃炎，多因暴饮暴食，食用过热或刺激性食品以及烈性酒所致。胃镜可见黏膜潮红，充血水肿，有黏液附着，或可见糜烂。

（二）急性出血性胃炎

急性出血性胃炎多由服药不当或过度酗酒所致。此外，创伤及手术等引起的应激反应也可诱发。病变可见胃黏膜急性出血合并轻度糜烂，或可见多发性浅表溃疡形成。

（三）急性腐蚀性胃炎

急性腐蚀性胃炎病变一般较严重，多由吞服腐蚀性化学物品引起。胃黏膜坏死、溶解，甚至累及深层组织，严重者造成穿孔。

（四）急性感染性胃炎

急性感染性胃炎又称急性蜂窝织炎性胃炎，少见，可由金黄色葡萄球菌、链球菌或大肠杆菌等化脓菌经血道（败血症或脓毒血症）或胃外伤直接感染所致，可引起胃黏膜弥漫性化脓性炎症。

急性胃炎轻者仅有腹痛、恶心、呕吐、消化不良；严重者可有呕血、黑便，甚至脱水、中毒及休克等。

二、慢性胃炎

慢性胃炎（chronic gastritis）是胃黏膜的慢性非特异性炎症，发病率高，居胃病之首。一般可分为慢性浅表性胃炎，慢性萎缩性胃炎、慢性肥厚性胃炎和疣状胃炎等类型。

（一）病因和发病机制

慢性胃炎的病因和发病机制较复杂，目前尚未完全明了，一般认为可能与下列因素有关。

1. 幽门螺杆菌（Hp）感染　Hp 是一种革兰阴性杆菌，存在于胃黏膜上皮的表面和腺体内，能抵御胃酸对细菌的杀灭作用并降解胃黏膜表面黏液。

2. 长期慢性刺激　如长期酗酒、喜食辛辣热烫食物、滥用水杨酸类药物、过度吸烟，致使急性胃炎反复发作。

3. 十二指肠液反流　十二指肠液反流对胃黏膜屏障造成破坏。

4. 自身免疫损伤　部分患者血液中抗壁细胞抗体和抗内因子抗体为阳性。

（二）类型及病理变化

1. 慢性浅表性胃炎　慢性浅表性胃炎（chronic superficial gastritis）为胃黏膜最常见的病变之一，以胃窦部最常见。病变呈多灶或弥漫性，胃黏膜充血水肿，表面有灰白色、灰黄色分泌物覆盖，可伴有点状出血和糜烂。镜下，炎性病变限于黏膜浅层（黏膜层上 1/3），表现为水肿、点状坏死和表浅上皮坏死脱落，固有层内有淋巴细胞和浆细胞浸润，胃腺体无异常改变。患者经合理饮食或治疗，大多可痊愈；少数转变为慢性萎缩性胃炎。

2. 慢性萎缩性胃炎　慢性萎缩性胃炎（chronic atrophic gastritis）以胃黏膜萎缩变薄，腺体减少或消失并伴有肠上皮化生为特征。病因较复杂，部分由慢性浅表性胃炎迁延发展而来，可能与吸烟、酗酒或用药不当有关，部分还与自身免疫有关。

根据发病是否与自身免疫有关，慢性萎缩性胃炎分为 A 型和 B 型。A 型属于自身免疫性疾病，患者血中有抗壁细胞和抗内因子的自身抗体，可合并恶性贫血，病变部位在胃体部和胃底部多见。B 型与自身免疫无关，多见于胃窦部，无恶性贫血，我国患者多为此型。

两型胃炎胃镜下病变基本类似：胃黏膜由正常的橘红色转变为灰色或灰绿色；黏膜明显变薄，表面呈细颗粒状，皱襞变浅甚至消失，黏膜下血管清晰可见（图14-1）。镜下病变累及胃黏膜全层（图14-2）。①胃腺萎缩，腺体变小、数目减少，可伴有囊状扩张。②腺上皮常发生肠上皮化生和假幽门腺化生：肠上皮化生是指病变区胃黏膜上皮被肠上皮所取代的现象；假幽门腺化生是胃体和胃底部壁细胞和主细胞消失，为类似幽门腺的黏液细胞所取代。③黏膜固有层内有慢性炎性细胞浸润，病程长者可见淋巴细胞聚集或淋巴滤泡的形成。④黏膜内可见纤维组织的增生。

慢性萎缩性胃炎患者因胃腺体萎缩，壁细胞和主细胞减少或消失，导致胃酸和胃蛋白酶分泌减少，患者可出现食欲减退、消化不良、上腹部不适、腹胀和疼痛等症状。

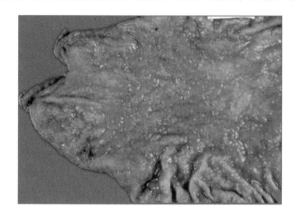

图 14-1 慢性萎缩性胃炎肉眼观

胃窦部黏膜呈颗粒样外观

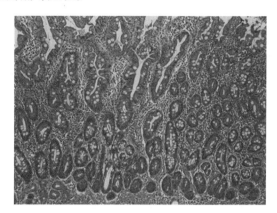

图 14-2 慢性萎缩性胃炎镜下观

腺体萎缩，数量减少，伴肠上皮化生

3. 慢性肥厚性胃炎 慢性肥厚性胃炎（chronic hypertrophic gastritis）又称 Menetrier 病。病因不明，常发生于胃底和胃体。胃黏膜肥厚，皱襞肥大加深变宽。镜下见黏膜全层肥厚，腺体增生肥大，腺管延长，黏膜表面黏液分泌细胞增多，黏膜固有层壁细胞及主细胞减少，无明显炎性细胞浸润。

4. 疣状胃炎 疣状胃炎（gastritis verrucosa）病因不清，病变多见于胃窦部。胃黏膜表面见多数结节状、痘疹样突起，呈圆形或不规则形，中心有凹陷。镜下可见病灶凹陷处胃黏膜上皮细胞变性、坏死、脱落，炎性渗出物覆盖。

第二节 消化性溃疡

消化性溃疡（peptic ulcer）是以胃或十二指肠黏膜形成慢性溃疡为特征的一种常见病，其发生与胃液自我消化作用有关。十二指肠溃疡（duodenal ulcer, DU）较胃溃疡（gastric ulcer, GU）多见，前者约占70%，后者约占25%，胃和十二指肠同时发生的复合性溃疡约为占5%。消化性溃疡多见于成年人（20~50岁），男性多于女性。本病易反复发作，呈慢性经过，患者常有周期性上腹部疼痛、反酸、嗳气等症状。 微课

一、病因和发病机制

消化性溃疡的病因和发病机制尚未完全明确，目前认为与以下因素有关。

（一）幽门螺杆菌感染

幽门螺杆菌（Hp）感染与消化性溃疡的发生有密切关系。胃溃疡中 Hp 的检出率为70%以上，十二指肠溃疡中的检出率几乎为100%。实验证实，Hp 能破坏胃黏膜的防御屏障，促进胃酸分泌和黏膜毛细血管内血栓形成，导致胃和十二指肠黏膜缺血、坏死、糜烂等，进而促进溃疡形成。

（二）胃液的消化作用增强和黏膜抗消化能力降低

经研究证实，消化性溃疡的形成是胃酸和胃蛋白酶消化胃、十二指肠黏膜的结果。正常情况下，胃和十二指肠黏膜不会被胃液消化，因为胃黏膜分泌的黏液可以中和胃酸，并可减少胃酸和黏膜的直接接触；胃黏膜上皮的脂蛋白还具有防御屏障功能，它可防止胃酸透过上皮细胞损坏胃黏膜；同时，黏膜充足的血液供应和上皮细胞较强的再生能力也保证了黏膜上皮的完整性和屏障功能。

临床上，各种原因导致胃酸分泌增加的患者易发生溃疡病。幽门螺杆菌感染、长期服用非甾体抗炎药、饮酒、吸烟以及胆汁反流等因素，都可使黏膜屏障遭到破坏，从而发生溃疡。

（三）神经、内分泌功能失调

溃疡病患者常有精神过度紧张、情绪激动等现象，使大脑皮层及皮层下中枢或自主神经功能紊乱，胃酸分泌过多，导致溃疡形成。十二指肠溃疡病患者的迷走神经兴奋性往往增高，刺激胃腺分泌，引起胃酸分泌增多。而胃溃疡患者的迷走神经兴奋性往往降低，使胃蠕动减弱，造成胃内食物潴留，直接刺激胃窦，使促胃液素分泌亢进，酸性胃液的分泌量增加。

👁 **看一看**

幽门螺杆菌的发现和认识历程

幽门螺杆菌在胃炎、溃疡等疾病的发生中有非常重要的意义，而幽门螺杆菌的发现有着非常曲折的经历。19世纪末20世纪初，世界各地的医生和学者们陆续发现了胃黏膜表面的这个螺旋状的细菌，但是因为胃液的强酸性，人们认为没有细菌能在强酸的环境中生存。经过多次失败之后，1982年4月，澳大利亚学者马歇尔和沃伦终于从胃黏膜活检样本中成功培养和分离出了这种细菌。为了进一步证实这种细菌就是导致胃炎的罪魁祸首，马歇尔不惜喝下含有这种细菌的培养液。但是这一实验仍没有得到足够的重视，直到1989年，这种细菌才被正式命名为幽门螺杆菌，医学界才逐渐转变胃病治疗的观念。马歇尔和沃伦被授予2005年度诺贝尔生理学或医学奖，以表彰他们发现了幽门螺杆菌以及这种细菌在胃炎和胃溃疡等疾病中的作用。

二、基本病理变化

胃溃疡多发生在胃小弯近幽门部，尤其是胃窦部。溃疡多为单个，圆形或椭圆形，直径多在2cm以内，溃疡边缘整齐、状如刀切，底部平坦、洁净。溃疡可深达黏膜下层、肌层甚至浆膜层。溃疡周围黏膜皱襞呈放射状向溃疡集中。因受食物推挤，近贲门端呈潜掘状，幽门端较浅，呈阶梯状。十二指肠溃疡多发生在球部的前、后壁，其形态特点与胃溃疡相似，直径一般在1cm以内，溃疡较浅（图14-3）。

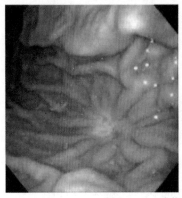 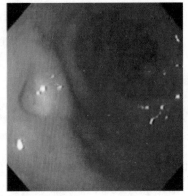

图14-3 消化性溃疡（胃镜下）

左为胃溃疡，右为十二指肠溃疡

镜下溃疡底部由内向外依次分为四层。①渗出层：主要由白细胞和纤维素构成；②坏死层：由无结构的坏死组织构成；③肉芽组织层：为新生的肉芽组织；④瘢痕层：由肉芽组织成熟而来的瘢痕组织构成。

三、临床病理联系

1. 节律性上腹部疼痛 是溃疡病患者的主要临床表现，多为钝痛、刺激或烧灼痛。疼痛常与进食有明显关系。胃溃疡患者的疼痛常在餐后半小时至一小时出现，下次餐前减轻或消失，可能是进食后促胃泌素分泌亢进，使胃酸分泌增多，刺激溃疡周边神经末梢以及胃壁平滑肌收缩或痉挛所致，待胃排空后，疼痛即缓解。十二指肠溃疡患者疼痛常在空腹或夜间出现，进食后缓解，可能是饥饿或夜间迷走神经兴奋性增高，胃酸和胃蛋白酶分泌增多引起，进食后将胃酸中和，疼痛即缓解。

2. 反酸、呕吐、嗳气 由于胃酸分泌过多、幽门狭窄及胃的逆蠕动，胃内容物反流，故出现反酸及呕吐。消化不良，胃内容物排空受阻，滞留在胃内的食物发酵产气，引起上腹饱胀感和嗳气。

四、结局及合并症

（一）愈合

如溃疡不再发展，渗出物及坏死组织会逐渐被吸收、清除，肉芽组织增生填补缺损，并逐渐形成瘢痕组织，同时通过周围黏膜上皮再生覆盖溃疡面而愈合。

（二）并发症

1. 出血 是消化性溃疡最常见的并发症，发生率约35%。溃疡底部毛细血管破裂可造成少量出血，大便潜血试验阳性；较大的血管破裂时，可致大出血，患者出现呕血、黑便等表现，严重者可出现失血性休克。

2. 穿孔 是消化性溃疡最危险的并发症，发生率约5%。十二指肠溃疡壁较薄，故穿孔较胃溃疡多见。穿孔时胃肠内容物进入腹膜腔，引起急性弥漫性腹膜炎。位于后壁的溃疡若穿孔前已与邻近器官（肝、脾、胰、大小网膜）粘连，可形成局限性腹膜炎或脓肿。

3. 幽门狭窄 发生率约为3%，局部炎症充血、水肿以及炎症刺激引起的幽门括约肌痉挛和溃疡处结缔组织增生所致的瘢痕收缩均可造成幽门狭窄，使胃内容物通过困难，患者出现反复呕吐，呕吐物含宿食，可引起脱水、电解质及酸碱平衡紊乱。

4. 癌变 如果经久不愈，约1%的胃溃疡可能会发生癌变，十二指肠溃疡几乎不发生癌变。

第三节 病毒性肝炎

病毒性肝炎（viral hepatitis）是由肝炎病毒引起的以肝实质细胞变性、坏死为主要病变的常见传染病。病毒性肝炎在世界各地都有发病和流行，近年来有发病率升高的趋势，严重危害人类的健康。根据肝炎病毒类型的不同，可将病毒性肝炎分为甲、乙、丙、丁、戊、庚六型，以甲、乙两型最为多见。患者临床表现为食欲减退、厌油、疲乏、肝大、黄疸、肝区疼痛和肝功能异常等。

一、病因和发病机制

各型肝炎病毒的潜伏期、传播途径和危害等不尽相同（表14-1）。

表 14 - 1 各型肝炎病毒的特点

肝炎病毒	病毒性质	潜伏期	传播途径	转成慢性肝炎	肝细胞癌
HAV	单链 RNA	2~6 周	消化道	无	无
HBV	DNA	4~26 周	血液、垂直、性接触	5%~10%	有
HCV	单链 RNA	2~26 周	血液、密切接上	>70%	有
HDV	缺陷性 RNA	4~7 周	同上	共同感染<5%；重叠感染80%	与 HBV 相似
HEV	单链 RNA	2~8 周	消化道	无	不详
HGV	单链 RNA	不详	输血、注射	无	无

病毒性肝炎的发病机制尚不清楚，取决于多种因素。HBV 发现最早，研究最多，目前认为其通过细胞免疫反应引起肝损伤。HBV 侵入人体，在肝细胞内复制并释放入血，在肝细胞表面留下病毒抗原成分，并与肝细胞膜结合，使肝细胞表面的抗原性发生改变。进入血液中的病毒刺激机体免疫系统，致敏的淋巴细胞在杀伤病毒的同时，也损伤了含有病毒抗原信息的肝细胞，从而使感染病毒的肝细胞发生变性和坏死。

由于个体的免疫反应和感染的 HBV 数量与毒力不同，引起肝细胞损伤的程度也不同，因此表现出不同的临床病理类型：①免疫功能正常，感染病毒量较少，毒力较弱则发生急性普通型肝炎；②免疫功能正常，感染病毒量多，毒力强时，表现为急性重型肝炎；③免疫功能不足，部分病毒未被杀灭，病毒可继续繁殖并感染，反复发生部分肝细胞损伤，表现为慢性肝炎；④免疫功能缺陷或耐受时，病毒与宿主共生，病毒在肝细胞内持续复制，感染的肝细胞也不受损伤，宿主成为无症状的病毒携带者。

二、基本病理变化

各型病毒性肝炎均属于变质性炎，以肝细胞的变性、坏死为主，同时伴有不同程度的炎性细胞浸润、肝细胞再生和纤维组织增生。

（一）肝细胞变性、坏死

1. 肝细胞变性

（1）细胞水肿 肝细胞肿大，胞浆疏松、淡染，呈半透明状，称胞浆疏松化。进一步发展，肝细胞肿胀呈球形，胞浆几近透明，称为气球样变。

（2）嗜酸性变 多累及单个或几个肝细胞，散布于小叶内。肝细胞体积缩小，胞质水分脱失、浓缩，胞质红染（嗜酸性增强）。

2. 肝细胞坏死

（1）溶解性坏死 肝细胞气球样变进一步发展，细胞崩解消失。根据坏死的范围和分布不同，可分为四种。①点状坏死：单个或数个肝细胞的坏死，常见于急性普通型肝炎；②碎片状坏死：肝小叶周边界板的肝细胞灶状坏死和崩解，常见于慢性肝炎；③桥接坏死：指中央静脉与门管区之间，两个门管区之间，或两个中央静脉之间出现的互相连接的带状坏死，常见于中度与重度慢性肝炎；④大片坏死：几乎累及整个肝小叶的大范围肝细胞坏死，常见于重型肝炎。

（2）嗜酸性坏死 嗜酸性变继续发展，胞浆更加浓缩，核固缩或消失，最后形成深红色、均一浓染的圆形小体，称为嗜酸性小体。为单个细胞的坏死，属细胞凋亡。

（二）炎细胞浸润

在肝小叶坏死灶和汇管区有程度不等的炎细胞浸润。主要是淋巴细胞和单核细胞，有时也可见少量浆细胞及中性粒细胞等。

（三）增生

1. 肝细胞再生 坏死肝细胞周围常出现肝细胞再生，再生的肝细胞体积较大，胞质略呈嗜碱性，细胞核大、深染，有时可见双核。肝脏能否恢复正常结构取决于网状纤维支架是否完整，如果坏死程度轻，可恢复正常结构；若坏死程度严重，网状纤维支架塌陷，再生的肝细胞则形成结构紊乱的肝细胞团，称为肝细胞结节状再生。

2. 间质反应性增生 Kupffer细胞增生，并脱入肝窦内，成为游走的巨噬细胞；间叶细胞和成纤维细胞增生，合成胶原纤维，参与损伤的修复。

三、临床病理类型

临床上常根据病程长短和病情轻重将病毒性肝炎分为急性（普通型）肝炎、慢性（普通型）肝炎和重型肝炎。

（一）急性（普通型）肝炎

最常见，临床上分为黄疸型和无黄疸型。我国以无黄疸型为主，其中多为乙型肝炎，部分为丙型肝炎。黄疸型肝炎病变略重，多见于甲型、丁型和戊型肝炎。两型肝炎的病理变化基本相同。

1. 病理变化 肝脏肿大、质较软，表面光滑。镜下，肝细胞发生广泛变性，以胞质疏松化和气球样变为主，肝窦受压变窄。肝细胞坏死轻微，可见散在点状坏死和嗜酸性坏死。门管区和坏死灶内有轻度淋巴细胞浸润（图14－4）。黄疸型坏死略重，肝细胞及胆管内可见胆汁积聚。

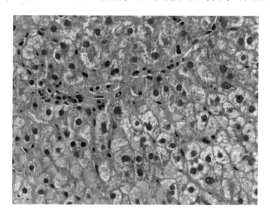

图14－4 急性普通型肝炎
小叶中肝细胞气球样变，伴灶状坏死

2. 临床病理联系 由于肝细胞肿大，肝体积增大可被触及，肝被膜紧张，牵拉神经末梢，引起肝区疼痛和压痛。肝细胞损伤，细胞内的酶类释放入血，故血清谷丙转氨酶（SGPT）等升高，肝功能异常。病变严重者肝细胞坏死较多，胆红素代谢障碍，加之毛细胆管受压或胆栓形成而引起黄疸。患者出现食欲减退、厌油腻等症状。

3. 结局 多数患者在半年内痊愈，但乙型、丙型肝炎恢复较慢，其中乙型肝炎5%～10%，丙型肝炎70%可发展为慢性肝炎。

（二）慢性（普通型）肝炎

病毒性肝炎病程持续半年以上者称为慢性肝炎。

1. 病理变化 根据炎症程度、坏死和纤维化程度，慢性肝炎分为轻度、中度和重度三类。

（1）轻度慢性肝炎 肝细胞以点状、小灶状坏死为主，偶见轻度碎片状坏死。门管区周围轻度纤维组织增生，肝小叶界板无破坏，小叶结构完整。

（2）中度慢性肝炎　肝细胞中度碎片状坏死，出现典型的桥接坏死。门管区炎性细胞浸润，纤维增生明显，肝小叶结构基本完整（图14-5）。

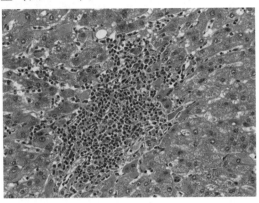

图14-5　慢性活动性肝炎
肝细胞碎片状坏死和炎细胞浸润

（3）重度慢性肝炎　肝细胞呈重度碎片状坏死和大范围桥接坏死。坏死区肝细胞结节状再生，小叶内及门管区纤维组织增生，并互相连接分割肝小叶，小叶结构被破坏。晚期肝表面不光滑，呈颗粒状，质地较硬，可转化为早期肝硬化。

2. 病理临床联系　慢性肝炎患者常出现肝大及肝区疼痛，重者可伴有脾大。实验室检查是诊断的主要依据，表现为血SGPT、胆红素不同程度的升高，白蛋白降低及白蛋白与球蛋白比值下降等。

3. 结局　轻度慢性肝炎可治愈或病变相对静止。重度慢性肝炎晚期发展为肝硬化，也可急性病变发展为重型肝炎。

（三）重型肝炎

此型肝炎病情严重，临床较少见。根据发病急缓和病变程度不同，分为急性重型肝炎和急性亚急性重型肝炎。

1. 急性重型肝炎　发病急，病变发展迅速，死亡率高，又称暴发型或电击型肝炎。

（1）病理变化　肝脏体积明显缩小，重量减轻至600~800g，以左叶为甚，包膜皱缩，切面呈红褐色或黄色，称为急性红色肝萎缩或急性黄色肝萎缩（图14-6）。镜下肝细胞大片坏死，仅小叶周边部残存少量肝细胞，坏死面积超过肝实质的2/3；肝血窦扩张明显，充血或伴出血；Kupffer细胞增生肥大，吞噬活跃；坏死区及门管区炎性细胞浸润，以淋巴细胞和单核细胞浸润为主；网状支架塌陷，残留的肝细胞无明显再生现象（图14-7）。

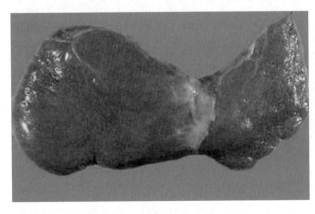

图14-6　急性重症肝炎肉眼观

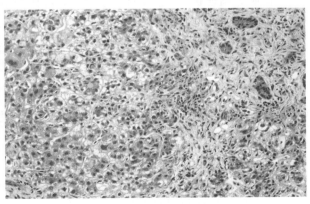

图14-7　急性重症肝炎镜下观
肝细胞大块坏死，小叶塌陷，伴炎细胞浸润

（2）临床病理联系 大量肝细胞迅速溶解坏死可导致以下表现：①胆红素大量入血引起严重的黄疸；②凝血因子合成障碍导致皮肤黏膜出血倾向；③肝功能衰竭，对各种代谢产物的解毒功能发生障碍，导致肝性脑病。由于毒血症和出血等影响，肾血管强烈持续收缩，肾血流灌注严重不足，发生急性肾功能衰竭称为肝肾综合征。

（3）结局 急性重型肝炎预后极差，大多数在短期内死亡，死亡原因主要为肝功能衰竭、消化道大出血、肾功能衰竭、DIC 等，少数迁延为亚急性重型肝炎。实施"人工肝"治疗可延缓死亡，可积极进行肝移植。

2. 亚急性重型肝炎 起病稍缓慢，多数由急性重型肝炎迁延而来，少数由急性普通型肝炎恶化进展而来，病程较长，可持续数周至数月。

（1）病理变化 肝脏体积缩小，重量减轻，被膜皱缩，呈黄绿色，病程较长者形成大小不等的结节，质地略硬，切面坏死区呈黄绿色，称亚急性黄色肝萎缩。镜下可见大片肝细胞坏死，残存肝细胞呈结节状再生；小叶内外有大量淋巴细胞和单核细胞浸润；坏死区网状纤维支架塌陷，胶原纤维化；小叶周边小胆管增生，并可有胆汁淤积形成胆栓。

（2）结局 此型肝炎如及时治疗病变可停止发展。病情迁延者继续发展为坏死后性肝硬化。

❤ **护爱生命** ——————————————————————————————————

我国肝炎防治取得了举世瞩目的成就，乙肝已降至中等流行水平，但是增量虽减少了，存量依然很大，乙肝表面抗原携带者人数仍为全球最多。肝硬化多数都是乙肝和丙肝导致的。同时，我国肝癌患者的病因学显示，86%是乙肝病毒引起的，2.5%是丙肝病毒引起的，还有丙肝＋乙肝病毒引起的是6.7%，其他病因是4.8%。

——

第四节 肝硬化

肝硬化（liver cirrhosis）是由各种原因引起肝细胞弥漫性变性、坏死，纤维结缔组织增生和肝细胞结节状再生，这三种病变反复交错进行，使肝小叶结构破坏，血液循环途径改建，最终导致肝脏变形、变硬，是临床上常见的慢性肝脏疾病。患者在晚期可出现不同程度的门脉高压和肝功能障碍，严重危害人类健康。

我国目前结合病因、病变特点和临床表现，将肝硬化分为门脉性、坏死后性、胆汁淤积性、淤血性、寄生虫性和色素性肝硬化等。其中以门脉性肝硬化最常见，其次为坏死后性肝硬化。

一、门脉性肝硬化

门脉性肝硬化（portal cirrhosis）是最常见的一种肝硬化，相当于国际分类的小结节型肝硬化。

（一）病因和发病机制

1. 病毒性肝炎 在我国，病毒性肝炎是引起门脉性肝硬化的主要原因。慢性病毒性肝炎，尤其是乙型和丙型肝炎，与肝硬化发生密切。

2. 慢性酒精中毒 长期酗酒引起的慢性酒精中毒是欧美国家肝硬化的主要原因。乙醇能直接导致肝细胞变性、坏死，逐渐演变为肝硬化。

3. 营养缺乏 若食物中长期缺乏蛋氨酸和胆碱等物质，肝合成磷脂障碍，引起肝细胞脂肪变性及坏死，继而发展为肝硬化。

4. 毒物中毒 许多化学物质，如四氯化碳、黄曲霉毒素、砷、磷等，对肝细胞有损害作用，长期作用可引起肝硬化。

在上述各种病因首先引起肝细胞发生变性、坏死，如长期作用、反复发作，肝内广泛的胶原纤维增生以及肝细胞结节状再生。增生的胶原纤维来源于：①肝小叶内网状纤维胶原化；②贮脂细胞分泌胶原纤维；③门管区成纤维细胞增生分泌胶原纤维。增生的胶原纤维相互连接，形成纤维间隔，包绕并分割肝小叶或再生的肝细胞团，形成假小叶，使肝脏结构和肝内血液循环途径被改建，肝脏变形、变硬，形成肝硬化。

（二）病理变化

肝硬化早期，肝脏的体积正常或稍大，晚期体积明显缩小，重量减轻，重量减轻至1000g以下，质地变硬。肝表面和切面呈结节状，结节大小较一致，直径多在0.1~0.5cm之间，一般不超过1cm。结节周围有增生的纤维组织间隔包绕，界限清楚（图14-8）。

镜下，正常肝小叶结构被破坏，形成假小叶。假小叶是广泛增生的分割包绕肝小叶或再生的肝细胞结节，形成的大小不等、圆形或椭圆形的肝细胞团（图14-9）。假小叶形成是肝硬化的重要形态学标志，其特点为：①假小叶内肝细胞排列紊乱，可有不同程度变性、坏死，可见再生的肝细胞；②中央静脉常缺如、偏位或两个以上；③门管区也可被包绕在假小叶内；④纤维间隔宽窄比较一致，内有淋巴细胞和浆细胞浸润。

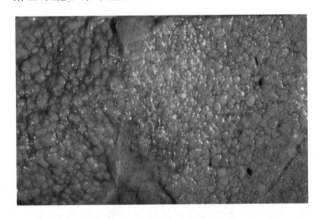

图14-8 门脉性肝硬化
肝表面及切面可见弥漫性均一小结节

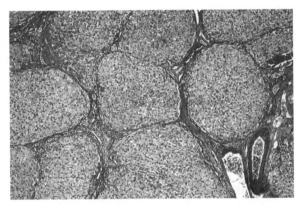

图14-9 门脉性肝硬化（Azan-Mallory染色）
假小叶由增生的纤维组织包绕，结节大小及纤维间隔宽窄较一致

（三）病理临床联系

门脉性肝硬化早期由于肝功能代偿，患者可无或仅有较轻的临床症状，表现为乏力、食欲减退、轻度肝大等。随着病变发展，肝脏正常结构道到破坏和肝内血液循环途径被改建，肝脏代偿功能逐渐丧失，患者出现门静脉高压和肝功能障碍。

1. 门脉高压症 引起门脉高压症的主要原因有：①肝小叶中央静脉及肝窦周围纤维组织增生，使门静脉血进入肝窦受阻（窦性）；②假小叶压迫小叶下静脉，使肝窦内血液流出受阻，进而妨碍门静脉血入肝（窦后性）；③肝动脉与门静脉的小分支在汇入肝窦前形成异常吻合，压力高的肝动脉血进入门静脉，使门静脉压力增高（窦前性）。门静脉压升高后，胃、肠、脾等器官的静脉血回流受阻，逐渐出现一系列的症状和体征，主要表现如下。

（1）脾大 肝硬化患者中有70%~85%出现脾大。脾脏体积增大，重量增加，重量多在400~500g，少数可达800~1000g，由于长期慢性淤血引起，常伴有脾功能亢进，表现为贫血、出血倾向和白细胞减少。

（2）**胃肠道淤血**　门脉高压使胃肠静脉血回流受阻，胃肠壁淤血、水肿，消化吸收功能障碍，出现食欲不振、消化不良等症状。

（3）**腹水**　腹水是肝硬化晚期的突出症状，量较大，以致腹部膨隆。腹水为淡黄色澄清透明的液体（漏出液），其形成机制为：①门静脉淤血，使毛细血管流体静压增高，液体漏入腹腔；②肝细胞受损后，合成白蛋白能力降低，血浆胶体渗透压降低；③肝功能受损，对醛固酮、抗利尿激素等的灭活能力减弱，引起水、钠潴留。

（4）**侧支循环形成**（图14-10）　门静脉发生阻塞后，门静脉与腔静脉之间的吻合支开放，形成侧支循环。侧支循环失代偿引起的主要并发症有：①食管下段静脉丛曲张（图14-11）：是门静脉高压最直接的证据，门静脉血经由胃冠状静脉、食管下段静脉丛、脐静脉进入上腔静脉回右心，若腹压增高或受食物摩擦，易发生破裂而引起上消化道大出血；②痔静脉丛曲张：门静脉血经由肠系膜下静脉、直肠静脉丛、髂内静脉进入下腔静脉回右心引起，形成痔核，破裂时引起便血；③腹壁及脐周静脉网曲张：门静脉血经由附脐静脉、脐周静脉网分别流向上、下腔静脉引起，在脐周形成"海蛇头"现象。

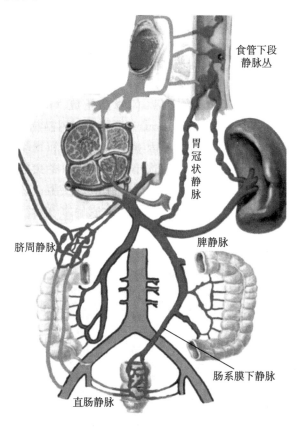

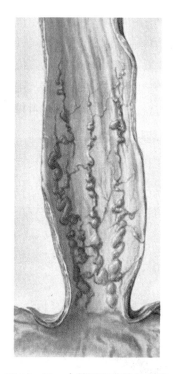

图14-10　门脉高压症侧支循环模式图　　　　图14-11　食管下段静脉丛曲张

2. 肝功能障碍　因肝细胞长期反复破坏，肝功能显著下降，主要表现如下。

（1）**白蛋白合成障碍**　因肝脏合成白蛋白减少，血浆白蛋白/球蛋白比值降低，甚至倒置。

（2）**出血倾向**　由于肝合成凝血因子减少，脾功能亢进使血小板破坏过多等因素，导致患者出现牙龈出血、鼻出血、皮下出血等。

（3）**黄疸**　肝细胞变性、坏死及胆汁淤积，引起胆红素代谢障碍，表现为皮肤、黏膜、巩膜的黄染。

（4）**激素灭活障碍**　肝细胞受损对雌激素的灭活能力减弱，体内雌激素增多，引起男性乳房发育，睾丸萎缩；女性月经不调等。雌激素使小血管扩张，引起患者颈、面、胸、臂等处皮肤出现蜘蛛痣，掌面大小鱼际潮红，称为肝掌。

（5）肝性脑病　由于肝功能衰竭，患者出现以意识障碍为主的神经精神综合征，是肝硬化最严重的结果，常为肝硬化患者死因之一。

（四）结局

在早期如能及时消除病因，积极治疗，病变可有所减轻，或长期处于相对稳定状态。晚期可引起一系列合并症而死亡。主要死因有肝性脑病、上消化道大出血、感染及肝癌等。

二、坏死后性肝硬化

坏死后性肝硬化（postnecrotic cirrhosis）相当于国际分类中的大结节型或大小结节混合型肝硬化。

（一）病因和发病机制

1. 病毒性肝炎　主要原因为由亚急性重型肝炎和重度慢性活动性肝炎病变发展而来，在肝组织大片坏死的基础上形成。

2. 药物及化学物质中毒　抗真菌、抗寄生虫、抗结核、抗癌等药物及某些化学物质可引起肝细胞广泛坏死，继而出现肝细胞结节状再生和纤维组织增生，发展为坏死后性肝硬化。

（二）病理变化

肝体积不对称缩小，重量减轻，质地变硬，表面有较大且大小不等的结节，最大结节可达6cm，常使肝脏严重变形（图14-12）。切面见结节由较宽大的纤维条索包绕。镜下观，假小叶大小不一、形态不规则，假小叶内肝细胞有不同程度的变性、坏死，胆色素沉积；假小叶间的纤维间隔较宽且厚薄不均匀，有较明显炎细胞浸润和小胆管增生（图14-13）。

（三）病理临床联系

坏死后性肝硬化发展快，由于肝细胞坏死较严重，主要表现为肝功能障碍，而门脉高压症较轻或出现较晚，癌变率较门脉性肝硬化高，预后较差。

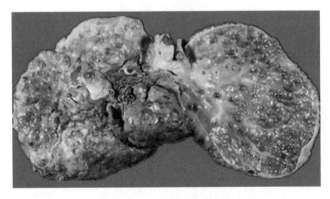

图14-12　坏死后性肝硬化
肝表面大小不等的结节，肝脏变形

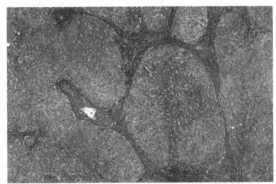

图14-13　坏死后性肝硬化（Masson染色）
假小叶大小不一，纤维间隔较宽且厚薄不均

✖ **练一练**

下列不属于门脉高压症的是

A. 脾大　　　　　　　　B. 胃肠道淤血　　　　　　C. 腹水

D. 蜘蛛痣　　　　　　　E. 侧支循环形成

答案解析

第五节　胆石症

胆石症（cholelithiasis）是胆道系统中胆汁的某些成分析出，凝集形成结石的一组疾病。发生于胆管内称胆管结石，发生于胆囊内称胆囊结石。胆囊炎和胆石症关系密切，两者互为因果，常同时存在。

一、病因和发病机制

1. 胆汁理化性状的改变　正常胆汁中的胆红素多与葡萄糖醛酸结合成酯类而不游离，而大肠杆菌等肠道细菌中的葡糖醛酸酶则能分解上述酯类使胆红素游离出来，并与胆汁中的钙结合形成不溶性的胆红素钙而析出，形成胆色素结石。胆汁中胆固醇量过多，呈过饱和状态时可直接析出形成胆固醇结石。

2. 胆汁淤滞　若胆汁中水分被过多吸收，胆汁浓缩，使胆色素浓度增高，胆固醇过饱和，均可促使胆石形成。

3. 细菌感染　胆道感染时的炎性水肿及慢性炎症的纤维组织增生可使胆囊壁增厚，引起胆囊狭窄甚至闭塞而致胆汁淤滞。炎症时渗出的细胞、脱落的上皮细胞、坏死物、细菌、蛔虫残体、虫卵等可成为结石核心，促使胆石形成。

二、病理变化

按组成成分不同，胆结石可分为三种类型。

1. 胆色素结石　我国常见，结石成分以胆色素钙为主，含少量胆固醇，体积较小，常为多个，呈泥沙样及砂粒状，砂粒状大小为 $1 \sim 10mm$，多见于胆管。

2. 胆固醇结石　我国少见，常为单个，体积较大，直径可达数厘米。结石成分主要为胆固醇，呈圆形或椭圆形，黄色或黄白色，表面光滑，剖面呈放射状。多见于胆囊。

3. 混合结石　由两种以上成分构成。我国多见，结石一般呈多面体，少数呈球形，颜色多种，外层很坚硬，切面成层，常发生在较大的胆管或胆囊内，大小及数目不等，常为多个。

三、临床病理联系

部分胆石症可长期无症状，仅在体检时经 B 超发现。大多数胆囊结石伴有慢性胆囊炎，有时胆囊结石可进入胆囊管或胆总管，造成胆道梗阻，引起梗阻性黄疸和白陶土样便。胆总管末端结石嵌顿使括约肌舒缩功能障碍，可引起急性胰腺炎。

第六节　消化系统常见肿瘤

一、食管癌

食管癌（carcinoma of esophagus）是由食管黏膜上皮或腺体发生的恶性肿瘤。本病有明显的地域性，主要高发区在我国太行山区附近，男性多于女性，发病年龄多在 40 岁以上，尤其以 $50 \sim 60$ 岁者居多。

（一）病因
尚未完全明了，相关的主要因素如下。

1. 饮食因素　目前认为饮食因素在本病的发生中比较重要，包括过量饮酒、吸烟及食入过热或粗糙饮食等。在高发地区的粮食及食品（如腌制的酸菜）中致癌物质亚硝胺及其前身物质的检出率明显高于非高发区，此类物质可诱发食管癌。此外也查出高发区居民食物常被真菌污染。

2. 微量元素和维生素缺乏　研究发现，我国食管癌高发地区土壤中钼、锌、铜等微量元素的量比非高发地区低；当地成年人体内某些种类的维生素（如维生素 A、维生素 C 及核黄素等）的水平也较低。这些物质的缺乏，均可能起促癌作用。

3. 遗传因素　食管癌有家族聚集现象，提示其发病可能与遗传易感性有一定的关系。

（二）类型及病理变化

食管癌好发食管中段（约占 50%），下段次之（约占 30%），上段最少。根据病理变化，结合临床表现和影像学检查，将食管癌分为早期和中、晚期两类。

1. 早期癌　临床常无明显症状，X 线检查见食管黏膜基本正常或局部轻度僵硬。多为原位癌、黏膜内癌，或为黏膜下癌，但未侵犯肌层。早期食管癌及时治疗预后较好，五年存活率可达 90% 以上。

2. 中、晚期癌　又称进展期癌，此期患者出现明显的临床症状，如吞咽困难等。根据肉眼形态分四种类型：①髓质型：最为多见，肿瘤在食管壁内浸润性生长，管壁均匀增厚，管腔狭窄，癌组织切面呈灰白色，质地较软似脑髓状。②蕈伞型：肿瘤向管腔内生长，形成卵圆形或扁平状肿块。③溃疡型：肿瘤表面形成溃疡，溃疡外形不整，边缘隆起，底部凹凸不平，深达食管肌层。④缩窄型：癌组织在管壁内浸润性生长，累及食管全周，因纤维组织增生形成环状缩窄，近端食管腔明显扩张。

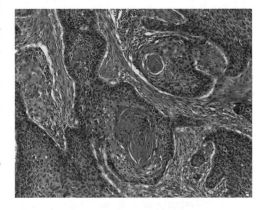

图 14 - 14　食管鳞状细胞癌

镜下观，组织学上以鳞状细胞癌最多见（图 14 - 14），约占 90%，腺癌次之，其他类型如小细胞癌、未分化癌等少见。

（三）扩散途径

1. 直接蔓延　癌组织可穿透食管壁直接侵入邻近组织或器官。上段癌可侵入喉、气管和颈部软组织；中段癌可侵入支气管、肺；下段癌常蔓延到贲门、心包、膈肌等处。

2. 淋巴道转移　为食管癌主要的转移方式，癌细胞沿食管淋巴引流途径转移，上段癌常转移到颈及上纵隔淋巴结，中段癌多转移到食管旁或肺门淋巴结，下段癌可转移到食管旁、贲门旁或腹膜腔上部淋巴结。晚期均可转移到左锁骨上淋巴结。

3. 血道转移　主要见于晚期患者，以肝、肺转移最为常见。

（四）临床病理联系

食管癌早期症状不明显，部分患者由于肿瘤侵蚀组织，可表现出轻微的胸骨后疼痛、烧灼感、哽噎感等。中、晚期癌，由于癌肿不断浸润性生长，导致管腔狭窄，患者表现为进行性加重的吞咽困难，并逐渐出现恶病质。

（五）预后

早期食管癌术后 5 年生存率可达 90% 以上，中晚期食管癌术后 5 年生存率仅为 10% ~ 30%。

二、胃癌

胃癌（gastric cancer）是由胃黏膜上皮和腺上皮发生的恶性肿瘤，是消化系统中最常见的恶性肿瘤之一。在我国不少地区的恶性肿瘤的发病率和死亡率统计中，胃癌均居第一位。好发年龄为 40～60 岁，男性多于女性。

（一）病因和发病机制

胃癌的病因至今尚未阐明，认为与环境因素、饮食因素（如烟熏鱼肉制品、用滑石粉处理的大米、饮食过热等）、化学物质（黄曲霉毒素、亚硝酸盐等）、幽门螺杆菌感染、遗传因素等有关。胃腺瘤、胃溃疡、B 型慢性萎缩性胃炎及其伴随的胃黏膜不典型增生、肠上皮化生与胃癌也有关系，将其视为癌前疾病或癌前病变。

胃癌起源于胃腺颈部和胃小凹底部的干细胞。它们具有多向分化的增殖潜能，在致癌因子的长期作用下，干细胞异常增生而癌变。

（二）类型及病理变化

胃癌好发于胃窦部，尤以胃窦小弯侧多见（约占75%），胃底和胃体部较少见。按病程和病变分为早期胃癌和进展期胃癌两大类。

1. 早期胃癌 指癌组织仅限于黏膜层及黏膜下层，无论癌肿面积大小及是否有胃周围淋巴结转移。早期胃癌中，直径在 0.5cm 以下者称为微小癌。直径在 0.6～1.0cm 者称为小胃癌。早期胃癌肉眼形态分为隆起型（Ⅰ型）、表浅型（Ⅱ型）、凹陷型（Ⅲ型）三种。

2. 进展期胃癌（中晚期胃癌） 指癌组织浸润超过黏膜下层，浸润深度可达肌层甚至浆膜层。肉眼形态分为三型。①息肉型或蕈伞型：癌组织向黏膜表面生长，呈息肉状或蕈伞状，表面可有深浅不一的溃疡。②溃疡型：癌组织坏死，形成边缘隆起似火山口状的较深溃疡，直径多超过 2cm，溃疡凹凸不平，此型需与良性溃疡区别（图 14－15，表 14－2）。③浸润型：癌组织向胃壁内局限性或弥漫性浸润，与正常组织分界不清，弥漫浸润时，胃壁广泛增厚、变硬、胃腔缩小，似皮革囊袋状，称革囊胃。

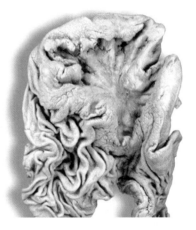

图 14－15 胃癌（溃疡型）

表 14－2 良、恶性溃疡的大体形态鉴别

溃疡特征	溃疡病（良性溃疡）	溃疡型胃癌（恶性溃疡）
外形	圆形或卵圆形	不整形，皿状或火山口状
大小	直径一般小于2cm	直径一般大于2cm
深度	较深	较浅
边缘	整齐，不隆起	不整齐，隆起
底部	较平坦	凹凸不平，有坏死、出血
周围黏膜	皱襞呈放射状向溃疡集中	黏膜皱襞中断，呈结节状肥厚

进展期胃癌按组织学形态和分化程度可分为乳头状腺癌、管状腺癌、黏液腺癌、印戒细胞癌和未分化癌等。

（三）扩散途径

1. 直接蔓延 癌组织穿透胃壁浆膜层后可侵犯邻近器官和组织，如肝、胰腺、大网膜等处。

2. 淋巴道转移 为胃癌的主要转移方式。通常首先转移到胃冠状静脉旁及幽门下局部淋巴结，进而转移到腹主动脉旁、肝门、肠系膜根部等处的淋巴结。晚期可经胸导管转移到左锁骨上淋巴结。

3. 血道转移 多发生在晚期。癌组织常经门静脉系统转移到肝，也可转移到远处的肺、骨、脑等器官。

4. 种植性转移 胃癌特别是胃黏液腺癌，浸润破坏浆膜后，癌细胞可脱落种植于腹壁及盆腔器官表面。在卵巢种植形成转移性黏液癌，称 Krukenberg 瘤。

（四）临床病理联系

早期胃癌患者临床表现不明显，随着病变进展及继发坏死和出血，患者可有上腹部不适、疼痛、消化不良、呕血、便潜血、消瘦、贫血等临床表现。肿瘤侵蚀大血管可引起上消化道大出血，位于贲门、幽门等部位的肿块可引起梗阻症状，晚期出现恶病质。

（五）预后

早期胃癌治疗后 5 年生存率可达 80% ~ 90%，中晚期胃癌预后较差，术后 5 年生存率仅为 10% ~ 20%，癌组织浸润越深，预后越差。

三、大肠癌

大肠癌（carcinoma of large intestine）是大肠黏膜上皮或腺体发生的恶性肿瘤，在消化管恶性肿瘤中发生率仅次于胃癌和食管癌。近年来，由于饮食结构变化，我国的大肠癌发病率呈逐渐上升的趋势，发病年龄高峰为 30 ~ 50 岁，男性多于女性。

（一）病因和发病机制

病因尚未完全明确，认为与饮食习惯和遗传等因素关系密切。

1. 饮食因素 高脂肪少纤维饮食的人群大肠癌发生率较高，原因可能是此种食不利于肠道蠕动及有规律的排便，延长了肠黏膜与食物中所含有的致癌物质的接触时间，加上肠道内较易生长厌氧菌，分解如胆汁酸、中性类固醇代谢产物等物质形成致癌物。

2. 遗传因素 遗传性家族性多发性大肠息肉病患者大肠癌的发生率极高。此外，慢性溃疡型结肠炎、大肠腺瘤或息肉等也与大肠癌的发生有关。血吸虫病引起的肠病变也是大肠癌的诱因之一。

（二）类型及病理变化

直肠是大肠癌的最好发部位（50%），其次为乙状结肠（20%）、盲肠和升结肠、横结肠、降结肠。

根据肉眼形态，大肠癌一般分为四型。①溃疡型：最常见，溃疡较深，直径多在 2cm 以上，呈火山口状；②隆起型：多发生在右侧大肠，肿瘤呈息肉状或菜花状向肠腔内突起，常伴浅表溃疡；③浸润型：多发生在左侧大肠，癌组织向肠壁深层弥漫浸润，常累及肠壁全周，使肠壁增厚、变硬，伴纤维组织增生时，肠管周径明显缩小，形成环状狭窄，亦称缩窄型；④胶样型：肿瘤表面及切面均呈半透明胶冻状。此型主要发生于直肠，少见，预后较差。

大肠癌的组织学类型以高分化管状腺癌和乳头状腺癌多见，其次为黏液腺癌、印戒细胞癌和未分化癌等。

（三）扩散途径

1. 直接蔓延 肿瘤穿透肠壁后可蔓延到邻近器官，如前列腺、膀胱、子宫、阴道、腹膜及腹后壁等处。

2. 淋巴道转移 癌组织侵入淋巴管首先转移到附近淋巴结。如结肠癌先转移到结肠上、旁、中间或末端淋巴结，直肠癌首先转移到直肠旁淋巴结，然后再向远处淋巴结扩散，偶尔经胸导管转移到左锁骨上淋巴结。

3. 血道转移 晚期大肠癌可经血道转移到肝、肺、肾、骨、脑等处。

4. 种植性转移 癌组织穿破浆膜层后，可脱落、播散到腹膜腔内，在直肠膀胱凹陷和直肠子宫凹陷等处形成种植性转移。

（四）主要临床表现

大肠癌的临床表现可因发生部位和累及范围不同而异。

1. 右侧大肠癌 因肠腔较宽，一般不易引起肠梗阻，但肿块多为隆起型，体积较大，故常可在右下腹部触及包块。因癌组织质脆，易破溃、出血及继发感染，患者常有贫血和发热等症状。

2. 左侧大肠癌 因肠腔较小，且肿瘤多为环状生长，故易发生肠狭窄，引起急性或慢性肠梗阻，出现腹痛、腹胀、便秘等表现，肿瘤破溃出血时，出现便血。

（五）分期及预后

大肠癌的预后与浸润深度、有无淋巴结转移有关（表14-3）。

表14-3 大肠癌分期及预后

分期	肿瘤生长范围	5年生存率（%）
A	癌细胞局限于黏膜层（上皮内瘤变）	100
B1	癌组织侵及肌层，无淋巴结转移	67
B2	癌组织穿透肌层，但无淋巴结转移	54
C1	癌组织未穿透肌层，有淋巴结转移	43
C2	癌组织穿透肠壁，并有淋巴结转移	22
D	远隔脏器转移	极低

四、原发性肝癌

原发性肝癌（primary carcinoma of liver）是由肝细胞或肝内胆管上皮细胞发生的恶性肿瘤，简称肝癌。我国肝癌的发病率较高，为常见的恶性肿瘤，发病年龄多在中年以上，高发区有发病年龄提前的趋势，男性多于女性。

（一）病因和发病机制

1. 病毒性肝炎 乙型肝炎病毒与肝癌有密切关系，有资料显示肝癌患者 HBsAg 阳性率高达80%，在 HBV 阳性的肝癌患者可见 HBV 基因整合到肝癌细胞的 DNA 中。丙型肝炎也与肝癌发生有关，也被认为是肝癌的病因之一。

2. 肝硬化 肝硬化与肝癌之间有密切的关系。据统计84.6%的肝癌患者合并肝硬化，其中以坏死后性肝硬化最为多见，其次为门脉性肝硬化。

3. 黄曲霉素 B_1 黄曲霉素 B_1 与肝细胞肝癌关系密切，被认为是最强的致癌物，多存在于发霉的花生、谷物中。

4. 亚硝胺类化合物 研究发现在我国肝癌高发地区的土壤中硝酸盐和亚硝酸盐的含量显著高于低发区，长期摄入含亚硝胺类化合物较多的食物可引起肝癌。

5. 寄生虫感染 寄生在肝内胆管的华支睾吸虫能刺激胆管上皮增生，进而发展为胆管细胞癌，慢性血吸虫病患者易发生肝细胞癌。

6. 慢性酒精中毒 酒精性肝病的肝癌发生率也较高。

（二）病理变化

根据肿瘤的大小及数目，分为早期肝癌和中晚期肝癌。

1. 早期肝癌 指单个癌结节直径在3cm以下或两个癌结节直径总和在3cm以下的原发性肝癌，又称小肝癌。瘤结节多呈球形，与周围组织分界较清楚，无出血、坏死。

2. 中晚期肝癌 肝脏明显肿大，重量增加，可因淤胆而呈黄绿色或棕褐色。肿瘤可居于肝的一叶，也可弥漫于全肝，大多合并有肝硬化。

（1）大体类型 分为三型。①巨块型：较常见，多位于肝右叶，肿瘤形成巨大肿块，直径可超过10cm，肿瘤中心多有出血坏死，周围常有多少不等的卫星状小癌结节，此型合并肝硬化者相对较少（图14-16）。②结节型：最多见，肿瘤形成多个圆形或椭圆形的结节，散在分布，大小不等，结节直径一般不超过5cm，但可相互融合成较大的结节。此型通常合并肝硬化（图14-17）。③弥漫型：此型少见，癌组织在肝内弥漫分布，结节极小或无明显结节。在肝硬化基础上发生者，不易将癌组织与肝硬化的结节区别。

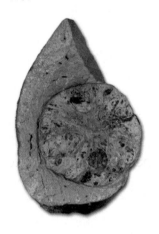

图14-16 巨块型肝癌

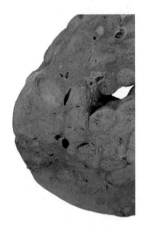

图14-17 结节型肝癌

（2）组织学类型 ①肝细胞肝癌：最多见，由肝细胞起源，分化较好者癌细胞异型性小，排列成巢状，血管多（似肝血窦）。分化差者癌细胞异型性明显，见瘤巨细胞或大小较一致的小癌细胞。②胆管细胞癌：较少见，由肝内胆管上皮起源，癌细胞与胆管上皮细胞相似，常呈腺管样排列，间质较多。③混合细胞型肝癌：此型最少见，具有肝细胞癌和胆管细胞癌两种成分。

（三）扩散途径

1. 肝内蔓延或转移 原发性肝癌首先在肝内浸润蔓延，肿瘤范围不断扩大，也可沿肝内沿门静脉分支在肝内形成多处转移性癌结节，还可逆行至肝外门静脉主干，形成癌栓，阻塞管腔，导致门静脉高压。

2. 淋巴道转移 通过淋巴道转移，常转移至肝门、上腹部及腹膜后淋巴结。

3. 血道转移 经肝静脉转移至肺、脑、骨等处，以肺转移最为多见。

4. 种植性转移 侵入到肝表面的癌细胞脱落后可直接种植在腹膜及腹膜腔器官表面。

（四）临床病理联系

早期肝癌一般无明显的症状和体征。通过检测血清甲胎蛋白（AFP）的含量，对肝癌诊断具有重要意义。随着肿瘤的增大并不断破坏肝组织，临床出现肝大、肝区疼痛、食欲减退、消瘦、乏力、黄疸、腹水等表现。

（五）预后

原发性肝癌预后通常较差，尤其晚期肝癌的临床经过较为迅速，死亡率极高，患者多数在半年内死亡。

第七节　肝性脑病

肝脏是人体最大的消化腺，承担着消化、代谢、解毒、分泌及免疫等多种生理功能。肝脏又具有巨大的储备能力和再生能力。通过肝脏的代偿功能，轻度的损害一般不会发生明显的功能异常。如果损害比较严重而且广泛，肝再生能力又受到抑制，那么就可引起肝的结构改变和功能障碍。肝功能不全（hepatic insufficiency）是指各种原因引起肝脏功能障碍，机体出现黄疸、出血、继发感染和重要器官功能紊乱的病理生理过程。肝功能衰竭（hepatic failure）是肝功能不全的晚期阶段，患者因为肝功能严重障碍出现的一系列临床综合征。

肝性脑病（hepatic encephalopathy）是指肝功能衰竭时，大量毒性代谢产物在血液循环中堆积，继发出现的一系列严重神经、精神综合征。早期可表现为人格改变、意识障碍等，晚期进入昏迷状态。

一、病因、分类与分期

（一）病因与分类

根据原因不同分为以下两类。

1. 内源性肝性脑病　多数由重型病毒性肝炎或严重急性肝中毒等引起肝细胞广泛坏死发展而来。由于肝功能严重障碍，毒性物质在通过肝脏时未经解毒直接进入体循环而引起肝性脑病。

2. 外源性肝性脑病　多见于各种类型的晚期肝硬化和门 – 体静脉分流术后。由于门脉高压侧支循环的建立，由肠道吸收入门静脉系统的毒性物质绕过肝脏，未经解毒处理直接进入体循环而引起肝性脑病。

（二）分期

肝性脑病按病情轻重分为 4 期。

1. 一期（前驱期）　轻微的性格和行为的改变，表现出欣快或抑郁、反应淡漠、注意力不集中，有轻度的扑翼样震颤。

2. 二期（昏迷前期）　上述症状加重，以精神错乱、嗜睡、行为失常为主要表现，经常出现扑翼样震颤。

3. 三期（昏睡期）　以昏睡为主要表现，但能唤醒，肌张力明显增强。

4. 四期（昏迷期）　意识完全丧失，进入昏迷状态，一切反应消失。

二、发病机制

肝性脑病发病机制尚不完全清楚，尚未发现其脑内特异性的病理形态改变。目前认为，肝性脑病主要是由于毒性物质引起脑组织的功能和代谢障碍所致。肝性脑病发病机制主要有以下学说。

（一）氨中毒学说

临床上 80% 的肝性脑病患者血及脑脊液中氨水平有升高，经限制蛋白质饮食或服用降血氨药物后，其肝性脑病的症状明显得到缓解，表明血氨升高对肝性脑病的发生发展起着重要的作用。机体内氨的生成与清除之间保持着动态平衡。当氨的清除不足或生成过多时，血氨升高，增多的氨通过血 – 脑屏障进入脑组织内，干扰脑的能量代谢和功能，导致肝性脑病。

1. 血氨升高的原因

（1）氨清除不足　正常机体内生成的氨在肝脏内经鸟氨酸循环合成尿素，并经肾排出体外。肝功能严重障碍时，肝内酶系统受损，ATP 供给不足，鸟氨酸循环发生障碍，尿素合成减少致氨清除不足。此外，已建立门 – 体侧支循环或门 – 体静脉分流术后的肝硬化患者，由于来自肠道的氨部分未经肝清除而直接进入体循环，引起血氨升高。

（2）氨生成过多　血氨主要来源于肠道含氮物质的分解，小部分来自肾、肌肉及脑。①肝功能障碍时，由于消化、吸收和排泄功能障碍，肠道内未经消化的蛋白质等增多，或消化道出血大量血浆蛋白增多，在肠道内细菌作用下可产生大量氨；②肝硬化晚期常并发功能性肾衰竭引起氮质血症，大量尿素弥散至胃肠道，经肠道内细菌尿素酶作用下可产生大量氨；③肝性脑病患者，常有躁动不安、肌肉震颤等症状而致肌肉活动增强，使肌肉中腺苷酸分解增强致产氨增多。

2. 氨对脑的毒性作用　氨在血液中主要以铵离子（NH_4^+）的形式存在，游离氨（NH_3）仅为 1%，二者保持着动态平衡，并呈明显的 pH 依赖性，当血液中 pH 升高时，NH_3 会增多。NH_3 可自由通过血 – 脑屏障，进入脑内，影响脑功能。

（1）干扰脑组织的能量代谢　脑细胞需要能量较多，主要依赖于葡萄糖氧化供能，血氨升高可导致葡萄糖生物氧化发生障碍（图 14 – 18）。①氨能与三羧酸循环中的 α – 酮戊二酸结合生成谷氨酸，后者再与氨结合生成谷氨酰胺。由于 α – 酮戊二酸被大量消耗，三羧酸循环速度减慢。②消耗了大量还原型辅酶 I（NADH），妨碍了呼吸链中的递氢过程，以致 ATP 生成不足。③氨还抑制丙酮酸脱羧酶的活性，使乙酰辅酶 A 生成减少，影响三羧酸循环的正常进行，也可使 ATP 生成减少。④氨与谷氨酸形成谷氨酰胺时消耗了大量 ATP。

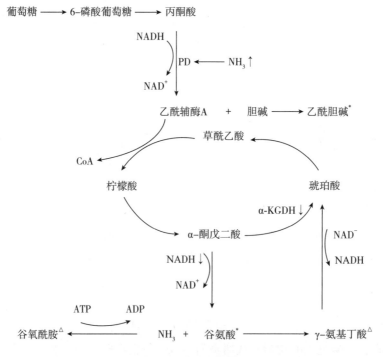

图 14 – 18　氨对脑能量代谢及神经递质的影响示意图

* 中枢兴奋性递质　△ 中枢抑制性递质　PD：丙酮酸脱羧酶　α – KGDH：酮戊二酸脱氢酶

（2）脑内神经递质发生改变　正常机体脑内兴奋性神经递质与抑制性神经递质保持平衡。血氨升高引起脑的能量代谢障碍的同时也引起脑内乙酰胆碱、谷氨酸等兴奋性神经递质减少，而谷氨酰胺、

γ-氨基丁酸等抑制性神经递质增多，从而使神经递质间的平衡失调，导致中枢神经系统功能紊乱。

（3）干扰神经细胞膜的离子转运 血氨升高可干扰神经细胞膜上的 Na^+，K^+-ATP 酶的活性，影响复极后膜的离子转运，使脑细胞的膜电位和兴奋性异常；氨与 K^+ 竞争性进入细胞内，影响 Na^+、K^+ 在神经细胞膜内外的正常分布，从而干扰神经传导活动。

（二）假性神经递质学说

脑干网状结构对维持大脑皮质的兴奋性和觉醒具有特殊的作用，其中以上行性激动系统尤为重要，上行性激动系统能激动整个大脑皮质的活动，使其保持兴奋性和觉醒状态。上行性激动系统在网状结构中多次更换神经元，通过的突触特别多，突触在传递冲动时需要正常的神经递质，如去甲肾上腺素和多巴胺等。

假性神经递质学说认为，肝性脑病的发生是由于正常神经递质生成减少，或被假性神经递质所取代，使脑干网状结构中神经突触部位冲动的传递发生障碍的结果。正常机体蛋白质在肠内分解成氨基酸，其中芳香族氨基酸如苯丙氨酸、酪氨酸等经肠道细菌的脱羧酶作用，被分解为苯乙胺和酪胺，这些胺类又被肠壁吸收入血，到达肝脏，在单胺氧化酶作用下被氧化分解而清除。当肝功能衰竭时，肝脏解毒功能严重降低，或经侧支循环绕过肝脏，这些来自肠道的苯乙胺和酪胺直接经体循环进入脑组织。在脑干网状结构的神经细胞内，苯乙胺和酪胺分别在 β-羟化酶作用下生成苯乙醇胺和羟苯乙醇胺（图 14-19）。二者化学结构与正常神经递质去甲肾上腺素和多巴胺极为相似，因此可被脑干网状结构中的肾上腺能神经元所摄取，并贮存在突触小体的囊泡中，但其释放后的生理效应远较正常神经递质弱，故称为假性神经递质（图 14-20）。

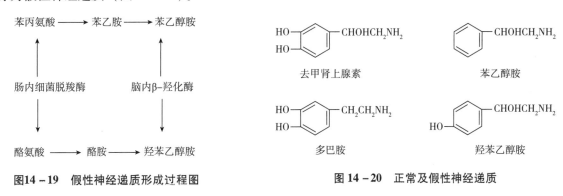

图14-19 假性神经递质形成过程图　　　　图14-20 正常及假性神经递质

脑内假性神经递质增多，可竞争性占据正常神经递质的受体，从而阻断了正常神经递质的功能，致使脑干网状结构中的上行激动系统功能失常，传至大脑皮质的兴奋冲动受阻，大脑功能发生抑制，出现意识障碍乃至昏迷。

（三）血浆氨基酸失衡学说

正常人血浆及脑内各种氨基酸的含量有适当的比例。肝功能衰竭时血浆氨基酸间的比值发生改变，表现为支链氨基酸（如亮氨酸、异亮氨酸、缬氨酸）减少而芳香族氨基酸（如苯丙氨酸、酪氨酸、色氨酸）增多。其机制主要是：①由于肝功能衰竭对胰岛素和胰高血糖素灭活减少，使两者血中浓度均增高。胰岛素能促进支链氨基酸的摄取和利用，使血中支链氨基酸减少。胰高血糖素，使蛋白质分解代谢增强，致使大量芳香族氨基酸释放入血。②芳香族氨基酸主要在肝内降解。肝功能严重障碍时，其代谢减弱，在血液中的浓度增加。

血中芳香族氨基酸增多，不受支链氨基酸的竞争性抑制，大量进入脑内（主要是苯丙氨酸和酪氨酸），当脑内苯丙氨酸和酪氨酸增多时，在芳香族氨基酸脱羧酶和 β-羟化酶的作用下，分别生成苯乙醇胺和羟苯乙醇胺，二者系假神经递质，干扰了正常神经冲动的传导。氨基酸失衡学说实际上是假性神经递质学说的补充和发展。

此外，γ－氨基丁酸的抑制作用和其他神经毒质的毒性作用，也可以从一定角度解释肝性脑病的发生发展。总之，肝性脑病的发病学说很多，机制较复杂，其发生机制还需进一步研究，不断完善。

三、诱发因素

肝性脑病的发生常存在某些诱因的作用。

1. 氮负荷增加　氮负荷增加是诱发肝性脑病最常见的原因。肝硬化患者上消化大出血、高蛋白饮食、输血等外源性氮负荷增加，使血氨升高，易诱发肝性脑病。感染、碱中毒、氮质血症、便秘等内源性氮负荷过重，也可诱发肝性脑病。

2. 血－脑屏障通透性增高　正常时神经毒质一般不能通过血－脑屏障，但当脑内能量代谢障碍、严重肝病、饮酒等使血－脑屏障通透性增高时，神经毒质则可通过血－脑屏障参与肝性脑病的发生。

3. 脑敏感性增高　严重肝病患者体内各种毒性物质增多，在毒性物质的作用下，脑对药物、氨等物质的敏感性增高，因此，当使用止痛药、麻解药、镇静剂、氯化铵等药物时，易诱发肝性脑病；而感染、缺氧、电解质紊乱等也可增强脑对毒性物质的敏感性，诱发肝性脑病。

四、防治原则

1. 治疗原发病　肝性脑病通常由严重肝功能障碍引起，首先应积极针对原发病（如肝炎、肝硬化等）进行治疗。

2. 预防诱因

（1）减少氮负荷，严格控制蛋白质摄入量、减少组织蛋白质的分解。

（2）避免进食粗糙质硬的食物，预防上消化道大出血。

（3）防止便秘，保持大便通畅，减少肠道有毒物质进入体内。

（4）预防因利尿、放腹水、低血钾等情况诱发肝性脑病。

（5）慎用镇痛剂、镇静剂和麻醉剂等药物，防止诱发肝性脑病。

（6）纠正水、电解质和酸碱平衡紊乱，尤其是纠正碱中毒。

3. 降低血氨

（1）口服乳果糖等使肠道 pH 降低，抑制肠道细菌，减少肠道氨的生成和吸收。

（2）口服肠道抑制细菌药物，如新霉素、卡那霉素等，减少氨的生成。

（3）应用谷氨酸、精氨酸等药物降血氨。

4. 恢复神经传导功能　补充正常神经递质，临床常用左旋多巴，使其与脑内假性神经递质竞争，有利于恢复神经传导功能。

5. 其他治疗措施　临床上采取一些保护脑细胞功能、维持呼吸道通畅、防止脑水肿等措施，也可对于肝性脑病患者起积极的预防和治疗作用。

？ 想一想

为了避免肝性脑病的发生和发展，应在护理中注意哪些？

答案解析

答案解析

目标检测

一、选择题

【A 型题】

1. 溃疡病病变最常发生的部位是
   A. 胃大弯近幽门部　　B. 胃小弯近幽门部　　C. 胃小弯近贲门部
   D. 十二指肠球部　　E. 十二指肠降部

2. 关于十二指肠溃疡，下列正确的是
   A. 多位于其降部　　B. 大小多在 1cm 以上　　C. 较胃溃疡易发生穿孔
   D. 易癌变　　E. 较深

3. 胃溃疡的肉眼观正确的是
   A. 溃疡多在 2cm 以上　　B. 边缘不整齐　　C. 溃疡浅
   D. 溃疡多呈圆形或卵圆形　　E. 溃疡周围黏膜皱襞消失

4. 慢性胃溃疡最常见的并发症是
   A. 穿孔　　B. 出血　　C. 幽门狭窄
   D. 癌变　　E. 肠上皮化生

5. 肝细胞点状坏死的特点是
   A. 肝细胞核碎裂为小点状的坏死　　　　B. 破坏界板的坏死
   C. 形成嗜酸性坏死　　　　D. 坏死灶仅累及几个细胞
   E. 伴有严重脂肪变性的坏死

6. 急性普通型肝炎主要变化是
   A. 肝细胞变性　　B. 肝细胞坏死　　C. 黄疸为主
   D. 无黄疸　　E. 点灶状坏死

7. 在我国引起门脉性肝硬化的主要原因是
   A. 毒物中毒　　B. 病毒性肝炎　　C. 营养缺乏
   D. 慢性酒精中毒　　E. 黄曲霉素

8. 肝硬化的特征性病变是
   A. 肝细胞增生　　B. 小胆管增生　　C. 纤维组织增生
   D. 肝细胞坏死　　E. 假小叶形成

9. 食管癌大多是
   A. 腺癌　　B. 鳞状细胞癌　　C. 印戒细胞癌
   D. 黏液腺癌　　E. 小细胞未分化癌

10. 仅浸润黏膜层及黏膜下层的胃肠道癌称
    A. 交界性肿瘤　　B. 早期癌　　C. 良性肿瘤
    D. 恶性肿瘤　　E. 癌前病变

11. 血氨升高引起肝性脑病的机制是
    A. 影响大脑皮质的兴奋传导过程
    B. 使乙酰胆碱产生过多

C. 干扰脑细胞的能量代谢

D. 使脑干网状结构不能正常活动

E. 使去甲肾上腺素作用减弱

【B 型题】

（12～15 题共用备选答案）

A. 男性乳腺发育　　　　　　B. 食管静脉曲张　　　　　　C. 氨中毒

D. 凝血因子减少　　　　　　E. 黄疸

12. 肝硬化时，肝脏解毒功能下降表现为

13. 肝硬化时，肝脏激素灭活功能下降表现为

14. 肝硬化时，肝脏合成功能下降表现为

15. 肝硬化时，门静脉高压可引起

二、综合问答题

1. 简述胃溃疡的肉眼和镜下特点。

2. 肝硬化引起门脉高压症时可形成哪些侧支循环？有什么后果？

3. 肝性脑病血氨升高的原因是什么？

三、实例解析题

患者，男，52 岁。反复右上腹疼痛 20 年。10 天来烦躁不安，失眠。1 天前进食晚餐后出现恶心，呕出鲜红色血液，急诊入院。查体：T 38℃，R 24 次/分，BP 90/60mmHg，重病面容，皮肤发黄，腹水（+），胸部皮肤见数个蜘蛛痣，腹壁见脐周静脉曲张，脾大，双下肢水肿。实验室检查：红细胞及白细胞均减少，HBsAg（+），谷丙转氨酶升高，白蛋白减少，白蛋白/球蛋白比值降低。B 超显示肝脏缩小，表面不光滑呈弥漫性小结节，脾肿大。

问题：

1. 请作出诊断。

2. 试分析该病例的临床病理联系。

（赵　艳）

书网融合……

重点回顾　　　　　微课　　　　　习题

第十五章　泌尿系统疾病

知识目标：

1. **掌握**　各型肾小球肾炎的病理变化和病理临床联系；肾盂肾炎的病因、病理变化和病理临床联系。

2. **熟悉**　肾细胞癌、膀胱癌的病理变化和病理临床联系；急、慢性肾功能衰竭、尿毒症的概念、原因、机体功能及代谢变化。

3. **了解**　肾小球肾炎的病因和发病机制，尿石症的病理临床联系。

技能目标：

能应用泌尿系统疾病的基本知识，初步解释临床表现的变化特点，并能将此知识运用于护理工作。

素质目标：

具有严谨的科学观及爱伤、护伤的职业素养。

📖 **导学情景**

情景描述： 患儿，男，6岁。因眼睑水肿、尿少2天入院。2周前曾发生上呼吸道感染。查体：眼睑水肿，咽红肿，心肺（－），血压135/94mmHg。实验室检查尿常规：红细胞（＋），尿蛋白（＋）；24h尿量300ml，尿素氮11.5mmol/L，血肌酐174μmol/L。B超检查：双肾对称性增大。

情景分析： 该患儿出现了哪些症状和体征，2周前上呼吸道感染与本次疾病的发生是否有关联，作为护理工作者，应详细了解患者的病情与病史。

讨论： 该患儿患有什么疾病？患儿肾脏的病理变化可能是什么？根据病理变化解释患儿出现的一系列临床表现。

学前导语： 肾脏具有泌尿、调节、内分泌等多种功能。当肾脏发生疾病时，相应功能受损。医务工作者需全面分析，以对疾病作出正确的诊断和治疗。

泌尿系统由肾、输尿管、膀胱和尿道组成。肾的主要功能是泌尿，清除体内代谢产物及某些废物、毒物，维持机体内水、电解质和酸碱平衡，保证机体内环境的稳定，使新陈代谢得以正常进行。肾还具有内分泌功能，生成肾素、促红细胞生成素、活性维生素 D_3、前列腺素、激肽等。

肾的基本结构和功能单位是肾单位，主要由肾小体（包括肾小球和肾小囊）和肾小管构成。肾小球由多个毛细血管祥形成。毛细血管之间有系膜细胞和系膜基质。肾小球外有肾小囊包绕，肾小囊包括脏层上皮细胞（又称足细胞）和壁层上皮细胞，两层之间是肾小囊腔。毛细血管内皮细胞及其基膜、肾小囊脏层上皮细胞构成滤过屏障（图15-1，图15-2）。

泌尿系统的疾病种类很多，本章主要介绍肾小球肾炎、肾盂肾炎、泌尿系统常见肿瘤、肾功能不全等常见疾病。

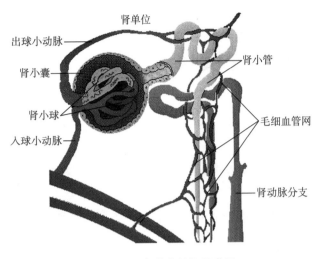

图 15-1　肾单位结构示意图

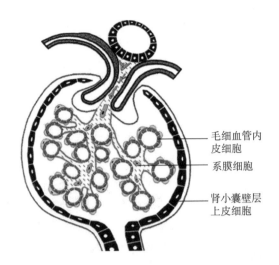

图 15-2　肾小球结构示意图

PPT

第一节　肾小球肾炎

肾小球肾炎（glomerulonephritis）简称肾炎，是以肾小球损伤为主的一组变态反应性疾病，主要表现为尿的变化、水肿和高血压等，包括原发性肾小球肾炎、继发性肾小球肾炎和遗传性肾炎。原发性肾小球肾炎是原发于肾脏的独立性疾病。继发性肾小球肾炎是由其他疾病引起的肾小球病变，如高血压病、糖尿病、系统性红斑狼疮、过敏性紫癜等。遗传性肾炎是指一组以肾小球改变为主的遗传性、家族性肾脏疾病。本节主要介绍原发性肾小球肾炎。

一、病因和发病机制

肾小球肾炎的病因尚未完全阐明。目前认为，大部分肾小球肾炎与体液免疫有关，主要是由于免疫复合物（抗原抗体复合物）沉积于肾小球引起的变态反应性炎症。此外，细胞介导的免疫机制也会引起某些肾小球肾炎。

与肾小球肾炎发病有关的抗原分为两大类。①内源性抗原：包括肾小球的某些结构成分（如肾小球基底膜抗原、内皮细胞和系膜细胞的细胞膜抗原、足细胞的足突抗原等）和非肾小球性抗原（如 DNA、核抗原、免疫球蛋白、肿瘤抗原等）。②外源性抗原：包括生物性抗原（如细菌、病毒、真菌、寄生虫等）和非生物学抗原（如药物、外源性凝集素及异种血清等）。

抗原抗体复合物主要通过以下两种方式引起肾小球肾炎。

1. 循环免疫复合物沉积　抗体与非肾小球性可溶性抗原结合，在血液中形成中等分子量的免疫复合物，随血液流经肾脏时，沉积在肾小球内，引起肾小球损伤。

2. 原位免疫复合物形成　抗体与肾小球内固有的抗原成分或通过血液循环植入在肾小球的抗原结合，在肾小球内形成免疫复合物，引起肾小球损伤。

不同类型的肾小球肾炎免疫复合物沉积的部位不同，可分别沉积在内皮细胞下（基底膜与内皮细胞之间）、基底膜内、上皮细胞下（基底膜与足细胞之间）或系膜区。应用电子显微镜可见肾小球内有电子致密物质沉积，免疫荧光检查为免疫球蛋白和补体。用免疫荧光法检查可见免疫复合物在肾小球内不同部位呈颗粒状荧光或连续线性荧光（图 15-3）。

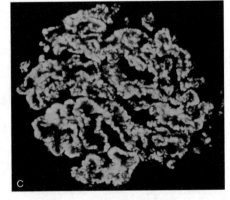

图 15-3　免疫复合物沉积
免疫荧光法检查可见免疫复合物
在肾小球内呈颗粒状荧光

无论是循环免疫复合物还是原位免疫复合物在肾小球内沉积后，通过激活各种炎症介质，发生炎症反应，引起肾小球损伤。

👁 **看一看**

肾小球肾炎的病理诊断

肾小球肾炎患者，其临床表现具有很多相似之处，因此，很难区分其类型，对肾小球肾炎的诊断很大程度上必须依靠肾穿刺活检和病理学检查，通过光镜、电镜、免疫荧光等手段对基本病变、免疫复合物进行观察和检测，由此进行诊断。针对肾脏病理报告尚缺乏统一的标准化模式，疾病诊断之间的层次关系亦缺乏统一性，不利于患者的治疗、转诊和随访，也限制了肾脏疾病诊疗机构之间临床病理数据的共享和对比。2015 年 2 月 20 日，肾脏病理学家和肾病学家在梅奥诊所召开会议，发布了关于肾小球肾炎病理分类、诊断以及报告的共识，提出肾脏活组织检查基本报告内容应包括 9 个部分：标本类型、诊断（包括主要诊断和次要诊断，如果适用）、意见、临床数据、标本概述、光镜检查描述、免疫荧光检查描述、电镜检查描述和附录（特殊检查发现）。

二、基本病理变化

肾小球肾炎是以增生为主的超敏反应性炎症性疾病。

1. 增生性病变 肾小球固有细胞数目增多，包括内皮细胞和系膜细胞增生，肾小囊脏层和壁层上皮细胞增生，系膜基质增生、基底膜增厚等。

2. 渗出性病变 主要表现为中性粒细胞、单核细胞、淋巴细胞等炎性细胞渗出，渗出的中性粒细胞释放蛋白水解酶，破坏内皮细胞、上皮细胞以及基底膜，引起滤过膜通透性增高，导致血浆蛋白、红细胞漏出，纤维素也可渗出。渗出物可浸润于肾小球和肾间质内，也可渗入球囊腔随尿排出。

3. 变质性病变 可见毛细血管壁发生纤维素样坏死，常伴微血栓形成和红细胞漏出；肾小球的硬化性病变最终可发生玻璃样变。

4. 肾小管和肾间质的改变 由于肾小球血流和滤过性状的改变，肾小管上皮细胞常发生变性，漏出的蛋白质、细胞或细胞碎片在管腔内凝集形成管型。肾间质可出现充血、水肿和炎性细胞浸润。肾小球发生玻璃样变和硬化时，相应肾小管萎缩或消失，间质发生纤维化。

三、病理类型及临床病理联系

常见的几种肾小球肾炎如下。

（一）急性弥漫性增生性肾小球肾炎

急性弥漫性增生性肾小球肾炎（acute diffuse proliferative glomerulonephritis），增生的细胞以毛细血管丛的系膜细胞和内皮细胞为主，又称弥漫性毛细血管内增生性肾小球肾炎。多与 A 组乙型溶血性链球菌感染有关，又称为感染后肾炎。本病的发生主要由循环免疫复合物沉积引起。多见于 5～14 岁儿童，临床表现为急性肾炎综合征，患者出现血尿、少尿、高血压、水肿等表现。

1. 病理变化 大体观，双侧肾轻至中度肿大，被膜紧张，表面光滑，充血呈红色，肾表面与切面可见出血点，故称大红肾或蚤咬肾。镜下观，肾小球体积增大，细胞数目增多，增生的细胞主要为内皮细胞和系膜细胞（图 15-4），可见中性粒细胞和巨噬细胞浸润，使毛细血管腔狭窄，病变严重者毛细血管壁纤维素样坏死。肾小管近曲小管上皮细胞变性，管腔内有凝集形成的管型，如蛋白管型、细胞管型（如红细胞、白细胞或上皮细胞管型）等。肾间质充血、水肿、少量炎性细胞浸润。

电镜下，肾小球系膜细胞和内皮细胞增生，肾小球基底膜与脏层上皮细胞之间有致密物沉积，呈驼峰状（图15-4）。免疫荧光检查显示，肾小球基膜和系膜区有IgG和C3沉积，呈颗粒状荧光。

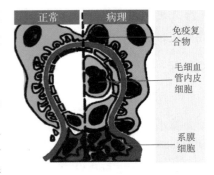

图15-4　急性肾小球肾炎模拟图

2. 临床病理联系　在临床上，本型主要表现为急性肾炎综合征。

（1）尿的改变　①少尿或无尿：肾小球内皮细胞和系膜细胞增生、肿胀，阻塞和压迫肾小球毛细血管，使其管腔狭窄甚至闭塞，血流量减少，肾小球滤过率降低，而肾小管重吸收功能基本正常，患者可出现少尿或无尿。②血尿、蛋白尿和管型尿：由于肾小球毛细血管壁损伤，滤过膜通透性增加，患者出现血尿、蛋白尿和管型尿。

（2）水肿　出现较早。水肿首先出现在面部组织疏松部位，表现为晨起眼睑水肿，重者发展到全身性水肿。主要原因是肾小球滤过率降低，水、钠潴留以及超敏反应引起毛细血管通透性增高。

（3）高血压　由于水、钠潴留，血容量增加，多数患者出现轻、中度高血压，少数严重者可导致心力衰竭及高血压脑病。

3. 预后　儿童预后好，患儿肾脏病变逐渐消退，95%以上可在数周或数月内症状消失，完全恢复。不到1%患儿转变为快速进行性肾小球肾炎，另有1%～2%患儿进展为慢性肾炎。成人患者预后较差，进展为慢性肾炎的比例较高。

（二）急进性肾小球肾炎

急进性肾小球肾炎（crescentic glomerulonephritis）为一组病情快速发展的肾小球肾炎，特征性病变为肾小囊壁层上皮细胞增生，形成新月体，又称新月体性肾小球肾炎。临床大多见于青年人和中年人，起病急、进展快，表现为血尿，并迅速出现少尿、无尿、高血压和氮质血症，如不采取措施，常在数周至数月内发生肾衰竭，死于尿毒症，故又称为快速进行性肾小球肾炎。

1. 病理变化　大体观，双肾体积增大，颜色苍白，皮质表面可有点状出血。镜下观，大部分肾小囊内有特征性的新月体形成，新月体主要由增生的壁层上皮细胞和渗出的单核细胞、中性粒细胞和纤维蛋白等成分构成。早期新月体以细胞成分为主，称细胞性新月体；以后纤维成分逐渐增多，称纤维-细胞性新月体；最终新月体纤维化，称纤维性新月体。新月体形成使肾小囊腔变窄或闭塞，并压迫毛细血管丛，毛细血管腔狭窄，使肾小球滤过功能障碍（图15-5）。

电镜下，部分病例显示沉积物，几乎所有病例出现肾小球基底膜的缺损和断裂。免疫荧光检查显示，部分病例在肾小球基底膜下出现线性荧光或不连续的颗粒状荧光（图15-6）。

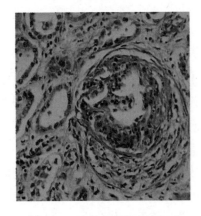

图15-5　新月体性肾小球肾炎

肾小囊壁层上皮细胞增生形成新月体

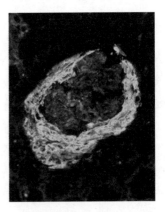

图15-6　急进性肾小球肾炎免疫荧光检查

免疫物质沉积，呈线性或颗粒状荧光

2. 临床病理联系 在临床上，表现为急进性肾炎综合征。

（1）血尿 由于肾小球毛细血管纤维素样坏死，基底膜缺损引起出血，患者出现明显的血尿，蛋白尿相对较轻。

（2）少尿、无尿、氮质血症 大量新月体形成后，引起肾小囊腔变窄或闭塞，影响滤过功能，因此患者出现少尿或无尿。代谢废物不能随尿液排出体外，含氮的代谢产物在体内潴留，引起氮质血症，最后可发展为肾衰竭。

（3）高血压 水钠潴留引起心输出量增加，患者出现血压升高；晚期大量肾单位发生纤维化、玻璃样变，引起肾缺血，导致肾素-血管紧张素-醛固酮系统活性增强，发生高血压。

3. 预后 本型肾炎发展迅速，预后较差。随着病变进展，肾功能进行性损害，最终导致肾衰竭，五年生存率约25%。

（三）肾病综合征相关的肾小球肾炎

肾病综合征可由多种不同病理类型的肾炎引起，临床表现为"三高一低"，即大量蛋白尿、明显水肿、低蛋白血症及高脂血症。蛋白尿形成的关键是肾小球滤过屏障结构和理化性状改变，引起通透性增高。大量的蛋白尿导致血浆蛋白水平下降，引起低蛋白血症。低蛋白血症导致血浆胶体渗透压降低，组织液生成增多，患者出现明显水肿。高脂血症的原因不清楚，可能由于低蛋白血症刺激肝合成各种血浆蛋白增多，包括脂蛋白。引起肾病综合征的原发性肾小球肾炎主要有以下几种。

1. 膜性肾小球肾炎（membranous glomerulonephritis） 是引起成人肾病综合征最常见的原因，又称为膜性肾病。大体可见双侧肾脏肿大，颜色苍白，称"大白肾"。光镜下，肾小球毛细血管基底膜弥漫性增厚（图15-7）。电镜下，上皮细胞下有大量细小的小丘状沉积物，基底膜表面形成许多钉状突起插入小丘状沉积物之间，钉状突起与基底膜垂直相连形如梳齿，晚期基底膜呈虫蚀状。肾小球基膜上皮细胞侧出现免疫复合物的沉积，免疫荧光检查显示典型的颗粒状荧光，为IgG和C3沉积。

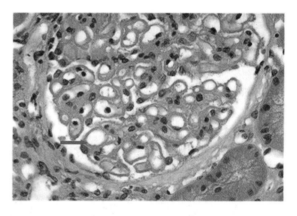

图15-7 膜性肾小球肾炎
箭头所示肾小球毛细血管壁基底膜均匀增厚

2. 膜性增生性肾小球肾炎（membranoproliferative glomerulonephritis） 多发生于青少年，病变特点是肾小球基底膜增厚、系膜细胞增生和系膜基质增多。镜下观，肾小球系膜细胞和系膜基质增生，毛细血管丛呈分叶状。镀银染色或PAS染色显示增厚的基底膜呈双轨状。电镜下，增生的系膜细胞和系膜基质插入基底膜和内皮细胞之间，在不同部位出现电子致密物沉积。免疫荧光显示IgG和C3呈颗粒状和团块状沉积于毛细血管壁和系膜区。临床表现为肾病综合征或慢性肾炎综合征，也可表现为无症状性血尿。病变呈慢性进行性，预后差。

3. 系膜增生性肾小球肾炎（mesangial proliferative glomerulonephritis） 其病变特点是弥漫性系膜细胞增生及系膜基质增多，系膜区增宽。电镜下，系膜细胞增生和系膜基质增多，系膜区电子致密物沉积。免疫荧光显示IgG和C3沉积在系膜区。临床表现具有多样性，可表现为隐匿性肾炎综合征，部分表现为蛋白尿或肾病综合征，多见于青少年，病变轻者疗效好，重者发展为肾功能不全。

4. 微小病变性肾小球肾炎（minimal change glomerulopathy） 又称轻微病变性肾小球肾炎、脂性肾病，是引起儿童肾病综合征最常见的原因。病变特征是电镜下脏层上皮细胞足突融合、消失，故又称足突病。大体观，肾脏肿胀，颜色苍白，切面皮质出现黄色条纹。镜下观，肾小球病变不明显，近曲小管上皮细胞脂肪变性。电镜下，肾小球脏层上皮细胞足突弥漫性消失，未找到沉积物。水肿是最早出现的症状，蛋白尿为高度选择性，主要是小分子白蛋白。经皮质激素治疗，患儿预后良好，少数病例发生肾功能不全。

5. 局灶性节段性肾小球肾炎（focal segmental glomeru lonephritis） 部分肾小球受累，且病变局限于肾小球的部分毛细血管襻。病变特点是肾小球节段性系膜增宽、硬化、玻璃样变，呈局灶性分布。免疫荧光检查显示硬化的血管球节段内有 IgM 和 C3 沉积。临床表现为肾病综合征，出现非选择性蛋白尿。本病对皮质激素治疗不敏感，预后较差，多发展为硬化性肾小球肾炎。

（四）IgA 肾病

IgA 肾病（IgA nephropathy）是我国常见的慢性肾炎类型，多发生于儿童和青年，发病前常有上呼吸道感染。病变呈多样性，可表现为系膜细胞增生和基质增多，也可表现为局灶性节段性增生或硬化，少数有新月体形成。最突出的病变特点是免疫荧光显示系膜区有 IgA 沉积，电镜观察证实系膜区有电子致密物沉积。患者临床表现为反复发作的血尿，伴轻度蛋白尿，可有高血压，血清 IgA 可升高。儿童患者预后较好，成人较差。

（五）慢性硬化性肾小球肾炎

慢性硬化性肾小球肾炎（chronic sclerosing glomerulonephritis）是不同类型肾小球肾炎发展的终末阶段，又称终末期肾。病变特点为大量肾小球发生纤维化、玻璃样变。

1. 病理变化 大体观，双肾体积对称性缩小，重量减轻，质地变硬，表面弥漫性颗粒状，称继发性颗粒性固缩肾。切面见皮质变薄，皮髓质分界不清，肾盂周围脂肪增多。光镜下，大量肾小球纤维化及玻璃样变，所属肾小管萎缩、消失，纤维组织收缩，使纤维化、玻璃样变的肾小球相互靠拢集中。间质纤维组织增生，伴有淋巴细胞、浆细胞浸润，细小动脉管壁发生玻璃样变。病变轻的肾单位常发生代偿性肥大，肾小球体积增大，肾小管扩张，扩张的肾小管腔中可见各种管型（图 15 - 8）。

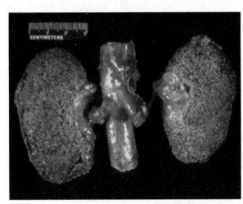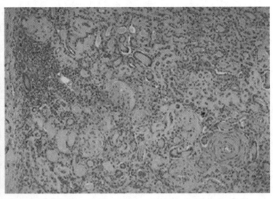

图 15 - 8 慢性肾小球肾炎

左：大体观，双侧肾小球对称性体积缩小，表面细颗粒；

右：镜下观，大量肾单位萎缩、纤维化、玻璃样变性，呈现肾小球集中现象

2. 临床病理联系 表现为慢性肾炎综合征。

（1）尿的改变 由于大量肾单位结构破坏，功能丧失，血液流经残存肾单位时速度加快，肾小球滤过率增加，但肾小管重吸收功能有限，尿浓缩功能降低，使患者易出现多尿、夜尿及低比重尿（常固定在 1.010 左右），也可出现蛋白尿，而血尿、管型尿都不明显，水肿也较轻。

（2）高血压 由于肾小球萎缩、纤维化，肾单位严重缺血，肾素分泌增多，出现高血压。长期高血压，引起左心代偿性肥大，严重者导致心力衰竭。

（3）贫血 主要由于肾组织破坏，促红细胞生成素分泌减少，此外，体内毒性代谢产物堆积可抑制骨髓造血功能，加重贫血。

（4）氮质血症和尿毒症 肾单位病变不断加重，代谢产物不能排出，导致水、电解质紊乱和酸碱平衡失调，出现氮质血症和尿毒症。

慢性肾炎早期积极合理治疗可控制病情发展，如不能及时有效地进行血液透析或肾移植，晚期患者多死于尿毒症或高血压引起的心力衰竭、脑出血等。

第二节 泌尿系统感染性疾病

PPT

泌尿系统感染以肾盂肾炎、膀胱炎为多见。女性多见，发病率为男性的 9～10 倍。本节主要介绍肾盂肾炎。肾盂肾炎（pyelonephritis）是由细菌引起的肾盂、肾间质和肾小管的炎症性疾病，主要表现为膀胱刺激征（尿频、尿急和尿痛），偶有血尿，或伴腰部酸痛。

一、病因和发病机制

1. 病因 肾盂肾炎主要由细菌感染引起，其致病菌主要为革兰阴性菌，多数为大肠杆菌，占 60%～80%；其次为变形杆菌、产气杆菌、肠杆菌和葡萄球菌等。

2. 感染途径 有上行性感染和下行性感染两种。

（1）上行性感染 是最常见的感染途径，大肠埃希菌等细菌感染尿道、膀胱，沿输尿管和输尿管周围的淋巴管上行到达肾盂，引起肾盂、肾间质和肾小管炎症，病变可累及一侧或双侧肾。因生理结构的原因，多见于女性。

（2）下行性感染 也称血源性感染，病原菌从感染病灶侵入血流，到达肾脏引起急性肾盂肾炎，细菌多以葡萄球菌多见，双侧肾脏常同时受累。

3. 诱因 急性肾盂肾炎的发作常有较明显的诱因。

（1）尿路梗阻 正常时，排尿对泌尿道有冲洗、自净作用，膀胱黏膜的白细胞及产生的抗体有抗菌作用，因此，泌尿系统具有一定的防御功能。但当泌尿道结石、前列腺肥大、妊娠子宫和肿瘤的压迫等引起尿路阻塞时，有利于细菌感染、繁殖，容易发生肾盂肾炎。

（2）医源性损伤 导尿、膀胱镜检查和其他尿道手术、器械操作等有时可将细菌带入膀胱，并易损伤尿道黏膜，导致细菌感染感染，诱发肾盂肾炎。

（3）膀胱输尿管反流 反流是细菌由膀胱进入肾组织最常见的途径。在膀胱三角区发育不良及张力减弱，输尿管在膀胱壁内斜行部分过短，输尿管开口异常等情况下，可发生膀胱输尿管反流。此外，下尿路梗阻、膀胱功能紊乱、膀胱炎等也可引起膀胱输尿管反流，引起感染。

二、病理类型及病理变化

根据病程，肾盂肾炎分为急性肾盂肾炎和慢性肾盂肾炎。

（一）急性肾盂肾炎（acute pyelonephritis） 微课

急性肾盂肾炎是肾盂、肾间质和肾小管的急性化脓性炎症。

1. 病理变化 大体观，单侧或双侧肾脏体积增大，充血，表面散在大小不等的黄白色脓肿，其周围有充血带。切面可见肾盂黏膜表面有脓性渗出物覆盖。镜下观，上行性感染者肾盂黏膜和肾间质充血、水肿，大量中性粒细胞浸润，肾小管腔内可见中性粒细胞和脓细胞，肾小球病变不明显。血源性感染，病变先累及肾皮质，形成小脓肿，并向髓质和肾盂蔓延（图 15-9，图 15-10）。

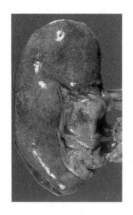

图 15-9　急性肾盂肾炎（大体观）

肾脏充血，表面可见黄白色脓肿

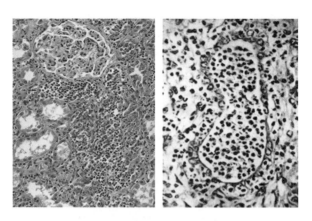

图 15-10　急性肾盂肾炎（镜下观）

左：肾间质充血，中性白细胞浸润；

右：肾小管内外大量中性白细胞，小脓肿形成

2. 临床病理联系　发病急骤，患者出现发热、寒战、外周血白细胞升高等表现，因肾大、被膜紧张，引起腰部酸痛和肾区叩击痛。由于急性炎症刺激膀胱和尿道，引起尿急、尿频、尿痛等膀胱刺激症状。化脓性病灶破入肾小管，出现脓尿、菌尿、蛋白尿、管型尿和血尿。

3. 结局　急性肾盂肾炎及时正确治疗可治愈，若治疗不及时或诱因持续存在，可转变为慢性肾盂肾炎，也可并发肾乳头坏死、肾盂积脓、肾周围脓肿等。

（二）慢性肾盂肾炎（chronic pyelonephritis）

大多数由急性肾盂肾炎反复发作转变而来，也有少部分患者急性期表现不明显，隐匿发展至慢性肾盂肾炎。

1. 病理变化　大体观，一侧或双侧肾脏体积缩小，质地变硬，表面凹凸不平，出现不规则凹陷性瘢痕。切面肾皮、髓质界限不清，肾乳头萎缩，肾盂黏膜粗糙，肾盂和肾盏变形。镜下观，肾间质可见大量慢性炎性细胞浸润和纤维组织增生，早期肾小球变化不明显，肾小球囊壁纤维化，后期肾小球发生萎缩、纤维化和玻璃样变，部分肾单位出现代偿性肥大、肾小管扩张，管腔内充满红色的胶样管型，形似甲状腺滤泡（图 15-11）。

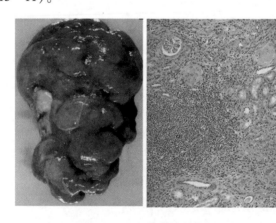

图 15-11　慢性肾盂肾炎

大体观：双侧肾脏不对称性缩小，表面可见不规则凹陷性瘢痕；

镜下观：肾间质慢性炎症伴纤维化

2. 临床病理联系　因肾小管浓缩功能下降和丧失，可引起多尿和夜尿。肾组织广泛纤维化和小动脉硬化导致肾缺血，肾素分泌增加，引起高血压。患者在急性发作时，可出现急性肾盂肾炎的表现。

3. 结局 如能积极治疗,去除诱因,可控制病情的发展。若病变广泛并累及双肾,可引起高血压、心力衰竭和肾尿毒症等,预后较差。

练一练

肉眼观,肾体积明显缩小,质地变硬,表面有大的不规则凹陷性瘢痕,该病变性质最可能是

答案解析

A. 晚期肾小球肾炎   B. 慢性肾盂肾炎

C. 轻微病变性肾小球肾炎   D. 良性高血压病引起的颗粒性固缩肾

E. 局灶性节段性肾小球肾炎

第三节 尿石症

PPT

尿石症(urolithiasis)是泌尿系统各部位结石病的总称,又称尿结石。尿结石可分为上尿路结石(肾、输尿管结石)和下尿路结石(膀胱、尿道结石),以肾盂和输尿管结石常见。尿石症多发生于20~40岁的青壮年,男性多于女性。典型临床表现为腰腹绞痛、血尿,或伴有尿频、尿急、尿痛等泌尿系统梗阻和感染的症状。

一、病因和发病机制

尿结石的形成与尿液成分及泌尿道有密切关系。

1. 尿中晶体饱和度过高 当尿中磷酸盐、草酸盐、尿酸盐等晶体饱和度过高时易析出、沉淀、结聚,引起尿石形成。如出汗多导致尿液浓度升高、水质中钙质成分增加使结石更易于形成;摄入大量动物蛋白使尿中尿酸增多;水果、蔬菜丰富的地区草酸盐类结石增多;不喜饮水的人结石发生率升高。此外乙酰唑胺、维生素D或维生素C中毒、皮质激素、磺胺、阿司匹林等药物长期服用可发生结石。

2. 尿内存在晶体聚合抑制因子 焦磷酸盐、枸橼酸、透明质酸、镁、多糖、尿素等抑制因子和晶体表面的某些特殊部位结合,易引起结石。

3. 三聚氰胺 与婴幼儿尿结石发病关系密切。三聚氰胺进入人体后,发生取代反应(水解),生成三聚氰酸,三聚氰酸和三聚氰胺形成大的网状结构,导致肾结石形成。

4. 尿路因素 前列腺肥大患者尿路通畅度下降,残尿量增加,膀胱结石生成机会增大。输尿管先天狭窄致肾盂积水易成结石,同时结石引起的梗阻尿路又使结石生长加快。

二、病理变化及临床病理联系

尿结石的数量不等,大小不一,小的只有针头大小,大的直径可达10cm以上。尿结石形状可呈圆形、椭圆形或不规则形,表面光滑或粗糙。

肾结石和输尿管结石常表现为腰部或腹部酸胀、不适、疼痛。严重者呈刀割样,称为肾绞痛。常突然发作,持续数小时或数分钟,疼痛常向下腹部、腹股沟、股内侧放射,患者双手紧压腹部和腰部,卷曲或翻滚,呻吟不已,大汗淋漓,痛苦异常。发作同时多伴恶心、呕吐和血尿。

膀胱结石常表现为排尿中断和排尿疼痛,可放射至阴茎、阴茎头和会阴部,伴终末血尿。患者常改变体位或摇晃身体,以减轻痛苦和继续排尿,此时突然发生剧痛。尿道结石表现为排尿困难及尿潴留。

尿石症对健康的危害主要表现在结石对尿路的局部损伤,结石引起尿路梗阻和并发尿路感染三方面。

PPT

第四节　泌尿系统常见恶性肿瘤

一、肾细胞癌

肾细胞癌（renal cell carcinoma）是起源于肾小管上皮细胞的恶性肿瘤，简称肾癌，又称肾腺癌，是肾脏最常见的恶性肿瘤。多发生于 50~60 岁人群，男性多于女性。血尿、疼痛和腹部包块是最常见的临床症状。

1. 病因和发病机制　除化学性致癌物外，吸烟是引起肾癌的最重要的危险因素。其他如肥胖（特别是女性）、高血压、接触石棉、石油产品和重金属等也是其危险因素。遗传性肾癌为常染色体显性遗传，发病年龄较小，常双侧、多灶性发病，但较少见。

2. 病理变化　肉眼观，肾癌多见于肾脏上、下端，上端更为常见。肿瘤多为单个，呈实性圆形肿物，少数呈囊状，境界清楚，有假包膜形成，直径 3~15cm，切面淡黄色或灰白色，可见灶状出血、坏死、软化及钙化等改变，因此表现为红、黄、灰、白等多彩特征。

镜下观，有以下几种类型。①透明细胞癌：肿瘤细胞体积较大，圆形或多边形，胞质透明，核小而深染，细胞排列成片状、梁状或管状，无乳头结构（图 15－12）。此型占 70%~80%。②乳头状癌：肿瘤细胞呈立方或矮柱状，有明显乳头状结构形成，占 10%~15%。③嫌色细胞癌：肿瘤细胞大小不一，排列成实性片状，胞质略嗜碱性，核周常有空晕，约占 5%。

3. 临床病理联系　早期症状不明显，无痛性血尿是其最主要症状，常为间歇性血尿，早期主要表现为镜下血尿。中、晚期出现血尿、腰痛、肾区肿块，称肾癌三联征，具有诊断意义。

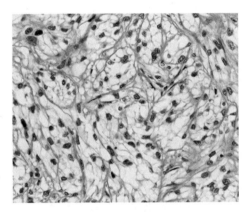

图 15－12　肾透明细胞癌
癌细胞体积大，圆形或多边形，胞质透明，核小而深染

4. 转移及预后　肾细胞癌可以向肾盂、肾盏和输尿管直接蔓延扩散，或穿过肾被膜向周围组织和器官蔓延。肾细胞癌间质血管丰富，故容易发生血道转移，最常转移的部位是肺，其次是骨、肝、肾上腺等器官。淋巴道转移常先转移至肾门及主动脉旁淋巴结。肾细胞癌血道转移者预后较差，5 年生存率约为 45%，无转移者可达 70%。

二、膀胱癌

膀胱癌绝大多数起源于移行上皮，膀胱移行细胞癌是膀胱最常见的恶性肿瘤。膀胱癌多发生于 50~70 岁，男女之比 3∶1。

1. 病因　膀胱癌的发生与长期接触联苯胺、苯胺和萘胺等化学致癌物质有关。吸烟是膀胱癌的危险因素，此外，膀胱黏膜的慢性炎症，使膀胱黏膜上皮增生和化生，继而诱发癌变。

2. 病理变化　膀胱癌好发于膀胱侧壁和膀胱三角区接近输尿管开口处。肉眼观，肿瘤大小不等，可呈乳头状或息肉状，单个或多灶性。镜下观，膀胱癌以移行细胞癌最多见，约占 90%，其余为鳞状细胞癌、腺癌和未分化癌。

3. 临床病理联系　膀胱癌最常见的症状是无痛性血尿，出现继发感染可出现尿急、尿频、尿痛等症状。如肿瘤阻塞输尿管开口，引起肾盂积水、肾盂肾炎等。

4. 转移及预后　膀胱癌主要通过淋巴道转移至局部淋巴结，常侵犯子宫旁、髂动脉旁、主动脉旁淋巴结。晚期可发生血道转移，转移至肝、肺、骨髓、肾及肾上腺等处。膀胱移行细胞癌术后易复发，复发后的肿瘤分级程度可能较之前降低。患者预后与肿瘤的组织学分级和肿瘤浸润深度有关，早期诊断、早期治疗、密切随访是治疗膀胱癌的关键。

第五节　肾功能不全

PPT

肾功能不全（renal insufficiency）是指各种原因引起肾功能严重障碍，引起代谢产物、药物和毒物在体内蓄积，水、电解质紊乱和酸碱平衡失调以及肾脏内分泌功能障碍等表现的病理生理过程。肾功能衰竭（renal failure）是肾功能不全的晚期阶段，肾功能衰竭可分为急性和慢性。二者发展到最晚期阶段，表现为尿毒症。

一、急性肾功能衰竭

急性肾功能衰竭（acute renal failure，ARF）是指各种原因引起肾泌尿功能急剧障碍，引起机体短时间内出现内环境严重紊乱的病理过程。临床可出现水中毒、氮质血症、高钾血症和代谢性酸中毒。根据尿量变化分为少尿型 ARF 和非少尿型 ARF。

（一）原因与分类

急性肾功能衰竭分为肾前性、肾性和肾后性三种。

1. 肾前性急性肾功能衰竭　常见于各型休克早期、失血、重度脱水、心衰、创伤、烧伤等各种原因引起有效循环血量减少和肾血管强烈收缩，导致肾血液灌流量降低，肾小球滤过率（glomerular filtration rate，GFR）减少所致的急性肾功能障碍。早期肾脏无器质性病变，故又称功能性肾功能衰竭，但若持续时间过长，则会引起肾小管缺血性坏死。

2. 肾性急性肾功能衰竭　常见于急性肾小管坏死和肾脏本身疾病，使肾实质发生器质性病变，导致的急性肾功能衰竭，故又称器质性急性肾功能衰竭。

（1）急性肾小管坏死　是最常见原因，有以下几种情况。①肾缺血和再灌注损伤；②肾毒物，如重金属、抗生素、磺胺类药物、有机化合物等中毒；③严重低钾、高钙血症和高胆红素血症等。

（2）肾脏本身疾病　肾小球肾炎、恶性高血压、肾盂肾炎、肾动脉硬化和栓塞等引起的肾单位损伤，出现肾泌尿功能障碍。

3. 肾后性急性肾功能衰竭　见于尿路结石、盆腔肿瘤和前列腺增生等引起的肾以下急性尿路梗阻。

（二）发生机制

急性肾功能衰竭的中心环节是肾小球滤过率降低。

1. 肾血流减少　原因如下。①肾灌注压降低：当动脉血压低于 50～70mmHg 时，肾小球滤过率下降；②肾血管收缩：由于交感－肾上腺髓质系统兴奋，儿茶酚胺增多，肾素－血管紧张素－醛固酮系统激活，引起肾血管收缩、肾小球滤过率下降；③肾缺血时，血管内皮细胞损伤，可使内皮细胞肿胀、毛细血管腔狭窄，引起肾小球滤过率下降；④肾血管内凝血，阻塞血管，引起肾小球滤过率下降。

2. 肾小球病变　急性肾小球肾炎、狼疮性肾炎等使肾小球滤过膜受损，导致肾小球滤过率降低。

3. 肾小管因素　由于肾缺血、毒物引起肾小管坏死，或者异型输血的血红蛋白，在肾小管腔形成各种管型，阻塞肾小管。肾小管腔内压力升高，引起肾小囊内压升高，导致肾小球滤过率下降。

肾小球滤过率下降引起肾排泄功能障碍，患者出现肾功能衰竭。

（三）机体功能与代谢变化

急性肾功能衰竭根据尿量变化分为少尿型和非少尿型。少尿型急性肾功能衰竭患者出现明显的尿量减少和氮质血症。非少尿型急性肾功能衰竭临床表现较少尿型轻，并发症少，病死率低。

少尿型急性肾功能不全比较常见，根据发病过程分为少尿期、多尿期和恢复期。

1. 少尿期 是急性肾功能衰竭最初表现，尿量明显减少或无尿，也是病程中最危险的阶段。

（1）少尿或无尿 成人尿量少于 400ml/24h 即为少尿，尿量少于 100ml/24h 为无尿。

（2）水中毒 因少尿肾排出水减少及分解代谢所致内生水增多和摄入水过多等，引起钠水潴留和细胞水肿，严重者出现肺水肿、脑水肿和心力衰竭等。

（3）高钾血症 是 ARF 最危险的变化，常为少尿期致死的原因。高钾血症发生的原因包括：①尿量减少引起排钾减少；②组织损伤和分解代谢增强，使钾释放到细胞外液；③食入过多的含钾食物或药物及输入库存血；④酸中毒时细胞内钾离子外逸等。高钾血症可表现为烦躁、恶心、呕吐、嗜睡、四肢麻木、胸闷、心率缓慢、心律不齐等，严重时导致心室颤动或心脏骤停。

（4）代谢性酸中毒 发生原因主要有：①肾小球滤过率降低，酸性代谢产物在体内蓄积；②肾小管泌 H^+ 和泌 NH_4^+ 的能力降低使重吸收 $NaHCO_3$ 减少。③循环障碍引起缺氧、分解代谢增强，产酸增加。酸中毒可抑制心血管系统和中枢神经系统的功能，同时促进高钾血症的发生。患者出现血压下降、疲乏、嗜睡、昏迷等症状。

（5）氮质血症 因排出障碍，血中尿素、肌酐、尿酸等非蛋白氮（non – protein nitrogen，NPN）含量升高，称为氮质血症。患者出现厌食、恶心、呕吐、腹胀及腹泻等症状，严重时出现尿毒症。

少尿期持续时间一般为 1~3 周，3 周后进入多尿期。少尿期持续时间愈长，预后愈差。

2. 多尿期 由于肾小球滤过率和肾血流量逐渐恢复，或肾间质水肿消退，肾小管内的管型阻塞解除等因素，患者的尿量逐渐增加到 2500ml/24h 以上，甚至可达 3000~4000ml/24h 以上。由于水、电解质大量排出，易发生脱水、低钾血症和低钠血症，多尿期一般持续 1~2 周，然后进入恢复期。

3. 恢复期 肾小管上皮再生、修复，肾功能逐渐恢复。患者尿量和尿液成分逐渐恢复正常，氮质血症消失，水、电解质紊乱及酸碱平衡失调得到纠正，临床症状迅速改善、消失，但尿浓缩功能完全恢复需要数月至一年。少数患者病变迁延不愈，发展为慢性肾功能衰竭。

非少尿型急性肾功能衰竭肾小球滤过率下降和肾小管损伤较少尿型轻，表现为尿浓缩功能障碍，尿量虽正常或增多，尿渗透压较低，不能充分排出溶质，发生代谢紊乱。其主要特点是：①无明显少尿；②尿比重低（低于 1.020），尿钠含量低；③氮质血症；④多无高钾血症。少尿型病程相对较短，并发症也少，预后较好。但非少尿型急性肾功能不全常因漏诊或治疗不当可转为少尿型，病情持续恶化，预后不佳。

（四）防护原则

1. 积极治疗原发病 对引起 ARF 的原发病积极采取预防和治疗措施，如大出血、严重脱水、感染等疾病，应尽早采取补充血容量、抗休克、抗感染等，慎用对肾脏有损害的药物。

2. 纠正水、电解质紊乱及酸碱平衡失调 在少尿期要严格控制输液量，以防水中毒，治疗高钾血症，及时纠正代谢性酸中毒等。多尿期要及时补充水及钠、钾、维生素等。恢复期注意加强营养。

3. 控制氮质血症 限制蛋白质摄入，给予葡萄糖及必需氨基酸，以促进蛋白质合成，降低血尿素氮含量。

4. 透析疗法 应用腹膜透析、血液透析排出患者体内有毒物质，是急性肾功能衰竭最重要的治疗措施，能有效纠正水、电解质紊乱和酸碱平衡失调，有利于疾病的恢复。

？ 想一想

为平稳度过急性肾功能衰竭少尿期，应如何对患者进行护理？

答案解析

二、慢性肾功能衰竭

慢性肾功能衰竭（chronic renal failure，CRF）是由各种慢性肾脏疾病引起肾单位渐进性破坏，以致残存的肾单位不能充分排出体内的代谢产物和维持内环境的稳定，引起代谢产物、毒物潴留，导致水、电解质紊乱和酸碱平衡失调，以及内分泌功能障碍的病理过程。

（一）原因和发生机制

1. 原因　慢性肾小球肾炎是慢性肾功能衰竭最常见的原因，其次糖尿病肾病、高血压肾病、慢性肾盂肾炎等也可引起慢性肾功能衰竭。

2. 发生机制　慢性肾功能衰竭的发生机制目前尚不完全清楚，主要有以下几种学说。①健存肾单位学说：是指肾单位不断破坏，肾功能只能由健存的肾单位来承担，随着疾病不断发展，健存的肾单位越来越少，直到不能维持机体泌尿功能时，便出现机体内环境紊乱。②肾小球过度滤过学说：肾单位不断破坏，健存的肾单位由于过度滤过，逐渐发生肥厚、纤维化、硬化，最终也丧失了功能，加剧肾功能衰竭。③矫枉失衡学说：是指机体出现某些代偿反应的同时，又对其他系统产生损害性作用，导致内环境新的紊乱。如肾衰竭晚期，肾排磷减少，引起血磷升高和血钙降低。机体通过分泌某些体液因子（如甲状旁腺激素）来"矫正"这种变化，但甲状旁腺激素增多产生溶骨作用，引起骨营养不良症，使内环境产生新的"失衡"。

（二）发展过程

1. 肾功能储备降低期（代偿期）　肾脏病变使肾的储备功能明显降低，健存的肾单位通过适应性代偿反应仍能维持机体内环境的相对稳定，此期内生肌酐清除率降至正常值的30%以上，血肌酐（Scr）＜278μmol/L。患者可无临床症状，肾功能化验也在正常范围或偶有稍高现象。

2. 肾功能不全期（失代偿期、氮质血症期）　肾脏受损程度加重，肾储备功能和代偿功能进一步下降，健存肾单位通过代偿也不能维持机体内环境的相对稳定，内生肌酐清除率降至正常值的25%～30%，血肌酐（Scr）278～450μmol/L。患者出现轻或中度氮质血症、轻度贫血、多尿、夜尿等症状，但常被忽视。若合并失水、感染、出血等因素，则病情进展迅速。

3. 肾功能衰竭期　机体内环境严重紊乱，内生肌酐清除率降至正常值的20%～25%，血肌酐（Scr）450～707μmol/L。患者出现较重的氮质血症和代谢性酸中毒，夜尿增多，严重贫血，水钠潴留、低钠血症、低钙血症、高磷血症等，此期如不加系统正规治疗，将发展到终末期肾病。

4. 尿毒症期（肾功能不全终末期）　肾功能发展到最严重阶段，内生肌酐清除率降至正常值的20%以下，血肌酐（Scr）＞707μmol/L。患者出现严重的氮质血症和全身中毒症状，水、电解质紊乱和酸碱平衡失调及多脏器功能障碍，出现尿毒症的表现。

（三）机体功能及代谢变化

1. 尿的变化　患者常出现多尿、夜尿、低渗尿、等渗尿。24小时尿量超过2000ml，称为多尿。正常成人每日尿量约为1500ml，白天尿量约占总尿量的2/3，夜间尿量约占1/3。当夜间尿量和白天尿量近似，甚至超过白天尿量时，称为夜尿。当尿渗透压为266～300mmol/L（正常值为360～1450mmol/L）和血浆晶体渗透压（280～310mmol/L）接近时，称等渗尿。

2. 氮质血症　晚期，肾小球滤过率下降，出现尿素、肌酐、尿酸等非蛋白氮含量（NPN）在体内蓄积，血中 NPN 的含量大于 28.6mmol/L（40mg/dl）时，称为氮质血症。

3. 水、电解质紊乱和酸碱平衡失调　①钠、水代谢障碍：肾脏对钠水调节功能减退，钠、水摄入增加，可发生钠、水潴留。但过多限制钠、水的摄入，又可引起脱水和低钠血症；②钾代谢障碍：持续多尿、呕吐、腹泻、反复使用排钾利尿剂，引起低钾血症。晚期，由于少尿、酸中毒、感染及溶血等引起高钾血症；③钙、磷代谢障碍：肾脏排磷减少，引起血磷升高，血钙降低；④代谢性酸中毒：肾小球滤过率减少，酸性产物在体内蓄积，同时肾小管泌 H^+ 和泌 NH_4^+ 减少，使 HCO_3^- 重吸收减少，导致代谢性酸中毒。

4. 肾性高血压　钠、水潴留引起血容量和心排出量增多，肾小球血流量减少引起肾素 - 血管紧张素 - 醛固酮系统活性增强，以及肾脏分泌的降压物质减少，导致肾性高血压。

5. 贫血和出血　肾实质破坏，分泌促红细胞生成素减少及毒物在体内蓄积，抑制骨髓的造血功能，引起肾性贫血。同时，体内蓄积的毒性物质还可抑制血小板第三因子的释放，造成凝血功能障碍，出现出血倾向。

三、尿毒症

尿毒症（uremia）是急、慢性肾功能衰竭的最严重阶段，除出现水、电解质和酸碱平衡紊乱及肾脏内分泌失调外，还出现内源性毒性物质在体内潴留而引起的一系列自身中毒症状。

（一）病因和发生机制

尿毒症是一个非常复杂的病理过程，在尿毒症患者的血浆中大约有200多种代谢产物或毒性物质，其中100多种的含量比正常人高，可引起尿毒症症状，称尿毒症毒素（uremia toxin）。主要的尿毒症毒素根据分子量大小分为以下几类。

1. 大分子毒素　如 PTH、促胃液素、胰岛素等。其中以 PTH 毒性作用最强，引起肾性骨营养不良、皮肤瘙痒、贫血等。

2. 中分子毒素　多为细胞和细菌的裂解产物。这些物质可引神经系统病变、运动失调、心室传导阻滞、脑水肿、肺水肿、腹水等。

3. 小分子毒素　尿素、多胺、胍类化合物等，可引起食欲不振、恶心、呕吐和蛋白尿，促进红细胞溶解，抑制 Na^+，K^+ - ATP 酶活性，增加微血管壁通透性，促进肺水肿、脑水肿等。

（二）机体功能和代谢变化

1. 神经系统　中枢神经系统功能紊乱是尿毒症的主要表现，患者表现头痛、头晕、烦躁不安、记忆力减退，病情严重时出现嗜睡甚至昏迷，称为尿毒症性脑病。其症状发生机制为：①毒性物质（如胍类）蓄积，使 Na^+，K^+ - ATP 酶活性下降，能量代谢障碍，神经细胞膜通透性升高，造成细胞水肿；②高血压所致血管痉挛，神经细胞缺血、缺氧、变性、坏死；③水电解质紊乱和酸碱平衡失调。周围神经损害，血液中的甲状旁腺激素和胍类物质增多，可出现下肢疼痛、无力，甚至麻痹等表现。

2. 消化系统　是尿毒症患者最早出现和最突出的症状。患者出现食欲不振、厌食、恶心和呕吐或腹泻等。其症状发生机制与消化道排出尿素增多，肠道细菌分解尿素，产氨增多有关。

3. 心血管系统　表现为心力衰竭和心律失常，由肾性高血压、酸中毒、高钾血症、水钠潴留等引起。晚期因血中尿素、尿酸浓度过高弥散到心包，出现纤维素性心包炎（尿毒症心包炎），患者常有心前区疼痛，听诊时可闻及心包摩擦音。

4. 呼吸系统　因酸中毒，患者出现呼吸加深、加快，由于尿素经唾液酶分解成氨，呼出气有氨臭味。严重时，可出现尿毒症肺炎、肺水肿、纤维素性胸膜炎等。

5. 免疫系统 尿毒症患者常伴有严重的感染，是患者主要死因之一，可能与细胞免疫异常有关。

6. 皮肤 患者皮肤出现瘙痒、干燥、脱屑和颜色改变，是由于毒性物质刺激皮肤和甲状旁腺功能亢进症所引起。尿素随汗液排出，在汗腺开口处有细小的白色结晶，称尿素霜。

7. 代谢障碍 三大类物质代谢均出现障碍。①糖代谢障碍：患者出现糖耐量降低，与轻型糖尿病患者相似，可能与胰岛素分泌减少、拮抗胰岛素的物质分泌增多、肝糖原合成酶的活性降低等因素有关；②蛋白质代谢障碍：患者出现负氮平衡，表现为消瘦、恶病质和低蛋白血症，原因是蛋白质吸收减少，毒物使蛋白质合成障碍以及蛋白从尿液丢失等；③脂肪代谢障碍：患者血中甘油三酯含量增多，出现高脂血症，是因胰岛素的拮抗物质使机体合成甘油三酯增多和周围组织对甘油三酯清除减少所致。

（三）防治原则

1. 积极治疗原发病 治疗原发病，防止肾实质继续破坏。

2. 消除诱发肾功能恶化的因素 如控制感染，纠正水、电解质紊乱和酸碱平衡失调，减轻高血压，避免使用肾毒性药物等。

3. 一般护理 应低盐饮食，注意蛋白质的合理摄入，给予足够的维生素。

4. 腹膜和血液透析（人工肾） 采用腹膜和血液透析延长患者寿命。肾移植是目前治疗尿毒症最有效的方法。

❤ 护爱生命

人工肾是可以模拟人体肾脏功能进行肾脏替代治疗的装置的统称，主要包括目前临床广泛使用的血液透析、腹膜透析等技术设备，用于救治急、慢性肾功能衰竭患者的生命。近年来，人工肾的创新性研究方向主要集中在如何提高尿毒症患者长期生存率、改善其生活质量，以及使用过程中如何节能环保。随着纳米科技、3D打印、生物医学、人工智能等新技术的广泛应用，新型人工肾的研发取得了重要进展。在我国，天津大学、四川大学、武警特色医学中心等专家团队也一直致力于小型便携式人工肾、可穿戴式人工肾的研发，关键技术已经取得了突破性进展。

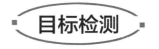

答案解析

一、选择题

【A 型题】

1. 感染后肾小球肾炎大体变化主要表现为

    A. 大白肾   B. 蚤咬肾和大红肾   C. 多发性小脓肿

    D. 多囊肾   E. 固缩肾

2. 急性弥漫性增生性肾小球肾炎的发生主要与下列何种病原体感染有关

    A. A 组乙型溶血性链球菌   B. 霉菌   C. 寄生虫

    D. 乙型肝炎病毒   E. 大肠埃希菌

3. 膜性肾小球肾炎的肉眼变化是

    A. 大红肾   B. 大白肾   C. 蚤咬肾

    D. 瘢痕肾   E. 固缩肾

4. 慢性硬化性肾小球肾炎镜下主要病变是

    A. 肾小球纤维化、玻璃样变　　B. 肾小管萎缩　　　　　　　C. 间质纤维化

    D. 肾小球体积增大　　　　　　E. 细小动脉硬化

5. 关于肾病综合征的主要表现，下列叙述错误的是

    A. 蛋白尿　　　　　　　　　　B. 低蛋白血症　　　　　　　C. 高度水肿

    D. 高脂血症　　　　　　　　　E. 血尿

6. 引起肾盂肾炎最为多见的细菌是

    A. 变形杆菌　　　　　　　　　B. 产气杆菌　　　　　　　　C. 大肠埃希菌

    D. 铜绿假单胞菌　　　　　　　E. 葡萄球菌

7. 肾细胞癌最常见的病理类型是

    A. 透明细胞癌　　　　　　　　B. 乳头状癌　　　　　　　　C. 嫌色细胞癌

    D. 多房性囊性细胞癌　　　　　E. 未分化癌

8. 膀胱癌最突出的临床表现是

    A. 膀胱刺激综合征　　　　　　B. 无痛性血尿　　　　　　　C. 尿路梗阻

    D. 蛋白尿和管型尿　　　　　　E. 腹部肿块

9. 急性肾功能衰竭少尿期，患者最常见的电解质紊乱是

    A. 高钠血症　　　　　　　　　B. 低钾血症　　　　　　　　C. 高钾血症

    D. 高钙血症　　　　　　　　　E. 低镁血症

10. 慢性肾功能衰竭最常见的致病因素是

    A. 慢性肾盂肾炎　　　　　　　B. 慢性肾小球肾炎　　　　　C. 肾结核

    D. 高血压肾　　　　　　　　　E. 尿路结石

【B 型题】

(11 ~ 14 题共用备选答案)

A. 系膜细胞和基质增生

B. 内皮细胞和系膜细胞增生

C. 肾小囊壁层上皮细胞增生

D. 肾小囊脏层上皮细胞增生

E. 肾小囊脏层上皮细胞足突融合、消失

11. 新月体性肾小球肾炎中新月体的细胞是

12. 弥漫性膜性增生性肾小球肾炎增生的细胞主要是

13. 弥漫性毛细血管内增生性肾小球肾炎最主要的病变是

14. 轻微病变性肾小球肾炎的主要病变是

二、综合问答题

1. 急性肾炎综合征有哪些表现？

2. 慢性硬化性肾小球肾炎的病理变化有哪些？

3. 简述肾细胞癌的主要转移途径。

三、实例解析题

    患者，女，45 岁。反复尿频、尿急、尿痛 10 年，间歇性眼睑水肿 2 年，阵发性腰痛伴夜尿增多 1 年，加重 1 周入院。查体：血压 155/105mmHg，双肾叩击痛。实验室检查见：尿白细胞（++），蛋白（++），尿密度 1.010，尿培养大肠埃希菌生长，血肌酐 425μmol/L。B 超检查示：双肾不对称缩小，变形明显。

问题：

1. 请作出诊断。

2. 肉眼和显微镜下此患者肾脏可能出现哪些病理改变？

（郭海龙）

书网融合……

重点回顾　　　　　微课　　　　　习题

PPT

第十六章　生殖系统疾病和乳腺疾病

<table>
<tr><td rowspan="6">学习目标</td><td>知识目标：</td></tr>
<tr><td>1. 掌握　宫颈癌、乳腺癌、葡萄胎的病理类型、扩散与转移特点；慢性宫颈炎的病因、病理类型。</td></tr>
<tr><td>2. 熟悉　宫颈癌和乳腺癌的临床病理联系；女性生殖系统和乳腺常见疾病的病理特点。</td></tr>
<tr><td>3. 了解　女性生殖系统和乳腺常见疾病的病因与发生机制。
技能目标：
具有正确指导与护理生殖系统和乳腺常见疾病患者的能力；积极开展健康宣传。
素质目标：
具有严谨的科学观和受伤、护伤的职业素养。</td></tr>
</table>

📖 **导学情景**

情景描述：患者，女，30岁。10个月前曾患葡萄胎（病理确诊），经刮宫后阴道出血停止，妊娠试验转为规则。妊娠试验阳性。X线胸片：右肺下叶2个圆形占位病变。诊断为侵蚀性葡萄胎。半个月前咳嗽、咯血，1周前出现阴道不规则出血。妇科检查：子宫约3个月妊娠大，暗红色结节，突入子宫腔，其深部子宫肌壁有出血、坏死，经多个切面未见绒毛结构。大体标本：子宫及双侧附件。子宫大小13cm×6cm×5cm，剖开子宫见右侧壁有一2cm大息肉，息肉状结构有明显异型性的两种细胞构成。一种细胞胞质丰富、淡染，单核或多核、核大呈泡状、大小不一；另一种细胞胞质亦丰富、深红色，多数为多核，少数为单核，核深染。细胞间有大量红细胞及坏死组织，未见间质和血管。肿瘤向子宫肌层浸润。经连续切片见少量绒毛。

情景分析：该患者10个月前诊断为葡萄胎，作为医务工作者，如何处理葡萄胎的相应继发性改变。

讨论：该病例的诊断及诊断依据是什么？

学前导语：作为医务工作者应该客观对待每一种疾病，给予正常的处理措施及健康指导。

第一节　乳腺疾病

一、乳腺增生性病变

（一）乳腺纤维囊性改变

乳腺纤维囊性改变（fibrocystic change of the breast）是一组非肿瘤性增生病变，以间质纤维组织和上皮不同程度增生、小叶末梢导管和腺泡扩张为特点，是最常见的乳腺疾病之一，多发于25~45岁女性，绝经前达发病高峰。发病与孕激素水平降低而雌激素分泌过多有关。根据病变是否有末梢导管和腺泡上皮的增生，可分为增生型和非增生型两种。增生型除有囊肿形成和间质纤维增生外，常伴有末梢导管和腺泡上皮增生，若导管和腺泡上皮出现异型性增生可发展为乳腺癌，视为癌前病变。

（二）乳腺硬化性腺病

硬化性腺病（sclerosing adenosis of the breast）是乳腺增生性病变的少见类型，主要特征为小叶末梢导管上皮和纤维组织增生使腺泡受压而扭曲，一般无囊肿。肉眼观，病变组织灰白色、质硬，与周围组织分界不清。镜下观，小叶腺泡、末梢导管上皮和纤维组织不同程度增生，小叶结构尚存。

二、乳腺肿瘤 🅔 微课

（一）纤维腺瘤

纤维腺瘤（fibroadenoma）是乳腺最常见的良性肿瘤之一。20~30岁女性多见。纤维腺瘤通常单发或多发、包膜完整、界限清楚、无痛、活动度好。镜下观，肿瘤主要由增生的纤维间质和腺体构成，腺体呈圆形或椭圆形，或被周围增生的纤维结缔组织挤压而呈裂隙状，间质通常较疏松，发生玻璃样变或钙化。

（二）乳腺癌

乳腺癌（breast carcinoma）是源自乳腺导管上皮和腺泡上皮的恶性肿瘤，是女性最常见的恶性肿瘤之一，常见于30岁以上的女性。男性乳腺癌罕见，约占1%，预后较差。乳腺癌病因尚未完全阐明，目前认为其发病与雌激素长期作用、家族遗传倾向、环境因素、长时间大剂量接触放射线和心理社会因素等有关。乳腺癌好发于乳腺外上象限，其次为乳腺中央区和其他象限。组织学类型较多，主要分为非浸润性癌和浸润性癌两大类。

1. 非浸润性癌 主要包括小叶原位癌和导管内原位癌。两者均来自终末导管小叶单位的上皮细胞，瘤细胞未突破基底膜。

（1）小叶原位癌（lobular carcinoma in situ） 癌组织局限于乳腺小叶终末导管和腺泡内。镜下观，小叶结构尚存，肿瘤细胞呈圆形或卵圆形，大小、形状较为一致，呈实体排列，充满管泡。一般无癌细胞坏死，亦无间质的炎症反应和纤维组织增生（图16-1）。

（2）导管原位癌（intraductal carcinoma in situ） 又称导管内癌，较小叶原位癌常见。病变主要发生于乳腺中、小导管内，导管基膜完整，肌上皮细胞存在，癌细胞向导管内增生。若癌细胞在扩张的导管内呈实性排列，中央坏死发生时，坏死物在挤压乳腺时由导管溢出，如皮肤粉刺，故称粉刺癌。临床上粉刺癌型导管癌比非粉刺型导管癌较易发展为浸润性导管癌。

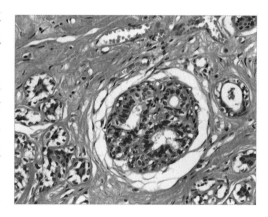

图16-1 乳腺小叶原位癌

👁 **看一看** ───────────────────────────

乳腺癌防治

在国际上，将每年10月定为"乳腺癌防治月"，并用"粉红丝带"作为乳腺癌防治活动的标识，传达"及早预防，及早发现，及早治疗"的信息。近年乳腺癌发病率约为每十万人中30余人患此病。

我们应提高对乳房的重视，其中乳房自检是预防乳腺癌最便利最易行也是很有效的一种方式。大多数人很关心的问题是，乳腺癌会不会遗传？得了乳腺癌会不会遗传给后代，或者家族里有人患了乳腺癌，那么患病概率是不是会加大。这取决于患病者的发病原因是携带缺陷基因 BRCA 还是后天饮食生活习惯。如果是后者基本不会遗传，如果是前者，可以进行基因检测确定是否携带缺陷基因。

2. 浸润性癌　多由非浸润性乳腺癌发展而来，绝大多数为腺癌，其特点是浸润性生长，有明显远处转移的倾向。主要包括浸润性小叶癌、浸润性导管癌和特殊类型癌。

（1）浸润性小叶癌　小叶原位癌的癌细胞突破基底膜向间质浸润，较少见。临床可触及明显肿块。肉眼观，灰白，质韧似橡皮样，肿块边界不清。镜下观，癌细胞呈队列样单行线状浸润于纤维间质中，或围绕导管环形浸润，细胞小而一致。预后较差。

（2）浸润性导管癌　由导管内癌突破基底膜向间质浸润发展而来，是乳腺癌最常见类型，占乳腺癌发病的 40% ~ 70%。临床上乳腺内可触及肿块，外形不规则，质硬韧，常不同程度地固定于周围组织（深部肌层或者表面皮肤）。肉眼观，肿块不规则或者结节状，无包膜，切面可见黄白色条纹，质硬，与周围组织界限不清，浸润性增生，类似橘皮样。镜下观，癌细胞排列呈条索状、梁状、实片状、腺管状、团块状等。癌细胞体积增大，细胞核明显多型性，核仁明显，核分裂象不等。

（3）特殊类型癌　类型繁多，组织结构特殊，如髓样癌、黏液癌、大汗腺癌等。

3. 扩散与转移

（1）直接蔓延　乳腺癌可向乳腺周围组织浸润，随着癌组织不断扩大，可累及胸肌、筋膜、胸壁、乳头甚至肋骨。

（2）淋巴道转移　是乳腺癌最常见的转移途径，首先转移到同侧腋窝淋巴结，晚期可转移到锁骨下淋巴结，继而逆行转移至锁骨上淋巴结。

（3）血道转移　晚期患者癌细胞可侵入体静脉，转移至肺、骨、肝、脑等处，形成转移癌结节。

4. 临床病理联系　早期常无明显症状，或仅为无痛性肿块。晚期症状与浸润范围有关，若肿块位于乳头下方，因有大量纤维组织增生并牵拉乳头，可致乳头内陷。若癌细胞阻塞乳腺真皮层淋巴管，致使淋巴回流受阻，可引起局限性皮肤水肿，导致肿块所在部位的皮肤呈橘皮样外观。

❓ 想一想

为防止乳腺疾病的发生，如何学会乳腺自查？

答案解析

三、防护原则

1. 预防原则　对育龄期妇女进行健康宣教，了解乳腺癌的发病因素，注意调节身心状况，建立良好心态和生活方式，调整好生活节奏，保持心情舒畅，坚持体育锻炼，积极参加社交活动，避免和减少精神、心理紧张因素，保持心态平和，积极治疗乳腺疾病，不乱用外源性雌激素，定期做乳房检查，观察乳房的形状、乳头溢液情况、有无包块等，加强防癌普查，提倡母乳喂养，消除或减少致癌因素。

2. 治疗原则　积极治疗癌前病变。根据不同的病理分型，采用不同的治疗方式，一般乳腺癌早期、中期以手术为主，辅以化学治疗或放射治疗或靶向治疗等，手术后要做好患者心理上的护理，及时消除抑郁焦虑以及恐惧不安的不良情绪，多参加一些有意义的社交活动，体现人文关怀，提高生活质量。

练一练16-1

乳腺橘皮样外观最常见于

A. 小叶原位癌　　　　B. 典型髓样癌　　　　C. 导管原位癌

D. 浸润性导管癌　　　E. 浸润性小叶癌

答案解析

第二节　女性生殖系统疾病

一、子宫颈疾病

（一）慢性子宫颈炎

慢性宫颈炎是育龄期妇女最常见的妇科疾病之一，多数由急性宫颈炎未及时治愈或反复发作而发生。临床表现为白带增多，伴腰骶部疼痛、下腹坠胀等。

1. 病因及发病机制　本病主要由葡萄球菌、链球菌及肠道球菌引起，也可由衣原体、淋球菌、乳头状瘤病毒和单纯疱疹病毒引起。其诱发因素主要与分娩、流产、机械损伤、阴道内酸性环境改变、产褥期或经期不注意卫生等有关。

2. 病理变化

（1）子宫颈柱状上皮异位　可分为真性柱状上皮异位和假性柱状上皮异位两种类型。慢性宫颈炎时，由于炎症损伤，子宫颈膜柱状上皮增生并向子宫颈阴道部下移时，由于柱状上皮较鳞状上皮薄，阴道部的鳞状上皮坏死、脱落后，形成浅表的缺损，称宫颈真性柱状上皮异位，临床上少见。当子宫颈黏上皮下的血管显露呈红色，似无上皮覆盖，称为假性柱状上皮异位，临床上多见。妇科检查可见子宫颈外口周围黏膜出现大小不等、边界清楚的鲜红色柱状上皮异位样区。

（2）子宫颈腺囊肿　慢性子宫颈炎时，化生的鳞状上皮覆盖或阻塞腺体导管开口，使腺体分泌物蓄积，腺体扩张类似囊状，称为子宫颈腺囊肿。妇科检查可见子宫颈外口单发或多发大小不等灰白色半透明囊泡。

（3）子宫颈息肉　慢性子宫颈炎时，子宫颈黏膜上皮、腺体及间质纤维结缔组织呈局限性增生，形成向黏膜表面突起的蒂样肿物，称宫颈息肉。妇科检查可见息肉呈鲜红色、质软润滑、易出血，根部有蒂与子宫颈相连。

（4）子宫颈肥大　由于慢性炎症的长期刺激，子宫颈纤维结缔组织和腺体增生明显，导致子宫颈体积增大。妇科检查可见子宫颈增大，表面光滑，乳白色，质地较硬。

（二）子宫颈上皮内瘤变

1. 子宫颈上皮内瘤变（CIN）　即子宫颈鳞状上皮非典型性增生。尤其是基底层的细胞增生活跃，细胞层次增多，排列紊乱，细胞具有一定的异型性。根据细胞异型性程度分为3级：宫颈上皮内瘤变Ⅰ级相当于Ⅰ级非典型增生；宫颈上皮内瘤变Ⅱ级相当于Ⅱ级非典型增生；宫颈上皮内瘤变Ⅲ级相当于Ⅲ级非典型增生和原位癌。宫颈上皮内瘤变多无自觉症状。肉眼观无明显改变，临床中主要通过碘液染色进行鉴别，确诊需进行脱落细胞学或活体组织检查。

2. 子宫颈原位癌　指异型性增生的细胞累及子宫颈黏膜上皮全层，但尚未突破基膜者。原位癌细胞沿基膜侵及子宫颈腺体，取代部分腺体或全部腺体，但尚未突破腺体的基膜。重度非典型增生与原位癌无明显界限，病变局限子宫颈上皮层内，两者的生物学特性不存在显著差异。

（三）子宫颈癌

子宫颈癌是来源于子宫颈上皮的恶性肿瘤，是女性最常见的恶性肿瘤之一，多发生于 40~60 岁的女性。

1. 病因及发病机制 子宫颈癌的发生普遍认为与早婚、多产、宫颈裂伤、局部卫生不良、包皮垢刺激等因素有关，流行病学调查表明其还与性生活过早及感染人乳头瘤病毒（HPV）有关。

2. 病理变化 子宫颈癌的发生部位主要见于宫颈外口，子宫颈鳞状上皮和柱状上皮交界处多见。肉眼观，子宫颈癌根据性状特点可分为 4 种类型。①糜烂型：病变处黏膜潮红，呈颗粒状，质脆，触之易出血。②外生菜花型：癌组织主要向子宫颈表面生长，形成菜花状或乳头状肿物。③内生浸润型：癌组织主要向子宫颈深部浸润性生长，使子宫颈前后唇增厚变硬，表面常较光滑。④溃疡型：肿瘤除了向深部浸润外，还在表面形成火山口状溃疡。镜下观，主要是鳞状细胞癌，腺癌少见。

💗 护爱生命

宫颈癌疫苗又称为人乳头瘤疫苗，或者是 HPV 疫苗，它是一种预防宫颈癌发病的疫苗。宫颈癌主要是由感染人乳头瘤病毒引起的，该疫苗是通过预防 HPV 感染，进而有效地预防了宫颈癌的发生，可以防止人体感染疫苗所涵盖的人乳头瘤病毒亚型的变异。研究发现 99.7% 的子宫颈癌都是因为感染 HPV 造成的，HPV 也可以引起其他相对少见的癌症，如阴茎癌、喉癌、肺癌等；国际研究的数据显示二价和四价 HPV 疫苗可以预防大约有 70% 的宫颈癌，九价 HPV 疫苗，可高达 92%。

3. 病理临床联系 本病早期常无自觉症状，与慢性宫颈炎不容易区分。晚期可出现阴道不规则流血，这与癌组织侵犯破坏血管有关；患者白带增多、腥臭味，这与癌组织坏死、继发感染有关；下腹部、腰骶部疼痛，这与癌组织浸润、压迫盆腔神经有关；当癌组织侵犯膀胱和直肠时，可引起尿路梗阻、子宫膀胱瘘和子宫直肠瘘。

4. 转移扩散 淋巴道转移是最常见和最重要的转移途径，癌组织首先转移至子宫颈旁淋巴结，晚期可转移至锁骨上淋巴结；癌组织可直接侵犯邻近组织器官如子宫体、阴道壁、盆壁组织、输尿管、膀胱和直肠；子宫颈癌晚期可经血道转移至肺，患者出现呼吸困难、咯血等临床症状。

5. 防护原则 积极采取预防措施，对育龄期女性定期进行健康宣教，加强防癌宣传，定期妇科普查，积极治疗宫颈柱状上皮异位、宫颈上皮内瘤变等，做到早预防、早发现、早治疗，对子宫颈癌患者加强心理疏导，提高患者生存质量。

二、子宫体疾病

（一）子宫内膜增生症

子宫内膜增生症（endometrial hyperplasia）是指子宫内膜腺体和间质的增生，与体内雌激素水平增高有关，育龄期和更年期妇女均可发病。子宫内膜增生可分为单纯性增生、复杂性增生和异型增生三种类型。由于子宫内膜增生对雌激素有依赖性，育龄妇女的子宫内膜增生通过刮宫及孕激素治疗后，多数病变可消除，部分病变持续，也有特例可缓慢发展为子宫内膜癌。临床表现为不规则子宫出血、经期延长、月经量过多等。

（二）子宫内膜异位症

子宫内膜异位症（endometriosis）是指子宫内膜腺体和间质出现于子宫内膜以外的部位。根据子宫内膜异位部位的不同，可分为子宫内子宫内膜异位症和子宫外子宫内膜异位症。主要与月经期脱落的子宫内膜经输卵管到达腹腔器官有关。异位的子宫内膜产生周期性反复性出血，临床主要症状为痛经、月经不调和不孕。

1. 子宫内子宫内膜异位症 较常见，可分为弥漫型和局灶型。弥漫型子宫内子宫内膜异位症子宫内膜弥漫异位在子宫平滑肌中，子宫壁可弥漫增厚，称为子宫腺肌症，局灶型子宫内子宫内膜异位症子宫内膜局限异位在子宫平滑肌层，子宫壁局部增厚呈球形，又称为腺肌瘤。

2. 子宫外子宫内膜异位症 主要发生于卵巢，子宫阔韧带、直肠阴道陷窝、盆腔腹膜等位置也可发生，发生在卵巢的子宫内膜异位症，好发于青年妇女，多为双侧性。卵巢发生子宫内膜异位症时，异位的子宫内膜随月经周期变化，反复出血，在局部形成囊腔，内含黏稠的咖啡样液体，称为巧克力囊肿，又称子宫内膜异位囊肿。镜下可见子宫内膜腺体和间质。

3. 子宫平滑肌瘤 是女性生殖系统最常见的肿瘤，是发生在子宫平滑肌组织的良性肿瘤。主要发生在育龄期妇女，可单发也可多发。多数肿瘤在绝经期以后可逐渐萎缩。其发病与遗传和雌激素水平有关。肿瘤可单发或多发，界清，无包膜。镜下观，瘤细胞与正常子宫平滑肌细胞相似，异型性不明显。临床症状常表现为子宫出血、贫血、腹部包块、尿频、下腹疼痛等。子宫平滑肌瘤极少恶变，如肿瘤组织出现坏死、边界不清、细胞异型明显、病理性核分裂象增多，存在发展为子宫平滑肌肉瘤（leiomyosarcoma）的可能。

三、滋养层细胞疾病

妊娠滋养层细胞疾病（gestational trophoblastic disease，CTD）是一组以滋养层细胞异常增生为特点的疾病。

（一）葡萄胎

葡萄胎（hydatidiform mole）是来源于滋养层细胞的良性病变。

1. 病因及发病机制 葡萄胎又称水泡状胎块，是胎盘绒毛的一种良性病变。发病原因未明，近年研究认为与受精卵染色体异常有关。

2. 病理变化 葡萄胎分为完全性和部分性。若所有绒毛均呈葡萄状，称之为完全性葡萄胎；有些绒毛呈葡萄状，仍保留部分正常绒毛，伴有或不伴有胎儿和其他附属器官者，称为不完全性葡萄胎。绝大多数葡萄胎发生于子宫内，个别病例也可发生在子宫外异位妊娠的所在部位。肉眼观，胎盘绒毛高度水肿，形成许多透明或半透明、壁薄内含清亮液体的囊泡，大小不等，有蒂相连，形似葡萄。镜下观，葡萄胎具有以下三大特征：①绒毛高度水肿，可以形成中央池；②绒毛间质血管明显减少或消失；③滋养层细胞不同程度增生（图16-2）。

3. 病理临床联系 患者停经，似妊娠反应，但早孕症状明显，与人绒毛膜促性腺激素（HCG）分泌显著升高有关；患者子宫明显大于正常孕月子宫，与胎盘绒毛高度水

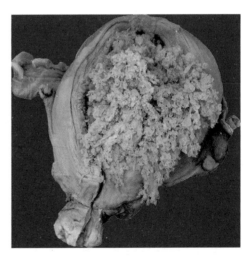

图16-2 葡萄胎

肿有关；滋养层细胞侵袭血管能力极强，患者出现阴道不规则流血；水肿绒毛偶尔随阴道流血而出，排出水泡状物；本病多属无胚胎妊娠，无胎动、胎心音，子宫中多无胎儿。

4. 结局 葡萄胎经彻底清宫后大多能痊愈，约10%可发展为侵蚀性葡萄胎，2%～3%可发展为绒毛膜癌。

（二）恶性葡萄胎

恶性葡萄胎又称为侵袭性葡萄胎，是介于葡萄胎和绒毛膜上皮癌的交界性肿瘤。恶性葡萄胎是水泡状绒毛侵入子宫肌层内，引起子宫肌层出血坏死，甚至向子宫外侵袭累及阔韧带，或经血管栓塞至阴道、肺、脑等远处器官，这是与葡萄胎不同之处。其特点在于绒毛不会在栓塞部位继续生长，随着时间的延长可自然消退。镜下观，滋养层细胞增生程度和异型性比葡萄胎显著，常见于出血坏死病灶，可查见水泡状绒毛或坏死的绒毛。有无绒毛结构是本病与绒毛膜上皮癌的主要区别。大多数恶性葡萄胎对化疗敏感，预后良好。

（三）绒毛膜上皮癌

绒毛膜上皮癌简称绒癌，是绒毛膜上皮滋养层细胞发生的高度恶性肿瘤，30岁左右青年女性常见，绝大多数与妊娠有关，约50%继发于葡萄胎，25%继发于自然流产，20%发生在正常分娩后，约5%发生于早产和异位妊娠后，该病发病和年龄密切相关，提示该肿瘤较可能发生自非正常的受精卵，而不是来自绒毛膜上皮。

1. 病理变化　肉眼观，癌结节呈单个或多个，位于子宫的不同部位，大者可突入宫腔，常侵入深肌层，甚而穿透宫壁达浆膜外。癌结节质软，暗红或紫蓝色，这与病灶出血坏死有关。镜下观，癌组织无血管，靠侵蚀宿主血管获取营养，故出血明显；无间质；肿瘤细胞为高度增生的滋养层细胞，异型性明显，核分裂多见，形成巢状或条索状排列；无绒毛结构，这是本病与恶性葡萄胎的主要区别。

2. 病理临床联系　子宫体积增大，与子宫内肿瘤性增生有关；阴道不规则流血，与癌组织及其周围组织有明显坏死出血有关；出现血道转移，是绒毛膜上皮癌的显著特点；绒毛膜上皮癌细胞分泌HCG导致血、尿中HCG升高（图16-3）。

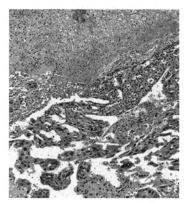

图16-3　绒毛膜癌

3. 结局　绒毛膜上皮癌是恶性程度很高的肿瘤，以往以手术治疗为主，多在一年内死亡。自应用化疗后，绝大多数患者可治愈，即便已发生转移的病例治愈率可达70%，甚至治愈后可正常妊娠。

四、卵巢肿瘤

卵巢肿瘤是女性最常见的生殖系统肿瘤之一，以20~50岁者多见。卵巢肿瘤常来源于上皮性组织（如浆液性肿瘤、黏液性肿瘤、子宫内膜样肿瘤等）、生殖细胞（如畸胎瘤、无性细胞瘤、内胚窦瘤、绒毛膜癌等）、性索间质细胞（如颗粒细胞瘤、卵泡膜细胞瘤等）。

（一）卵巢上皮性肿瘤

卵巢上皮性肿瘤多数来源于卵巢的表面上皮，以囊腺瘤最为多见，主要包括浆液性和黏液性两种。

1. 浆液性肿瘤　浆液性肿瘤（serous cystadenoma）主要包括浆液性囊腺瘤、交界性浆液性囊腺瘤、浆液性囊腺癌。肉眼观，浆液性囊腺瘤由单发或多发的纤维分隔的囊腔组成，囊内含有清亮液体，囊内壁光滑；交界性囊腺瘤囊壁呈乳头状。镜下观，浆液性囊腺瘤由单层立方或矮柱状上皮衬覆，具有纤毛结构，无异型性；交界性浆液性囊腺瘤，上皮细胞层次增多达2~3层，乳头增多，细胞异型性明显，但无间质的破坏和浸润；浆液性囊腺癌细胞层次增加超过3层，有间质浸润，常可见砂粒体。

2. 黏液性肿瘤　黏液性肿瘤（mucinous tumor）包括黏液性囊腺瘤、交界性黏液性囊腺瘤、黏液性囊腺癌。肉眼观，黏液性囊腺瘤表面光滑，由多个大小不一的囊腔组成，腔内充满富于糖蛋白的黏稠液体；交界性黏液性囊腺瘤可见较多乳头；黏液性囊腺癌可见实性区域出血、坏死及包膜浸润。镜下观，黏液性囊腺瘤的囊腔被覆单层高柱状上皮，核在基底部，核的上部充满黏液，无纤毛结构；交界性肿瘤含有较多的乳头结构，细胞层次增加，一般不超过 3 层，核轻至中度异型，但无间质和被膜的浸润；囊腺癌腺体增生复杂，形成乳头结构和实性巢状区，上皮细胞多超过 3 层，异型性明显，病理核分裂象易见，有间质浸润。

（二）卵巢性索间质肿瘤

卵巢性索间质肿瘤（ovarian sex cord stromal tumor）起源于原始性腺中的性索和间质组织，分别在男性和女性衍化成各自不同类型的细胞，并形成一定的组织结构。女性的性索间质细胞称作颗粒细胞（granulose cell）和卵泡膜细胞（theca cell），男性则为支持细胞（sertoli cell）和间质细胞（interstitial cell），它们可各自形成女性的颗粒细胞瘤和卵泡膜细胞瘤，或男性的支持细胞瘤和间质细胞瘤。亦可混合构成颗粒细胞 - 卵泡膜细胞瘤或支持 - 间质细胞瘤。由于性索间质可向多方向分化，卵巢和睾丸可查见所有这些细胞类型来源的肿瘤。卵泡膜细胞和间质细胞可分别产生雌激素和雄激素，患者常有内分泌功能改变。

1. 颗粒细胞瘤　颗粒细胞瘤（granulosa cell tumor）是伴有雌激素分泌的功能性肿瘤。虽然该瘤极少发生转移，但可发生局部扩散，甚至在切除多年后复发，应被看作低度恶性肿瘤。颗粒细胞瘤和其他卵巢肿瘤一样，体积较大，呈囊实性。肿瘤的部分区域呈黄色，为含脂质的黄素化的颗粒细胞，间质呈白色，常伴发出血。镜下观，瘤细胞大小较一致，体积较小，椭圆形或多角形，细胞质少，细胞核通常可见核沟，呈咖啡豆样外观。瘤细胞排列成弥漫型、岛屿型或梁索型，分化较好的瘤细胞常围绕一腔隙，排列成卵泡样的结构，中央为粉染的蛋白液体或退化的细胞核，称为 Call - Exner 小体。

2. 卵泡膜细胞瘤　卵泡膜细胞瘤（thecoma）为良性功能性肿瘤，因为肿瘤细胞可产生雌激素，绝大多数患者有雌激素产生过多的临床表现，表现为月经不调和乳腺增生，多发生于绝经后的妇女。卵泡膜细胞瘤，呈实体状，切面黄色，与细胞含有脂质有关。镜下观，瘤细胞由成束的短梭形细胞组成，核呈卵圆形，胞质由于含脂质而呈空泡状。玻璃样变的胶原纤维可将瘤细胞分割成巢状。瘤细胞黄素化时，与黄体细胞相像，称为黄素化的卵泡膜细胞瘤。

3. 支持 - 间质细胞瘤　支持 - 间质细胞瘤（sertoli - leydig cell tumor）主要发生在睾丸，较少发生于卵巢，任何年龄均可发病，多发于育龄期妇女。该瘤可分泌少量雄激素，若分泌量较多，可出现男性化体征。肿瘤单侧发生，呈实体结节分叶状，色黄或棕黄。镜下观，由支持细胞和间质细胞按不同比例混合而成，依其分化程度分为高分化、中分化和低分化支持 - 间质细胞瘤。高分化的肿瘤手术切除可治愈，低分化的肿瘤可复发或转移。

（三）卵巢生殖细胞肿瘤

来源于生殖细胞的肿瘤约占所有卵巢肿瘤的 1/4。儿童和青春期卵巢肿瘤的 60% 为生殖细胞肿瘤，绝经期后则很少见。原始生殖细胞具有向不同方向分化的潜能，由原始性生殖细胞组成的肿瘤称作无性细胞瘤；原始生殖细胞向胚胎的体壁细胞分化称为畸胎瘤。

畸胎瘤是来源于生殖细胞的肿瘤，具有向体细胞分化的潜能，大多数肿瘤含有两个或三个胚层组织成分。占所有卵巢肿瘤的 15% ~ 20%，好发于 20 ~ 30 岁女性。

1. 成熟性畸胎瘤（mature teratoma）　又称成熟囊性畸胎瘤，是最常见的生殖细胞肿瘤。肉眼观，肿瘤呈囊性，充满皮脂样物，囊壁上可见头节，表面附有毛发，可见牙齿。镜下观，肿瘤由三个胚层的各种成熟组织构成。常见皮肤、毛囊、汗腺、脂肪、肌肉、骨、软骨、呼吸道上皮、消化道上皮、甲状腺和脑组织等。以表皮和附件组成的单胚层畸胎瘤称为皮样囊肿；以甲状腺组织为主的单胚层畸胎瘤则称为卵巢甲状腺肿。恶变少见，多发生在老年女性，组织学特点与发生在机体其他部位的癌相似。

2. 未成熟性畸胎瘤（immature teratoma） 未成熟性畸胎瘤和成熟囊性畸胎瘤的主要不同是在肿瘤组织中查见未成熟组织。未成熟性畸胎瘤占 20 岁以下女性所有恶性肿瘤的 20%，平均发病年龄为 18 岁，随年龄的增大，发病率逐渐减少。肉眼观，未成熟性畸胎瘤呈实体分叶状，可含有许多小的囊腔。实体区域常可查见未成熟的骨或软骨组织。镜下观，在与成熟畸胎瘤相似的组织结构背景上，可见未成熟神经组织组成的原始神经管和菊形团，偶见神经母细胞瘤的成分。此外，常见未成熟的骨或软骨组织。其预后和肿瘤分化有关，高分化的肿瘤一般预后较好，而主要由未分化的胚胎组织构成的肿瘤则预后较差。

五、防护原则

1. 预防原则 对育龄期女性加强健康宣教，积极防治子宫颈慢性疾病，减少或消除致癌因素，提倡晚婚。加强防癌宣传，重视高危人群，关注高危因素，定期妇科普查，争取做到早发现、早诊断和早治疗。

2. 护理原则 加强经期保健，注意经期卫生，注意护理外阴部，防止交叉感染。详细了解阴道分泌物的量、颜色、性质等，有无接触性出血、脱落组织、腰酸、下腹坠胀、腹痛等，观察有无痛经、月经量、颜色等，合理选择药物、手术等治疗方案，制定合理食谱等。

练一练16-2

最能体现宫颈原位癌特征的是

A. 发生于子宫颈黏膜的上皮　　B. 是一种早期癌　　C. 未发生转移

D. 是一种基底细胞癌　　E. 上皮全层癌变，但未突破基底膜

答案解析

第三节　男性生殖系统疾病

一、前列腺增生症

良性前列腺增生（benign prostatic hyperplasia）又称结节状前列腺增生（nodular hyperplasia）或前列腺肥大（hypertrophy），以前列腺上皮和间质增生为特征，前列腺增生发生和雄激素有关。此外，年龄相关的雌激素水平升高可通过增加实质细胞双氢睾酮受体表达，促进前列腺增生。前列腺增生症是 50 岁以上男性的常见疾病，发病率随年龄的增加而递增。

1. 病理变化 肉眼观，前列腺呈结节状增大，重者可达 300g。颜色和质地与增生的成分有关，以腺体增生为主的呈淡黄色，质地较软，切面可见大小不一的蜂窝状腔隙，挤压可见奶白色前列腺液体流出；而以纤维平滑肌增生为主者，色灰白，质地较韧，和周围正常前列腺组织界限不清。镜下观，前列腺增生的成分主要由纤维、平滑肌和腺体组成，三种成分所占比例因人而异。增生的腺体和腺泡相互聚集或在增生的间质中散在随机排列，腺体的上皮由两层细胞构成，内层细胞呈柱状，外层细胞呈立方或扁平形，周围有完整的基膜包绕。腔内常含有淀粉小体。

2. 临床病理联系 由于增生多发生在前列腺的中央区和移行区，尿道前列腺部受压而产生尿道梗阻。

二、睾丸肿瘤

生殖细胞，其中精原细胞瘤最常见。精原细胞瘤多发生于 35 ～ 45 岁有隐睾的男性。睾丸肿大，肿

瘤为睾丸肿瘤（testicular tumor）可分为生殖细胞肿瘤和非生殖细胞肿瘤两大类。90%以上肿瘤来源于实体性，切面可呈鱼肉状。镜下可见，瘤细胞形态与原始生殖细胞相似。多数患者临床表现为睾丸肿大，可伴有睾丸疼痛。

三、前列腺癌

前列腺癌（prostatic cancer）是源自前列腺上皮的恶性肿瘤，多发在50岁以后，发病率随年龄增加逐步提高。其发病率和死亡率在欧美国家仅次于肺癌，居所有癌肿的第二位。亚洲地区的发病率则较低，但近年来呈逐渐上升趋势。去势手术（切除睾丸）或服用雌激素可抑制肿瘤生长，说明雄激素和前列腺癌的发生相关。和正常前列腺一样，前列腺癌上皮细胞也具有雄激素受体，激素和受体结合可促进肿瘤生长。

1. 病理变化 肉眼观，约70%的肿瘤发生在前列腺的周围区，灰白结节状，质韧硬，和周围前列腺组织界限不清。镜下，多数为分化较好的腺癌，肿瘤腺泡较规则，排列拥挤，可见背靠背现象。腺体由单层细胞构成，外层的基底细胞缺如及核仁增大是高分化腺癌的主要诊断依据。前列腺癌并不全是高分化癌，在低分化癌中，癌细胞排列成条索、巢状或片状。

2. 临床病理联系 5%~20%的前列腺癌可发生局部浸润和远处转移，常直接向精囊和膀胱底部浸润，后者可引起尿道梗阻。血道转移主要转移到骨，尤以脊椎骨最常见，其次为股骨近端、盆骨和肋骨。男性肿瘤骨转移应首先想到前列腺癌转移的可能。偶见内脏的广泛转移。淋巴转移首先至闭孔淋巴结，随之到内脏淋巴结、胃底淋巴结、髂骨淋巴结、骶骨前淋巴结和主动脉旁淋巴结。

早期前列腺癌一般无症状，常在前列腺增生的切除标本中，或在死后解剖中偶然发现。因为大多数前列腺癌呈结节状，位于被膜下，肛诊检查可直接扪及。正常前列腺组织可分泌前列腺特异性抗原（prostatic specific antigen，PSA），但前列腺癌PSA的分泌量明显增高时，应高度疑为癌，亦对鉴别原发于前列腺的肿瘤和转移癌有帮助。必要时，可行前列腺组织穿刺，由组织病理检查确诊。

四、阴茎癌

阴茎癌（carcinoma of penis）是来源于阴茎鳞状上皮细胞的恶性肿瘤。中老年人多见。其危险因素有卫生习惯不良、包皮垢、包茎和包皮过长，其发病与阴茎慢性炎症和HPV感染有一定关系。好发部位依次为阴茎龟头、包皮及冠状沟。早期病变可呈湿疹样、乳头状、红斑状或白斑状，随着肿瘤逐渐增大，局部隆起呈菜花状或溃疡状，并常因合并感染而伴恶臭。晚期可直接蔓延到阴囊及会阴部。早期肿瘤可转移至腹股沟和髂窝淋巴结，晚期可广泛播散。

五、防护原则

1. 预防原则 注意防寒保暖、个人卫生，适量饮水，不可久坐、憋尿，重视高危人群，关注高危因素等。

2. 护理原则 详细了解临床表现，如排尿困难、尿血等，及早检查和治疗，少食辛辣刺激性食品，调节身心状况，建立良好心态等。

目标检测

答案解析

一、选择题

1. 属于癌前病变的乳腺疾病是
   A. 纤维腺瘤　　　　B. 纤维囊性乳腺病　　　C. 腺瘤
   D. 乳头的乳头状腺瘤　E. 乳腺脓肿

2. 乳腺单纯癌是指
   A. 分化好的癌　　　B. 预后好的癌　　　　　C. 恶性程度低
   D. 较晚发生转移的癌　E. 分化较差的癌

3. 乳腺癌最常发生的部位是
   A. 外上象限　　　　B. 内上象限　　　　　　C. 外下象限
   D. 内下象限　　　　E. 乳头部

4. 诊断绒毛膜上皮癌最可靠的依据是
   A. 可见绒毛，其上皮细胞异型性大
   B. 浸润子宫肌层
   C. 常出血、坏死，形成暗红色结节
   D. 常形成广泛转移
   E. 实质由异型增生的细胞滋养层细胞及合体细胞构成

5. 良恶性葡萄胎的相同点在于
   A. 可见胎盘绒毛组织　B. 明显的出血坏死　　　C. 侵犯子宫肌层
   D. 发生阴道结节　　　E. 可有远隔脏器转移

6. 下列不是葡萄胎镜下特点的是
   A. 绒毛间质血管充血　　　　　　　　B. 绒毛间质高度水肿
   C. 绒毛膜的滋养叶上皮细胞增生　　　D. 绒毛间质血管消失
   E. 绒毛膜滋养叶上皮细胞可出不同程度的不典型增生

7. 子宫颈癌最常发生于
   A. 子宫颈外口　　　B. 子宫颈内口　　　　　C. 子宫颈前唇
   D. 子宫颈后唇　　　E. 子宫颈管

8. 下列不是绒癌特点的是
   A. 大多与妊娠有关，高发年龄为 20~30 岁　　B. 瘤组织出血，坏死明显
   C. 绒毛细小，间质少　　　　　　　　　　　D. 癌细胞异型性明显
   E. 易从血道转移到肺、阴道等

9. 下列肿瘤几乎无纤维、血管间质的是
   A. 骨肉瘤　　　　　B. 肝细胞癌　　　　　　C. 恶性淋巴瘤
   D. 绒毛膜癌　　　　E. 恶性黑色素瘤

10. 下列不是葡萄胎特征的是
    A. 绒毛间质血管扩张充血　B. 绒毛间质血管消失　　C. 绒毛滋养叶上皮细胞增生
    D. 绒毛间质高度水肿　　　E. 不侵犯子宫深肌层

11. 关于宫颈癌的描述，下列错误的是

    A. 宫颈癌是女性生殖系统中最常见的恶性肿瘤

    B. 好发于宫颈管外口

    C. 早期浸润癌一般肉眼不能判断，常误诊为宫颈柱状上皮异位

    D. 宫颈原位癌累及腺体属早期浸润癌

    E. 部分宫颈原位癌可长期不发生浸润，个别病例甚至可以自行消退

二、综合问答题

试述葡萄胎的基本病理变化。

三、实例解析题

患者，女，52岁。已婚育，绝经后2年。2年前左乳外上象限发现一质硬无痛性肿块，直径约2.5cm，稍微活动，未诊治。肿块渐大、渐硬，半年前出现乳头内陷并固定。2个月前出现左乳皮肤红、肿、热、痛，左乳头可挤出少许褐色液体。

问题：

1. 该病的可能诊断是什么？

2. 乳腺癌的病理类型有哪些？

（张腾腾）

书网融合……

    📖 重点回顾   ⓔ 微课   习题

第十七章　内分泌系统疾病

学习目标

知识目标：

1. **掌握**　糖尿病的概念和类型；甲状腺肿的概念、类型及病变特点。
2. **熟悉**　糖尿病、甲状腺肿、甲状腺炎和甲状腺癌的临床病理联系。
3. **了解**　糖尿病、甲状腺肿、甲状腺炎和甲状腺癌的病因及发病机制。

技能目标：

运用内分泌系统疾病的基本知识，为患者提供初步健康教育和护理评估能力。

素质目标：

具有严谨的科学观。

📖 **导学情景**

情景描述： 患者，女，53岁。3年前出现多饮、多食、多尿症状，实验室检查空腹血糖21.0mmol/L，诊断为2型糖尿病，后一直服用"二甲双胍、格列齐特"（具体用量不清楚），平时监测血糖在6.0～15mmol/L之间，仍间断有多饮、多食、多尿症状。1个月前逐渐出现水肿，从双下肢开始，后逐渐发展至全身水肿，伴尿量减少，视力下降，全身皮肤凹陷性水肿，以双下肢明显，双眼视力无光感，左外踝见约5cm×5cm皮肤呈紫黑色，中心区皮肤溃烂，遂住院治疗。

情景分析： 该患者一直自行服用药物，没有进行正确的用药指导。作为护理工作者，应了解糖尿病相关用药指导，以及用药不当会有何结局。

讨论： 患者目前出现了哪些糖尿病并发症？机制如何？

学前导语： 作为医务工作者不应盲目地认为可自行处理病理状态，错过正确的治疗时间和处理措施，该患者糖尿病如何呈进行性病变的？

内分泌系统包括内分泌腺和散在于各系统或组织内的内分泌细胞，与神经系统共同调节机体的生长发育和代谢，维持内环境稳定。内分泌系统的组织或细胞发生增生、肿瘤、炎症、血液循环障碍、遗传及其他病变均可引起激素分泌增多或减少，导致功能的亢进或减退，使相应靶组织或器官增生肥大或萎缩。内分泌疾病种类很多，本章主要讲解甲状腺疾病和糖尿病。📱 微课

第一节　甲状腺疾病

一、甲状腺肿

甲状腺肿分为非毒性弥漫性甲状腺肿和毒性弥漫性甲状腺肿两类。

（一）非毒性弥漫性甲状腺肿

非毒性弥漫性甲状腺肿（diffuse nontoxic goiter）又称单纯性甲状腺肿（simple goiter）。常呈地域性

分布，也称地方性甲状腺肿（endemic goiter），一般不伴有甲状腺功能亢进。

1. 病因及发病机制　①碘缺乏：地域性水、土、食物中缺碘，机体青春期、哺乳期和妊娠期对碘需求增加而相对缺碘，甲状腺素合成减少导致。②碘吸收或利用障碍：水中含有大量钙和氟，使滤泡上皮细胞质内钙离子增多，从而抑制甲状腺素分泌；硫氰酸盐及过氯酸盐阻止碘向甲状腺聚集；硫脲类及磺胺类药物及锂、钴和高氯酸盐等，可抑制碘离子的浓集或碘离子有机化。③高碘：长期饮用含高碘的水等，因碘摄入过高，过氧化物酶的功能基团被过多地占用，影响酪氨酸氧化，碘的有机化过程受阻导致。④遗传与免疫：家族性甲状腺肿的原因是激素合成中有关酶的遗传性缺乏。

2. 病理变化　根据发生、发展过程和病变特点，分为三个时期。

（1）增生期　肉眼观，甲状腺弥漫性对称性增大，表面光滑。镜下观，滤泡上皮增生呈立方或低柱状，小滤泡形成，间质充血。

（2）胶质贮积期　又称弥漫性胶样甲状腺肿（diffuse colloid goiter）。主要原因为长期缺碘导致胶质蓄积增多。肉眼观，甲状腺弥漫性对称性显著增大，表面光滑，切面呈褐色，胶胨状。镜下观，部分上皮增生，可见假乳头或小滤泡，多数滤泡上皮扁平，滤泡腔高度扩大，腔内大量胶质贮积。

（3）结节期　又称结节性甲状腺肿（nodular goiter）。肉眼观，甲状腺结节大小不一，不对称。镜下观，部分滤泡上皮呈柱状或乳头样增生，有小滤泡形成，部分上皮扁平或萎缩，胶质贮积，间质纤维组织增生，分隔包绕腺体组织，形成大小不一的结节状病灶。

（二）毒性弥漫性甲状腺肿

毒性弥漫性甲状腺肿（diffuse toxic goiter）主要是血中甲状腺素过多，作用于全身各组织所引起的临床综合征，临床上统称为甲状腺功能亢进症（hyperthyroidism），简称甲亢，因有 1/3 病人有眼球突出，又称突眼性甲状腺肿（exophthalmic goiter），也称为 Graves 病。女性发病率高于男性，2～40 岁多见。临床表现为甲状腺肿大，甲状腺功能亢进症引起基础代谢率增高，出现心悸、多汗、多食、消瘦、突眼等症状。

1. 病因和发病机制　目前认为有以下方面。①弥漫性毒性甲状腺肿病因与遗传因素有关；②属于自身免疫性疾病；③部分患者发病由于干扰了免疫系统而促使自身免疫疾病的发生。

2. 病理变化　肉眼观，甲状腺对称性弥漫肿大，为正常的 2～4 倍，表面光滑，质较软，切面灰红呈分叶状，棕红色。镜下可见：以滤泡增生为主要特征，

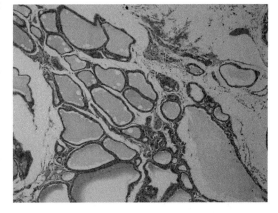

图 17-1　毒性弥漫性甲状腺肿

滤泡大小不等，滤泡腔内胶质少而稀薄，胶质的周边部靠近上皮处出现大小不等的吸收空泡，间质中血管丰富，显著充血，有大量淋巴细胞浸润并有淋巴滤泡形成（图 17-1）。

3. 其他表现　全身淋巴组织增生，胸腺肥大和脾大；心肌肥大，心室腔扩大，肝细胞脂肪变性。部分病例有眼球突出。

二、慢性甲状腺炎

（一）慢性淋巴细胞性甲状腺炎

慢性淋巴细胞性甲状腺炎（chronic lymphocytic thyroiditis）又称桥本甲状腺炎（Hashimoto thyroiditis），是一种自身免疫性疾病。临床上主要特征为甲状腺无毒性弥漫性肿大。肉眼观，甲状腺弥漫性对

称性肿大，质地较硬，呈结节状，被膜轻度增厚，与周围组织无粘连，切面呈分叶状，灰白或灰黄色。镜下观，甲状腺实质广泛破坏、萎缩，大量淋巴细胞及不等量的嗜酸性粒细胞浸润、淋巴滤泡形成、纤维组织增生。

（二）慢性纤维性甲状腺炎

慢性纤维性甲状腺炎（chronic fibrous thyroiditis）又称 Riedel 甲状腺肿，较为罕见。早期临床症状不明显，晚期甲状腺功能低下，因增生的纤维瘢痕组织压迫，可产生声音嘶哑、呼吸及吞咽困难等病理变化。肉眼观，甲状腺中度肿大，病变呈结节状，质地硬，与周围组织粘连明显，切面灰白。镜下观，甲状腺滤泡萎缩，小叶结构消失，大量纤维组织增生、玻璃样变，并有淋巴细胞浸润。

三、甲状腺肿瘤

常见的有甲状腺腺瘤和甲状腺癌。

（一）甲状腺腺瘤

甲状腺腺瘤（thyroid adenoma）是甲状腺滤泡上皮发生的常见良性肿瘤。中青年女性常见，肿瘤生长缓慢，随吞咽活动移动。肉眼可见，肿瘤多为单发，有完整的包膜，常压迫周围组织，直径为 3 ~ 5mm。切面多为实性，呈暗红色。

（二）甲状腺癌

甲状腺癌（thyroid carcinoma）是一种较常见的恶性肿瘤，约占甲状腺原发性上皮肿瘤的 1/3，各年龄段均可发生，以 40 ~ 50 岁多见。多数以颈部淋巴结肿大而就诊；有的短期内生长很快，浸润周围组织引起临床症状。多数甲状腺癌患者甲状腺功能正常，偶有部分患者出现内分泌功能紊乱，出现甲状腺功能亢进或低下。

❓ 想一想

甲状腺癌术后患者，应如何进行护理？

答案解析

四、防护原则

1. 预防原则　对缺碘的区域人群进行健康知识宣讲，对有家族遗传病史群体、自身免疫疾病患者积极进行甲状腺疾病的主动筛查，做到早发现、早治疗。

2. 护理原则　加强对手术患者的术前、术后护理，及时进行护理评价，对患者进行健康教育。

第二节　糖尿病

当体内胰岛素相对或绝对不足，或靶细胞对胰岛素敏感性降低，或胰岛素本身存在结构上的缺陷，则引起碳水化合物、脂肪和蛋白质代谢紊乱，主要特点是高血糖，当血糖高于肾阈值（9.0mmol/L）时，则出现尿糖，故称为糖尿病（diabetes mellitus，DM）。临床上表现为多饮、多食、多尿和体重减轻（即"三多一少"），可使一些组织或器官发生形态结构改变和功能障碍，并发酮症酸中毒、肢体坏疽、多发性神经炎、失明和肾衰竭等。本病发病率日益增高，已成为世界性的常见病、多发病。

👁 **看一看**

血糖

血糖（blood sugar）指血中的葡萄糖，其来源有肠道吸收、糖原分解和糖异生，其去路为被组织细胞摄取，主要用于氧化供能、合成糖原和脂肪等。正常人血糖水平相当恒定，维持在 3.89~6.11mmol/L 之间，主要是激素调节的结果。升高血糖的激素有胰高血糖素、糖皮质激素和肾上腺素等，降低血糖的唯一激素是胰岛素，胰岛素也是唯一同时促进糖原、脂肪和蛋白质合成的激素。胰岛素与靶细胞膜上的单跨膜受体（受体型蛋白酪氨酸激酶，RTK）结合，抑制肝脏葡萄糖产生、刺激内脏组织（如肝脏）对葡萄糖的摄取、促进外周组织（如骨骼肌、脂肪）对葡萄糖的利用。

一、分类及发病机制

糖尿病一般分为原发性糖尿病（primary diabetes mellitus）和继发性糖尿病（secondary diabetes mellitus）。普遍所见糖尿病即指原发性糖尿病，又分为胰岛素依赖型糖尿病（insulin - dependent diabetes mellitus, IDDM）和非胰岛素依赖型糖尿病（noninsulin - dependent diabetes mellitus, NIDDM）两种。

糖尿病的病因和发病机制极为复杂，至今未能完全阐明。主要与胰岛素的合成和分泌有关。胰岛素由胰岛 β 细胞合成和分泌，经血液循环到达体内各组织器官的靶细胞，与特异性受体结合并引发细胞内物质代谢效应，该过程中任何一个环节发生异常均可能导致糖尿病。

（一）原发性糖尿病

原发性糖尿病又分为两种。

1. 胰岛素依赖型糖尿病　又称 1 型（T_1DM）糖尿病，约占糖尿病发病的10%。主要发病人群为青少年，特点是起病急，病情重，发展快。目前认为本型主要是由于胰岛 β 细胞严重受损，导致细胞数目明显减少，胰岛素分泌绝对不足，血中胰岛素水平降低，诱发糖尿病。胰岛素依赖型糖尿病的治疗主要依赖胰岛素，临床中容易发生酮症酸中毒。该型糖尿病主要是在遗传易感性的基础上由病毒感染等诱发的针对 β 细胞的一种自身免疫性疾病（图 17-2）。

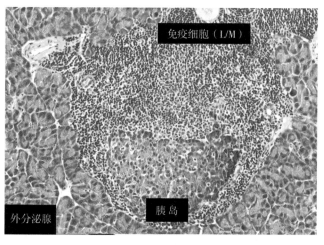

图 17-2　1 型（T_1DM）糖尿病

👁 **看一看**

酮症酸中毒

酮体是肝脏中脂肪分解成脂肪酸的中间代谢产物，包括乙酰乙酸、β-羟丁酸和丙酮三种成分。正常情况下，机体产生少量酮体，随着血液运送到心脏、肾脏和骨骼肌等组织，作为能量来源被利用。血中酮体浓度很低，尿中也测不到酮体。当体内胰岛素不足或者体内缺乏葡萄糖，如饥饿、禁食、严重的妊娠反应等情况下，脂肪分解过多，酮体浓度增高，一部分酮体可通过尿液排出体外，形成酮尿。当肝内酮体生成的量超过肝外组织的利用能力，血酮体浓度就会过高，导致酮血症和酮尿症。酮体中的乙酰乙酸和 β-羟丁酸都是酸性物质，在血液中积蓄过多时，可使血液变酸而引起酸中毒，称为酮症酸中毒（ketoacidosis）。

2. 非胰岛素依赖型糖尿病 又称 2 型（T_2DM）或成年型糖尿病，约占糖尿病发病的 90%。主要发病人群为成年人，特点是起病缓慢，病情较轻，发展较慢。该型胰岛数目正常或轻度减少，血中胰岛素可正常、增多或降低，主要见于肥胖人群，非胰岛素依赖型糖尿病的治疗用药范围较广，一般可以不依赖胰岛素治疗，临床中出现酮症概率较小。本型病因、发病机制尚不清楚，是由遗传因素及环境因素共同作用而形成的多基因遗传性疾病，主要与肥胖导致的胰岛素相对不足及组织对胰岛素不敏感有关。

（二）继发性糖尿病

某些已知原因造成胰岛内分泌功能不足所致的糖尿病，如炎症、肿瘤、手术或其他损伤和某些内分泌疾病（如肢端肥大症、Cushing 综合征、甲亢、嗜铬细胞瘤和类癌综合征）等。

 练一练

患儿，男，6 岁。近来饮水量增多，食欲增加，但体重下降，同时倦怠无力，晚上多次起夜排尿，甚至尿床。该患儿最可能的诊断是

A. 遗尿症   B. 尿崩症   C. 糖尿病

D. 肾小球肾炎   E. 甲状腺功能亢进症

答案解析

二、病理变化

（一）胰岛病变

1 型糖尿病早期为非特异性胰岛炎，胰岛 β 细胞受损，出现颗粒脱失、空泡变性、坏死、消失，胰岛体积变小、数目减少，纤维组织增生、玻璃样变。当 β 细胞数量减少到一定程度时，患者需要外源性胰岛素治疗，随着病情发展，β 细胞几乎完全消失，需依赖外源性胰岛素维持生命。

2 型糖尿病早期病变不明显，随着病情发展 β 细胞逐渐减少，当 β 细胞无法分泌足够的胰岛素以代偿胰岛素抵抗时，患者通过调整生活方式或者口服降糖药能够维持血糖正常。值得注意，部分 T_2DM 患者后期根据病情也需要外源性胰岛素控制血糖或者维持生命。

（二）血管病变

糖尿病患者从微血管到大、中动脉均可有不同程度的病变，且发病率较一般人群高。病变较为严重的血管主要是微血管。微血管是指微小动脉和微小静脉之间、管腔直径在 100μm 以下的毛细血管及微血管网。微血管病变是糖尿病的特异性并发症，光镜下，其典型改变是微循环障碍和微血管基底膜增厚，亦可见微血管内皮细胞增生，血管壁出现纤维素样变性、脂肪变性和玻璃样变性，管腔狭窄，管腔内血栓形成，导致相应组织或器官缺血，功能障碍。

（三）肾脏病变

糖尿病肾病是导致慢性肾功能不全和尿毒症最常见的原因之一，是 T_1DM 最主要的死亡原因。微血管病变是糖尿病肾病发生的主要原因。主要病变特点如下。①肾脏体积代偿性增大：由于糖尿病早期肾血流量增加，肾小球滤过率增高，肾脏体积代偿性增大，通过治疗可恢复正常。②肾血管损害：糖尿病累及所有的肾血管，主要损伤动脉，引起动脉硬化。入球小动脉和出球小动脉的玻璃样变性最为常见，而肾动脉及其主要分支的动脉粥样硬化则比同龄的非糖尿病患者出现得更早、更明显。③结节性肾小球硬化：肾小球系膜区增宽，纤维增生并发生结节状玻璃样变性，结节增大可挤压毛细血管，使管腔阻塞。④弥漫性肾小球硬化：多由结节性肾小球硬化发展而来，肾小球内的玻璃样物质分布弥漫，肾小球基底膜普遍增厚，毛细血管腔变窄或完全闭塞，最终导致肾小球缺血和广泛的玻璃样变性。⑤肾小管－间质性损害：肾小管上皮细胞出现颗粒样和空泡样变性，晚期肾小管萎缩。肾间质病变包括纤维化、水肿和炎性细胞浸润。⑥肾乳头坏死：常见于糖尿病患者并发急性肾盂肾类时，肾乳头坏死是缺血和感染所致。

（四）视网膜病变

随着病程的延长，糖尿病患者出现视网膜病变，称为糖尿病性视网膜病变。主要原因是由微血管病变所致，也是糖尿病患者失明的主要原因之一。镜下观，早期为微小动脉瘤和视网膜小静脉扩张，继而发生渗出水肿、微血栓形成、出血等非增生性视网膜病变，后期因缺氧刺激发生纤维组织增生、新生血管形成等增生性视网膜性病变，可造成白内障或失明。

（五）神经系统病变

血管病变可引起周围神经缺血性损伤，出现肢体疼痛、麻木、感觉丧失、肌肉麻痹，主要表现为远端对称性多发性神经病变、局灶性单神经病变、非对称性多发局灶神经病变、多发神经根病变等。糖尿病足是指下肢远端神经异常和不同程度周围血管病变导致的足部溃疡、感染和深层组织破坏，是糖尿病最严重和治疗费用最多的慢性并发症之一，是糖尿病非外伤性截肢的最主要原因。轻者表现为足部畸形、皮肤干燥和发凉，重者出现足部溃疡甚至坏疽。

自主神经病变可导致胃肠、心血管、泌尿生殖系统功能紊乱。脑细胞也可发生广泛变性，表现为神志改变、脑卒中和阿尔茨海默病等。

（六）其他组织或器官病变

糖尿病患者可出现皮肤黄色瘤、肝脂肪变性和糖原沉积、骨质疏松、糖尿病性外阴炎及化脓性和真菌性感染等，另外心理因素如抑郁、焦虑和认知功能损伤也较常见。

💕 护爱生命

历史上著名的加拿大糖尿病专家 Frederick Banting 是第一个把胰岛素用于糖尿病患儿的医生，也因此挽救了这个患儿的生命。为了缅怀他的功绩，1991 年世界卫生组织（WHO）和国际糖尿病联盟（IDF）决定把他的生日—11 月 14 日，定为世界防治糖尿病日，号召世界各国在这一天广泛开展糖尿病宣传、教育和防治工作，以推动国际糖尿病防治事业的开展。2007 年起，"世界糖尿病日"更名为"联合国糖尿病日"。2018 年 3 月 14 日，国际糖尿病联盟（IDF）正式向全球会员组织发布，2018 ~ 2019 年世界糖尿病日的主题确定为：家庭与糖尿病（The Family and Diabetes），旨在关注家庭在糖尿病预防、管理和照顾等方面的重要作用。

三、防护原则

（一）糖尿病的预防

一级预防是低糖、低盐、低脂、高维生素饮食，有利于控制血糖，减轻体重，改善代谢紊乱，最大限度地降低糖尿病的发生率。二级预防是监测血糖，尽早发现无症状性糖尿病并进行积极有效地治疗。三级预防目的是预防糖尿病并发症的发生和发展，减少伤残和死亡率。

（二）糖尿病的护理

对糖尿病患者及其家属进行健康宣教，使之充分认识糖尿病并掌握糖尿病管理技能。指导患者的医学营养，合理、均衡地分配营养物质，维持理想体重。指导患者自我病情监测，及早给予相应处理。指导口服降糖药和胰岛素的使用，早期发现低血糖和其他不良反应。长期糖尿病患者，应尽早发现糖尿病肾病、糖尿病性视网膜病变、血管病变、神经系统并发症、糖尿病足等慢性并发症的早期表现，并给予相应的专科护理。

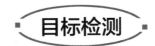

目标检测

答案解析

一、选择题

1. 关于弥漫性毒性甲状腺肿说法，错误的是

    A. 弥漫性毒性甲状腺肿患者临床上表现为甲状腺功能亢进

    B. 患者会有心悸、多汗、烦热、脉搏快、手震颤、多食、消瘦、乏力、突眼等

    C. 本病男性多于女性

    D. 镜下滤泡上皮增生明显，可见胶质吸收空泡

    E. 一般认为本病与免疫、遗传、精神创伤等有关

2. 糖尿病大、中动脉病变的特点为

    A. 玻璃样变性导致的硬化   B. 纤维素样坏死

    C. 与非糖尿病同龄人无显著差异   D. 基底膜增厚

    E. 与非糖尿病同龄人比较动脉粥样硬化发生早且严重

3. 关于胰岛素抵抗，下列错误的是

    A. 是 T_2DM 的特点

    B. 靶器官对胰岛素的敏感性降低

    C. 胰岛素分泌代偿性增加

    D. 与遗传无关

    E. 与肥胖有关

4. 关于糖尿病肾病，下列错误的是

    A. 是尿毒症的常见原因

    B. 主要和微血管病变有关

    C. 肾小球出现硬化

    D. 主要引起肾小球损伤，肾小管没有明显破坏

    E. 可以并发肾盂肾炎

5. 下列不属于糖尿病胰岛病变的是

A. 胰岛数目增加   B. 淀粉样变性   C. 纤维组织增生

D. β 细胞变性   E. β 细胞减少

二、综合问答题

简述 1 型糖尿病和 2 型糖尿病的鉴别。

（张腾腾）

书网融合……

📑 重点回顾   e 微课   🔲 习题

第十八章　传染病与寄生虫病

学习目标

知识目标：

1. 掌握　结核病的病理变化与转归、原发性肺结核的病变特点、继发性肺结核的常见类型及特点；伤寒和细菌性痢疾的病变特点及临床病理联系；流脑和乙脑的病因、传播途径与病理变化。

2. 熟悉　钩体病、流行性出血热、性传播疾病的病因、传播途径及基本病变；流行性感冒、狂犬病的病理变化及临床病理联系；阿米巴病、血吸虫病的病因、主要器官病变和临床病理联系。

3. 了解　传染病与寄生虫病的常见类型、发病机制。

技能目标：

学会用肉眼和显微镜识别原发性肺结核、继发性肺结核、肠伤寒、细菌性痢疾的病理变化。

素质目标：

增强主动预防传染病传播的意识，具有关爱传染病患者、珍爱生命、热爱生活的素养。

导学情景

情景描述：患者，男，21岁。发热、咳嗽半年，胸痛2个月。患者半年前无明显诱因出现咳嗽，咳少量黏痰，低热，体温38℃左右，伴盗汗。2个月前出现胸痛，针刺样，随咳嗽和深呼吸加重。曾到当地诊所就诊，按"肺炎"给予抗炎治疗，效果不佳。平素健康状况良好，无高血压、糖尿病、心脏病及慢性支气管炎病史。无药物过敏史。无饮酒嗜好。父母体健，家中无遗传病及传染性疾病史。查体：体温37.5℃，脉搏90次/分，呼吸20次/分，血压120/70mmHg。神志清醒，消瘦，皮肤黏膜无黄染、出血，浅表淋巴结无肿大。右上肺呼吸音减弱，并可闻及细湿啰音。心律齐，HR 90次/分。腹部检查无异常。辅助检查：血常规正常，胸部CT提示右肺上叶见片状阴影。

情景分析：患者为成年男性，有发热、咳嗽，胸痛，体格检查见右上肺闻及细湿啰音，胸部CT提示右肺上叶见片状阴影。作为护理工作者，应了解肺结核的类型和鉴别要点，给患者以正确的护理、合理的指导和精神支持。

讨论：患者的诊断是什么？需要和哪些疾病鉴别？疾病的转归如何？

学前导语：结核病是一种常见的慢性传染病，严重威胁人类健康。全面认识结核病的病因、病理变化、临床病理特点，对提出准确的护理诊断、制定合理的护理措施以及积极主动预防结核病的传播都起着极为重要的作用。

传染病和寄生虫病是指由病原微生物和寄生虫通过一定的传播途径侵入人体并能在人群中相互传播的一类疾病，其发生和流行必须同时具备传染源、传播途径和易感人群三个基本环节。病原微生物和寄生虫常以特定的途径和方式侵入人体，定位于一定的组织或器官，多可引起特征性的病理变化。

而病原微生物和寄生虫侵入机体后是否发病，不仅取决于其数量和毒力，也取决于机体的免疫力。传染病、寄生虫病曾在世界各地流行，严重威胁人类健康。随着社会发展和科技进步，有些传染病已被控制或消灭，但有些原已得到控制的传染病又死灰复燃。近年来又出现一些新的传染病，如严重急性呼吸综合征（SARS）、埃博拉出血热（EHF）等。

第一节　结核病 📱微课

一、概述

结核病（tuberculosis）是由结核杆菌感染引起的一种慢性传染性疾病，全身各器官均可发生，以肺结核最为常见。典型病变为结核结节形成，伴有不同程度的干酪样坏死。临床常表现为低热、乏力、盗汗、消瘦、食欲不振等全身中毒症状和咳嗽、咯血等呼吸系统症状。

结核病曾在我国造成过严重的危害，但20世纪80年代以来，随着耐药菌株的出现及获得性免疫缺陷病的流行，其发病率又呈上升趋势。耐药结核病及获得性免疫缺陷病与结核病共感染是目前威胁全球结核病防控的两大主要问题。我国是全球30个结核病高负担国家之一，目前我国结核病年发人数约为130万，位居全球第二位。因此我国结核病的防治形势依然严峻。

（一）病因及发病机制

结核病的病原菌是结核分枝杆菌，主要是人型结核杆菌，牛型较少见。结核病主要经呼吸道传播，通过吸入带菌飞沫造成感染，亦可经消化道感染或经皮肤伤口感染，但非常少见。

结核杆菌致病力主要与菌体细胞壁所含的类脂、蛋白质、多糖三种成分有关。类脂能引起机体对结核杆菌产生强烈的变态反应，对组织和细胞造成损伤，导致干酪样坏死和全身中毒症状，还能保护菌体不被巨噬细胞消化，使结核杆菌能在吞噬细胞中长期生存；蛋白成分具有抗原性，可使机体发生变态反应；多糖物质可引起机体局部中性粒细胞反应，并可作为半抗原参与免疫反应。

结核病的发生和发展取决于多种因素，其中最主要是感染的菌量、毒力大小和机体的免疫反应和变态反应强弱。结核病的免疫反应主要是细胞免疫为主。T淋巴细胞初次受到结核杆菌的抗原刺激后转化为致敏淋巴细胞，再次接触结核杆菌时，致敏淋巴细胞便释放出各种淋巴因子，如巨噬细胞趋化因子、移动抑制因子和激活因子等。淋巴因子使巨噬细胞聚集形成结核肉芽肿（结核结节），它具有抵抗结核杆菌，使病变局限的作用，是机体杀灭结核杆菌的主要形式，使病情好转。当机体感染结核杆菌的菌量较多、毒力较强、释放出大量菌体蛋白时，则可发生剧烈的迟发型超敏反应称变态反应，使局部组织发生干酪样坏死，使病情恶化，机体呈现组织结构和功能损伤明显。结核病的免疫反应和变态反应常同时发生或相伴出现。

（二）基本病变

结核病的基本病变与机体的免疫状态有关，由于机体的免疫力与变态反应，以及菌量、毒力和组织特性的不同，在其发生发展过程中可有以下不同病变类型，见表18-1。

1. 以渗出为主的病变　出现于病变早期或机体抵抗力低下、菌量多、毒力强或变态反应较强时，主要表现为浆液性或浆液纤维素性炎；好发于肺、浆膜及脑膜等处。渗出性病变可以吸收、痊愈，也可转变为以增生为主的病变或以坏死为主的病变。

2. 以增生为主的病变　当细菌量少、毒力较低、人体免疫反应较强或变态反应较弱时，形成具有诊断价值的结核结节。当结核杆菌侵入机体后，最初出现中性粒细胞浸润，24小时内由单核-巨噬细胞取代。病变局部巨噬细胞增生，吞噬、杀灭结核杆菌，进而转变为上皮样细胞，其形态多呈梭形或多角形，胞浆丰富，境界不清，核呈圆形或卵圆形，细胞间常以胞浆突起互相连接；多个上皮样细胞还可互相融合，或由一个上皮样细胞经多次分裂形成多核巨细胞，即朗格汉斯细胞。该细胞体积大，直径可达300μm，胞浆丰富，核与上皮样细胞相似，数目可达十几到几十个不等，排列在胞浆的周边，呈花环状、马蹄形或密集在胞体的一端。典型的结核结节由上皮样细胞、郎格汉斯细胞及外围聚集的一些淋巴细胞和少量反应性增生的成纤维细胞构成，中央常有干酪样坏死（图18-1）。结核结节是细胞免疫的具体形态表现，也是结核病具有诊断价值的特征性病变。单个结核结节很小，肉眼或X线不易发现，数个结核结节融合时才形成肉眼可见的粟粒大小结节，呈灰白色半透明状，境界分明，常隆起于脏器表面。

表18-1 结核病基本病变与机体的免疫状态

病变	机体状态		结核杆菌		病理特征
	免疫力	变态反应	菌量	毒力	
渗出为主	低	较强	多	强	浆液性或浆液纤维素性炎
增生为主	较强	较弱	少	较低	结核结节
坏死为主	低	强	多	强	干酪样坏死

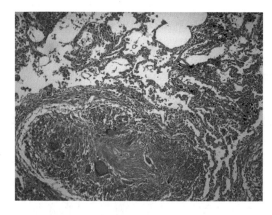

图18-1 结核结节（HE×400）

3. 以坏死为主的病变 当细菌量多、毒力强、机体抵抗力低下或变态反应强烈时，上述以渗出为主或以增生为主的病变可发展为干酪样坏死。干酪样坏死，肉眼观，呈淡黄色、均匀细腻，状似奶酪而得名。镜下呈红染无结构的颗粒状物。新鲜干酪样坏死物中常含有数量不等的结核杆菌。干酪样坏死对结核病的病理诊断具有一定的意义。

以上三种病变往往同时存在而以某一种病变为主，在一定条件下可以互相转化，如以渗出为主的病变可因适当治疗或机体抵抗力增强而转化为以增生为主的病变；反之，机体抵抗力下降或变态反应增强时，以渗出为主的病变可转化为以变质为主的病变；以增生为主的病变也可转化为以渗出为主或以变质为主的病变。因此，结核病受累器官的病变常常是复杂多变的。

（三）转归

结核病变的发展和结局取决于机体抵抗力和结核菌致病力之间的矛盾关系。当人体抵抗力增强时，细菌逐渐被控制而消灭，结核病变转向愈复；反之，则转向恶化。

1. 转向愈合 主要表现为病变的吸收消散，纤维化及钙化。

（1）吸收消散 是渗出性病变的主要愈合方式，渗出物经淋巴管吸收，使病灶逐渐缩小或消散。X线可见边缘模糊、密度不匀的絮状阴影，随着渗出物的吸收逐渐缩小或被分割成小片，以至完全消失，临床上称为吸收好转期。

（2）**纤维化及钙化**　增生性病变和小的干酪样坏死灶可逐渐纤维化，最后形成瘢痕而愈合。较大的干酪样坏死灶难以完全被机化，则由其周边纤维组织增生将坏死物包裹，继而坏死物逐渐干燥，并有钙盐沉着而钙化。钙化的结核灶内常有少量结核杆菌残留，当机体抵抗力降低时仍可复发。X 线可见纤维化病灶呈密度增高的条索状阴影；钙化灶则呈密度更高、边缘清晰的阴影。临床称为硬结钙化期。

2. 转向恶化

（1）**浸润进展**　病情恶化时，病灶周围出现新的渗出性病变，病灶范围不断扩大，并继发干酪样坏死。X 线见原病灶周围出现絮状阴影，边缘模糊。临床上称为浸润进展期。

（2）**溶解播散**　病情恶化时，干酪样坏死物可发生液化，形成的半流体物质可经体内的自然管道（如支气管、输尿管等）排出，局部单个或多个、形成大小不等空洞。坏死物中含有大量结核杆菌，可经自然管道播散到其他部位，形成新的结核病灶。X 线可见空洞部位出现透亮区，以及大小不等、密度深浅不一的病灶阴影。此外结核杆菌还可经淋巴道、血道分别播散至淋巴结及全身各处。临床称为溶解播散期。

二、肺结核病

肺结核是结核病中最常见的类型。由于初次感染和再次感染结核杆菌时，机体的反应性不同，致肺部病变的发生和发展各有其特点，所以肺结核病又分为原发性和继发性两大类。

（一）原发性肺结核病

原发性肺结核病是人体初次感染结核杆菌所引起的肺结核病。多见于儿童，但也可发生于从未感染过结核杆菌的青少年或成人。

1. 病理变化　原发性肺结核病的病理特征是形成原发综合征（图 18 - 2）。结核杆菌经呼吸道侵入肺内，在通气较好的肺上叶下部或下叶上部近胸膜处形成直径约 1cm 大小的原发病灶，以右肺多见。病灶呈灰黄色，开始为渗出性病变，继而发生干酪样坏死。原发病灶的结核杆菌游离或被巨噬细胞吞噬，侵入淋巴管，循淋巴液引流到达局部肺门淋巴结，引起结核性淋巴管炎和淋巴结炎。肺的原发病灶、肺内结核性淋巴管炎和肺门淋巴结结核合称为原发综合征。X 线检查呈哑铃状阴影。

2. 结局　95％左右的原发性肺结核，随着机体免疫力逐渐增强而自然痊愈。有时肺门淋巴结病变继续发展，蔓延到支气管淋巴结，形成支气管淋巴结结核。极少数病例因抵抗力降低而恶化，病灶扩大、干酪样坏死及空洞形成，结核杆菌还可通过淋巴道和血道播散，肺内或全身形成粟粒型结核（图18 - 3）。

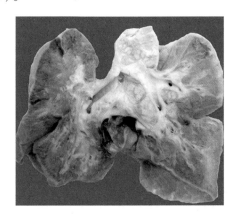

图 18 - 2　原发性肺结核

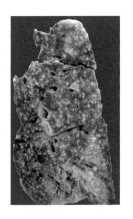

图 18 - 3　急性粟粒型肺结核

（二）继发性肺结核病

继发性肺结核病是人体再次感染结核菌引起的肺结核病，多见于成人。感染途径有内源性和外源性两种，内源性较多见，即结核杆菌来自体内原有潜伏病灶。当机体抵抗力低下时，病灶重新发展成继发性肺结核病。原发性与继发性肺结核病有所不同，其差别见表18-2。

表18-2　原发性肺结核病与继发性肺结核病比较要点

	原发性肺结核病	继发性肺结核病
结核杆菌感染	初次（外源性）	再次（主要为内源性）
好发人群	儿童	成人
特异性免疫	无	有
病变特点	原发综合征	病变复杂多样，新旧并存，较局限
起始病灶	上叶下部，下叶上部靠近胸膜处	肺尖部
播散途径	淋巴道、血道为主	支气管为主
病程	短，多可自愈	长，需治疗

患继发性肺结核病时机体对结核杆菌已产生一定的免疫力，因而其病变和临床表现复杂，常开始于肺尖部，病变一般局限在肺内，以支气管播散为主，不易发生血道、淋巴道播散，病情时好时坏，新旧病灶共存。继发性肺结核病根据其病变特点和临床经过，可分为以下几种主要类型。

1. 局灶型肺结核　为继发性肺结核病的早期病变，病灶多位于肺尖部，右肺较多见，可为单个或多个，直径一般0.5～1cm，境界清楚，有纤维包裹（图18-4）。镜下病变常以增生为主，中央可发生干酪样坏死。患者常无自觉症状，往往在体检时发现。但当患者抵抗力降低时，可发展成为浸润型肺结核。

2. 浸润型肺结核　属活动性肺结核病，是临床上最常见的一种类型。多由局灶型肺结核发展而来，少数一开始即为浸润型肺结核。病灶多位于锁骨下区域，出现边缘模糊的云絮状阴影，以右肺多见（图18-5）。镜下观，病变多以渗出性改变为主，病灶中央常发生干酪样坏死。患者常有低热、乏力、盗汗、咳嗽、咯血等症状。经及时、合理治疗，渗出性病变可吸收；增生性及变质性病变可通过纤维化、钙化而愈合。如病变继续发展，坏死物液化经支气管播散引起干酪性肺炎，局灶形成急性空洞。此空洞一般较小，形状不规则，壁薄，内壁坏死层中有大量结核杆菌，易造成传染。急性空洞经适当治疗，洞壁肉芽组织增生形成瘢痕组织而愈合；或通过空洞塌陷，形成索状瘢痕而愈合。如急性空洞经久不愈，则可发展为慢性纤维空洞型肺结核。

3. 慢性纤维空洞型肺结核　病变特点是：①肺内有一个或多个厚壁空洞，多位于肺上叶，形状不规则，大小不一（图18-6）。镜下观察空洞壁分为三层：内层为干酪样坏死物，中层为结核性肉芽组织，外层为增生的纤维结缔组织。②同侧或对侧肺组织可见许多新旧不等、大小不一、病变类型不同的病灶，部位越低，病变越新鲜，由洞壁内层的大量含菌坏死物经支气管不断播散引起。③病变长期迁延反复，肺组织广泛纤维化，使肺体积缩小、变形、变硬，肺膜增厚并与胸膜粘连，严重影响肺功能。

空洞与支气管相通，含菌的痰液经过呼吸道排出体外又成为结核病重要的传染源，故此型也称开放性肺结核。含菌痰液可引起喉结核或被咽下引起肠结核。如空洞壁的干酪样坏死侵蚀较大的血管，可引起大咯血；空洞突破胸膜可引起气胸或脓气胸；后期由于肺动脉高压而致慢性肺源性心脏病。较小的空洞一般可机化闭塞；较大的空洞内壁坏死组织脱落，肉芽组织逐渐变成纤维瘢痕组织，并通过邻近支气管上皮增生，覆盖空洞内面，此时空洞虽仍存在，但已无菌，实际上已经愈合，称为开放性愈合。

4. 干酪性肺炎 由浸润型肺结核恶化进展或急、慢性空洞内的结核杆菌经支气管播散所致。在肺内形成广泛性渗出性病变，并很快发生广泛的干酪样坏死，根据病灶范围分为小叶性和大叶性干酪性肺炎。此型病情发展迅猛，常发生在机体抵抗力差、变态反应过强的患者，病死率高，有"奔马痨"之称。

5. 结核球 是由纤维组织包裹的、孤立的、境界明显的球形干酪样坏死灶，又称结核瘤（tuberculoma）（图 18-7）。直径 2~5cm，常位于肺上叶。结核球可由浸润型肺结核的干酪样坏死灶被纤维包裹形成；也可因空洞的引流支气管阻塞，干酪样坏死物填满空洞形成；还可因多个结核病灶融合而成。结核球为相对静止的病变，但当机体免疫力下降时亦可恶化进展。因结核球有纤维包裹，抗菌药物不易发挥作用，故临床上多采取手术切除治疗。X 线有时需与肺癌鉴别。

6. 结核性胸膜炎 结核性胸膜炎按病变性质可分为两种。

（1）渗出性结核性胸膜炎 较为常见。病变主要为浆液纤维素性炎。临床上常有胸痛、胸膜摩擦音及胸腔积液等表现。经适当治疗，一般可完全吸收而痊愈。如渗出物中纤维蛋白较多，则可因机化而使胸膜增厚并粘连。

（2）增生性结核性胸膜炎 较为少见。病变以增生性改变为主，多为局限性，常发生于肺尖。一般通过纤维化而痊愈。

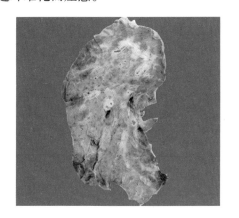

图 18-4 局灶型肺结核

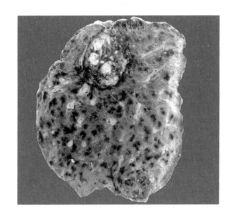

图 18-5 浸润型肺结核

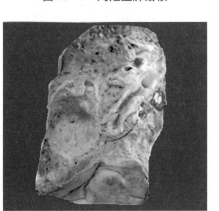

图 18-6 慢性纤维空洞型肺结核

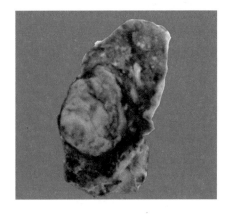

图 18-7 肺结核球

三、肺外器官结核病

肺外器官结核病是指肺以外各器官所发生的结核病。主要为原发性肺结核的结核杆菌经血行播散到肺外器官所致。常见的肺外器官结核病有以下几种。

（一）肠结核病

肠结核病可分为原发性和继发性两种。原发性肠结核很少见，多发生于小儿，一般由饮用带结核杆菌的牛奶或乳制品而引起，可形成与原发性肺结核相似的肠原发综合征（肠原发性结核性溃疡、结核性淋巴管炎和肠系膜淋巴结结核）。继发性肠结核较多见，常见于成人，大多数继发于活动性空洞型肺结核病，因咽下含菌的痰液所致。肠结核85%发生于回盲部，因为该处淋巴组织丰富，食物在此停留时间长。按照病变特点可将其又分为两型。

1. 溃疡型 较多见。结核杆菌侵入肠壁淋巴组织，形成结核结节，继而结核结节逐渐融合并发生干酪样坏死，坏死破溃后形成溃疡。典型的肠结核性溃疡多呈环状，其长轴与肠腔长轴垂直，是由于细菌随肠壁环形淋巴管播散的结果。溃疡一般较浅、边缘参差不齐、底部有干酪样坏死物，其下为结核性肉芽组织。肠的浆膜面充血，有纤维蛋白渗出和连接成串的灰白色粟粒状结节形成，受累的浆膜层常与邻近组织发生粘连。临床上可有腹痛、腹泻、营养障碍等表现。溃疡愈合后，由于瘢痕组织的收缩可使肠腔狭窄引起肠梗阻，但出血、穿孔少见。

2. 增生型 较少见。以肠壁内大量结核性肉芽组织形成和纤维组织显著增生为特点。肠壁高度肥厚，肠腔狭窄。临床上表现为慢性不全性肠梗阻，右下腹常可触及肿块，故需与肿瘤相鉴别。

（二）结核性腹膜炎

结核性腹膜炎多见于青少年。常由肠结核、肠系膜淋巴结结核、输卵管结核直接蔓延所致。根据病变特点可分为干性、湿性和混合性。湿性结核性腹膜炎以大量浆液和纤维素渗出为特征。干性结核性腹膜炎因大量纤维素性渗出物机化而引起腹腔脏器的粘连，常导致慢性粘连性肠梗阻。

（三）结核性脑膜炎

结核性脑膜炎多见于儿童。主要由结核杆菌经血行播散引起，故常为全身粟粒性结核病的一部分。部分病例也可由脑实质内的结核球液化破溃，大量结核杆菌直接进入蛛网膜下腔所致。病变以脑底部（如视交叉、脚间池、脑桥等处）最明显。镜下主要为渗出性改变，可见多量灰黄色浑浊的胶冻样渗出物积聚，有时也可见灰白色结核结节形成。部分病程迁延的病例，由于渗出物机化使蛛网膜下腔发生粘连，第四脑室正中孔和外侧孔堵塞，并发脑积水。

（四）肾结核病

肾结核病最常见于男性青壮年。病变多为单侧性。细菌主要来自肺结核病的血行播散。病变常起始于肾皮、髓质交界处或肾锥体乳头。最初为局灶性病变，继而发生干酪样坏死，破坏肾乳头而破入肾盂，形成结核性空洞。如病变不断扩展，可形成多个结核性空洞，最后使肾组织仅剩一空壳（图18-8）。含菌的干酪样坏死物随尿液排出，可引起输尿管及膀胱结核。临床可出现尿频、尿急、血尿、脓尿等症状。两侧肾脏严重受损，可引起肾功能不全。

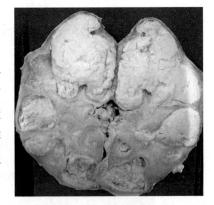

图18-8 肾结核病

（五）骨与关节结核病

常见于儿童和青少年，多由血行播散所致。

1. 骨结核 多见于脊椎骨、指骨及长骨骨骺等处。分为两型。①干酪样坏死型：表现为明显的干酪样坏死和死骨形成。周围软组织亦常受累，形成干酪样坏死及结核性肉芽组织。坏死物液化后在骨旁形成"结核性脓肿"，因局部无红、热、痛表现，故有"冷脓肿"之称。脓肿可穿破皮肤，形成经久不愈的窦道、瘘管。②增生型：较少见，主要形成结核性肉芽组织，无明显干酪样坏死和死骨形成，病灶可为结缔组织包裹而静止。

脊椎结核是骨结核中最常见的一种，最常发生在第 10 胸椎至第 2 腰椎部位。病变始于椎体，常发生干酪样坏死，进一步破坏椎间盘和临近椎体。椎体常因破坏而塌陷，造成脊柱后凸畸形（驼背），甚至压迫脊髓，引起截瘫。

2. 关节结核 常继发于骨结核，以髋、膝、踝、肘等关节多见。关节滑膜有结核性肉芽组织形成，关节腔内有浆液、纤维蛋白渗出物。炎症波及周围软组织可使关节明显肿胀。病变愈合时，关节腔被大量纤维组织充填，从而造成关节强直，失去运动功能。

（六）淋巴结结核

淋巴结结核多见于儿童和青年，最常累及颈部淋巴结，其次是支气管和肠系膜淋巴结。受累淋巴结有结核性肉芽肿形成和干酪样坏死。初期受累肿大的淋巴结尚能分离，当炎症累及淋巴结周围组织时，淋巴结彼此粘连，形成较大的肿块。

第二节 伤 寒

伤寒（typhoid fever）是由伤寒杆菌引起的急性传染病。主要病变特点是全身单核 – 巨噬细胞系统增生，形成伤寒肉芽肿，尤以回肠末端淋巴组织的病变最为明显。临床表现为持续高热、相对缓脉、脾肿大、皮肤玫瑰疹及中性粒细胞和嗜酸性粒细胞减少等。本病在夏、秋两季多见，一般以儿童、青壮年患者多见。病后可获得比较稳固的免疫力，很少再次感染。

一、病因与发病机制

伤寒杆菌为革兰阴性杆菌，属沙门菌属中的 D 族。菌体裂解时释放的内毒素是其致病的主要因素。伤寒患者或带菌者为本病的传染源，细菌随粪便和尿液排出体外，通过污染水源及食物，经口入消化道而感染。苍蝇是本病主要的传播媒介。

伤寒杆菌进入消化道后，一般可被胃酸杀灭。当感染菌量较多时，则进入小肠，穿过小肠黏膜上皮细胞侵入肠壁淋巴组织及肠系膜淋巴结，尤其是回肠末端淋巴组织，并随淋巴液经胸导管进入血流，引起菌血症。血中的细菌很快被全身单核 – 巨噬细胞系统的细胞所吞噬，并在其中大量繁殖，致肝、脾、淋巴结肿大。此阶段患者无明显的症状，称为潜伏期，约 10 天。此后随着细菌的繁殖再次入血并释放内毒素，相继出现毒血症、败血症。由于在肝和胆囊内繁殖的大量细菌随胆汁排入小肠，再次侵入已致敏的肠壁淋巴组织，引发强烈的过敏反应致肠黏膜坏死、脱落，形成溃疡。

二、病理变化及临床病理联系

伤寒引起的炎症属于急性增生性炎，主要累及全身单核巨噬细胞系统。增生的巨噬细胞有活跃的吞噬能力，胞浆中可见吞噬的伤寒杆菌、淋巴细胞、红细胞和坏死细胞碎片，称为伤寒细胞。伤寒细胞聚集成团，称为伤寒肉芽肿或伤寒小结（typhoid nodule），具有病理诊断意义。

（一）肠道病变

病变以回肠下段的集合和孤立淋巴小结最为明显。典型的病变发展经过分为四期，每期持续约一周。

1. 髓样肿胀期 发病第 1 周。由于肠壁淋巴组织肿胀，隆起于肠黏膜表面，灰红色、质软，表面凹凸不平，似大脑的沟回，故称髓样肿胀期。

2. 坏死期 发病第 2 周。多种原因导致病灶局部肠黏膜坏死。坏死区凹陷，表面粗糙，灰白色或被胆汁染成灰绿色，无光泽。

3. 溃疡期　发病第 3 周。坏死组织脱落后形成溃疡。溃疡边缘稍隆起，底部高低不平，形状和大小与受累的淋巴小结有关。集合淋巴小结处的溃疡呈椭圆形，其长轴与肠的长轴平行。溃疡一般深达黏膜下层，严重者可达肌层或浆膜层。此期易发生肠出血、肠穿孔等并发症。

4. 愈合期　发病第 4 周。溃疡底部肉芽组织增生将其填平，周围肠黏膜上皮再生覆盖而愈合，一般不留瘢痕。因溃疡的长轴与肠管长轴平行，故一般不引起肠管狭窄。

由于临床上早期有效抗生素的应用，目前很难见到上述四期的典型病变。

（二）其他器官的病变

肝、脾、骨髓、淋巴结等由于单核巨噬细胞系统的活跃增生，使相应器官肿大。镜下也有与肠道相似的巨噬细胞增生，伤寒肉芽肿形成和灶性坏死的改变。心肌纤维可有水肿，甚至坏死，严重者可发生中毒性心肌炎。膈肌、腹直肌和股内收肌常发生凝固性坏死（亦称蜡样变性），临床上出现肌痛和皮肤知觉过敏。伤寒杆菌可在胆汁中大量繁殖，并随胆汁排入肠道，甚至临床痊愈后仍可在胆汁中生存，并随胆汁经肠道长期排菌，成为慢性带菌者或终身带菌者，是伤寒的重要传染源。

三、结局和并发症

伤寒如无并发症，一般经过 4 ~ 5 周即可痊愈，并获得持久免疫力。少数可发生肠出血、肠穿孔、支气管肺炎等并发症。

第三节　细菌性痢疾

细菌性痢疾（bacillary dysentery）是由痢疾杆菌引起的一种肠道传染病，简称菌痢。病变多局限在结肠，以肠黏膜表面大量纤维素渗出形成假膜为特征。夏、秋季节多见。儿童发病率较高。临床表现有腹痛、腹泻、里急后重、黏液脓血便及全身中毒症状等。

一、病因与发病机制

痢疾杆菌为革兰阴性杆菌，依其抗原结构和生化反应可分为四群，即福氏、鲍氏、宋内和志贺菌。所有痢疾杆菌均可产生内毒素，志贺菌还能产生外毒素。我国以福氏和宋内菌常见。患者及带菌者为本病的传染源。细菌随粪便排出后，直接或间接（苍蝇为传播媒介）污染水源、食物、日常生活用品等，再经口传染给健康人群。污染水源和食物可引起菌痢的暴发性流行。

痢疾杆菌进入消化道后，大多数可被胃酸杀灭，仅有少量进入肠道，是否发病，取决于多种因素。若侵入的菌量多、毒力强，或机体抵抗力降低时，痢疾杆菌进入肠道，首先侵入上皮细胞生长繁殖，继而侵入固有层，继续生长、繁殖，菌体释放内毒素引起肠黏膜炎症和溃疡，以及全身毒血症症状。志贺菌产生的外毒素，是导致水样腹泻的主要原因。

二、病理变化及临床病理联系

病变主要累及大肠，以乙状结肠和直肠的病变最为严重。病变严重可波及整个结肠甚至回肠下段。根据肠道病变特点及临床经过的不同，菌痢可分以下三种。

（一）急性细菌性痢疾

1. 病理变化　病变初期呈急性卡他性炎，表现为结肠黏膜及黏膜下层充血、水肿、中性粒细胞浸润，肠壁增厚，黏液分泌增多。进一步发展形成本病特征性假膜性炎，即黏膜上皮坏死，大量纤维蛋白渗出，坏死组织同渗出的纤维蛋白、中性粒细胞、红细胞和细菌在黏膜表面形成灰白色糠皮样假膜。

发病后一周左右，假膜成片脱落，形成大小不等、形状不一的地图状浅表溃疡（图18-9）。炎症消退后，溃疡由周围正常组织再生修复而愈合。一般不遗留明显瘢痕，不引起肠腔狭窄。

2. 临床病理联系　由于毒血症，患者可出现发热、全身不适和白细胞增多等全身症状。炎症刺激肠壁，引起肠蠕动增强和肠平滑肌痉挛导致阵发性腹痛、腹泻等症状。因病变以乙状结肠和直肠为重，故常为左下腹痛。炎症刺激直肠壁神经末梢和肛门括约肌，导致里急后重和排便次数增多。初期为混有黏液的稀便，后因假膜脱落形成溃疡，则转为黏液脓血便，大便中偶可见假膜排出。急性菌痢经适当治疗大多痊愈，少数转为慢性。

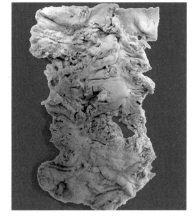

图18-9　急性细菌性痢疾

（二）慢性细菌性痢疾

1. 病理变化　病程超过2个月以上者称为慢性菌痢。多由急性菌痢未彻底治愈迁延而来，以福氏菌感染居多。病程长，肠黏膜溃疡形成与组织修复反复交替、新旧病灶同时存在。肠壁溃疡较急性溃疡深且不规则，可达肌层，底部有肉芽组织增生及瘢痕形成，溃疡边缘黏膜常过度增生并形成息肉。由于溃疡和修复反复交替进行，使肠壁不规则增厚、变硬，严重者致肠腔狭窄。

2. 临床病理联系　慢性炎症引起肠功能紊乱，出现腹痛、腹胀、腹泻或腹泻与便秘交替进行等症状。若肠道炎症加剧时，可出现急性菌痢的症状。少数患者可无明显症状或体征，但大便培养持续阳性，成为慢性带菌者，是菌痢的重要传染源。

（三）中毒型细菌性痢疾

本型为急性菌痢的一种特殊类型。起病急骤，全身中毒症状重而肠道病变和症状不明显。发病后数小时即可出现中毒性休克或呼吸、循环衰竭甚至死亡。多见于2~7岁体质较好的儿童，成人罕见。常由毒力较低的福氏或宋内菌引起，其发病机制尚未明确。

第四节　流行性脑脊髓膜炎

流行性脑脊髓膜炎（epidemic cerebrospinal meningitis）是由脑膜炎双球菌引起的脑脊髓膜的急性化脓性炎症，简称流脑。患者多为5岁以下儿童。冬、春季节多见。临床主要表现为高热、头痛、呕吐、脑膜刺激征及皮肤黏膜瘀点、瘀斑等，严重者出现中毒性休克。

一、病因与发病机制

本病的病原体为脑膜炎双球菌，其为革兰阴性菌，具有荚膜和菌毛，荚膜能抵抗体内白细胞的吞噬，内毒素为其致病的重要因素。该菌存在于患者或带菌者的鼻咽部，借菌毛黏附于鼻咽部黏膜，通过咳嗽、喷嚏等由飞沫经呼吸道传播。细菌进入人体后，大多数不发病，或仅有上呼吸道轻度的卡他性症状。当机体抵抗力低下或细菌毒力强时，细菌可从鼻咽部入血，在血中生长繁殖，引起短期菌血症及败血症；少数患者因细菌突破脑脊髓膜引起化脓性炎。

二、病理变化

流行性脑脊髓膜炎按病情发展，可分为三期。

（一）上呼吸道感染期

此期细菌在鼻咽部黏膜内繁殖，出现上呼吸道感染症状。病理变化为黏膜充血、水肿和少量中性粒细胞浸润。

（二）败血症期

此期主要病理变化为血管内皮损伤，临床上出现高热、头痛、呕吐，中性粒细胞增高，皮肤黏膜出现瘀点、瘀斑等败血症表现。此期血培养脑膜炎双球菌可阳性。

（三）脑膜炎症期

此期的特征性病变是脑脊髓膜的急性化脓性炎，病变以软脑膜和蛛网膜最为显著。肉眼观，软脑膜血管高度扩张充血，蛛网膜下腔有大量脓性渗出物，以大脑额叶、顶叶表面最多，脑底部也有较多的脓液聚积。由于炎性渗出物阻塞，脑脊液循环发生障碍，脑室出现不同程度的扩张。镜下观，软脑膜血管高度扩张充血，蛛网膜下腔间隙增宽，内有大量中性粒细胞和纤维蛋白、少量淋巴细胞和单核巨噬细胞。脑实质一般不受累，临近脑膜或脑室周围的脑实质有时可见轻度水肿和变性，严重者引起脑膜脑炎，甚至发生脑梗死。

三、临床病理联系

（一）脑膜刺激征

1. 颈项强直　由于炎症累及脊髓神经根周围的蛛网膜及软脑膜，使脊神经根在椎间孔处受压，当颈部或背部肌肉运动时引起疼痛，于是肩颈部肌肉产生保护性痉挛而呈僵硬紧张状态；在婴幼儿，因腰背部肌肉发生保护性痉挛，则出现"角弓反张"的体征。

2. 屈髋伸膝征（Kernig 征）阳性　当做屈髋伸膝试验时，因坐骨神经受到牵拉而引起腰神经根压痛的表现，即为屈髋伸膝征阳性。

（二）颅内压升高

由于脑膜血管扩张充血，脑脊液量增多，蛛网膜下腔脓性渗出物堆积，导致颅内压增高。患者出现剧烈头痛、喷射性呕吐、视神经乳头水肿"三联征"。小儿可出现前囟饱满等症状。

（三）脑脊液改变

脑脊液压力增高，外观混浊甚至脓性，蛋白含量增多，白细胞数增多，但糖和氯化物被细菌消耗而减少。脑脊液涂片或细菌培养可发现脑膜炎双球菌。

（四）败血症表现

由于病菌侵入血液大量生长繁殖，引发败血症，患者出现寒战、高热及皮肤、黏膜瘀点、瘀斑等败血症表现。取瘀点处渗出物涂片，可找到脑膜炎双球菌。

（五）暴发型流脑

起病急骤，中毒症状严重，多见于儿童。可迅速出现周围循环衰竭、休克，皮肤黏膜广泛的瘀点和瘀斑，甚至双侧肾上腺皮质广泛出血及肾上腺皮质功能衰竭，称为沃－弗综合征（Waterhouse－Friederichsen's syndrome）。病情凶险，常在短期内因严重败血症死亡。其发生机制主要是脑膜炎双球菌内毒素大量释放，引起中毒性休克和弥散性血管内凝血，两者相互促进，使病情进一步恶化。

四、结局及后遗症

及时治疗，大多数患者都能痊愈。少数因治疗不当，转为慢性，并可发生以下后遗症。①脑积水：由于炎性渗出物机化，引起脑膜粘连，脑脊液循环障碍所致。②颅神经受损麻痹：由于炎症累及脑神经，引起相应的临床表现，如耳聋、失明及面神经麻痹等。③脑梗死：由于脑底部动脉炎使血管腔阻塞，引起相应部位的脑缺血和脑梗死。

第五节　流行性乙型脑炎

流行性乙型脑炎（epidemic encephalitis B）是由乙型脑炎病毒引起的一种急性传染病，简称乙脑。病变主要累及脑实质。多在夏、秋季节流行。儿童发病明显高于成人。本病起病急，病情重，死亡率高，临床表现为高热、头痛、嗜睡、抽搐、昏迷等。

一、病因与发病机制

乙型脑炎病毒是一种嗜神经性的 RNA 病毒。乙脑是人畜共患的自然疫源性疾病，感染乙脑病毒的人和家禽、家畜（特别是幼猪）是本病的传染源。蚊虫（主要是三节吻库蚊）是主要传播媒介。蚊虫叮咬带病毒的患者或家禽、家畜后又叮咬健康的人，即可引起感染。

带病毒的蚊虫叮咬人后，病毒侵入人体，在局部血管内皮细胞和全身单核－巨噬细胞系统中繁殖，再入血引起短暂性病毒血症。病毒能否进入中枢神经系统，取决于机体免疫反应和血－脑屏障功能状态。若机体免疫力强，血－脑屏障功能正常，则不发病，仅成为隐性感染，病毒很快被消灭；反之，免疫功能低下或血－脑屏障功能不健全者，病毒侵入中枢神经系统，造成脑实质和脑膜病变。

二、病理变化

乙脑属变质性炎症，病变范围分布广，可累及整个中枢神经系统，但以大脑皮质、基底核、间脑、中脑最为严重；小脑皮质、延脑及脑桥次之；脊髓病变最轻。

（一）肉眼观

软脑膜充血、脑水肿明显。切面可见聚集成群或散在分布的软化灶，约粟粒或针尖大小，灰白、半透明状。

（二）镜下观

通常可见以下几种基本病变。

1. 血管病变　血管高度充血、扩张，血管内皮细胞损害，渗出的淋巴细胞等炎症细胞紧密围绕血管，形成袖套状浸润，称为血管套或淋巴细胞套。

2. 神经细胞变性坏死　由于病毒在神经细胞内复制，导致细胞的损伤，轻者表现为神经细胞肿胀，尼氏小体溶解消失，胞质内出现空泡，重者细胞核固缩、溶解、消失。在变性、坏死的神经细胞周围常见增生的少突胶质细胞环绕，称为神经细胞卫星现象；有时可见小胶质细胞、中性粒细胞侵入神经细胞内，称为噬神经细胞现象。

3. 软化灶形成　病变严重时，神经细胞局灶性坏死、液化，形成染色较淡、质地疏松的筛网状结构的病灶，称为软化灶，对本病的诊断有一定特征性。愈合时，软化灶可被吸收，由增生的神经胶质细胞取代而成为胶质瘢痕。

4. 胶质细胞增生　小胶质细胞增生明显，聚集形成结节状，称为胶质细胞结节，多位于小血管旁或变性坏死的神经细胞附近，吞噬和修复坏死组织。

三、病理临床联系

神经细胞广泛受损，早期常出现嗜睡、昏迷。当脑内神经细胞损伤严重时，导致肌张力增强、腱反射亢进，出现抽搐、痉挛。由于脑内血管扩张充血，血管内皮受损，血管壁通透性增高，引起脑水肿和颅内压升高，患者头痛、呕吐，严重者出现脑疝，甚至死亡。当脑膜有不同程度的炎症反应时，临床上也可有脑膜刺激征和脑脊液细胞数增多的表现。

四、结局及后遗症

大多数病例经适当治疗可度过急性期而痊愈。部分病例可留有后遗症，如痴呆、语言障碍、肢体瘫痪等。少数病例病变严重，因呼吸循环衰竭或并发支气管肺炎而死亡。

第六节　钩端螺旋体病

钩端螺旋体病（leptospirosis）简称钩体病，是由致病性钩端螺旋体引起的一种人畜共患的自然疫源性传染病。其呈世界范围性流行，我国除少数地区外均有发病，尤以南方较为严重。临床特点为起病急骤，高热、头痛、全身酸痛、乏力、结膜充血、腓肠肌压痛、表浅淋巴结肿大等。重者可并发黄疸、肺出血、肝肾衰竭、脑膜炎等，常危及患者生命。

一、病因与发病机制

本病的病原体为钩端螺旋体，鼠类和猪是主要传染源，经皮肤和黏膜接触污染的水源（如洪水、稻田等）而感染。由于钩端螺旋体在外界存活需要适当的温度和湿度，使本病的流行具有明显的季节性、地区性、流行性和职业性。主要流行于夏、秋季节，即南方产稻区的收割季节，以青壮年农民多见。

钩端螺旋体进入人体后潜伏期一般为1~2周，随后迅速经淋巴管或直接入血繁殖产生毒素，发病1~3天，进入败血症期。发病4~10天，钩端螺旋体可广泛侵入人体内脏器官如肺、肝、肾、心及中枢神经系统，使其受到不同程度的损伤，出现轻重不等的出血、黄疸、脑膜炎和肝、肾功能衰竭，为败血症伴器官损伤期，重症感染多于此期死亡。发病2~3周为恢复期，患者逐渐恢复健康，因特异的免疫反应可发生眼或神经系统后遗症。

二、病理变化及临床病理联系

钩体病临床表现的类型和严重程度与感染钩端螺旋体的类型、毒力、人体免疫状态有关，毒力强的类型常引起黄疸和出血。由于机体免疫状态不同，病情常轻重不一。主要器官改变如下。①肺：病变为弥漫性点状出血，出血灶不断增多、扩大和融合，形成大片出血，患者可出现严重呼吸困难、缺氧和咯血等症状；②肝：病变为肝细胞水肿、脂肪变、坏死、炎性细胞浸润、胆小管内胆汁淤积，患者可出现重度黄疸、皮肤黏膜出血，严重者有急性肝功能衰竭；③肾：主要病变为间质性肾炎和肾小管上皮细胞坏死，严重者有急性肾功能衰竭；④心脏：表现为心肌细胞变性坏死、间质水肿，患者可出现心肌炎、心律失常等；⑤横纹肌：以腓肠肌病变最显著，表现为肿胀、横纹消失、出血及炎性细胞浸润，临床表现为腓肠肌压痛；⑥神经系统：可出现脑膜炎和脑炎。

第七节　流行性出血热

流行性出血热（epidemic hemorrhagic fever，EHF）是由汉坦病毒引起、经鼠类传播的自然疫源性疾病，又名肾综合征出血热（hemorrhagic fever with renal syndrome，HFRS）。临床上以发热、血小板减少、低血压、出血和肾损害为主要表现，并发症多，病死率高。我国是流行性出血热流行的主要国家，多发于冬季，以青壮年多见。

一、病因与发病机制

本病的病原体为汉坦病毒，鼠类是最主要的宿主和传染源。我国已查出包括鼠类、猫、狗及家禽在内的30余种动物为本病传染源。病毒能通过宿主动物的血、唾液、尿液、粪便排出，经呼吸道、消化道、破损皮肤直接接触、虫媒传播和母婴传播。其发病过程较复杂，机制尚未完全阐明，认为与病毒引发机体免疫反应、病毒及其产物对血管的直接损伤有关。

二、病理变化及临床病理联系

本病的特征性病变为全身广泛性小血管的出血性炎症。潜伏期一般1~2周，病程1~2个月，表现为五期经过，即发热期、低血压休克期、少尿期、多尿期和恢复期。约2/3以上病例病情较轻，主要表现为发热和上呼吸道感染症状，肾脏损害轻；1/3以下为重症患者，起病急、有高热、乏力等全身中毒症状，早期常有恶心、呕吐、腹痛及腹泻等消化道症状。在发热期常伴有特征性的症状和体征，表现为"三红"（颜面、颈部、上胸部潮红）"三痛"（头痛、腰痛、眼眶痛），眼结膜、咽喉部充血水肿，皮肤黏膜进行性出血。重者可有脑部充血、水肿及出血。

第八节　性传播疾病

性传播性疾病（sexually transmitted disease，STD）是指以性接触为主要传播途径的一类传染病。传统的性传播疾病主要包括梅毒、淋病、软下疳、性病性淋巴肉芽肿和腹股沟肉芽肿五种。近20年来性传播性疾病的种类增多，其病种已达20余种，包括艾滋病、非淋病性尿道炎、外阴尖锐湿疣、生殖器疱疹、外阴阴道念珠菌病、毛滴虫病等，其发病率在我国及世界上一些国家均有显著上升的趋势。性传播疾病不仅引起生殖器官病变，还可导致全身皮肤和重要器官的病变，甚至威胁生命。本节主要叙述淋病、尖锐湿疣、梅毒、艾滋病等几种常见的性病。

一、淋病

淋病（gonorrhea）是由淋球菌感染引起的急性化脓性炎症，是最常见的一种性传播性疾病。病变主要侵犯泌尿生殖系统，多发生于15~30岁年龄段，以20~24岁最常见。

（一）病因与发病机制

淋球菌系革兰染色阴性双球菌，有极强的传染性，患者及隐性感染者是传染源。淋病主要通过性交直接传染，成人的淋病几乎全部通过性交而传染。间接传染很少见，主要通过污染的衣物、毛巾、浴盆、便桶等传染。分娩时胎儿受母亲产道分泌物污染，可引起新生儿的淋球菌性眼结膜炎。淋球菌对柱状上皮和移行上皮有特别的亲和力，故主要侵犯泌尿生殖系统的黏膜。人是淋球菌唯一天然宿主。

（二）病理变化及临床病理联系

1. 局部病变

（1）男性淋病　男性的病变开始于前尿道，表现为尿道口充血水肿，有脓性渗出物流出，患者有尿频、尿急、尿痛等急性尿道炎的症状，随后可逆行蔓延至后尿道，波及前列腺、精囊、附睾等。若感染后未经治疗或治疗不彻底，可逐渐转为慢性淋病，表现为慢性尿道炎、前列腺炎。尿道炎性瘢痕可导致尿道狭窄，造成排尿困难、不育等。

（2）女性淋病　女性的病变主要为尿道炎和宫颈炎。尿道炎症状轻、病程短，可累及尿道旁腺、前庭大腺，形成急性化脓性炎或脓肿。炎症上行扩散至子宫颈、宫内膜、输卵管、卵巢等，临床表现为外阴红肿、阴道分泌物增多等。病变扩展至盆腔，导致急、慢性盆腔炎，引起盆腔器官粘连，导致不孕。

（3）婴儿淋病　表现为新生儿的淋球菌性眼结膜炎，严重炎症可穿透角膜引起失明。

2. 全身播散　1%～3%的患者可经血道播散，以女性多见，常由于经期、流产等诱因作用。常见的表现为关节炎 – 皮炎综合征，并可有心内膜炎和脑膜炎。最严重病例可发生淋病性败血症。

练一练

患者，男，26岁。尿频、尿急、尿痛3天，一周前有不洁性行为史。查体：龟头红肿、尿道口有大量黄色脓性渗出物流出，对该患者最可能的诊断是什么？该病变属于哪种病理类型炎症？

答案解析

二、尖锐湿疣

尖锐湿疣（condyloma acuminatum）是由人乳头状瘤病毒（HPV）感染引起的良性增生性疣状疾病，发病高峰在20～40岁。近年来，尖锐湿疣在我国发病率剧增，在性传播性疾病中位居第二，仅次于淋病。

（一）病因与发病机制

尖锐湿疣主要由HPV6、HPV11型引起。主要由性接触而传染，也可通过非性行为接触发生间接感染，如污染的毛巾、浴盆传染。HPV是一种嗜黏膜的DNA病毒，只侵袭人体皮肤和黏膜。

（二）病理变化及临床病理联系

尖锐湿疣的潜伏期长短不一，通常为3个月。病变好发于温暖潮湿的黏膜与皮肤交界的部位。男性常见于阴茎冠状沟、龟头、系带、尿道口或肛门附近。女性多见于大小阴唇、阴蒂、会阴部和肛门周围。偶见于生殖器以外部位，如乳房、腋窝等。病变初起为散在小而尖的突起，逐渐增大、增多，表面凹凸不平，呈疣状颗粒，可融合形成菜花状，质软，湿润，呈暗红色，顶端可因感染而溃烂，触之易出血。镜下观，表皮呈乳头状增生，角化不全，棘层肥厚，见散在或成群的凹空细胞，具有病理诊断意义。其特点为体积较正常细胞大，核居中，圆形或椭圆形，深染，核周有空晕，整个细胞呈空泡状。真皮层毛细血管及淋巴管扩张，并有大量慢性炎性细胞浸润。本病多持续存在或反复发作，临床表现为局部瘙痒、烧灼感。约1/3病例可自行消退，本病有癌变可能。

三、梅毒

梅毒（syphilis）是由梅毒螺旋体引起的一种慢性传染病。本病的特点是病程的长期性和潜匿性，早期病变主要累及皮肤和黏膜，晚期则累及全身各脏器，特别是心血管和中枢神经系统。临床上症状复杂、病程漫长。梅毒流行于世界各地，新中国成立后经积极防治基本消灭，但近年来又有新病例发现，尤其在经济较发达的沿海城市有流行趋势。

（一）病因与发病机制

梅毒的病原体是梅毒螺旋体（又称苍白螺旋体），在体外的活力低，对理化因素抵抗力极弱，对青霉素、四环素、汞、砷、铋剂敏感。本病95%以上经性交传播，少数可因输血、接吻、医务人员不慎受染等直接接触传播，这两种传播方式所获得的梅毒称为后天性梅毒。梅毒螺旋体常在皮肤或黏膜破损时才侵入人体。当孕妇患有梅毒，梅毒螺旋体经血液通过胎盘传给胎儿，称为先天性梅毒。梅毒患者是唯一的传染源。

梅毒螺旋体既不产生外毒素，也无内毒素。机体在感染梅毒后6周血清出现特异性抗体及反应素，有血清学诊断价值。随着抗体的产生，机体对梅毒螺旋体的免疫力增强，使病变部位的螺旋体数量减少，以至早期梅毒病变可有不治自愈的倾向。但是未经治疗或治疗不彻底者，体内螺旋体难以完全消灭，因而成为梅毒复发及晚期梅毒发生的原因。少数人感染了梅毒螺旋体后，体内可终身潜伏（血清反应阳性，但无症状和体征），称为隐性梅毒。

（二）基本病变

1. 闭塞性动脉内膜炎及血管周围炎 病变可见于各期梅毒，前者指小动脉内皮细胞及纤维细胞增生，使管壁增厚，管腔狭窄甚至闭塞。后者是指小血管周围有大量单核细胞、淋巴细胞和浆细胞浸润，浆细胞的恒定出现是本病的特点之一。

2. 树胶样肿（gumma） 又称梅毒瘤，此病变仅见于晚期梅毒，是梅毒的特征性病变。病灶呈灰白色结节状，大小不一，韧而有弹性，质地如树胶而得名。镜下观，类似结核结节，中央为凝固性坏死，但不如干酪样坏死彻底，坏死灶周围有大量淋巴细胞、浆细胞浸润，而上皮样细胞和朗格汉斯细胞少。树胶样肿后期可被吸收、纤维化，最后形成瘢痕收缩使器官变形，但很少钙化。这些都有别于结核结节。

（三）临床病理联系

1. 后天性梅毒 分为三期，第一、二期称早期梅毒，传染性强；三期梅毒一般无传染性，常累及内脏，故又称内脏梅毒。

（1）第一期梅毒 病变特点是形成下疳。病原体侵入人体后3周左右，在侵入部位发生炎性反应，形成暗红色、直径1～2cm的红色硬结，稍隆起于皮肤或黏膜表面。随后硬结表面糜烂或形成溃疡，溃疡边缘隆起，因其质硬，故又称硬性下疳。病变多见于男性阴茎的冠状沟、龟头和阴囊等处，女性的外阴、阴唇和子宫颈等处，部分病例可发生在生殖器外，如唇、舌、咽、直肠及肛周等处。病变部位镜下见闭塞性动脉内膜炎和血管周围炎。因下疳无疼痛或仅有轻度疼痛，且病损范围小，往往被患者忽视。病灶处有大量梅毒螺旋体，直接接触溃疡处，传染性极强。由于患者产生免疫反应，下疳经过1个月左右多自然消退，局部肿大的淋巴结也消退。临床上处于静止状态，但体内螺旋体仍继续繁殖。

（2）第二期梅毒 病变特点是形成梅毒疹。下疳发生后7～8周，潜伏于体内的螺旋体大量繁殖并进入血循环，引起全身广泛性皮肤黏膜斑疹、丘疹，称梅毒疹。常发生于会阴、肛门、腹股沟内侧、躯干、四肢等处。镜下为典型的血管周围炎改变，病灶内可检见病原体，传染性极强。梅毒疹可自行消退，再次进入无症状的静止状态。若未经治疗，多年后可发展为第三期梅毒。

（3）第三期梅毒 病变特点是形成树胶样肿，常发生于感染后4～5年，多由于感染后未治疗或治疗不彻底所致。病变可累及内脏器官或组织，最常发生于心血管，其次为中枢神经系统。由于树胶样肿继发纤维化、瘢痕形成，导致病变器官变形和功能障碍。①病变累及心血管系统，主要引起梅毒性主动脉炎、主动脉瓣关闭不全、主动脉瘤等，患者终因心力衰竭或主动脉瘤破裂而死。②病变累及中枢神经系统，在脑脊髓膜可引起脑膜血管梅毒（麻痹性痴呆、脊髓痨），亦可因闭塞性动脉内膜炎致脑梗死、脑出血等。③肝、骨骼、睾丸等也常受累。肝的树胶样肿可使肝呈结节状增大，随着纤维化及瘢痕收缩，肝变为分叶状，称分叶肝。睾丸树胶样肿可致不育，临床常误诊为肿瘤。骨骼梅毒常表现在鼻骨，常损坏鼻中隔致鼻梁塌陷，鼻孔向前，形成所谓马鞍鼻。

2. 先天性梅毒 根据被感染胎儿发病的早晚可分为以下两种。

（1）早发性先天性梅毒 是指胎儿或婴幼儿期发病的梅毒。早发性梅毒常引起晚期流产、死产或产后不久死亡，胎儿及新生儿梅毒病变为皮肤黏膜广泛的梅毒斑疹、大疱形成和大片的剥脱性皮炎，严重者全身表皮糜烂、脱落。

（2）晚发性先天性梅毒　发生在 2 岁以上幼儿。患儿发育不良、智力低下、身材矮小，其病变与后天性梅毒基本相同，病变波及全身，但不发生硬下疳。可引发间质性角膜炎、神经性耳聋、楔形门齿，构成晚发性先天性梅毒的三大特征，具有诊断意义。

四、艾滋病

获得性免疫缺陷综合征（acquired immunodeficiency syndrome，AIDS）简称艾滋病，是由人类免疫缺陷病毒所引起的以全身性严重免疫缺陷为主要特征的致命性传染病。临床主要表现为发热、消瘦、全身淋巴结肿大等，病死率几乎达 100%。自 1981 年美国疾控中心首次报道以来，传播迅速，病例遍及世界各地。我国艾滋病的发病人数也不断增加，必须引起高度重视。

（一）病因与发病机制

本病的病原体是人类免疫缺陷病毒（human immunodeficiency virus，HIV），HIV 是一种逆转录病毒，它存在于宿主血液、精液、阴道分泌物、胸腔积液、腹水、脑脊液和乳汁中，艾滋病患者及无症状的病毒携带者是本病的传染源。传播途径主要如下。①性接触传染：由性行为感染，这是最主要的传染途径，包括同性、异性和双性性接触，尤其是男性同性恋中感染率高。②血液传染：输入 HIV 污染的血或血液制品，使 HIV 直接进入体内引起感染。③母婴传染：母体病毒经胎盘感染胎儿或通过哺乳、黏膜接触等方式感染婴儿。④其他途径：共用针具静脉吸毒、接受 HIV 感染者的器官移植和人工授精、介入性医用器械消毒不严、医务人员被 HIV 污染的针头刺伤也可感染。

艾滋病的潜伏期较长，平均为 9 年。HIV 由皮肤和黏膜的创口进入人体血液后，对 $CD4^+T$ 细胞免疫系统有很明显的抑制作用，致细胞功能受损。HIV 感染 $CD4^+T$ 细胞后，在细胞内复制，产生新的病毒颗粒。新的病毒颗粒以出芽的方式逸出 $CD4^+T$ 细胞，逸出的病毒再感染其他 $CD4^+T$ 细胞。病毒复制的同时可直接导致受感染 $CD4^+T$ 细胞破坏、溶解，同时 HIV 还可诱导 $CD4^+T$ 细胞发生细胞凋亡，从而使 $CD4^+T$ 细胞大量破坏、功能受损，造成细胞免疫功能缺陷。由于 B 淋巴细胞、$CD8^+T$ 淋巴细胞和 NK 细胞等也不同程度受损，导致整个免疫功能缺陷，故患者易于发生机会性感染及恶性肿瘤。此外，HIV 还可能通过感染单核-巨噬细胞，入侵脑和脊髓，损害神经系统。

（二）病理变化及病理临床联系

艾滋病的病变主要为全身淋巴组织的变化、机会性感染和恶性肿瘤等三个方面。

1. 淋巴组织的变化　淋巴组织病变最常见，早期表现淋巴结明显肿大。镜下起初见淋巴滤泡增生、生发中心活跃，有"满天星"现象，以后淋巴结皮质及副皮质区的淋巴细胞明显减少，小血管增生，生发中心零碎分割，代之以浆细胞浸润。晚期淋巴结呈现"一片荒芜"现象，淋巴细胞消失殆尽。脾脏、胸腺等器官也表现淋巴细胞显著减少。

2. 机会性感染　多发性机会感染，为本病特点之一。是人体免疫功能遭到严重破坏，发生免疫缺陷条件下引起的感染。感染范围广，可累及各器官，以肺、中枢神经系统、消化道最常见。由于严重免疫缺陷，炎症反应往往较轻且不典型。

可同时存在多种病原体混合感染，常见的病原体有肺孢子虫、弓形虫、白念珠菌、结核杆菌、疱疹病毒和 EB 病毒等。在上述机会性感染病原中，约半数以上的艾滋病患者有过一次或多次肺孢子虫感染，在发展中国家结核为最常见的机会性感染之一。

3. 恶性肿瘤　是艾滋病患者死亡的常见原因之一。约 1/3 的患者发生卡波西（Kaposi）肉瘤，其是起源于血管内皮细胞的恶性肿瘤，病情进展快，累及范围广，主要发生在皮肤、黏膜，以下肢多见，并很快向淋巴结和内脏转移。肿瘤呈暗蓝色或紫色结节，边界不清，可融合成大片状，表面可发生坏死、溃疡和出血。镜下主要由成片的梭形细胞构成的毛细血管样腔隙。其他常见的伴发肿瘤为淋巴瘤等。

？ 想一想

与艾滋病患者握手、拥抱、共同工作、共同进餐会感染艾滋病吗？

答案解析

第九节　其他传染病

一、流行性感冒

流行性感冒（influenza）简称流感，是由流感病毒引起的急性呼吸道传染病，临床主要表现为急起高热、头痛、全身酸痛、乏力等感染中毒症状。本病特点是传染性强，传播速度快，病毒易发生变异，常引起流行甚至大流行。流感以冬春季常见，大流行时无明显季节性。

（一）病因与发病机理

本病的病原体是流感病毒，为 RNA 病毒，主要经飞沫在人与人之间直接传播，也可通过口、鼻、眼等处黏膜直接或间接接触传播。流感患者和隐性感染者是主要传染源。流感病毒可分为甲、乙、丙三型，以甲型流感最常见，简称为甲流。且甲型流感病毒最易发生变异，可感染人和动物，为人类流感的主要病原。

（二）病理变化及临床病理联系

潜伏期一般 1~7 天，多数为 2~4 天。流感病毒侵入呼吸道表面的纤毛柱状上皮细胞，并在细胞内进行复制，使上皮细胞发生变性、坏死、脱落，产生局部炎症反应。根据临床特点，分为以下几型。①单纯型流感：最为常见，临床表现为急性起病，高热、体温达 39~40℃，畏寒、头痛、全身肌肉酸痛、乏力，呼吸道卡他症状轻微，多于病程 3~4 天后体温逐渐恢复，全身症状好转。②肺炎型流感：较少见，季节性甲型流感（H1N1、H2N2 及 H3N2 等）所致，主要发生于抵抗力低下人群（如老人、婴幼儿、慢性基础性疾病患者），病毒侵袭全呼吸道，致流感病毒肺炎。③胃肠炎型流感：主要表现为腹痛、腹泻、呕吐等胃肠道症状，以儿童多见。④脑膜炎型流感：除具有流感的症状外，伴有意识障碍、脑膜刺激征等神经系统症状。

二、狂犬病

狂犬病（rabies）又名恐水症，俗称疯狗病，是由狂犬病毒引起的一种人畜共患病。人狂犬病由病兽咬伤所致。临床表现为特有的恐水、怕风、恐惧不安、流涎、咽喉肌痉挛、进行性瘫痪等而危及生命。迄今为止，狂犬病死亡率几乎 100%，但被病兽咬伤后，若能及时进行预防注射，则几乎均可避免发病。

♥ 护爱生命

据 WHO 相关材料显示，全球每年约有 5.9 万人死于狂犬病，我国因狂犬病而死亡的人数在法定传染病中已跃居第 2 位。人对狂犬病病毒均易感，人被患病动物咬伤、抓伤后的发病率为 10%~70%。

暴露前的免疫和暴露后的预防可有效预防狂犬病的发生：暴露前的免疫主要针对因职业等存有狂

犬病高暴露风险者注射狂犬病疫苗；暴露后的预防指被患病或疑似患病动物咬伤、抓伤后，对伤口进行及时彻底冲洗和消毒、给予抗狂犬病血清或免疫球蛋白及注射狂犬病疫苗。有研究显示，三者在治疗作用中各占1/3。

（一）病因与发病机制

本病的病原体是狂犬病毒，带狂犬病毒的动物是本病的传染源。我国狂犬病的主要传染源是病犬。病犬咬伤人时，将其唾液中的病毒感染人体。狂犬病毒对神经组织有强大的亲和力，其致病过程可分为以下三个阶段。①组织内病毒少量增殖期：病毒在伤口附近的肌细胞内少量增殖，再侵入附近神经末梢；②侵入中枢神经系统期：病毒沿周围神经上行至中枢神经系统，主要侵犯脑干、小脑等处；③向各器官扩散期：病毒从中枢向周围神经扩散，侵入各器官，尤以唾液腺、舌部味蕾等处病毒最多。由于迷走、舌咽及舌下神经核受损，致吞咽肌及呼吸肌痉挛，出现恐水、吞咽和呼吸困难。病毒潜伏期长短不一，多数在3个月以内，最长可达19年。

（二）病理变化及临床病理联系

狂犬病的病理变化主要是急性弥漫性脑脊髓炎，以大脑海马回、延髓、小脑损害最明显。脑实质充血、水肿及微小出血，镜下具有特征性的病变是在神经细胞胞质内见到嗜酸性病毒包涵体，称内基小体（Negri body），为狂犬病病毒的集落，呈圆形或卵圆形，直径$3 \sim 10 \mu m$，HE染色呈红色，浦肯野细胞内较多，具有病理诊断意义。

狂犬病典型的临床经过分为前驱期、兴奋期和麻痹期。前驱期有低热、食欲下降、头痛、恶心等酷似"感冒"的症状，继而出现对声、光、风敏感而有喉头紧缩感。兴奋期典型患者的特征性症状是恐水，即患者不敢饮水、见水，甚至听到水声或仅提及"水"字均可引起咽喉肌严重痉挛，故又名"恐水症"。麻痹期全身肌肉弛缓性瘫痪，最后因呼吸、循环衰竭而死亡。

第十节　寄生虫病

寄生虫病（parasitosis）是由寄生虫寄生于人体后引起的一类疾病的总称。因其流行受生物因素、自然因素和社会因素影响，因而其流行具有地理分布的区域性、明显的季节性和自然疫源性等特点。寄生虫病主要见于热带和亚热带，经济条件、卫生状况、生活环境较差的国家和地区。我国对寄生虫病的防治工作取得了显著成绩，但近年来饮食、生活习惯的改变以及国际交往与境外旅游业的发展，使我国寄生虫病的防治工作又面临新的问题，值得重视。本节主要叙述阿米巴病、血吸虫病。

一、阿米巴病

阿米巴病（amoebiasis）是由溶组织内阿米巴原虫感染人体引起的一种寄生虫病，病变主要累及结肠，引起肠阿米巴病。少数病例可经血运或直接侵袭肝、肺、脑、皮肤、泌尿生殖器官，引起相应部位阿米巴溃疡或阿米巴脓肿，即肠外阿米巴。本病多见于热带及亚热带地区，我国南方比较多见，农村高于城市。

（一）肠阿米巴病

肠阿米巴病是由溶组织内阿米巴原虫寄生于结肠而引起，临床上常有腹痛、腹泻和里急后重等痢疾样症状，故又名阿米巴痢疾（表18-3）。

1. 病因与发病机制　溶组织内阿米巴生活史包括包囊期和滋养体期。包囊是传染阶段，滋养体是致病阶段。包囊存在于阿米巴病患者或包囊携带者粪便中，感染者因摄入被包囊污染的食物或水而感染。包囊囊壁能抵抗胃酸的破坏，因而多能顺利地通过胃和小肠到达回盲部，在碱性肠液的消化作用下脱囊，发育成为小滋养体（直径为 $10 \sim 20\mu m$，肠腔型），小滋养体以肠内容物和细菌为营养不断增殖，进入结肠并随粪便排出。故包囊的携带者，是本病重要的传染源。若肠壁发生组织损伤或功能紊乱时，小滋养体便侵入肠壁转变为大滋养体（直径 $20 \sim 40\mu m$，组织型），大滋养体可吞噬红细胞，破坏肠壁组织引起溃疡。溶组织内阿米巴原虫的致病机制尚不完全清楚，其毒力和侵袭力主要表现在对宿主组织的溶解破坏作用。

2. 病理变化及临床病理联系 肠阿米巴病最主要的病变部位在盲肠和升结肠，其次为乙状结肠、直肠。病变性质是以组织的溶解坏死为主的变质性炎症，一般分为急性和慢性两期。

（1）急性期病变 早期在肠黏膜表面可形成多数散在隆起的灰黄色小点状坏死或浅表溃疡。随着病变进展，溃疡由浅变深，滋养体穿过黏膜肌层到达疏松的黏膜下层，引起更广泛的组织坏死。坏死组织脱落后，形成口小底大、边缘呈潜行性的"烧瓶状"溃疡（图18-10），对本病具有诊断意义。相邻的溃疡底部相通形成"隧道"，当表面的黏膜大片坏死脱落，可形成巨大溃疡。严重者溃疡可深达肌层甚至浆膜层，引起肠出血、肠穿孔。

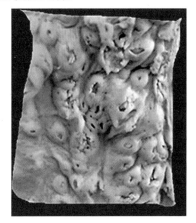

图 18 - 10 结肠阿米巴病

镜下观，病变以组织的液化性坏死为主要特征，坏死区呈无结构的红染坏死组织，周围炎症反应轻微，仅见充血、出血及少量淋巴细胞和单核细胞浸润。在坏死组织和正常组织交界处、肠壁小静脉腔内易找到零星或成群的阿米巴滋养体。滋养体一般呈圆形，核小而圆，胞浆略呈嗜碱性，有时可见被吞噬的红细胞，在滋养体周围常有一环形空隙，可能因组织被溶解所致。

临床上表现为腹痛、腹泻和大便量增多，大便中含有坏死溶解的肠壁组织及大量黏液、血液，故粪便呈果酱状，有腐败腥臭味，粪检时可找到阿米巴滋养体。

急性期多可治愈，少数因治疗不及时或不彻底可转入慢性期。

（2）慢性期病变 肠壁病变较急性期复杂，肠黏膜坏死、溃疡形成，肉芽组织增生和瘢痕形成反复交错进行，使肠黏膜失去正常结构。肠壁因大量纤维组织增厚、变硬引起肠腔狭窄。可因肉芽组织过度增生而形成局限性包块，称为阿米巴肿，多见于盲肠，临床上易误诊为结肠癌。临床上，慢性期患者可有轻度腹泻、腹痛、腹部不适以及腹泻便秘交替出现等症状，常反复发作，久病不愈者可引起营养不良和消瘦。慢性期患者，也是本病的主要传染源。

表 18 - 3 肠阿米巴病与细菌性痢疾的区别

	肠阿米巴病	细菌性痢疾
病原体	溶组织内阿米巴	痢疾杆菌
好发部位	盲肠、升结肠	乙状结肠、直肠
病变性质	变质性炎	假膜性炎
溃疡特点	较深，烧瓶状	浅表，不规则
溃疡间黏膜	如无继发感染大致正常	有明显的炎症反应
临床特点	右下腹疼痛，不伴里急后重	左下腹疼痛，常伴里急后重
粪便检查	量多，暗红色果酱状，可找到阿米巴滋养体	量少，黏液脓血便，可见脱落的假膜

（二）肠外阿米巴病

肠外阿米巴病可见于许多器官，其中以肝脏最常见，常并发阿米巴肝脓肿，多发生于肠阿米巴病之后 $1 \sim 3$ 个月。由大滋养体侵入肠壁小静脉经门静脉到达肝脏，也可因滋养体直接进入腹腔而侵犯肝脏。阿米巴肝脓肿 80% 位于肝右叶。肉眼观，脓肿大小不等，大者几乎占据整个肝右叶，可为单个或多个。脓肿壁不光滑，常附有尚未彻底液化坏死的原肝脏汇管区结缔组织、血管和胆管等，故呈破絮状外观，具有一定的特征性（图 18－11）。脓肿的内容物呈棕褐色果酱样，系由液化坏死的肝组织和陈旧性血液混合而成，炎症反应不明显，故与化脓菌引起的脓肿不同，只是习惯上称为"脓肿"。镜下观，脓肿腔为红染的无结构液化坏死组织，脓肿壁为未彻底液化坏死的组织，仅有少量淋巴细胞、浆细胞和巨噬细胞浸润，在坏死组织和正常组织交界处可见阿米巴滋养体。若伴发细菌性感染，病变则与真性脓肿相似。慢性脓肿周围可有肉芽组织及纤维组织包裹。

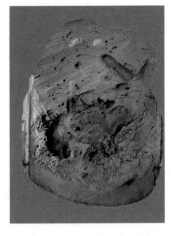

图 18－11　阿米巴肝脓肿

临床上，患者有长期发热，伴右上腹痛、肝大、肝区压痛及全身消耗等表现。阿米巴肝脓肿如治疗不及时，病灶可进一步扩大并向周围组织穿破，引起相邻部位的病变，如膈下脓肿、腹膜炎、肺脓肿、脓胸等，导致相应的阿米巴炎症。

二、血吸虫病

血吸虫病（schistosomiasis）是由血吸虫寄生于人体引起的一种严重的地方性寄生虫病。病变主要发生在结肠和肝脏，主要病变是肉芽肿形成，晚期患者常发展为肝硬化和门静脉高压。寄生于人体的血吸虫主要有六种，即日本血吸虫、埃及血吸虫、曼氏血吸虫、间插血吸虫、湄公血吸虫和马来血吸虫。在我国只有日本血吸虫病流行，主要分布于长江中下游及其以南 13 个省市的水稻种植地区。我国对血吸虫病的防治工作取得了很大进展，但近年来有些地区发病率有所回升，并发现了一些新的疫区。人对血吸虫普遍易感，夏秋季最易感染。

（一）病因与感染途径

本病的病原体为日本血吸虫，患者及病畜为主要传染源。血吸虫生活史包括虫卵、毛蚴、胞蚴、尾蚴、童虫及成虫等发育阶段。成虫以人和其他哺乳动物如猪、牛、猫、犬为终宿主。从毛蚴至尾蚴的繁殖发育阶段以钉螺为中间宿主。血吸虫的传播必须具备三个条件：带虫卵的粪便入水、钉螺的孳生、人体接触疫水。即患者或病畜排出带有血吸虫虫卵的粪便，虫卵入水孵出毛蚴，毛蚴钻入中间宿主钉螺体内发育成尾蚴，尾蚴离开钉螺再次入水，人、畜接触疫水时，尾蚴借其头腺分泌的溶组织酶和其肌肉收缩的机械运动钻入人、畜的皮肤或黏膜，脱去尾部变成童虫，童虫进入小血管随血流到全身。只有进入肠系膜静脉的童虫，才能继续发育为成虫。雌雄成虫交配后产卵，部分虫卵顺血流进入肝，部分逆血流到肠壁沉积。约需 11 天发育成为成熟虫卵。成熟虫卵可破坏肠黏膜而进入肠腔，并随粪便排出体外，再重演其生活周期。

（二）基本病理变化及发病机制

血吸虫发育过程中的每个阶段均可引起机体病变，其中虫卵引起的病变最严重、危害最大。造成损害的原因和机制主要是不同阶段血吸虫释放的抗原成分以及虫体代谢或死亡产物诱发宿主的免疫反应所致。

1. 尾蚴引起的病变　尾蚴钻入皮肤，因其头腺分泌毒素和溶组织酶等，可引起尾蚴性皮炎，一般在接触疫水后数小时至 2～3 天内发生，临床表现为局部皮肤有红色奇痒的小丘疹。镜下见真皮毛细血管充血、水肿、出血，并伴多量嗜酸性粒细胞和巨噬细胞浸润。

2. 童虫引起的病变　童虫在体内移行可引起血管炎或血管周围炎，以肺的损害最明显。表现为肺的充血、出血、水肿、嗜酸性粒细胞和巨噬细胞浸润。临床上可有轻度咳嗽，偶见痰中带血。

3. 成虫引起的病变　成虫对机体的损害作用较轻，其代谢产物可引起寄生部位的超敏反应以及静脉内膜炎和静脉周围炎。死亡成虫周围可形成嗜酸性脓肿。

4. 虫卵引起的病变　虫卵引起的损害是最主要病变。血吸虫的寿命长，产卵量多，仅少数虫卵自粪便排出体外，其余大部分沉积在结肠壁和肝内，少数可在小肠壁、肺和脑等处。沉着的虫卵按其发育过程可分为未成熟虫卵和成熟虫卵两种。未成熟虫卵因无毒性分泌物，引起的病变轻微；成熟虫卵内含毛蚴，可分泌抗原物质引起免疫反应，形成虫卵结节（血吸虫性肉芽肿）。按其发展过程分急性虫卵结节和慢性虫卵结节。

（1）急性虫卵结节　由成熟虫卵引起的一种急性坏死、渗出性病变。肉眼观，结节呈灰黄色、粟粒至黄豆大小。镜下观，结节中央可见 1~2 个成熟虫卵。成熟虫卵卵壳上有放射状排列的嗜酸性棒状物，称为 Hoeppli 现象，是毛蚴分泌抗原物质刺激 B 细胞产生相应抗体，而形成的抗原抗体复合物。虫卵周围是红染的坏死物质及大量嗜酸性粒细胞浸润，故也称嗜酸性脓肿。在坏死组织中可见菱形或多面形屈光性蛋白质晶体，即 Charcot – Leyden 结晶，系嗜酸性粒细胞的嗜酸性颗粒互相融合而成。以后脓肿周围开始形成新生肉芽组织，随着病程的进展，逐渐演变为慢性虫卵结节。

（2）慢性虫卵结节　急性虫卵结节经过约 10 天左右，虫卵内毛蚴死亡，坏死物质被清除、吸收或钙化，逐渐转化为慢性虫卵结节。病灶内巨噬细胞衍变为上皮样细胞、异物巨细胞，并伴有淋巴细胞浸润，因其形态类似结核结节，故称为假结核结节。最后结节发生纤维化，其中央死亡、钙化的虫卵可长期残存。

（三）主要器官的病变及临床病理联系

1. 结肠　主要累及直肠、乙状结肠和降结肠，但以乙状结肠最为显著。

早期，虫卵沉积于结肠黏膜及黏膜下层，形成急性虫卵结节，随后虫卵结节向肠腔溃破，形成大小不一、边缘不规则的浅表溃疡，虫卵可随坏死组织脱落入肠腔，并随粪便排出而成为污染源。临床上可出现腹痛、腹泻、便血等症状。粪便中可查到虫卵，有助于诊断。

晚期，由于虫卵反复沉积，肠黏膜发生溃疡，形成新旧不一的虫卵结节，伴纤维化致肠壁不规则增厚、变硬或息肉状增生，严重者引起肠腔狭窄或梗阻。由于肠壁纤维结缔组织增生及瘢痕形成，虫卵难以排入肠腔，故晚期患者粪便中不易查见虫卵。肠道慢性血吸虫病可并发结肠癌。

2. 肝　肝脏的病变发生最早，最严重。虫卵随门静脉血流入肝，主要沉积在汇管区门静脉小分支内，以肝左叶最明显。

早期，肝脏可有轻度肿大，表面及切面可见多个大小不等的灰白或灰黄色、粟粒或绿豆大小的结节。镜下见汇管区附近较多急性虫卵结节，肝窦充血，库普弗细胞内可见吞噬的血吸虫色素。

晚期，肝内可见慢性虫卵结节，以后发生纤维化。在长期反复重度感染的病例，肝脏因严重纤维化而变硬、变小，导致血吸虫性肝硬化。肉眼观，肝表面不平，有散在的浅沟纹将肝分割形成微隆起的分区，严重者可形成粗大隆起的结节。切面见增生的结缔组织沿门静脉分支呈树枝状分布，故称为干线型或管道型肝硬化。由于虫卵结节主要集中于汇管区，肝小叶并未遭受严重的破坏，故不形成明显的假小叶。由于虫卵较大不能进入肝窦，阻塞在门静脉分支内，进一步引起静脉内膜炎、血栓形成和机化，以及虫卵结节使门静脉周围纤维组织增生，使肝内门静脉分支阻塞和受压，引起显著的门静脉高压，临床上有腹水、巨脾、食道静脉曲张等表现。

3. 脾脏　在感染早期，脾轻度肿大，主要由于成虫的代谢产物刺激单核巨噬细胞增生所致。晚期，由于门静脉高压引起脾淤血和结缔组织增生，脾脏体积中到重度增大，甚至可形成巨脾，重达 1000~4000g。肉眼观，脾被膜增厚、质地坚韧，切面呈暗红色，脾小体多萎缩或消失，脾小梁增粗，可见散在的棕黄色含铁结节，偶可见陈旧性梗死灶。临床上可出现贫血、白细胞和血小板减少等脾功能亢进的表现。

答案解析

目标检测

一、选择题

【A 型题】

1. 对结核病具有诊断价值的病变是
   - A. 结核结节和干酪样坏死
   - B. 浆液渗出
   - C. 纤维素渗出
   - D. 淋巴细胞浸润
   - E. 单核细胞浸润

2. 典型结核结节的中央有
   - A. 郎格汉斯细胞
   - B. 类上皮细胞
   - C. 干酪样坏死
   - D. 单核细胞
   - E. 变性、坏死的中性粒细胞

3. 结核病的主要传播途径是
   - A. 通过皮肤接触
   - B. 吸入含结核菌的飞沫
   - C. 与肺结核患者握手
   - D. 吸入含结核杆菌的尘埃
   - E. 与肺结核患者共餐

4. 继发性肺结核最常见的病理类型是
   - A. 局灶型肺结核
   - B. 浸润型肺结核
   - C. 干酪样肺炎
   - D. 肺结核球
   - E. 慢性纤维空洞型肺结核

5. 骨结核最常发生的部位是
   - A. 肱骨上端
   - B. 胫骨上端
   - C. 股骨下端
   - D. 脊柱
   - E. 指骨

6. 细菌性痢疾的好发部位是
   - A. 结肠上段
   - B. 直肠和乙状结肠
   - C. 结肠下段
   - D. 回肠
   - E. 空肠

7. 伤寒病主要累及
   - A. 泌尿系统
   - B. 呼吸系统
   - C. 骨髓
   - D. 单核 – 巨噬细胞系统
   - E. 消化系统

8. 急性细菌性痢疾的典型肠道病变表现为
   - A. 变质性炎
   - B. 浆液性炎
   - C. 化脓性炎
   - D. 假膜性炎
   - E. 卡他性炎

9. 乙脑的病变最严重的部位是
   - A. 大脑皮质
   - B. 脊髓
   - C. 间脑
   - D. 中脑
   - E. 大脑皮质间脑和中脑

10. 晚期梅毒最常侵犯
    - A. 周围神经系统
    - B. 骨骼系统
    - C. 消化系统
    - D. 中枢神经系统
    - E. 心血管系统

11. 淋病属于的炎症类型是
    - A. 慢性化脓性炎
    - B. 急性化脓性炎
    - C. 出血性炎
    - D. 急性增生性炎
    - E. 浆液纤维蛋白性炎

12. 肠伤寒形成的溃疡特点是

    A. 呈烧瓶状，口小底大

    B. 不规则边缘呈火山口样隆起

    C. 呈浅表的地图形

    D. 呈椭圆形，其长轴平行于肠的长轴

    E. 呈环形或带状包绕肠管

13. 狂犬病主要的传播途径是

    A. 消化道传播   B. 呼吸道传播   C. 感染动物传播

    D. 蚊虫叮咬   E. 经血传播

14. 狂犬病毒主要存在于患者的

    A. 消化道和粪便   B. 呼吸道和肺   C. 皮肤组织

    D. 肾脏   E. 神经组织和唾液

15. 钩体病的主要传染源是

    A. 鼠、猪   B. 鼠、牛   C. 猪、牛

    D. 猪、羊   E. 以上都不是

【B型题】

(16~18题共用备选答案)

A. 原发性肺结核病   B. 局灶型肺结核   C. 结核球

D. 干酪样肺炎   E. 浸润型肺结核

16. 位于肺尖呈结节状，境界清楚、有纤维包裹的病变是

17. 以渗出为主，X线见锁骨下有边缘模糊的云絮状阴影的病变是

18. X线检查呈哑铃状阴影的病变是

(19~20题共用备选答案)

A. 溃疡浅表，形状不规则   B. 溃疡长轴与肠轴平行   C. 溃疡呈烧瓶状，口小底大

D. 溃疡长轴与肠轴垂直   E. 溃疡边缘呈堤状隆起

19. 肠伤寒

20. 细菌性痢疾

（谭 丽）

书网融合……

重点回顾   微课   习题

参考文献

[1] 黄琼. 病理学与病理生理学 [M]. 第2版. 北京：中国医药科技出版社，2019.

[2] 申丽娟，王娅兰. 病理学 [M]. 北京：中国医药科技出版社，2016.

[3] 杨红，刘红. 疾病学基础 [M]. 北京：高等教育出版社，2013.

[4] 李玉林. 病理学 [M]. 北京：人民卫生出版社，2018.

[5] 张忠，王化修. 病理学与病理生理学 [M]. 第8版. 北京：人民卫生出版社，2018.

[6] 金惠铭. 病理生理学 [M]. 第9版. 北京：人民卫生出版社，2018.

[7] 王建枝，钱睿哲. 病理生理学 [M]. 第9版. 北京：人民卫生出版社，2018.

[8] 胡野. 疾病学基础 [M]. 北京：人民卫生出版社，2014.

[9] 王兆军，王昊. 疾病学基础 [M]. 第2版. 北京：人民卫生出版社，2018.

[10] 步宏，李一雷. 病理学 [M]. 第9版. 北京：人民卫生出版社，2018.